Franz Petermann · Ulrike Petermann

Training mit aggressiven Kindern

Einzeltraining · Kindergruppe · Elternberatung

7. Auflage

mit einem 24seitigen Anhang
„Vertragen und nicht schlagen“

BELTZ
PsychologieVerlagsUnion

Anschriften der Autoren:

Prof. Dr. Franz Petermann
Klinische Psychologie
der Universität Bremen
Grazer Str. 2
28359 Bremen

Prof. Dr. Ulrike Petermann
Klinische Psychologie
der Universität Bremen
Grazer Str. 2
28359 Bremen

Anschriften der Herausgeber der Reihe „Materialien für die psychosoziale Praxis“:

Prof. Dr. Franz Petermann
Klinische Psychologie
der Universität Bremen
Grazer Str. 2
28359 Bremen

Prof. Dr. Martin Hautzinger
Psychologisches Institut
der Universität Mainz
Saarstraße, 55122 Mainz

Lektorat:
Gerhard Tinger und Ralf Horn

Die Deutsche Bibliothek – CIP-Einheitsaufnahme

Petermann, Franz:
Training mit aggressiven Kindern : Einzeltraining, Kindergruppe, Elternberatung / Franz Petermann ; Ulrike Petermann. Mit einem 24seitigen Anhang „Vertragen und nicht schlagen“. – 7. Aufl. – Weinheim : Beltz, Psychologie-Verl.-Union, 1994
(Materialien für die psychosoziale Praxis)
ISBN 3-621-27157-0
NE: Petermann, Ulrike:; „Vertragen und nicht schlagen“

Umschlaggestaltung: Dieter Vollendorf, München
Herstellung: Goldener Schnitt, Reiner Kusche, Sinzheim
Satz, Druck und Bindung: Druckhaus Thomas Müntzer, Bad Langensalza
Printed in Germany
Hergestellt auf chlorfrei gebleichtem Papier

ISBN 3-621-27157-0

Inhalt

Vorwort

In der Regel drückt man in einem Vorwort zu einem Buch Freude darüber aus, daß und unter welchen Bedingungen man die Ausarbeitungen fertiggestellt hat. Man dankt zudem Mitarbeitern, Kollegen und Familienangehörigen für die Unterstützung, die man erfahren hat. Wir wollen über diese Gepflogenheiten hinaus auch über die Weiterentwicklungen des „Trainings mit aggressiven Kindern" berichten.

Das Konzept und die Materialien der überarbeiteten Fassung haben sich – so läßt sich global zusammenfassen – bestätigt. Dazu liegen auch eine Vielzahl neuer empirischer Veröffentlichungen vor (vgl. Petermann, 1987a; b; Steinke, 1990). Obwohl wir den eingeführten Buchtitel „Training mit aggressiven Kindern" beibehalten haben, bedeutet dies nicht, daß wir die Familie als komplexes System außer acht lassen. Wir bemühen uns seit einiger Zeit darüber hinaus, durch einen Ratgeber für Eltern und Erzieher den prophylaktischen Aspekt der Elternschulung stärker zu betonen (vgl. U. Petermann 1991). Ein Kinder- oder Elterntraining bzw. eine Psycho- oder Familientherapie sollte man lediglich als einen „außergewöhnlichen Eingriff" betrachten, mit dem man massive Verhaltensprobleme bearbeitet. – Dennoch kann man eine Reihe von Materialien und Verhaltensvorschlägen aus dem vorliegenden Buch im Alltag (z.B. im Schulunterricht) sinnvoll einsetzen.

Für die siebte Auflage wurden wenige Ergänzungen vorgenommen. Darüber hinaus können wir an dieser Stelle auf eine Reihe von Weiterentwicklungen verweisen, die sich mit aggressiven und aggressiven behinderten Jugendlichen beschäftigen. So liegt von uns auch ein „Training mit Jugendlichen" (Petermann & Petermann, 1922a) vor. Dieses Vorgehen versucht, über die Veränderung des Arbeitsverhaltens auch das Sozialverhalten zu modifizieren. Das Training kann mit 15- bis 20jährigen Jugendlichen durchgeführt werden und schließt damit vom Altersbereich her nahtlos an den Indikationsbereich des vorliegenden Trainings an. Sieht man zudem einen Zusammenhang zwischen aggressivem und sozial unsicherem Handeln, dann liegt durch das „Training mit sozial unsicheren Kindern" (vgl. Petermann & Petermann, 1992b) ein weiterer Baustein einer umfassenden Materialiensammlung vor.

Vom Anwender wird lediglich ein „Eingewöhnen" in unsere Arbeitsweise verlangt, die bei allen Trainings vergleichbar ist. Dieser analoge Aufbau verkürzt die Einarbeitungszeit in die Trainings entscheidend, da man sich dadurch schnell in unseren unterschiedlichen Vorgehensweisen zurechtfindet – um so mehr, wenn man bereits einmal ein Training durchgeführt hat.

Das Institut für den wissenschaftlichen Film (IWF Göttingen) verleiht an staatliche Stellen (Schulen, Ämter, Kliniken) kostenlos verschiedene Lehrfilme zu den Trainings.

Zum Schluß bleibt unser Wunsch, daß sich strukturierte und zielorientierte Vorgehensweisen durchsetzen; genauso intensiv ist jedoch auch unser Wunsch, mit den Lesern und Anwendern unserer Trainings in Kontakt zu bleiben. Nur ein reger und offener Austausch wird der sich rasch ändernden Problemlage unserer Kinder und Jugendlichen gerecht. Wir freuen uns darüber, wenn wir durch Anstöße aus der Praxis unsere Verfahren weiterentwikkeln und verbessern können.

Bremen, im Oktober 1994

Franz Petermann/Ulrike Petermann

Einleitung

Der Fall Jens

Das Telefon klingelt. Ich bin zuerst am Apparat: „Hier ist Jens Müller. – Ja, ich ruf' sie mal! – Maamaaa, Frau Kreutzer will Dich sprechen!" „Frau Kreutzer? Hast Du wieder was angestellt in der Schule?" „Nö, ich weiß nichts." Ich werde mich lieber verdrücken. Was die Kreutzer nur wieder will? Die ruft doch nicht etwa wegen der kleinen Prügelei heute morgen an? „Jens – kommst Du bald, wenn ich Dich rufe?" „Jaa, was ist denn? – Aua!" Mann, die Ohrfeige hat gesessen. „Du weißt wofür!" „Nö." „Stell' Dich nicht so dumm. Und Du brauchst auch gar nicht zu heulen. Das hilft Dir nichts. Was fällt Dir eigentlich ein, der Frau Kreutzer eine zu knallen! – Sag' schon!" „Ich ... ich ... ich hab' mich doch nur verteidigt. Die hat mich ungerecht behandelt. Immer schiebt sie mir die Schuld zu. Dabei war Niklas schuld." „Was mußt Du Dich auch immer mit anderen prügeln? Es vergeht doch kein Tag, wo es nicht Scherereien mit Dir gibt." „Aber der Niklas hat zu mir Penner und Spasti gesagt und das laß' ich mir nicht gefallen. Da hab' ich ihm halt eine geschossen: Dann kam plötzlich Frau Kreutzer dazu. Die packt mich von hinten und brüllt mich an, obwohl ich gar nicht schuld war." „Aber deshalb hast Du ihr keine Ohrfeige zu geben; das gehört sich nicht. Mach', daß Du in Dein Zimmer kommst. Ich will Dich heut' nicht mehr seh'n. Wenn Dein Vater heut' abend nach Hause kommt, kannst Du noch was erleben." So eine Scheiße. Die Kreutzer ist eine doofe Kuh und eine alte Petze. Alle behandeln mich ungerecht. Keiner versteht mich. – Was soll ich denn alleine spielen? Es ist so langweilig – allein' in meinem Zimmer. Ich geh' noch ein bißchen 'raus. Ich muß aufpassen, daß mich Mama nicht erwischt; wegen dem Krach heute morgen in der Schule darf ich nämlich bestimmt nicht gehen. Leise, ganz leise. – Geschafft! Da vorn' sind Kai und Olaf. Mal seh'n, was die vorhaben. „Kai, Olaf, wo geht Ihr hin?" „Wir gehen zum Bolzplatz, ein bißchen Fußball spielen." „Ich komm' mit!" „O.k.!" Wir spielen eine ganze Zeit prima zusammen. Nur Olaf will nie Torwart sein; und er rempelt mich dauernd an. Ich werde richtig wütend. Ich stelle ihm ein Bein, damit er mal gehörig auf seine große Schnauze fällt. Da geht er auf mich los. Ich merke, wie mir ganz heiß wird und ich noch wütender werde. Na, dem werd' ich's zeigen. Kai schreit immer, wir sollen aufhören. Aber ich muß mich schließlich verteidigen. Und wie soll ich das machen, außer zurückzuschlagen? Denn ein Feigling bin ich auch nicht – ich laufe nicht weg. Wenn Olafs Nase blutet, höre ich auf. Der hat dann bestimmt genug, der traut sich so schnell nicht mehr, mich anzugreifen.

Mann, es ist inzwischen schon fast dunkel. Jetzt muß ich aber nach Hause. Ich renne durch die Straßen, ins Haus, die Treppe 'rauf und klingele. Mutter öffnet. „Wo kommst Du her? Und wie sehst Du denn aus? Hab' ich Dir nicht gesagt, Du sollst in Deinem Zimmer bleiben?" Sie schreit immer lauter, so daß die Nachbarn bestimmt wieder alles mitkriegen. Da ruft mich Papa. Oh weia, an dem Ton erkenne ich schon, daß eine Tracht Prügel fällig ist. – Abendbrot und anschließend sofort ins Bett. Mann, tut mir mein Hintern weh. Alle sind ungerecht zu mir, keiner versteht mich – keiner hat mich lieb.

Diese Episode aus dem Leben von Jens zeigt mögliche, typische Konfliktsituationen und Verhaltensweisen auf, mit denen wir uns in diesem Buch auseinandersetzen wollen. Wir werden über die Ursachen und die Wege des Abbaus von Aggressionen berichten, wobei wir uns auf die Altersgruppe der Sieben- bis maximal Dreizehnjährigen beschränken. Die von uns vorgeschlagene Arbeitsweise basiert im wesentlichen auf Prinzipien der Verhaltensmodifikation, des Rollenspiels, des Beziehungsaufbaus und der familienbezogenen Beratung. Eine solche Verknüpfung macht es erforderlich, die Rolle des Therapeuten, die Qualitäten einer therapeutischen Beziehung und die Regeln der Kombination der unterschiedlichen Bemühungen zu überdenken. Eine solche Integration verschiedener Arbeitsweisen darf nicht dazu führen, daß man eine kontinuierliche Linie aufgibt und dadurch die Identität als Therapeut verliert.

Der Therapeut muß sich über seinen Standort klar sein: Bei uns handelt es sich um eine lerntheoretische Verankerung. Wir bezeichnen unser Vorgehen als zielorientiertes Kompakttraining, und damit ist eine Einschränkung des globalen Therapiebegriffes gegeben. Unter einem Kompakttraining verstehen wir ein Vorgehen, das mit einem geringen Zeitaufwand erhebliche Veränderungen bei aggressiven Kindern und deren Familien hervorrufen kann.

Immer wenn ein Vorgehen Wirkung besitzt, sollte man sich auch mit ethischen Fragen, also Fragen nach der Verantwortbarkeit und dem möglichen Mißbrauch eines Vorgehens auseinandersetzen. Ein Verhaltenstherapeut, der sein Handeln am Prinzip des effektiven Helfens ausrichtet, darf ethischen Fragen nicht ausweichen. So löst man allein durch die Verwendung der Begriffe wie „Kontrolle", „Münzverstärkung", „Strafe" oder „konsequente Erziehung" Mißtrauen und Widerstand bei manchen Kollegen und bei der Öffentlichkeit aus. Vielfach wird der Standpunkt vertreten, man solle dem Kind seine Aggression in unserer „bösartigen Welt" lassen und auf solche unmenschlichen „Folterwerkzeuge" verzichten.

Die ethischen Fragen werden bei der Behandlung aggressiver Kinder besonders bedeutsam, da diese kaum über die Aufnahme einer Behandlung, das Ziel, die Weiterführung und Beendigung des Vorgehens selbst entscheiden. Selbst die Eltern sind nicht ganz frei in ihren Entscheidungen, da Schule oder Jugendamt bei aggressivem oder delinquentem Verhalten sehr nachdrücklich auf einer Behandlung bestehen können. Wir müssen also bei Kind und Familie von einer eingeschränkten Freiwilligkeit ausgehen! Dieses unterstreicht die Notwendigkeit der Diskussion der Rechte des Kindes und der Familie.

Diese Situation macht es erforderlich, vor allem die Rechte des Kindes zu formulieren; hierbei können wir uns an Ross & Petermann (1987, S. 40) orientieren, die vier grundlegende Prinzipien unterscheiden:

1. Das Recht des Kindes, die Wahrheit zu erfahren. Dies erfordert eine dem Entwicklungsstand des Kindes angemessene Ausdrucksweise, Geschicklichkeit und Geduld.
2. Das Recht, als Person behandelt zu werden. Dies betrifft vor allem das Recht auf Vertraulichkeit und auf Privatsphäre.
3. Das Recht, ernst genommen zu werden. Antworten und Meinungen eines Kindes dürfen nicht abgetan, ignoriert oder lächerlich gemacht werden.
4. Das Recht, an Entscheidungen beteiligt zu werden. D.h. begrenzte Wahlmöglichkeiten bezüglich eines Therapieangebotes zu haben, jedoch ohne die Alternative der völligen Weigerung.

Aus den Rechten des Kindes, die man in ähnlicher Weise auf die Familie insgesamt übertragen kann, resultiert die Verpflichtung dem Kind und der Familie zu helfen. Die Behandlungsziele werden zwar mit dem Kind und der Familie abgestimmt, jedoch wird auch der Therapeut als Experte Entscheidungen treffen müssen, die von seinen Wertvorstellungen mitgeprägt sind. Diese Wertvorstellungen gehen zwangsläufig z.B. in die Entscheidung ein, welche Hilfe die angemessenste für ein Kind oder eine Familie ist. Aus diesem Grund müssen Therapeuten ihre Wertvorstellungen offenlegen, prüfen und von anderen überprüfen lassen. Unsere Wertvorstellungen spiegeln sich sowohl in der Diskussion um den Aggressionsbegriff als auch um das Zielverhalten beim Abbau aggressiven Verhaltens wider! Die weiteren Ausführungen werden dem Leser eine Einschätzung unserer Wertvorstellungen ermöglichen.

1. Theoretische Überlegungen zur Aggression

Mit aggressivem Verhalten können Kinder familiäres und schulisches Geschehen lenken. Aggressives Verhalten kann ein Appell an die Umwelt sein, die Hilflosigkeit eines Kindes verdeutlichen oder der brutalen Durchsetzung eigener Interessen dienen. Durch aggressives Verhalten wollen Kinder in manchen Fällen auch eine Identität oder ein Selbstbewußtsein gewinnen. So verschwommen auch die Ursachen der Aggression im einzelnen sein mögen, so eindeutig sind die Folgen: Aggressives Verhalten bewirkt eine Verhaltenseinschränkung und führt damit zu einer verringerten Fähigkeit, Probleme konfliktfrei lösen zu können.

Nach neueren Studien sind etwa zwei Prozent aller Mädchen und knapp zehn Prozent aller Jungen bis zum 18. Lebensjahr zu irgendeinem Zeitpunkt ihrer Entwicklung massiv durch aggressives Verhalten auffällig (vgl. DSM-III-R). Eine solche Auffälligkeit dauert dabei mindestens sechs Monate und macht eine professionelle Hilfe notwendig. In vielen Fällen tritt aggressives Verhalten schon sehr früh auf, womit sich die Prognose, das heißt die Hoffnung, daß sich das Verhalten in seinem Auftreten verringert und im Jugendalter nicht verfestigt, verschlechtert (vgl. Blumstein et al., 1988; Loeber, 1990). Da es sich bei der Aggression um die stabilste Form auffälligen Sozialverhaltens handelt, sollten präventive Maßnahmen in den Blickpunkt gerückt werden. Solche Maßnahmen können anhand der in diesem Buch abgedruckten Materialien schon im Grundschulalter erfolgen.

Oft signalisiert aggressives Verhalten von Kindern eine Krise ihres sozialen Umfeldes. Obwohl man bei bestimmten familiären und sozialen Bedingungen (z. B. das Fehlen eines Elternteiles; vgl. Block et al., 1986; Hetherington, 1989; Patterson et al., 1990; Rolf et al., 1990) vermehrt aggressives Verhalten bei Kindern beobachtet, bleiben Folgen und Ursachen kindlicher Aggression im unklaren. Erzeugen aggressive Kinder chaotische Familien oder sind desolate Familienverhältnisse der Nährboden für das aggressive Verhalten der Kinder? Leider liegen wenige empirische Befunde zu dieser Wechselwirkung vor (Loeber, 1990). Wir wollen uns zunächst mit den Ausdrucksformen aggressiven Verhaltens auseinandersetzen. Die Bedingungen und auslösenden Faktoren der Aggression werden anschließend beleuchtet.

1.1. Ausdrucksformen der Aggression

Aggression beschreibt zunächst im Kern ein Verhalten, das darauf ausgerichtet ist, jemanden anderen direkt oder indirekt zu schädigen (vgl. DSM-III-R, 1989; Selg et al., 1988). Im weiteren Sinne handelt es sich um **jede** Schädigungsabsicht, d. h., die Schädigungsabsicht kann sich auf verschiedene Objekte erstrecken: z. B. auf Sachen, Tiere, Phantasien. Davon abweichend klammert Buss (1961) Aggression gegen die eigene Person (Autoaggression), Aggression gegen Gegenstände und aggressive Phantasieinhalte aus. Dollard et al. (1939) bezeichnen die Aggression als eine Verhaltenssequenz, die auf die Verletzung einer Person zielt; aggressive Inhalte in der Phantasie gehören dazu. In Feshbachs Definition aus dem Jahre 1964 wird ebenfalls von der Tatsache ausgegangen, daß anderen Personen Schaden zugefügt wird. Neben der feindseligen Aggression unterscheidet Feshbach noch instrumentelle Aggression, die im Dienste anderer Bedürfnisse zielgerichtet und geplant eingesetzt wird, sowie expressive Aggression, die nicht zielgerichtet ist und die innere Wutgefühle widerspiegelt. Ob man Aggression aus der Sicht des Handelnden, des Beobachters oder des Opfers definiert, immer beinhaltet „Aggression" die Tatsache, daß jemandem Schaden zugefügt wird.

Was meint das aber genau, jemandem Schaden zufügen? Um das näher zu klären, versuchen wir im folgenden eine Gliederung der **Ausrucksformen** der Aggression, bei der wir uns an verschiedene Autoren anlehnen (vgl. Buss, 1961; Bandura, 1979).

1. Offen-gezeigte vs. verdeckt-hinterhältige Aggression: Mit offen-gezeigter Aggression bezeichnet man jede offen und erkennbar – auch für den Gegner erkennbar – ausgetragene Aggression. Die verdeckt-hinterhältige Aggression kennzeichnet gezielte Aggression, die vom Gegenüber nicht erkannt bzw. nicht unmittelbar erkannt wird und den Gegner in einer ungünstigen Situation trifft (Angriff aus dem Hinterhalt, Gerüchte in die Welt setzen).

2. Körperliche vs. verbale Aggression: Unter körperlicher Aggression versteht man Handlungen, bei denen ein Objekt oder eine Person attakkiert wird (boxen, schlagen). Erfolgt der Angriff dagegen nur in symbolischer Form, z. B. schimpfen, ärgern, dann spricht man von verbaler Aggression.

3. Aktiv-ausübende vs. passiv-erfahrende Aggression: Von aktiv-ausübender Aggression spricht man bei den Handlungen des „Aggressors". Dies kann von einer unbegründeten Aggression bis zu der aus „Notwehr" erfolgenden Verteidigung wichtiger Bedürfnisse reichen. Beschreibt man die Handlung aus der Sicht des Opfers, liegt passiv-erfahrende Aggression vor (beschimpft werden, angegriffen werden).

4. Direkte vs. indirekte Aggression: Direkte Aggression richtet sich unmittelbar gegen eine Person (boxen, beschimpfen). Möchte man eine Person dadurch schädigen, daß man die Gegenstände aus ihrem Besitz verunglimpft, zerstört oder stiehlt, dann spricht man von indirekter Aggression.

5. Nach außen-gewandte vs. nach innen-gewandte Aggression: Aggression gegen eine Person oder einen Gegenstand nennt man nach außen-gewandte Aggression. Hierunter fallen alle bislang diskutierten Aggressionsformen. Bilden sich dagegen Aggressionen gegen die eigene Person, so spricht man von nach innen-gewandter Aggression (Autoaggression). Nach innen-gewandte Aggression kann verschiedene Formen annehmen: Nägel kauen, an den eigenen Haaren ziehen, extreme Schaukelbewegungen des Körpers usw. Ob die nach innen-gewandte Aggression Ausdruck „gehemmter Außen-Aggression" oder die nach außen-gewandte Aggression Erscheinungsform eines inneren „Todestriebes" ist, soll und kann hier nicht entschieden werden.

Die hier genannten Ausdrucksformen der Aggression sind sicherlich nicht erschöpfend, wie überhaupt auch andere Gliederungsgesichtspunkte möglich sind (vgl. Berkowitz, 1989; Price & Dodge, 1989; Willis & Foster, 1990). Bei Kindern ist z. B. sicher noch zwischen Aggression gegen Eltern/Geschwister/Gleichaltrige/Lehrer und gegen andere Personen außerhalb des direkten Kontrollbereiches der Familie zu unterscheiden. Festgehalten werden soll, daß Aggression ein (oft gut eingeschliffenes) Verhalten darstellt, das auf die Verletzung einer Person oder eines Gegenstandes abzielt. In der Regel ist Aggression eine Verhaltensweise von hoher Intensität. So besteht im Prinzip der einzige Unterschied zwischen einer „Ohrfeige" und einem „Streicheln der Wange" in der unterschiedlichen Intensität der Ausführung der motorischen Bewegung.

1.2. Aggression als gelerntes Verhalten

Eine lerntheoretische Betrachtung der Entstehung von Aggression kann im Vergleich z. B. zu einer tiefenpsychologischen (Freud; Fromm) oder triebethologischen (Eibl-Eibesfeldt; Lorenz) als optimistisch bezeichnet werden, da sie davon ausgeht, daß Verhaltensweisen wie Aggression durch Lernen erworben werden und damit prinzipiell auch veränderbar sind. Diese Beeinflussung menschlichen Verhaltens ist über Selbstkontrolle und die Veränderung der Bedingungen möglich, die Aggression entstehen lassen und aufrechterhalten. Man unterscheidet zumindest zwei Lernformen, mit deren Hilfe Aggression häufig erworben wird; (a) Verstärkungslernen und (b) Modellernen (soziales Lernen).

Verstärkungslernen

Nach Ross & Petermann (1987) kann man für das Erlernen von Aggression drei Verstärkungsprinzipien anführen:

(1) Eine **positive Verstärkung** aggressiven Verhaltens liegt vor, wenn man mit Aggression ein Ziel erreicht. Wesentlich ist in diesem Zusammenhang, daß z. B. ein Kind durch seine Aggression (schreien, treten, beißen u. ä.) einen gewünschten Gegenstand erhält. Eine andere Möglichkeit ergibt sich aus der Verstärkung in der Kindergruppe, in der der Aggressive besonderes Ansehen und Vorrechte genießt. In vielen Fällen ist die unmittelbare soziale Anerkennung in der Gruppe der Gleichaltrigen effektvoller als die nachfolgende „Strafe" des Lehrers oder der Eltern für aggressives Verhalten. Ein aggressiver Angriff eines sehr verärgerten Kindes kann auch durch die Schmerz- und Leidensäußerung des Opfers positiv verstärkt werden.

(2) Eine **negative Verstärkung** hält dann aggressives Verhalten aufrecht, wenn ein Kind ein bedrohliches Ereignis oder einen ihm unangenehmen Zustand erfolgreich durch aggressives Verhalten verringern oder beseitigen kann. Das bedeutet beispielsweise, daß ein Kind durch

Zurückschlagen den Angriff eines anderen Kindes beendet, wobei das Zurückschlagen negativ verstärkend wirken kann; oder es baut einen unangenehmen Spannungszustand wie Schmerz, Furcht oder Ärger durch Aggression ab, was das aggressive Verhalten ebenfalls negativ verstärkt.
(3) Die **Duldung** aggressiven Verhaltens durch Eltern, Lehrer und andere Erwachsene wirkt auf Kinder verstärkend, da sie aus dieser Haltung eine **stillschweigende Zustimmung** gegenüber Aggression ableiten. Duldung äußert sich darin, daß Eltern dem aggressiven Verhalten ihrer Kinder tatenlos zuschauen oder sich sogar verdeckt über den negativen Aktivitätsdrang freuen. Die Gründe für das Verhalten der Eltern sind unterschiedlich: Sie fühlen sich überlastet, ohnmächtig oder einfach uninteressiert und verantwortungslos.
Die beschriebene stillschweigende Zustimmung unterscheidet sich somit deutlich vom Nichtbeachten der Aggression, das zur Verringerung des auffälligen Verhaltens führt.

Modellernen
Bei den bisherigen Lernformen hängt der Erwerb aggressiven Verhaltens von direkter Erfahrung ab. Lernen kann aber auch über Modelle, d.h. durch das von Gleichaltrigen oder Erwachsenen „**vorgelebte** Verhalten" erfolgen. Diese Art des Lernens wurde in den letzten 35 Jahren von Bandura erforscht (vgl. Bandura, 1979; 1989; Bandura et al., 1963; Bandura & Walters, 1959). Ein wesentlicher Unterschied zum Verstärkungslernen besteht darin, daß beim Modelllernen (soziales Lernen) nicht jeder Teilschritt getrennt gelernt werden muß, sondern daß Verhalten in komplexen Strukturen durch **stellvertretende Erfahrung und Verstärkung** übernommen werden kann. Mühsames Ausprobieren von Teilschritten eines Verhaltens unterbleibt, Lernen läuft ökonomisch ab. Ob ein durch Modellernen erworbenes Verhalten **ausgeführt** wird, hängt von den erwarteten Konsequenzen für das jeweilige Verhalten ab. Für die Ausübung von Aggression spielt das Ausmaß der Selbstkontrolle als Motivation eine entscheidende Rolle. Eine detaillierte Darstellung der Prozesse des sozialen Lernens bietet Abschnitt 3.1.

Begünstigende Bedingungen
Über die Lernformen hinaus bestehen Bedingungen, die **situativ** darüber entscheiden, wie wahrscheinlich ein aggressives Verhalten ist. Folgende, die Aggression begünstigende Bedingungen sind gut erforscht (vgl. Asher & Dodge, 1986; Averill, 1983; Berkowitz, 1989; Cooper & Mackie, 1986; Dumas, 1992; Geen, 1983; Mummendey, 1983, S. 372ff.):

- **Frustration** durch Entzug von Aufgaben, Gegenständen, das Erleben von Niederlagen, den Verlust von sozialer Anerkennung usw.
- **Anonymität** in einer Gruppe, die zur Annahme führt, daß man nicht für die Folgen seines Verhaltens verantwortlich gemacht werden kann.
- **Anwesenheit von Personen** (Außenseiter, abgelehnte Minderheiten), die als Hinweis für die Rechtfertigung von Aggression interpretiert werden.
- **Befehle und Anordnungen** einer (vermeintlichen) Autorität oder eines Gruppenführers.
- **Aggressionsauslösende Hinweisreize**, wie z.B. Waffen oder aggressive Slogans, die aggressives Verhalten erleichtern.
- **Aggressive Vorbilder in Massenmedien**, die nachahmenswerte aggressive Idole aufbauen.

Familiäre Bedingungen
Viele Eltern reagieren auf das aggressive Verhalten ihrer Kinder mit massivem Druck, wodurch sich die Fronten zwischen den Familienmitgliedern verfestigen und dem Kind zudem Modelle für „Erpressung" vor Augen geführt werden. Patterson et al. (1988) weisen nach, daß Eltern durch falsche Verstärkung (z.B. zu viele oder widersprüchliche Anweisungen gegenüber dem Kind) die Verhaltensprobleme des Kindes vermehren und seine Kooperationsbereitschaft senken.

Auf die Sozialentwicklung des Kindes wirken sich besonders nachhaltig extreme Interaktionsformen in der Familie aus, wie sie mit der Kindesmißhandlung vorliegen. Snyder et al. (1988) belegen, daß massive (aber auch mildere), regelmäßige Formen von Gewaltausübung in der Familie zentrale Ursachen der kindlichen Aggression bilden (vgl. auch Miller & Eisenberg, 1988; Rubin & Mills, 1990). Drei Merkmale sind für solche Familien charakteristisch:

- die Eltern zeigen eine ablehnende Haltung ihrem Kind gegenüber,
- sie weisen unrealistische Vorstellungen und Erwartungen ihrem Kind gegenüber auf, die aus einer verzerrten (Selbst-)Wahrnehmung resultieren, und
- die Eltern sind in Situationen, in denen konsequentes Handeln gegenüber ihrem Kind gefordert wäre, emotional labil und schnell erregbar, was zu Inkonsequenz bzw. Willkür im Umgang mit dem Kind führt (vgl. auch Wahler & Dumas, 1989).

Die Familien, in denen solche Verhaltensweisen gehäuft auftreten, lassen sich nach Snyder et al. (1988) durch folgendes soziales Syndrom beschreiben: Sie sind vereinsamt, haben finanzielle Nöte, sind arbeitslos und leben in beengten Wohnverhältnissen; es treten gewalttätige Auseinandersetzungen in der Ehe auf und Ehescheidung (= alleinerziehende Elternteile) ist nicht selten. Snyder et al. (1988) entwikkelten spezielle Verfahren, um das tabuisierte Phänomen „Kindesmißhandlung" schon im Vorfeld zu erkennen. 1989 konnte Widom in einer Studie zeigen, daß körperlich mißhandelte Kinder schwere Formen aggressiven Verhaltens entwickeln.

In jüngster Zeit werden für solche Familien spezielle Behandlungsangebote in den USA entwickelt, die Ammerman & Hersen (1990) zusammenstellten.

Im deutschen Sprachraum kommt die Diskussion zum Thema „Gewalt in Familien" nur langsam in Gang und läuft Gefahr, sich schon in den Anfängen auf den sexuellen Mißbrauch bzw. die sexuelle Ausbeutung von Kindern zu begrenzen. Eine erfreuliche Ausnahme stellt jedoch die sogenannte Mannheim-Studie (Schmidt, 1990) dar, die Formen der mütterlichen Ablehnung und Vernachlässigung an folgenden Kriterien empirisch festmacht.

Kriterien für mütterliche Ablehnung
- harte Erziehungspraktiken
- wenig Körperkontakt/Zärtlichkeit
- wenig erkennbare Freude im Umgang mit dem Kind
- häufige Kritik am Kind
- übermäßige Betonung der Belastung durch das Kind und der Opfer, die von der Mutter zu erbringen sind
- häufige Übertragung der Betreuung des Kindes an Dritte (ohne triftigen Grund)

Kriterien für mütterliche Vernachlässigung
- mangelnde oder unangemessene Anregung für das Kind
- mangelnde Aufsicht über das Kind
- mangelnde Pflege
- Mißachtung der Gesundheit des Kindes

Die Mannheim-Studie gibt auch eindeutige Belege dafür, in welcher Form Säuglinge und Kleinkinder in der Altersgruppe von drei Monaten bis drei Jahre mißhandelt werden (vgl. Esser & Weinel, 1990). Besonders gefährdet sind dabei Säuglinge, die häufig und lang schreien und deren biologische Bedürfnisse (Essen, Schlafen, Verdauung) für die Eltern nicht berechenbar sind. Ebenso sind Kleinkinder mit Aufmerksamkeitsstörungen besonders gefährdet; bei solchen Kindern gelingt es den Eltern schwer, die Aufmerksamkeit zu erregen und aufrechtzuerhalten. In solchen Fällen wird Hilflosigkeit, Enttäuschung und Verzweiflung auf seiten der Eltern zur Kindesmißhandlung beitragen.

1.3. Aggression als zielgerichtete Schädigung

Für die Bewertung eines Verhaltens sind sowohl die beobachteten Reaktionen als auch die Absichten, die dem Verhalten zugrunde liegen, entscheidend. Von aggressivem Verhalten soll nur dann gesprochen werden, wenn eine zielgerichtete Schädigung erfolgt. Eine versehentliche Schädigung müßte als ungerichtete Aktivität des Handelnden verstanden werden.

In der psychologischen Fachliteratur ist für störendes, evtl. schädigendes, **un**beabsichtigtes Verhalten von Kindern, also solches, das nicht aus Berechnung gezeigt wird, der Begriff „Hyperaktivität" reserviert (Hinshaw, 1987; Kazdin, 1989; Milich et al., 1982; Roberts, 1990). Hyperaktivität wäre als eine erworbene oder „angeborene" innere Unruhe zu begreifen, wobei die Reaktion des Kindes nur in eingeschränktem Maße seiner Kontrolle obliegt. Was die Feststellung und Behandlung dieser Verhaltensstörung anbetrifft, gibt eine umfassende Literatur Aufschluß (vgl. Abikoff, 1987; Eisert 1987; Petermann, 1991; Ross & Petermann, 1987).

Wenn wir diese Definition berücksichtigen, haben wir davon auszugehen, daß eine gewisse Gruppe von Kindern mit ihrem aggressiven Verhalten bewußt ein Ziel verfolgt. Ein Ziel, das darin bestehen mag, eigene Interessen durchzusetzen oder (zumindest) dem Gegenüber Verhaltensweisen aufzuzwingen. Kinder erkennen im Alltag leicht die Schwachstellen, über die eine besonders effektvolle Beeinflussung möglich ist. Vielfach sind aggressive Kinder in Familie und Schule schwer veränderbar, da sie durch ihre Aggression gelernt haben, andere hilflos zu machen. Ein solches Verhalten nennt man **zielgerichtet** oder **instrumentell**.

Wie erkennt man nun, ob ein aggressives Verhalten zielgerichtet ist oder nicht? Zweifach: Wenn es „trifft" (wirkt) und vom Opfer als aggressiver Akt wahrgenommen wird. Den letztgenannten Tatbestand erkennt man an der Bewertung des aggressiven Verhaltens seitens der Umwelt. Eine solche Bewertung spiegelt sich z.B. in den Begriffen „tolpatschig", „ungeschickt", „unmoralisch", „versehentlich", „übertrieben" oder „bösartig". Die **Bewertung** des aggressiven Aktes durch die Umwelt ist aber oft entscheidender als das Verhalten selbst. So wird vielfach vollkommen gleiches Schülerverhalten (unangemessenes Dazwischenreden, Schimpfen) vom Mathematiklehrer als „unkonzentriert", von der Großmutter als „aufgeweckt" und von den Eltern als „ungezogen" bezeichnet. Alle diese Laienbezeichnungen vermischen in ihrer Aussage die Verhaltensabsicht mit dem beobachtbaren Verhalten. Die nicht ausgesprochenen Annahmen über die (vermutliche) Verhaltensabsicht des Kindes werden von dem Wohlwollen des Betrachters, der erlebten Bedrohung durch das Kind, der insgesamt wirkenden Belastung sowie eigenen Leitbildern und Verhaltensgewohnheiten gespeist. Nur die detaillierte Kenntnis dieses Bezugssystems versetzt den Therapeuten in die Lage, darüber zu entscheiden, ob ein zielgerichtetes aggressives Verhalten vorliegt oder nicht.

1.4. Angstmotivierte Aggression

Bei einigen Kindern ist die Verhaltensabsicht eindeutig: Sie dient der egoistischen Durchsetzung eigener Bedürfnisse. Man findet aber auch **angstmotiviert aggressive** Kinder (vgl. Lyons et al., 1988; Quay, 1987). Diese Form der Aggression ist eher emotional getragen; sie äußerst sich in expressiven Wutausbrüchen, und man findet manchmal Kennzeichen von Verhaltensunsicherheit (vgl. ausführlicher dazu Petermann & Petermann, 1992b). Die Kinder haben wenig Vertrauen, fühlen sich sehr schnell bedroht und angegriffen. Sie reagieren aus einer eingeigelten Abwehrhaltung heraus. Man gewinnt nicht selten den Eindruck, daß diese Kinder durch vorbeugende Aggression – also durch ein durchaus zielgerichtetes Verhalten – ihre Angst zu reduzieren suchen. Obwohl wir bislang keine ausreichenden empirischen Befunde besitzen, scheint bei dieser Gruppe, die ca. ein Drittel der von uns behandelten Kinder ausmachte, folgendes abzulaufen: Aus einem starken Eindruck der Bedrohung heraus erleben diese Kinder Angst und versuchen, mit Hilfe eines „Wutausbruches" diese zu verringern. Vermutlich reagieren diese Kinder sehr schnell aggressiv, weil sie sich der **Zuneigung ihrer Mitmenschen ungewiß sind, übermäßige soziale Anerkennung erwarten** oder **Bedrohung übersensibel** und deshalb **gehäuft wahrnehmen**. Durch aggressives Verhalten versuchen diese Kinder, sich Respekt zu verschaffen, ihr Territorium zu sichern usw. Die Kinder erreichen damit, daß sich in ihrem **Erleben die soziale Angst verringert**. Aus dieser emotionalen Erleichterung wird dann ein sich immer weiter aufschaukelnder Verstärkungsprozeß, Aufschaukeln bedeutet in diesem Zusammenhang, daß die Kinder durch das Gefühl der Bedrohung Angst und Anspannung erleben. Das Gefühl der Bedrohung ist durch die Unsicherheit im Umgang mit anderen bedingt. Die Kinder sind bemüht, durch Aggression Angst und Anspannung zu verringern. Ist das aggressive Verhalten erfolgreich, trägt es zum Abbau von Angst bei und verstärkt Aggression damit. Bei ähnlichen Ausgangsbedingungen werden die erwartete Bedrohung und die Konfliktlösung auf andere Situationen übertragen. Die Umwelt reagiert jedoch ebenfalls auf das aggressive Verhalten, z.B. in Form von Bestrafung, Vergeltung oder sozialer Ablehnung. Dies erleben die Kinder wieder als Bedrohung und erneuten Anlaß zu (vergeltendem) aggressivem Verhalten. Durch dieses wird wiederum die mit der Bedrohung verbundene Angst abgebaut. Bei der Umwelt wird die Erwartung herausgebildet, daß sich diese Kinder auch zukünftig aggressiv verhalten werden. Solche ineinander geschachtelte Verstärkungsprozesse einerseits und die beschriebenen Erwartungshaltungen andererseits setzen einen nur schwer zu durchbrechenden Kreislauf in Gang (Dodge, 1985; Dodge & Frame, 1982). Damit unterstellen wir bei angstmotivierter Aggression ein **Selbstregulationsmodell**, das zur Erhöhung der Aggression beiträgt.

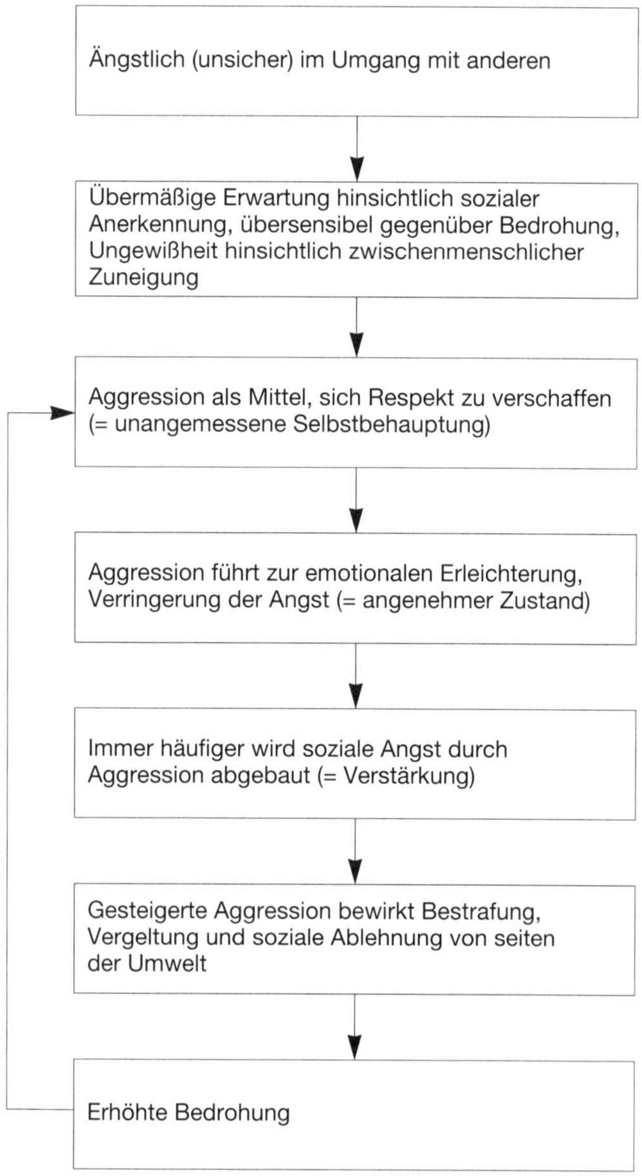

Abbildung 1. Der Kreislauf der angstmotivierten Aggression.

Ursachen für angstmotivierte Aggression gibt es viele. Denkbar sind ein ambivalentes Erziehungsverhalten der Eltern, ein Mangel an Sicherheitssignalen von seiten der Umwelt und unzureichende Rückmeldung über gezeigtes Verhalten.

1.5. Bedingungen von Aggression

Als Ursachen der Aggression werden solche Faktoren aufgefaßt, die sich – in entwicklungspsychologischen Studien – als verantwortlich für die Herausbildung von Aggression gezeigt haben. Das sind unter anderem

- das Erziehungsverhalten der Eltern;
- Geschlechtsunterschiede;
- Mängel in der Wahrnehmung sozialer Geschehnisse und
- Mängel im Sozialverhalten.

Diese vier Ursachengruppen können dazu beitragen, daß sich aggressives Verhalten und kein Hilfeverhalten, keine Kooperationsbereitschaft, kein Einfühlungsvermögen bei Kindern ausbildet (vgl. dazu auch Kapitel 2.).

Neben diesen Aspekten wurden auch soziale und ökologische Faktoren als **äußere** Bedingungen der Aggression erforscht – also Einflüsse wie übermäßige Hitze, starker Lärm, räumliche Enge und ähnliches (vgl. ausführlich dazu: Mueller, 1983; Mummendey, 1983). Diese Einflußfaktoren sind nicht eigentliche Ursachen des aggressiven Verhaltens, sondern solche, die das aggressive Verhalten begünstigen. Einen solchen Schluß legen zumindest die Ergebnisse der jahrzehntelangen Forschung der Arbeitsgruppe um Patterson nahe (vgl. Patterson & Cobb, 1973; Patterson, 1982). Diesen Autoren zufolge sind so „einsichtige" **soziale** Faktoren, wie Arbeitslosigkeit, das Fehlen eines Elternteiles oder Armut, lediglich als begünstigende Einflußfaktoren aufzufassen (vgl. ebenfalls Patterson, 1982).

Im folgenden sollen nun einige neuere, aktuelle Forschungsergebnisse aus entwicklungspsychologischen Studien vorgestellt und diskutiert werden.

Erziehungsverhalten der Eltern

Lewis (1981) verglich die Aussagen von fünf empirischen Studien über den Zusammenhang von elterlicher Kontrolle (firm controll) und die Auswirkung auf die Entwicklung des Kindes. Allgemein wird angenommen, daß strenge elterliche Kontrolle, gepaart mit elterlicher Wärme, zu positiven Folgen für die Sozialentwicklung des Kindes führt. Die von Lewis zusammengestellten empirischen Ergebnissen legen eine differenziertere Sicht nahe: Nicht die autoritäre Durchsetzung von Verhaltensregeln durch Eltern, sondern die Bereitschaft des Kindes zu gehorchen, tragen zu einer günstigen Sozialentwicklung des Kindes bei. Demnach müßte man einem „ausgewogenen Kontrollverhältnis" in der Familie und nicht einer strengen elterlichen Kontrolle den Vorzug geben. Wird einseitige Macht von den Eltern ausgeübt, sieht das Kind keine Notwendigkeit, Normen zu internalisieren und für die Bereitschaft zu gehorchen. Lewis nimmt an, daß nicht das Bestraftwerden für ein Abweichen von klaren Normen, sondern das Erlebnis, Normen beeinflussen zu können, die Entwicklung von Unabhängigkeit, sozialer Kompetenz und die Bereitschaft, für Werte einzutreten, fördert.

In einer auf Verhaltensbeobachtungen an 600 Familien basierenden Längsschnittstudie über 15 Jahre konnten Patterson und seine Mitarbeiter vier Faktoren in Familien mit aggressiven Kindern finden, die auf desolates Erziehungsverhalten schließen lassen:

1. In der Familie wurden Regeln nicht ausgesprochen und nicht befolgt.
2. Die Eltern besaßen keine Informationen darüber, was ihre Kinder tun.
3. Eltern verstärkten nicht oder zumindest nicht konsequent.
4. Es bestand keine Fähigkeit, Probleme innerhalb der Familie darzustellen und zu lösen.

Diese Aspekte unterstreichen den Tatbestand, daß die Eltern an der Ausbildung des aggressiven Verhaltens ihrer Kinder entscheidenden Anteil besitzen. Es wird damit nicht unterstellt, daß die Eltern mit Absicht dieses Verhalten provozieren. Oft reagieren die Eltern in einer Situation in bester Absicht, ohne die Folgen ihrer Handlung überhaupt abschätzen zu können. Ross (1982) weist auch darauf hin, daß es den Eltern aufgrund des Einflusses der Gleichaltrigen zwangsläufig nie ganz gelingen könne, aggressives Verhalten bei ihren Kindern zu verhindern. Eltern können jedoch durch in der Familie praktiziertes, positives Sozialverhalten und Problemgespräche aggressivem Verhalten entgegenwirken.

Chamove (1980) führt zwei Belege dafür an, daß es einen Zusammenhang zwischen dem Ausmaß der Aggression der Mutter und der des Kindes gebe:

1. Das Ausmaß der Aggression scheint bis zum dritten Lebensjahr relativ festgelegt zu sein; danach stabilisiere es sich nur noch.
2. Eine wichtige Erfahrung scheint die körperliche Bestrafung zu sein. Das daraus folgende Ergebnis kann entweder Aggression oder Anpassung

sein. Über körperliche Strafe werden emotionale Reaktionen wie Angst und Aggression klassisch konditioniert.

Bryant & Crockenberg (1980) untersuchten die Entwicklung des Sozialverhaltens bei erst- und spätgeborenen Töchtern. In dieser Studie ergab sich ein Zusammenhang von verbal aggressivem Verhalten zwischen Schwestern auf der einen und der emotionalen Unzulänglichkeit und fehlenden Sensitivität der Mutter in Streß- und Bedürfnissituationen auf der anderen Seite (vgl. auch Wahler & Dumas, 1989).

Geschlechtsunterschiede

An unseren Trainings nahmen bislang nur 10 bis 15% Mädchen teil, was vielleicht als Indiz für die geschlechtsspezifische Verteilung massiver Formen aggressiven Verhaltens angesehen werden mag. Diese Angabe ist natürlich kein Beweis dafür, daß Mädchen per se weniger aggressiv sind als Jungen. Möglicherweise sind Mädchen nur **in anderer Weise** aggressiv und dadurch unauffälliger (vgl. Dodge & Somberg, 1987; Duncan & Hobson, 1977; Eagly & Steffen, 1986; Eron, 1987). Allgemein darf heute gelten: Strittig unter Entwicklungspsychologen ist nicht die These, daß es Geschlechtsunterschiede im aggressiven Verhalten gibt, sondern die Beantwortung der Frage **wie** und **wodurch** sie verursacht werden.

Interessant ist eine Studie von Björkquist et al. (1992), die geschlechtsspezifische Entwicklungstrends untersuchte. Sie verglichen 8-, 11- und 15-jährige Schüler hinsichtlich aggressiven Verhaltens. Mädchen der beiden älteren Altersgruppen machten häufiger Gebrauch von indirekter Aggression, während Jungen stärker dazu neigten, direkte Aggression einzusetzen. Lediglich bei den 8-jährigen Mädchen herrschten indirekte aggressive Handlungen noch nicht vor. Diesen Ergebnissen zufolge lassen sich Unterschiede im aggressiven Verhalten beider Geschlechter besser durch die Differenzierung von direkter und indirekter Aggression als durch die Unterscheidung von körperlicher und verbaler Aggression charakterisieren. In der Studie zeigten sich noch weitere Alterstrends, die für Jungen und Mädchen gleichermaßen gelten. Zum einen war in der Altersgruppe der 11-jährigen Schüler das höchste Ausmaß aggressiver Handlungen zu verzeichnen, zum anderen nahm mit dem Alter die Häufigkeit verbaler Aggression zu. Faßt man diese Trends zusammen, läßt sich feststellen, daß in der normalen Entwicklung aggressive Konflikte zunehmend verbal ausgetragen bzw. durch den Einsatz sozial verträglicher Strategien abgelöst werden. Die Entwicklung klinisch auffälligen aggressiven Verhaltens zeigt dagegen in der Regel einen umgekehrten Verlauf. Zwar verbessern sich leichte Formen einer aggressiven Verhaltensstörung häufig im Verlauf der Entwicklung, bei schweren Formen besteht jedoch die Gefahr der Chronifizierung.

Mängel in der Wahrnehmung sozialer Geschehnisse

Die Forschungsergebnisse zur sozialen Wahrnehmung lassen sich in zwei einfachen Thesen zusammenfassen:

1. Eine Person unterstellt beliebterweise ihr eigenes Verhalten ihrer Umwelt; und
2. was eine Person erwartet, beobachtet sie häufiger, als es wirklich vorkommt.

Gemäß diesen Thesen beschäftigte sich Dodge (1985) mit aggressiven Kindern der Altersgruppe acht bis zwölf Jahre, die durch ihre Abwehrhaltung gekennzeichnet werden können. Sie reagieren aus dem subjektiven Gefühl des Angegriffen-Seins heraus, also aufgrund einer falschen sozialen Wahrnehmung. Ein Kind mit „Abwehraggression" unterliegt einem Teufelskreis, der Aggression verstärkt (Hobrücker, 1990). Häufiges aggressives Verhalten eines Kindes führt dazu, daß ihm von anderen Kindern oder Erwachsenen häufig, wenn nicht sogar immer, feindselige Absichten unterstellt werden. Diese Erwartung der Umwelt veranlaßt sie, mit aggressivem Vergeltungsverhalten, Bestrafung oder sozialer Ablehnung zu reagieren. Genau diese Reaktionen erzeugen wiederum bei dem Kind aggressives Verhalten, das mit der Bedrohung und Frustration durch andere gerechtfertigt wird. Das Kind erkennt dabei nicht, daß die für es tatsächlich bedrohlichen Handlungen der Umwelt eigentlich nur Vergeltungsverhalten darstellen.

Dodge und Newman (1981) konnten einen weiteren Kreislauf feststellen. Beachtet ein Kind nur einseitig ausgewählte Reize in seiner Umgebung, und reagiert es daraufhin zu schnell sowie unüberlegt, dann führt dies zu vorurteilsbelasteten Annahmen über das Verhalten der anderen. Dies äußert sich konkret darin, daß aggressive Kinder vorwiegend feindliche Reize wahrnehmen; sogar neutrale Reize werden eher aggressiv bewertet (Dodge, 1985). Nasby et al. (1980) konnten nachweisen, daß aggressive Kinder unabhängig von der tatsächlichen Beschaffenheit sozialer Reize gehäuft Feindseligkeit unterstellen. Die Folge davon ist, daß sich das Verhältnis von aktiv-austeilender und passiv-erfahrender Aggression ändert: Aggressive Jungen initiierten 43% mehr aggressive Handlungen als sie erhielten, wie Dodge & Frame (1982) in einer Studie feststellten.

Die einseitige, für aggressive Inhalte sensibilisierte Wahrnehmung ist nicht zwingend die Ursache für Aggression, sondern kann eine verstärkende Bedingung darstellen (vgl. Dodge & Frame, 1982). Als eine andere Ursache von Aggression, zumindest bezogen auf die Gruppe der Gleichaltrigen, sehen Dodge & Frame eine zu niedrige Hemmschwelle für Aggression an (hierzu auch Dodge & Somberg, 1987; Fondacaro & Heller, 1990; Guerra et al., 1990).

Besonders in mißverständlichen sozialen Situationen haben aggressive Kinder Probleme, ihr Verhalten zu kontrollieren (Spetter et al., 1992). Sie neigen dazu, bei Konflikten wenig zusätzliche Informationen einzuholen, sich wenig Alternativen zu überlegen und die Konsequenzen der aggressiven Handlungen nicht vorherzusehen.

Mängel im Sozialverhalten

Die erkennbaren Mängel im Sozialverhalten sind auf Defizite in der Wahrnehmung, auf die Unfähigkeit, mit Frustrationen umzugehen, und auf Probleme in der Kontrolle aggressiver Impulse zurückzuführen (vgl. Berkowitz, 1982). So weisen etwa Camp et al. (1977) und Lochman et al. (1981) darauf hin, daß das impulsive Handeln aggressiver Kinder aus dem falschen Einsatz von Selbstinstruktionen resultiert (z. B. „Wer zuerst zuschlägt, hat immer Recht!"). Allein schon das schnelle Reagieren bewirkt, daß andere Formen des Sozialverhaltens nicht durchdacht werden können.

Neben diesen Studien, die sich mit den möglichen Ursachen der Mängel im Sozialverhalten beschäftigen, liegt eine Reihe von beschreibenden Befunden vor, die einen Zusammenhang von Aggression mit anderen Verhaltensweisen aufzeigen. So spiegelt sich nach Mash & Mercer (1979) aggressives Verhalten deutlich im Ausmaß der **Geschwisterkonflikte**. Nach Perry & Perry (1976) steigt mit dem Ausmaß des **empfundenen Ärgers** und den Bedingungen der **Konkurrenzsituation** die Aggression. Wird eine erfolgreiche Konkurrenzsituation erlebt, wirkt dies verstärkend und ermutigend, sich für vorher erlebte Frustrationen und Ärger rächend zu verhalten. Eine ganz andere Dimension des Sozialverhaltens untersuchten Rutter & O'Brien (1980): Aggressive Kinder zeigen bezüglich der **Blickkontaktfähigkeit** ähnliche Defizite wie sozial unsichere Kinder. Lediglich in einem Gespräch über persönliche Probleme können aggressive Kinder länger Blickkontakt halten. Aus diesem Grund haben aggressive Kinder auch in konfliktfreien Situationen Probleme, die Gestik und Mimik anderer zu deuten und vom Verhalten auf zugrundeliegende Absichten zu schließen (Dodge et al., 1990).

In einer Studie von Willner (1991) wurde das Verhalten aggressiver Kinder beim Spiel in einer Gleichaltrigengruppe analysiert. Die beobachteten Jungen beteiligten sich weniger an Spielen und waren häufiger unbeschäftigt, was sich in ziellosen Aktivitäten, wie z. B. rastlosem Umhergehen im Spielzimmer, ausdrückte. Aufgrund der eingeschränkten Gruppenaktivitäten boten sich ihnen auch weniger Gelegenheiten zu Sozialkontakt mit anderen Kindern. Wenn dieser zustande kam, zeigte sich, daß es den aggressiven Jungen im Vergleich zu unauffälligen Gleichaltrigen an sozialen und kommunikativen Fertigkeiten mangelte. Durch das Fehlen dieser grundlegenden sozialen Kompetenz wurde den Kindern eine nicht-aggressive Interaktion mit der sozialen Bezugsgruppe erschwert.

1.6. Auslösende Faktoren von Aggression

Bedenkt man die vielfältigen Beweggründe und unterschiedlichen Formen aggressiven Verhaltens, dann kann man sich leicht vorstellen, welch vielfältiger Bemühungen es bedarf, die auslösenden Faktoren offenzulegen. Berechtigterweise wenden sich in diesem Zusammenhang einige Psychologen gegen eine nur an einer einzigen Theorie orientierten Betrachtung. Eine theorieübergreifende Sichtweise führt zu einer Systematik aggressionsauslösender Bedingungen, wie sie von Kaufmann (1965) oder Michaelis (1976) vorgelegt wurden. Kaufmanns Überlegungen basieren auf dem lerntheoretischen Konzept von Buss (1961), der zunächst einmal von einem situativen Bezugsrahmen der Aggression ausgeht, der das aktuelle Ausmaß des Ärgers einer Person, die Angriffe, denen eine Person gerade ausgesetzt ist sowie äußere Bedingungen, wie Lärm, Streß, Hitze usw. umfaßt. Daneben spielen für das Auftreten von Aggression die bisherigen Lernerfahrungen, kulturelle Normvorstellungen und Persönlichkeitsfaktoren eine Rolle. Mit diesen globalen Faktoren kann man noch nicht ausreichend den Entscheidungsprozeß nachvollziehen, der zur Aggression führt. Dieser Entscheidungsprozeß läuft blitzschnell zwischen der Wahrnehmung eines als feindselig bewerteten Reizes und der aggressiven Handlung ab. Nach Kaufmann werden die folgenden vier Stufen in diesem Entscheidungsprozeß durchlaufen:

1. Wahrnehmung,
2. Handlungsauswahl,
3. Hemmungspotentiale und
4. Bewertung der möglichen Konsequenzen.

Die einzelnen Stufen werden unbewußt durchlaufen und stellen eine Kette von aggressionsauslösenden Faktoren dar. Auf die einzelnen Stufen wird im folgenden ausführlich eingegangen:

Stufe 1: Wahrnehmung
Auf dieser Stufe wird entschieden, ob ein Ereignis oder ein Reiz als bedrohlich gilt oder nicht. Dabei unterscheiden sich Kinder z. B. in ihren Wahrnehmungsgewohnheiten. So erleben aggressive Kinder eine bestimmte Situation als sehr viel bedrohlicher als nicht-aggressive Kinder. Es erfolgt hier also die Entscheidung: „bedrohlich oder unbedrohlich".

Stufe 2: Handlungsauswahl
Nachdem ein Ereignis als bedrohlich wahrgenommen wurde, wird jetzt auf dieser Stufe entschieden, wie man darauf reagieren will (Handlungsimpuls). So kann man auf ein bestimmtes, als bedrohlich wahrgenommenes Ereignis z. B. entweder mit Vermeidung oder aber mit Aggression reagieren. Welche Reaktionsweise man wählt, hängt dabei von eingeschliffenen, hochgeübten und fast automatisch ablaufenden Verhaltensweisen (= Gewohnheitsstärke) ab. Im Falle der aggressiven Kinder heißt dies: Je häufiger ein Kind bisher gewohnt war, mit Aggression zu reagieren, desto wahrscheinlicher wird es sich auch in neuen Situationen aggressiv verhalten. Die Wahl einer bestimmten Reaktionsweise wird von den vorliegenden Wahrnehmungsgewohnheiten geprägt. Auf dieser Stufe fällt also die Entscheidung „Wie will ich reagieren: aggressiv oder nicht-aggressiv?"

Stufe 3: Hemmungspotentiale
Auf dieser Stufe fällt eine eher generelle Entscheidung, ob die vorher ausgewählte Handlung auch ausgeführt werden soll. Diese Entscheidung wird stark von bisherigen Lernerfahrungen und solchen Handlungsimpulsen beeinflußt. Dabei spielen die früher erlebten Konsequenzen eine entscheidende Rolle. Sind z. B. in der Lebensgeschichte die aggressiven Handlungen immer bestraft worden, so kann es sein, daß jetzt der Gedanke an die Ausführung einer solchen Handlung prinzipiell heftige Angst auslöst. Die Handlungsausführung wird gehemmt. Bei dieser Person liegt eine sogenannte Aggressionsangst vor. Sind in der Lerngeschichte bisher keine oder nur wenige, schlechte Erfahrungen mit der Ausübung von Aggression verknüpft gewesen oder hat immer der Nutzen von Aggression gegenüber den negativen Konsequenzen überwogen, dann liegen jetzt keine oder nur wenige Hemmungspotentiale für die ausgewählte aggressive Handlung vor und der Handlungsimpuls erreicht die nächste Stufe. Diese Entscheidung läuft meistens blitzartig ab und wird subjektiv nicht unbedingt als bewußte und geplante Entscheidung empfunden.

Bei aggressiven Kindern sind gerade für aggressive Impulse keine Hemmungspotentiale vorhanden, während nicht-aggressive Handlungsimpulse abgeblockt werden, da sie subjektiv immer als erfolglos erlebt werden und nur die aggressiven Handlungen erfolgreiche Konsequenzen beim Gegenüber zu haben scheinen („Mir hört ja doch niemand zu. Außer: Ich schreie ganz laut und wütend!"). Auf dieser Stufe fällt also die allgemeine Entscheidung: „Soll die ausgewählte Handlung ausgeführt werden: ja oder nein?"

Stufe 4: Bewertung der möglichen Konsequenzen
Nachdem also auf der vorherigen Stufe eher allgemein entschieden worden war, daß der Handlungsimpuls zugelassen wird, fällt jetzt auf dieser Stufe eine eher situationsorientierte Entscheidung. Man überprüft die Konsequenzen der Handlung. Diese Entscheidung wird getroffen, indem man sich die möglichen Reaktionen in der sozialen Umwelt auf die beabsichtigte Handlung vorstellt. Erscheinen einem die wahrscheinlichen Konsequenzen als sehr unangenehm, dann wird entschieden, daß die geplante aggressive Handlung nicht ausgeführt wird. Diese Entscheidung kann um so besser getroffen werden, je langfristiger man die Konsequenzen vorhersagen kann. So ist es z. B. für aggressive Kinder typisch, daß sie nur die kurzfristigen Konsequenzen ihrer Handlung wahrnehmen. Diese erleben sie als erfolgreich („Man hat mich gehört, weil ich ganz laut und wütend geschrien habe!"). Die eher negativen langfristigen Konsequenzen der sozialen Vereinsamung werden nicht beachtet. So muß an diesem Punkt darauf hingewiesen werden, daß Kinder generell Schwierigkeiten damit haben, die Konsequenzen ihrer Handlungen vorherzusehen. Dies hängt auch von der gerade erreichten Stufe der kognitiven Entwicklung ab. So dürfte sehr häufig übersehen werden, daß Kinder aufgrund ihres kognitiven Reifegrades bestimmte Konsequenzen ihrer Handlung noch gar nicht abschätzen können.

Auf dieser Stufe fällt also die situative Entscheidung, ob das Verhalten ausgeführt werden soll oder nicht. Lautet jetzt die Entscheidung „ja", so wird der Handlungsimpuls auch tatsächlich ausgeführt.

Wir haben also gesehen, daß nach Kaufmann (1965) eine Reihe von Entscheidungsstufen zwischen äußerem Ereignis und einer Handlungsausführung liegen. Auf jeder Stufe wird dabei analysiert, ob die Bedingungen für die Handlungsausführung auch tatsächlich vorliegen. Wir haben dieses Modell bisher als eine strikte Aufeinanderfolge von Schritten beschrieben. Was geschieht aber nun, wenn auf einer Stufe die Entscheidung „Nein, keine Handlungsausführung" lautet? Wir wollen dies an einem Beispiel diskutieren. Nehmen wir einmal an, daß

- ein Ereignis als bedrohlich eingestuft worden ist (Stufe 1),
- der Handlungsimpuls „körperlich aggressiv reagieren" (z. B. schlagen) ausgewählt worden ist (Stufe 2),
- jetzt aber auf der Stufe der Hemmungspotentiale (Stufe 3) dieser Impuls blockiert wird und die Entscheidung „Stopp! Nicht ausführen!" lautet. In diesem Fall wird die Entscheidung wieder an vorhergehende Entscheidungsstufen zurückverwiesen. So kann z. B. eine erneute Bewertung darüber vorgenommen werden, ob ein Ereignis als bedrohlich gelten soll oder nicht. Wahrscheinlicher ist allerdings, daß auf Stufe 2 eine erneute Handlungsauswahl erfolgt. So könnte jetzt der Handlungsimpuls „verbale Aggression" (z. B. beschimpfen) ausgewählt werden. Löst dieser dann in der Stufe 3 keine Hemmungspotentiale aus und erscheinen einem die möglichen Konsequenzen in Stufe 4 als gar nicht so schlecht, dann wird er auch ausgeführt. Eine solche Neuentscheidung ist auf allen Stufen des Entscheidungsprozesses möglich (vgl. Abbildung 2).

Mit dem Modell von Kaufmann können wir auch einige Prinzipien der Aufrechterhaltung von Aggressionen erklären. Hierzu ein Beispiel: Wurde die Ausführung des aggressiven Verhaltens als befreiend empfunden, so wird dadurch das Hemmungspotential für solche Handlungen verringert. Erlebt das Kind, daß es kurzfristig mit seinem Verhalten Erfolge hatte, dann werden die Konsequenzen in neuen Situationen wahrscheinlich als positiv und erfolgversprechend eingestuft.

Neben der reinen Erklärung bietet dieses Modell auch noch die Möglichkeit, gezielt Stufen zu identifizieren, an denen Fehlentscheidungen ablaufen. Für ein gezieltes Training zum Abbau aggressiven Verhaltens muß man nämlich die Stellen kennen, an denen man am günstigsten ansetzen kann. Prinzipiell kann dabei die Modifikation auf allen Stufen einsetzen. Es erscheint jedoch als einsichtig, daß ein Training, das auf der niedrigsten Stufe beginnt, den größten Effekt hat. Abbildung 2 versucht, den Prozeßablauf in den vier Entscheidungsstufen darzustellen. Parallel dazu werden mögliche Interventionsziele genannt, die aus dem Modell abgeleitet werden können.

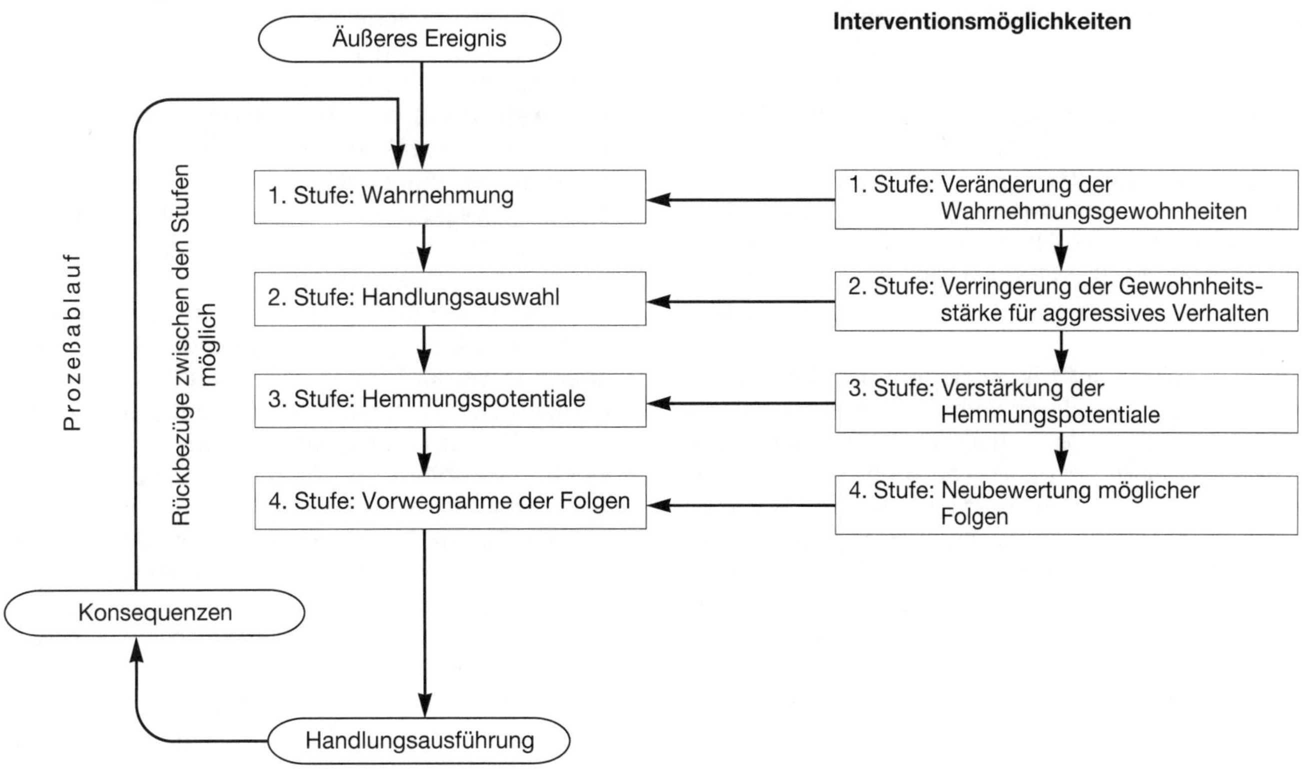

Abbildung 2. Auslösende Faktoren von Aggression: Prozeßablauf und Interventionsmöglichkeiten.

1.7. Entwicklung aggressiven Verhaltens

Schon in den 80er Jahren wurde immer wieder die Stabilität aggressiven Verhaltens betont, wobei sich vier zentrale Annahmen formulieren lassen:

1. Tritt ein spezifisches aggressives Verhalten im Vorschulalter häufig auf, dann wird es mit zunehmendem Alter auch sehr viel wahrscheinlicher zu beobachten sein als in der Gruppe der Gleichaltrigen.
2. Beobachtet man ein spezifisches aggressives Verhalten nicht nur in einem bedeutenden Umweltbereich (z. B. im Elternhaus, der Schule, der Spielgruppe), sondern in mehreren, dann wird das Verhalten dieser Kinder sehr viel stabiler sein als bei denjenigen, bei denen es nur in einem Umweltbereich auftritt.
3. Weist ein Kind schon sehr früh verschiedenartige Formen von aggressivem Verhalten auf, dann werden diese wahrscheinlich auch später beibehalten und das Kind läuft Gefahr, delinquent zu werden.
4. Beginnt ein Kind schon sehr früh im Vergleich zu der Gruppe der Gleichaltrigen mit delinquentem Verhalten (ca. im Alter von 15 bis 16 Jahren), dann ist in späteren Jahren ein dauerhaftes kriminelles Verhalten wahrscheinlich.

Diese vier Annahmen lassen sich durch die oben genannten, über zehn und mehr Jahre sich erstreckenden Längsschnittstudien eindeutig belegen. Aggressives Verhalten ist damit ein sehr stabiles Verhalten, das unter den von Loeber (1990) aufgeführten Bedingungen zur Delinquenz neigt (vgl. auch Hurrelmann, 1990; U. Petermann, 1992).

Dumas konnte 1992 Belege für zwei unterschiedliche Entwicklungsverläufe der Aggression zusammenstellen; die Entwicklung läßt sich durch einen frühen oder späten Beginn der Störung charakterisieren.

Kinder mit einem frühen Beginn der Störung erwerben ihre ungünstigen Verhaltensmuster größtenteils während der Vorschulzeit in ihrem familiären Umfeld. Anfangs ist bei diesen Kindern häufig aufsässiges und trotziges Verhalten, also eine Symptomatik, die auf eine Störung mit oppositionellem Trotzverhalten hinweist (vgl. DSM-III-R, 1989), zu beobachten. Nach der Einschulung zeigen sich dann die bestehenden Defizite im Sozialverhalten, die zu Problemen im Umgang mit den Lehrern und Mitschülern führen. Dieser Verlauf begünstigt eine mangelnde soziale und schulische Anpassung sowie ein stabiles aggressives Verhalten. Diese Kinder zeigen im Verlauf immer neue, vielfältigere und meistens auch schwerwiegendere antisoziale Handlungen; viele von ihnen werden im Jugendalter straffällig.

Kinder mit einem späten Beginn der Störung zeigen dagegen erst in der späten Kindheit oder frühen Adoleszenz aggressives Verhalten. Typisch für diese Kinder ist die starke Beeinflussung durch Gleichaltrige, während das familiäre Umfeld in dieser Entwicklungsphase nur eine untergeordnete Rolle spielt. In der Regel sind sie etwas besser angepaßt als Kinder mit frühen Verhaltensproblemen und weisen zumindest grundlegende soziale und schulische Fertigkeiten auf. Auch bestehen ihre aggressiven Handlungen meistens aus nicht-gewalttätigen Delikten, wie Diebstahl, Betrug oder Mißbrauch von Drogen. Dementsprechend sind therapeutische Interventionen bei diesen Kindern aussichtsreich.

Da Kinder mit einem frühen Beginn der Verhaltensstörung die größeren Probleme zeigen (Dumas, 1992), soll ihre psychopathologische Entwicklung im folgenden näher betrachtet werden. Es wird übereinstimmend angenommen, daß die Verhaltensstörung aus frühen ungünstigen Eltern-Kind-Interaktionen resultiert und der weitere Verlauf des Problems von diesem Zeitpunkt an zu verfolgen ist. Eine umfassende Theorie über die Entstehung und den Verlauf einer Störung des Sozialverhaltens stellten Patterson & Bank (1989) vor. Die Autoren gehen in ihrem vierstufigen Entwicklungsmodell von folgenden Grundannahmen aus: Eine aggressive Verhaltensstörung ensteht über einen langen Zeitraum, wobei jedes Kind erkennbare Entwicklungssequenzen durchlebt und die Schwere der Störung von anfangs relativ trivialen Erscheinungen bis hin zu massiven Auffälligkeiten stetig zunimmt.

Die **erste Stufe des Prozesses** wird durch eine Störung des Interaktionsverhaltens in der Familie eingeleitet. Meistens ist das Kind in dieser Phase lediglich unfolgsam und unkooperativ, reagiert jedoch noch nicht mit schwerwiegendem aggressivem Verhalten. Das Problem seitens der Eltern liegt in einem unangemessenen Erziehungsverhalten, das sich z.B. in vagen Drohungen, die später nicht umgesetzt werden, äußert. Insgesamt verstärkt das Elternverhalten die kindliche Aggression; zudem wird den Kindern häufig wenig Aufmerksamkeit geschenkt. Dies führt z.B. dazu, daß die Eltern nicht wissen, wo und mit wem ihr Kind die außerhäusliche Freizeit verbringt. Die angespannte Familiensituation kann sich durch problematische Verhaltensmerkmale der beteiligten Personen noch weiter zuspitzen. So erhöht beispielsweise aggressives Verhalten der Eltern oder eine Hyperaktivität des Kindes das Risiko für den Zusammenbruch der familiären Interaktion. Darüber hinaus ist auch ein niedriger sozialer Status der Familie ein Risikofaktor, da er häufig mit einer mangelnden sozialen Kompetenz der Eltern und folglich auch mit einem problematischen Erziehungsverhalten einhergeht. Weitere Störfaktoren, wie z.B. eine Langzeitarbeitslosigkeit eines Familienmitgliedes oder Ehekonflikte, können den familiären Streß verstärken. Die zunehmende Auffälligkeit des Kindes führt schließlich dazu, daß es von den hilflos reagierenden Eltern zurückgewiesen und abgelehnt wird.

Der beschriebene familiäre Konflikt führt zu einer wechselseitigen Beeinflussung des Verhaltens von Eltern und Kindern. In einer Langzeitstudie konnten Patterson & Bank (1989) belegen, daß ein stabiles Problemverhalten des Kindes mit einem stabilen Elternverhalten einhergeht, also beide Verhaltensweisen sich gegenseitig aufrechterhalten.

Entscheidend ist auch der Zeitpunkt des Eintretens der familiären Krise. Entsteht die Störung bereits im frühen Kindesalter, fehlen dem Kind später die sozialen Fertigkeiten, um Kontakte aufzubauen und sich in Gruppen zu integrieren. Ein früher Beginn der Störung des Sozialverhaltens ist daher auch ein Hinweis für einen ungünstigen Verlauf. Bei einem späteren Eintreten der Verhaltensstörung hat das Kind dagegen wahrscheinlich schon grundlegende soziale Fertigkeiten erworben, die ihm einen Ausstieg aus einer Gruppe aggressiver Gleichaltriger erleichtern.

Im **zweiten Schritt des Entwicklungsprozesses** folgen die Reaktionen der sozialen Umwelt auf das problematische Sozialverhalten des Kindes. Patterson & Bank nehmen an, daß das Kind seine aggressiven Verhaltensweisen vom familiären auf das schulische Umfeld überträgt. Da das unverträgliche Verhalten von den Gleichaltrigen nicht aufgehalten werden kann, wird das aggressive Kind zurückgewiesen und sozial isoliert. Hinzu kommen häufig schulische Leistungsprobleme verhaltensauffälliger Kinder. Das Ergebnis ist ein doppeltes Versagen des aggressiven Kindes: Es kann sich nicht in seine soziale Bezugsgruppe einfügen und es scheitert an den schulischen Anforderungen.

Der **dritte Schritt in der Entwicklung** des aggressiven Verhaltens ist gekennzeichnet durch die Reaktionen des Kindes auf seine familiäre und schulische Situation. Als Folge der Zurückweisung in diesen Umwelten sucht das aggressive Kind Zuflucht zu einer Gleichaltrigengruppe mit massiven Auffälligkeiten, da nur diese sein Verhalten billigt. Durch diesen Kontakt wird aber gleichzeitig die Möglichkeit, soziale Fertigkeiten zu erwerben, weiter eingeschränkt und das Verhaltensrepertoire des Kindes eingeengt. Aggressives Verhalten, das in der Gruppe akzeptiert ist, wird weiterhin positiv verstärkt. Die Integration in eine solche Bezugsgruppe erhöht daher die Wahrscheinlichkeit, daß das Kind sein aggressives Verhalten beibehält. Zudem führt auch die geringe elterliche Aufmerksamkeit und das mangelnde Interesse an den außerhäuslichen Freizeitaktivitäten des Kindes dazu, daß es sich zunehmend in illegale Aktivitäten verwickeln kann, ohne entdeckt zu werden und Sanktionen zu erfahren.

Auf der **vierten und letzten Stufe** führt das Problemverhalten schließlich zur registrierten Straffälligkeit und gesellschaftlichen Sanktionen (vgl. Petermann & Petermann, 1992a).

Auf jeder Stufe dieses Prozesses sind präventive und therapeutische Maßnahmen möglich, die eine Verhaltensstörung und die bestehenden Defizite im Sozialverhalten positiv beeinflussen können. Je früher Interventionen stattfinden, desto aussichtsreicher können aggressive bzw. delinquente Handlungen verhindert werden. Beispielsweise unterscheiden sich Kinder, die Brände anstiften, von Kindern, die andere aggressive Handlungen begehen, durch ein stärkeres Ausmaß verdeckter und offener antisozialer Verhaltensweisen, höhere Impulsivität, niedrigere soziale Kompetenz, ein geringeres Selbstbewußtsein und vermehrte Schulprobleme. Die Gruppe der Brandstifter zeichnet sich demnach durch vergleichsweise extreme Auffälligkeiten aus, die ihrerseits zu schwerwiegenden Delikten führen. Je weiter jedoch die Entwicklung des auffälligen Verhaltens hin zu schwerwiegenden aggressiven Handlungen voranschreitet, desto unwahrscheinlicher wird die Rückkehr zu einem angemessenen Sozialverhalten. Dies ist auch dadurch zu erklären, daß mit zunehmendem Schweregrad des abweichenden Verhaltens bei den Jugendlichen eine immer größere Bandbreite von Verhaltensstörungen zu beobachten ist. Je generalisierter das Problemverhalten auftritt, desto schwieriger ist es, Verhaltensänderungen zu bewirken und desto schlechter ist demnach die Langzeitprognose (vgl. Patterson et al., 1991).

2. Zielverhalten beim Abbau von Aggression

Es kann kaum bezweifelt werden, daß in unserer Gesellschaft aggressives Verhalten negative Folgen für die Entwicklung des Kindes besitzt. Im ersten Kapitel definierten wir Aggression als Verhaltensdefizit. Dieses bewirkt folgenschwere Verhaltenseinschränkungen. Dem Kind fehlt die Möglichkeit, in nichtaggressiver Weise Kontakte zu knüpfen und zu kommunizieren. Aus dieser Perspektive heraus leben aggressive Kinder in einer sozialen Isolierung. Es werden kaum Kontaktversuche gestartet, und wenn sie erfolgen, stehen aggressive Inhalte im Mittelpunkt. Die durch diese einseitige Kommunikation festgeschriebene Isolierung bedeutet für das Kind eine Selbstschädigung, die sich dahingehend äußert, daß kein situationsangemessenes und differenziertes Verhaltensrepertoire entwickelt wird. In einer solchen Lebenssituation genügt es nicht, allein das aggressive Verhalten abzubauen. Diese Maßnahme würde lediglich zu einem noch größeren Verhaltensdefizit und einer totalen Hilflosigkeit beitragen. Ziel der therapeutischen Bemühungen muß es deshalb sein, dem Kind Verhaltensalternativen aufzuzeigen. Im einzelnen kann das Zielverhalten in Anlehnung an das Modell von Kaufmann strukturiert werden. Eine gute Orientierung läßt sich aus der Stufenfolge dieses Modells ableiten (vgl. Abbildung 2). Sechs Ziele scheinen notwendig:

- Als Voraussetzung: Die Einübung von motorischer Ruhe und Entspannung,
- differenzierte Wahrnehmung (Stufe 1),
- angemessene Selbstbehauptung als positive Form von Aggression (Stufe 2),
- Kooperation und Hilfeleistung als Alternativverhalten, das Aggression hemmt (Stufe 3),
- Selbstkontrolle als Schritt zur Aggressionshemmung (Stufe 3) und
- Einfühlungsvermögen im Sinne einer Neubewertung der Folgen des eigenen Handelns aus der Sicht des Gegenübers (Stufe 4).

Die Stufenfolge legt nahe, daß parallel zu dem fortschreitenden Abbau aggressiven Verhaltens kooperatives, helfendes und einfühlsames Handeln eingeübt werden muß. Eine wichtige Voraussetzung dafür ist, daß das Kind Situationen und Probleme differenziert wahrnimmt sowie ein Mindestmaß an motorischer Ruhe besitzt. Die Notwendigkeit, aggressiv zu reagieren, wird allein schon dadurch verringert, daß das Kind sich angemessen selbstbehaupten kann.

2.1. Motorische Ruhe und Entspannung

Für aggressive Kinder ist eine angespannte Körperhaltung und eine psychische Anspannung durch das **Gefühl des Sich-bedroht-Fühlens** charakteristisch. Oft lassen sich die Reaktionen aggressiver Kinder aus dieser Anspannung mit erklären. Dabei wird die Wahrnehmung des eigenen Spannungsgefühls als Alarmsignal interpretiert, was die Bereitschaft für aggressives Handeln erhöht. Dieser erhöhte Spannungszustand erschwert jedes zielgerichtete Arbeiten mit den Kindern. Er beeinträchtigt sowohl eine Änderung der Wahrnehmungs- als auch Verhaltensgewohnheiten. Eine solche Anspannung erzeugt **motorische Unruhe**, die sich z.B. in Wiederholungen ein und derselben Körperbewegung (wie Klopfen mit den Fingern oder Füßen, Hin- und Herlaufen) zeigt. Vom äußeren Erscheinungsbild her gleichen diese Kinder dann überaktiven, übermäßig „getriebenen" Kindern (ausführlich zum Forschungsstand bei hyperaktiven Kindern vgl. Abikoff, 1987). Bevor man irgendein anderes Ziel mit diesen Kindern angehen kann, muß diese, für eine zielgerichtete Arbeit störende Bedingung abgebaut werden. Die Kinder müssen lernen, einen Zustand der körperlichen Entspannung zu erreichen. Eine gute Möglichkeit hierzu ergibt sich durch den Einsatz von Entspannungsverfahren. So wiesen Warren & McLellarn (1982) darauf hin, daß Entspannungsverfahren mit Selbstkontrolle und systematischer Desensibilisierung gekoppelt werden können. Mit dieser Kombination konnten Angst und Aggressionen bei Studenten verringert werden. In ähnlicher Weise kombinierte Klages (1983) bei vier 12- bis 14jährigen Jugendlichen Entspannungsverfahren mit dem Training der Problemlösefertigkeit und dem Ansatz des Rollenspiels. Klages faßte in seinen Trainingsgruppen aggressive und ängstliche Jugendliche zusammen, wobei über die Effektivität des Vorgehens keine Informationen vorliegen.

Für den durch das autogene Training erreichten Entspannungszustand ist physiologisch kennzeichnend, daß der Energieumsatz reduziert wird. In vielen experimentellen Untersuchungen konnten physiologische Veränderungen an den Kapillaren, eine Verringerung der Muskelanspannung und eine geringe Atemfrequenz als Folge des autogenen Trainings nachgewiesen werden. Aus lerntheoretischer Sicht beruhen die Effekte des autogenen Trainings auf einer Verbindung zwischen verbalen Instruktionen zur Entspannung und einem positiv erlebten Entspannungsgefühl. Die dem Kind vermittelten Vorstellungen tragen also subjektiv und physiologisch zur Entspannung bei.

Für den Einsatz des autogenen Trainings – im Vergleich zur progressiven Muskelentspannung – spricht folgendes: Aggressive Kinder erleben im autogenen Training einen ausschließlich ruhigen und entspannten Zustand als angenehm und damit verstärkend, während der Wechsel von körperlicher An- und Entspannung bei der progressiven Muskelentspannung zu ungünstigen Verstärkungsprozessen führen kann. Progressive Muskelentspannung läßt sich mit Kindern zudem kaum ökonomisch durchführen, da sie intensiv geübt und ausdauernd praktiziert werden muß (vgl. jedoch die Anwendung bei Jugendlichen in Petermann & Petermann, 1992a). Schließlich können die Übungen des autogenen Trainings leichter in verschiedene Situationen des Tages integriert werden als die der progressiven Muskelentspannung. Auf die Details der Durchführung des autogenen Trainings wird im Rahmen der Darstellung der Instruktionen zum Einzeltraining genauer eingegangen werden (vgl. Abschnitt 5.2.2.1.).

2.2. Differenzierte Wahrnehmung

In dem Modell von Kaufmann besitzen Entscheidungen im Bereich der Wahrnehmung für die Ausführung der Aggression große Bedeutung. So rühren viele Verhaltensprobleme von Kindern von einer undifferenzierten Wahrnehmung her. Aggressive Kinder nehmen z. B. schnelle Bewegungen eher als Angriff statt als freundliches Auf-sie-Zugehen wahr; oder sie können erfahrene Schädigung und Verletzung nicht ohne weiteres in absichtliche und unabsichtliche Handlungen unterscheiden. Sie wissen oft auch nicht, in welcher Situation ein Verhalten angemessen und in welcher unangemessen ist. Wie an den Beispielen ersichtlich ist, schlägt sich eine undifferenzierte Wahrnehmung in verschiedenen Bereichen nieder. Deshalb muß die Wahrnehmungsfähigkeit aggressiver Kinder in diesen verschiedenen Bereichen verbessert, d. h. differenzierter werden.

Ein erstes Ziel betrifft die Reizdifferenzierung, die auch als Diskriminationsfähigkeit bezeichnet wird. Das bedeutet, aggressive Kinder müssen lernen, Hinweise und Signale einer Situation richtig zu interpretieren und zu ordnen. Sie sollen sich also nicht sofort aufgrund jedes sozialen Reizes bedroht fühlen.

Ein zweites Ziel bezieht sich auf die Reaktionsdifferenzierung. Aus einer Vielzahl von Reaktionsmöglichkeiten muß die der Situation angemessene ausgewählt werden. D. h., wenn ein Kind mit demselben Spielzeug eines anderen Kindes spielen möchte, hat es die Wahl zwischen folgenden und vielen anderen Verhaltensmöglichkeiten: Es kann dem anderen Kind das Spielzeug wegnehmen oder es anbrüllen, ihm das Spielzeug zu geben. Weiterhin kann es sich traurig oder beleidigt passiv in eine Ecke zurückziehen oder das andere Kind bitten, ihm das Spielzeug zu überlassen. Es kann aber auch fragen, ob es mitspielen darf oder kann warten, bis das andere Kind damit zu Ende gespielt hat.

Aggressive Kinder müssen also lernen, verschiedene Reize, Reaktionen bzw. Verhaltensweisen und deren Konsequenzen zu unterscheiden. Ihnen muß nahegebracht werden, in welchem Zusammenhang und in welcher Abfolge Reiz, Reaktion und Konsequenz zueinander stehen. Eine differenzierte Wahrnehmung führt dazu, daß eine Reaktion durch einen bestimmten Reiz ausgelöst, aber bei einem ähnlichen gehemmt wird (vgl. Ross, 1982). Wichtige Voraussetzung dazu ist ein differenziertes Verhaltensrepertoire, um den jeweiligen Auslösebedingungen entsprechend reagieren zu können. Diese Unterscheidungsleistungen können mit Hilfe eines sogenannten Diskriminationstrainings gelernt und durch verschiedene Verstärkungsprinzipien unterstützt werden (vgl. Ross, 1982; siehe auch Abschnitt 5.2.2. und 6.2.2.). Die verschiedenen Unterscheidungsleistungen sind Vorbedingung für eine Verhaltensdifferenzierung. Angemessenes Verhalten, vor allem Erlernen von neuem Verhalten z. B. durch Modellernen, kann nämlich nur über das Erkennen von Unterschieden erworben werden. Besonders für Modelllernen ist also eine differenzierte Wahrnehmung notwendig (Bandura, 1989).

Eine differenzierte Wahrnehmung bedeutet, daß sehr viel genauer beobachtet wird. Damit geraten auch die nicht-bedrohlichen Reize ins Blickfeld. Dies verrringert die Notwendigkeit für aggressives Verhalten, was zur Folge hat, daß jetzt sehr viel genauer geprüft werden kann, ob ein bedrohliches Ereignis tatsächlich vorliegt oder nicht. Aufgrund der veränderten Wahrnehmungsgewohnheiten wird viel öfter die alternative Entscheidung „nicht-aggressive Reaktion“ getroffen. Für die Umsetzung dieser Wahlentscheidung ist ein differenziertes Sozialverhalten erforderlich, was vor allem angemessene Selbstbehauptung und kooperatives Verhalten umfaßt. Wir werden uns zunächst mit dem Zielverhalten „angemessene Selbstbehauptung“ beschäftigen.

2.3. Angemessene Selbstbehauptung

Bisher haben wir immer nur die negativen Folgen von Aggression herausgestellt. Dabei sind die negativen Züge aggressiven Verhaltens nur eine Seite der Medaille! Die positiven Aspekte von Aggression müssen ebenfalls herausgearbeitet werden. Diese **positiven Aspekte der Aggression** bezeichnet man als **angemessene Selbstbehauptung**. Mit ihrer Hilfe kann ein Kind seine Ziele und Interessen in für den anderen akzeptabler Weise erreichen oder durchsetzen. Die positiven Aspekte der Aggression sind als sozialer Antrieb auch notwendig, um seine Bedürfnisse gegenüber besonders zudringlichen Mitmenschen zu behaupten. Die negativen Formen aggressiven Verhaltens sind in diesem Fall unnötig, wodurch die Gewohnheitsstärke für Aggression verringert wird. In Grenzen ist aggressives Verhalten von Kindern auch gegenüber den Eltern notwendig, um selbständig zu werden und eigene Wege gehen zu können. Durch diesen Schritt ist es oft erst möglich, Eigenständigkeit zu entwickeln. Würde man solche notwendigen aggressiven Tendenzen innerhalb einer Behandlung verringern, hätte dies unsichere und unselbständige Kinder und Jugendliche zur Folge.

Solche Formen der Selbstbehauptung im Kindes- und Jugendalter, die man als besonders positiv bezeichnen könnte, wären:

- Forderung nach einem eigenständigen Lebensbereich,
- Ausgleich von Pflichten und Rechten innerhalb der Familie,
- Durchsetzen von für die Altersgruppe angemessenen Bedürfnissen in Familie und Freizeit,
- Verteidigen eines Standpunktes, Kritik äußern,
- Ärger und Wut bei Konflikten angemessen äußern und
- Konkurrenzverhalten nach fairen Regeln praktizieren.

Zwischen den positiven und negativen Formen der Aggression besteht sowohl ein Unterschied in der Intensität des Verhaltens als auch in der Absicht. Selbstbehaupten bedeutet demnach, aus einem breiten Repertoire das Verhalten auszuwählen, das am besten dem eigenen Standpunkt nützt und dabei das Gegenüber am geringsten einschränkt. Dies schließt alle Formen der nicht-aggressiven Durchsetzung ein. Bei positiver Aggression variiert das Ausmaß bzw. die Intensität der Selbstbehauptung mit dem real gegebenen Ausmaß an Bedrohung. Die Absicht ist in erster Linie an dem Schutz der eigenen Person bzw. des Besitzes orientiert.

Negative Formen der Aggression sind dagegen durch folgende Merkmale gekennzeichnet: Es liegt ein eingeschränktes Verhaltensrepertoire vor, das bei realen oder vermeintlichen Konflikten als massive Aggression zum Ausdruck kommt. Die Bahnen der Konfliktlösung sind festgelegt, und ein nicht-aggressives Verhalten steht nicht zur Verfügung. Es erfolgt auch keine Abwägung zwischen dem erzielbaren Nutzen für sich selbst und dem hervorgerufenen Schaden beim Gegenüber durch die aggressiven Aktionen. Oder: Der Vorteil steht als alleiniges Kriterium im Vordergrund.

Angemessene Selbstbehauptung ist dadurch gekennzeichnet, daß der eigene Nutzen eines Verhaltens mit den (negativen) Folgen für das Gegenüber in Beziehung gesetzt wird. Bestimmtes Verhalten unterbleibt, wenn der Schaden für das Gegenüber unverhältnismäßig groß ausfällt. In diesem Falle wird man einen anderen Weg der Selbstbehauptung suchen, der weniger negative Folgen für das Gegenüber mit sich bringt. Angemessene Selbstbehauptung kann durch Rollenspiele eingeübt werden (vgl. Abschnitte 5.2.2. und 6.2.2.).

2.4. Kooperation und Hilfeleistung

Neben den eben diskutierten positiven Formen angemessener Selbstbehauptung ist es auch notwendig, über kooperatives und helfendes Verhalten zu verfügen. Diese Verhaltensweisen sind mit Aggression unverträglich und bauen dadurch Hemmungspotentiale auf. Sie sind zudem sehr wichtig, um vom anderen auch positive soziale Zuwendung zu erhalten. Die Variablen „Kooperation“ und „Hilfeverhalten“ werden in der Psychologie unter dem Stichwort „Prosoziales Verhalten“ zusammengefaßt. Diesem Verhalten, das den notwendigen Gegenpol zur Aggression bildet, wird erst seit 15 Jahren Aufmerksamkeit geschenkt (vgl. Bierhoff, 1990; Miller & Eisenberg, 1988). Von daher mag es zu erklären sein, daß hinsichtlich der Begriffsbestimmung und Theoriebildung noch manches unklar und offen ist. Bar-Tal definiert (1976) prosoziales Verhalten, indem er es als freiwilliges Verhalten bezeichnet, das anderen nutzen will und nicht an die Erwartungen äußerer Belohnungen gekoppelt ist. Dieses Verhalten wird entweder um seiner selbst Willen ausgeführt („Altruismus") oder ihm liegt ein Wiedergutmachungsmotiv zugrunde. Bei Kindern hat man festgestellt, daß sie deshalb prosozial handeln, weil sie hoffen, in einer ähnlichen Situation, in der sie auf Hilfe angewiesen sind, auch Hilfe zu erhalten (vgl. Rushton, 1976); diese Haltung bezeichnet man als „Reziprozität".

In neueren Übersichtsarbeiten zur Entwicklung des prosozialen Verhaltens bei Kindern (vgl. Grusec & Lytton, 1988; Hoffman, 1987; Schmidt-Denter, 1988) sind folgende drei große Bereiche zu finden:

1. Altruistisches Verhalten,
2. Verhalten nach dem Prinzip der ausgleichenden Gerechtigkeit und
3. kooperatives Verhalten.

Unter Altruismus versteht man ein Verhalten, das – wie Bar-Tal (1976) es ausdrückt – um seiner selbst Willen ausgeführt wird; es tritt u. a. dann auf, wenn anderen Menschen geholfen werden soll, die in Not geraten sind. Altruismus soll als eine sehr spezielle Form von Hilfeverhalten hier ausgeklammert bleiben. Auch das Verhalten nach dem Prinzip der ausgleichenden Gerechtigkeit stellt einen sehr speziellen Bereich prosozialen Verhaltens dar. Dieser erscheint nicht unproblematisch, da eine ausgleichende Gerechtigkeit eine subjektive und normenabhängige Entscheidung beinhaltet. Das Prinzip der ausgleichenden Gerechtigkeit kann daher sehr verschiedenartige Verhaltensweisen umfassen, wie das Bestrafen bei Regelmißachtung oder auch eine aus Rache erfolgte Lynchjustiz.

Beim kooperativen Verhalten gilt es, den Hilfeappell des Gegenübers zu erkennen und mit dem Partner gemeinsam eine Lösung anzustreben. Für die Ausübung kooperativen Verhaltens sind verschiedene Elemente bedeutsam: So ist die Erwartung einer Belohnung entscheidend (z. B. bei der Fundrückgabe), obwohl es auch an der Norm der sozialen Verantwortung orientiert ist und der gezeigte Einsatz nicht vollkommen durch einen erzielten Nutzen ausgeglichen werden muß. Zudem hängt kooperatives Verhalten von sozialen Verstärkern (Zuneigung, Lob, schlechter Erfahrung mit Mitmenschen), von dem sozialen Bedürfnis, aus einer Isolation herauszukommen, und den aktuellen Möglichkeiten ab. Mädchen weisen dabei einen höheren Grad an Kooperation auf als Jungen, was sicherlich teilweise auf die geschlechtsspezifische Erziehung zurückzuführen ist. Für die Stabilisierung von kooperativem Verhalten spielt neben Fremdverstärkung auch Selbstverstärkung eine Rolle. Die Selbstverstärkung kann in dem Gefühl bestehen, eine gute Tat begangen zu haben. Dieses Gefühl wird unter Umständen durch positive Reaktionen des Kooperationspartners (z. B. freundliches Verhalten) unterstützt. Durch diesen Vorgang bildet sich Sympathie oder ein intensiveres Einfühlungsvermögen beim kooperativen Helfer aus. Wettbewerbs- und Streßsituationen verhindern das Auftreten von Kooperations- und Hilfeverhalten. Umgekehrt erhöht ein positiver Gefühlszustand die Wahrscheinlichkeit dieses Verhaltens. Empirische Befunde belegen, daß Kooperation und Hilfeleistung durch Rollenspiele verbessert werden (vgl. Bierhoff, 1990).

2.5. Selbstkontrolle

Auch wenn Kindern alternatives Verhalten zur Lösung von Konflikten aufgezeigt wird, werden sie in manchen Fällen dennoch nicht in der Lage sein, dieses positive Verhalten zu zeigen. Die Kinder haben nämlich noch nicht gelernt, starke aggressive Impulse zu beeinflussen und Hemmungspotentiale zu entwickeln. Die Fähigkeit zur willentlichen Lenkung von Verhalten bezeichnet ein weiteres Ziel, das wir unter dem Begriff „Selbstkontrolle" zusammenfassen. Die Selbstkontrolle stärkt – bezogen auf das Modell von Kaufmann – die Hemmungspotentiale gegenüber Aggression (Stufe 3 des Modells). Wir verstehen in diesem Zusammenhang unter Selbstkontrolle nicht eine bestimmte Technik, Verhalten zu beeinflussen, sondern das Zielverhalten, mit aggressiven Impulsen in Konfliktsituationen besser umgehen zu lernen. Grundbedingungen der Selbstkontrolle bestehen in einer entspannten und ruhigen Haltung gegenüber Konflikten. Selbstkontrolle setzt auch eine genaue Wahrnehmung der Geschehensabläufe voraus, die zum Konflikt führen oder führen können. Ebenso wichtig ist die detaillierte Beobachtung der eigenen Person. Ganz entscheidend für die praktische Umsetzung dieses Zielverhaltens ist, daß es dem Kind gelingt, sein übliches impulsives Verhalten zu unterbrechen oder zumindest verzögert zu zeigen (vgl. Etscheidt, 1991; und Kap. 5. u. 6.).

Die lerntheoretische Forschung begreift Selbstkontrolle als Motivationsprozeß, der entscheidend dafür ist, daß positives Verhalten gezeigt wird (vgl. Bandura, 1989, siehe auch Abschnitt 3.1.4.). Selbstkontrolle erreicht man durch verschiedene Formen der Veränderung bzw. des Aufbaus von Selbststeuerung. In Abschnitt 3.2.5. wird auf zwei Vorgehensweisen zur Selbststeuerung eingegangen: die Selbstverstärkung und Selbstverbalisation. Da in Abschnitt 3.2.5. auch empirische Befunde berichtet werden, soll an dieser Stelle die Notwendigkeit von Selbstkontrolle zum Abbau von aggressivem Verhalten nicht weiter belegt werden.

2.6. Einfühlungsvermögen

Wir kommen jetzt zu einem Zielverhalten, das sich in dem Modell von Kaufmann auf die Entscheidungsebene 4 „Vorwegnahme von Folgen“ bezieht. Die nachfolgenden Ausführungen werden sich mit einem Spezialfall dieser Entscheidungsstufe, nämlich der inneren Vorweg- und Anteilnahme an den Konsequenzen für das Opfer einer aggressiven Handlung beschäftigen, die sich beim Abbau von Aggression als besonders wirksam erwiesen haben (vgl. Baron, 1983; Miller & Eisenberg, 1988). Es handelt sich um das Einfühlungsvermögen (Empathie). Iannotti (1978) definiert Einfühlungsvermögen als emotionales Bestreben, sich in die Perspektive eines anderen zu versetzen. Heckhausen (1980) sieht im Einfühlungsvermögen einen wichtigen Bestandteil oder sogar die Grundbedingung für Hilfeverhalten. Um sich in das Gegenüber einzudenken, ist es erforderlich, über die Fähigkeit der Rollenübernahme zu verfügen, und man muß zudem in der Lage sein, die Absichten des anderen zu erkennen. Unter Rollenübernahmefähigkeit wird verstanden, inwieweit man fähig ist, sich in den anderen hineinzuversetzen, also mit den Augen des Gegenübers ein Geschehen zu beurteilen. Heckhausen (1980, S. 337 f.) macht deutlich, daß das Hineinversetzen in den anderen allein jedoch noch kein Hilfeverhalten begünstigt. Dazu ein Beispiel: Einfühlungsvermögen kann äußerst effektiv und gezielt Aggression ermöglichen, da man die Gefühle und Handlungen des Gegenübers besonders genau vorhersagen und damit den Bereich auswählen kann, mit dem man es besonders stark trifft. Erst wenn der Hilfebedürftige im Mittelpunkt des Empfindens steht und eine mitfühlende Erregung (= einfühlende Emotion; Heckhausen, 1980, S 336 f.) ausgelöst wurde, wird Hilfeverhalten möglich. In dieser Situation soll das Leiden des Opfers vermieden werden. Dieses Verhalten verhindert dann Aggression (vgl. Coke et al., 1978; Willner, 1991).

Shure & Spivack (1981) weisen darauf hin, daß die empirischen Befunde der entwicklungspsychologischen Forschung im Hinblick auf die Rolle des Einfühlungsvermögens bei der Herausbildung von Aggression nicht eindeutig sind. Dennoch können einige unwidersprochene Befunde angegeben werden:

- Iannotti (1978) konnte bei Grundschülern nachweisen, daß Einfühlungsvermögen als direkte Voraussetzung für die Ausübung von Hilfeverhalten bedeutsam ist.
- Nach Heckhausen (1980) begünstigt ein wahrgenommenes Zusammengehörigkeitsgefühl mit einer anderen Person das Einfühlungsvermögen.
- Konkurrenzorientierte Kinder (allerdings nur Jungen – im Gegensatz zu Mädchen –) weisen ein geringeres Ausmaß an Einfühlungsvermögen auf (so Barnett et al., 1979).
- Ein geringeres Einfühlungsvermögen ist mit einer hohen Selbstbezogenheit und Aggressionsneigung verknüpft (so Buckley et al., 1979; Miller & Eisenberg, 1988).
- Barnett et al. (1980) konnten bei vier- bis sechsjährigen Mädchen einen Zusammenhang zwischen dem Einfühlungsvermögen der Mutter und dem beobachteten Einfühlungsvermögen des Kindes feststellen; für Jungen zeigte sich kein Zusammenhang.
- Nach Roe (1980) verhindert die Machtausübung der Eltern (Disziplinierung von seiten des Vaters) nur dann die Herausbildung von Einfühlungsvermögen, wenn die Eltern keine positive und enge Beziehung zum Kind besitzen.
- Die Eltern einfühlungsfähiger Kinder sind durch folgende Aspekte gekennzeichnet: Sie fördern die kognitive Entwicklung durch erklärende Hinweise sowie freundliche Zuwendung und gewähren Handlungsspielräume zur Selbsterprobung (Feshbach, 1978; Kaplan et al., 1984).

Fassen wir zusammen: Einig sind sich die Entwicklungspsychologen also darüber, daß Einfühlungsvermögen vom Erziehungsverhalten der Eltern beeinflußt wird, bei Jungen weniger ausgeprägt ist als bei Mädchen, durch eine hohe Selbstbezogenheit und durch Konkurrenzverhalten behindert und durch Rollenspiele trainierbar ist. Die empirischen Ergebnisse verdeutlichen, daß das Zielverhalten beim Abbau kindlicher Aggression nur erreicht werden kann, wenn auch die Eltern in die Arbeit einbezogen werden. Durch den Aufbau und die Festigung des Einfühlungsvermögens kann man einer hohen Selbstbezogenheit und einem (aggressiven) Konkurrenzverhalten entgegenwirken. In den praktischen Ausführungen (vgl. Abschnitt 5.2.2. und 6.2.2.) wird beschrieben, wie durch Rollenspiele Einfühlungsvermögen eingeübt und damit eine Voraussetzung für den Abbau aggressiven Verhaltens geschaffen wird.

Vor allem die empirischen Ergebnisse zum Einfühlungsvermögen weisen darauf hin, daß ein nachhaltiger Abbau von kindlicher Aggression nur möglich sein wird, wenn man auch die familiären Bedingungen ändert. So sind eine Reihe der Variablen des Zielverhaltens nur über die Beeinflussung familiärer Interaktionen, das Freizeit- und Sozialverhalten der Familie, den Abbau falscher Erziehungshaltungen und Verstärkungsformen in der Familie erreichbar. Kapitel 7. wird darüber genauer berichten.

3. Grundlagen therapeutischen Handelns

In den ersten Kapiteln hatten wir uns damit beschäftigt, wie man Aggression definieren kann, was die Quellen sind, wie es zu aggressiven Handlungen kommt. Wir hatten dann, angelehnt an diese Überlegungen, das Zielverhalten zum Abbau von Aggression diskutiert. Im weiteren werden wir uns jetzt damit beschäftigen, wie man die im vorigen Kapitel genannten Zielverhaltensweisen erreichen kann. Da wir Aggression vorwiegend als Verhaltensdefizit betrachten, werden wir uns hauptsächlich mit den Fragen auseinandersetzen, nach welchen Prinzipien am besten alternatives, nicht-aggressives Handeln erworben werden kann. Bei diesen Überlegungen greifen wir auf die Grundbegriffe des sozialen Lernens von Bandura zurück, mit denen sowohl die Entwicklung des aggressiven Verhaltens (vgl. Abschnitt 1.2.) als auch dessen Modifikation begründet werden kann. Bevor wir auf diese Theorie eingehen, ist es notwendig, die in der Einleitung begonnene Standortbestimmung unserer Arbeitsweise zu vertiefen. Durch diesen Schritt werden die Vorteile eines lerntheoretisch begründeten Vorgehens nachvollziehbar.

Ein wichtiger Grundsatz unserer Arbeitsweise besteht darin, in einem möglichst kurzen Zeitraum die Probleme des Kindes und der Familie zu beheben. Damit wird von einem Kosten-Nutzen-Prinzip ausgegangen, das letztlich zu einem zielgerichteten, lenkenden Vorgehen führt.

Gerade bei aggressiven Kindern verdeutlichen die Forschungsergebnisse, daß eine gewährende und nicht-lenkende Atmosphäre zu einer Verstärkung aggressiven Handelns beiträgt, da man für ein Abreagieren von Aggression Raum läßt und dies zum Aufschaukeln von negativem Verhalten führt. Demnach muß das Vorgehen anders aussehen: Die Kinder müssen **neues Verhalten** lernen, indem sie veranlaßt werden, zu denken bevor sie handeln. Dies bedeutet für unsere Arbeit, daß wir nicht von einem Therapeuten ausgehen, der vom Kind geführt wird und diesem folgt, sondern daß das Kind mit Hilfe des Therapeuten, der Materialien und einer Kindergruppe neues Verhalten trainiert. In diesem Zusammenhang werden dem Therapeuten Basisfertigkeiten abverlangt, die zum Vertrauensaufbau beitragen.

Durch unser Vorgehen bringen wir das Kind und seine Familie in eine Belastungssituation, die mit Hilfestellungen bewältigt werden kann. Die Belastung nimmt – entsprechend den neugewonnenen Fertigkeiten des Kindes und der Familie – zu. Damit gehen wir von einem an Lernstufen orientierten Vorgehen aus. Dies bedeutet, daß wir ein **hierarchisches Prinzip** annehmen, bei dem das Vorgehen – geordnet nach dem Schwierigkeitsgrad – stufenweise aufeinander aufbaut (vgl. Lauth, 1983). Durch diesen Aufbau wird das Kosten-Nutzen-Prinzip am ehesten gewährleistet. Man kann mindestens sieben Gründe für ein günstiges Kosten-Nutzen-Prinzip unserer Arbeit anführen:

1. Aus ethischen Gründen ist es nicht zu vertreten, ein Kind über lange Zeit seiner Verhaltensstörung zu überlassen.
2. Eine langandauernde Verhaltensstörung führt zur erheblichen Minderung der psychischen Leistungsfähigkeit.
3. Je früher die Verhaltensstörung auftritt und je länger sie anhält, um so gravierender und folgenschwerer ist dies für die Entwicklung des Kindes. Die Auswirkungen reichen dann nicht selten bis ins Jugendalter und können dann noch schwerer aufgefangen werden.
4. Bei einer langandauernden, erfolglosen Therapie wird das Kind einer weiteren therapeutischen Behandlung kaum mehr zugänglich sein, da es mit einer höheren Wahrscheinlichkeit therapieresistent wird.
5. Ist jedoch eine langandauernde Therapie erfolgreich, so läßt sich die Besserung nicht eindeutig auf sie zurückführen, da sich eine Problematik gerade bei Kindern „auswachsen" kann. Eine sichere Erfolgskontrolle ist also demnach besser bei einer kurzzeitigen Therapie möglich.

6. Die Eltern sind bei einem kurzfristigen Vorgehen und der begleitenden Elternarbeit eher motiviert, sich zu engagieren, da sie den Zeitraum und die damit auf sie zukommenden Belastungen besser abschätzen können. Ebenso verhält es sich beim Kind.
7. Letztlich ist eine Behandlung von zeitlich kurzer Dauer finanziell besser zu bestreiten als eine mehrjährige Therapie.

3.1. Soziales Lernen

Mit Hilfe des sozialen Lernens lassen sich drei Effekte erzielen:

1. Die Erweiterung von Erfahrung durch bloßes Hinsehen und Nachahmen. Es handelt sich hierbei um den **Beobachtungslerneffekt**, der den Erwerb neuen Verhaltens ohne Versuch und Irrtum ermöglicht.
2. **Hervorhebung oder Abschwächung** von **Verhaltenshemmungen**, wobei sich dieser Lerneffekt daraus ergibt, daß ein Beobachter erfährt, in welcher Weise ein Modell belohnt und bestraft wird. Belohnung fördert und Bestrafung hemmt ein bestimmtes, bereits erlerntes Verhalten.
3. **Aktivierung** eines Verhaltens durch **gezielte Hinweise**, die verdeutlichen, wann ein Verhalten angezeigt ist (= Diskriminationslernen). In diesem Fall wird also kein neues Verhalten erworben, sondern man lernt zu erkennen, wann man prinzipiell schon gekonntes, aktuell aber nicht gezeigtes Verhalten einsetzen kann. So müssen einem aggressiven Kind Anhaltspunkte vermittelt werden, wann es sich in einer bestimmten Situation nicht bedroht zu fühlen braucht. Erst durch diese Information kann das kooperative Verhalten aktiviert werden.

Wie läuft nun soziales Lernen ab? Welche Fertigkeiten müssen vorliegen? Hierzu konnte Bandura (1979; 1989) vier Aspekte benennen, die den Prozeß des sozialen Lernens ausmachen:

1. Aufmerksamkeit,
2. Gedächtnis,
3. motorische Reproduktion und
4. Motivation.

Diese Prozesse werden, auf unser Vorgehen bezogen, ausgeführt. Abbildung 3 erleichtert eine Einordnung der Ausführungen.

3.1.1. Aufmerksamkeit

Soll etwas durch Beobachtung gelernt werden, so muß es zuerst wahrgenommen werden. Die grundlegende Voraussetzung für Beobachtungslernen ist also, daß das Geschehen ins Blickfeld gelangt und

Aufmerksamkeit	→ **Gedächtnis**	→ **Motorische Reproduktion**	→ **Motivation**
Modellierungsreize	symbolische Kodierung	körperliche Fähigkeiten	äußere, direkte Verstärkung
Auslösung von Betroffenheit	innere Repräsentation	Verfügbarkeit der Teilreaktionen	stellvertretende Verstärkung
Komplexität	symbolische Wiederholung	Feedback der Genauigkeit durch Selbstbeobachtung und Außenstehende	Selbstverstärkung
Bedeutsamkeit			
Merkmale des Beobachters			
Wahrnehmungsfähigkeit			
Aktivierungsgrad			
Motivation			
Wahrnehmungshaltung			
frühere Verstärkung			

Abbildung 3. Übersicht über die Prozesse des sozialen Lernens. Die Pfeile geben die Veränderung zwischen den vier Prozessen an.

daß man ihm Aufmerksamkeit schenkt, d.h. genau und präzise beobachtet, was geschieht. Will man einem aggressiven Kind also beibringen, wie es sich in einer kritischen Situation angemessen verhalten soll, so muß man ihm erst einmal so realitätsgerecht wie möglich zeigen, wie es sich verhalten kann. Dies geschieht in unserem Vorgehen dadurch, daß das Kind eine Situation beobachtet (z.B. in einem Videofilm), in der sich ein anderes Kind, das sogenannte Modell, richtig verhält. Je genauer das aggressive Kind jetzt beobachtet, d.h. mit erhöhter Aufmerksamkeit reagiert, desto bessere Bedingungen für ein erfolgreiches Lernen sind gegeben. Nun gibt es aber eine ganze Reihe von Faktoren, die den Grad der Aufmerksamkeit beeinflussen. Diese sind einmal Merkmale der Modellperson, zum anderen Klarheit und Strukturiertheit der Handlungssituation und des Handlungsablaufes (= Reizbedingungen) sowie zuletzt Faktoren, die bei dem Beobachter, hier unserem aggressiven Kind, liegen. So sollte eine dem Kind demonstrierte Rolle sehr konkret ausgestaltet sein, so daß sie Betroffenheit bei dem Kind auslöst und sich daraus eine erhöhte Aufmerksamkeit ergibt.

Das aggressive Kind (= Beobachter) wird erheblich von der früher erfahrenen Verstärkung beeinflußt. So werden aggressive Kinder einerseits für ihr auffälliges Verhalten durch die Aufmerksamkeitszuwendung durch die Familie und Schule falsch verstärkt und andererseits nicht konsequent für erwünschtes Verhalten bekräftigt. Weiterhin müssen die Kinder ausreichend aktiviert und motiviert sein, um sich dem neuen Verhalten zuzuwenden. Es sollte eine positive Wahrnehmungshaltung des Kindes vorliegen, die dem neuen Verhalten gegenüber aufgeschlossen ist.

Bandura (1979) betont, daß aggressive Kinder ohne Aufmerksamkeitsschulung ihr Verhalten nicht ändern können. Diese Aussage steht auch mit unserem Zielverhalten „differenzierte Wahrnehmung" im Einklang, das wir als erste Stufe aus dem Modell von Kaufmann abgeleitet haben.

3.1.2. Gedächtnis

Nachdem das erwünschte Verhalten wahrgenommen wurde, muß es auch gespeichert (behalten) werden, damit es später ausgeübt werden kann. Bei komplexeren Handlungsabläufen ist es so, daß man sich vielfach nur noch allgemein merkt, was passiert ist und nicht mehr die einzelnen Details behält. Es findet eine Kodierung statt, d.h. im Gedächtnis wird z.B. nicht mehr der genaue Ablauf einer Handlung gespeichert, sondern nur noch die „Verschlüsselung in Worte und Bedeutung" (= verbale und bildhafte Kodierung). Behalten wird also nicht mehr das tatsächliche Ereignis, sondern die kodierte Form davon. Beim aggressiven Kind kann das z.B. so aussehen: Das aggressive Kind erlebt, daß sich ihm ein anderes Kind körperlich nähert, eine schnelle Handbewegung macht und ihm einen schmerzhaften Boxschlag versetzt. Das aggressive Kind kodiert sodann, daß eine schnelle Handbewegung mit einem Angriff identisch ist. In einer zeitlich späteren Situation nimmt das aggressive Kind eine schnelle Handbewegung nicht wahr als: „Fritz hat die Hand schnell bewegt", sondern: „Ich werde angegriffen". Auf diese Übersetzung von äußerem Ereignis in innere Repräsentation reagiert es dann mit Aggression. Obwohl also ein Ereignis objektiv nicht bedrohlich zu sein braucht (eine schnelle Handbewegung kann auch ein freudiges Zugehen auf jemanden ausdrücken), bewirkt die frühere Kodierung eine verzerrte Wahrnehmung. Fragt man das Kind dann, warum es aggressiv reagierte, so wird es eventuell nur noch sagen können, daß es angegriffen worden sei. Fragt man es dann weiter, wie dies denn genau passiert sei, so ist es womöglich nicht in der Lage, dies zu beschreiben, da es nur noch den Eindruck: „Ich werde angegriffen!" behalten hat. Die Nähe zur Entscheidungsstufe „Wahrnehmung" im Modell von Kaufmann wird damit deutlich. Solche Kodierungsprozesse, bei denen das tatsächlich Gesagte oder Ereignis nicht behalten wird, sondern nur die innere Übersetzung, laufen ständig auch in Diskussionen und verbalen Auseinandersetzungen ab. Für ein langfristiges und korrektes Behalten ist eine offene (motorische) oder verdeckte (symbolische) Wiederholung mit Rückmeldung erforderlich.

3.1.3. Motorische Reproduktion

Unter motorischer Reproduktion versteht man eine Art „Trockenschwimmen", d.h. das wiederholte motorische Einüben eines bestimmten Verhaltens. Ein solches Üben besitzt noch nicht zwingend Ernstcharakter und wird oft unbewußt praktiziert (Beispiele: das Üben einer Verbeugung vor dem Spiegel oder das Erproben der Gangschaltung bei einem neuen PKW, bevor man den Wagen startet). Üben setzt die für die entsprechende Handlung notwendigen körperlichen Fähigkeiten sowie Teilreaktionen eines komplexen Verhaltens voraus. Erst die Kombination bereits früher gelernter oder neu beobachteter Teilreaktionen schafft komplexes Verhalten. Dies spricht dafür mit aggressiven Kindern schrittweise neues Verhalten einzuüben. Von großer Bedeutung bei der motorischen Reproduktion ist, daß Außenstehende (z.B. der Therapeut oder andere Kinder), was die

Genauigkeit des gezeigten Verhaltens anbetrifft, ein differenziertes Feedback geben. Motorische Reproduktion kann sowohl aufgrund dargebotener als auch erinnerter Verhaltensweisen sowie anhand von detaillierten Verhaltensanweisungen, z. B. durch den Therapeuten, erfolgen.

3.1.4. Motivation

Ein durch Beobachtung und motorische Reproduktion erworbenes Verhalten wird kaum ausgeführt, wenn äußere Bedingungen keine Bekräftigung erwarten lassen oder Strafen folgen können. Die Bekräftigung steuert das Verhalten einer Person genauso wie selektive Wahrnehmungs- und Gedächtnisleistungen. Generell gilt, daß ohne Verstärkung kein Verhalten ausgeführt wird. Hierbei ist zu bedenken, daß Verstärkung oft für Außenstehende nur schwer erkennbar erfolgt. Man unterscheidet in Anlehnung an Bandura minimal drei Möglichkeiten der Verstärkung.

1. Der erste Weg zur Steigerung des erwünschten Verhaltens besteht darin, daß äußere, sichtbare Reize als Reaktion auf das Verhalten gegeben werden. Diese direkte, äußere Verstärkung kann zum einen als **materielle Verstärkung** erfolgen (Geld, Essen, Münzen oder Fleißkarten), zum anderen in Form von Lob, Zuwendung, Anerkennung, d. h. als **soziale Verstärkung**. Direkte Verstärkung wird von Bezugspersonen gegeben, wobei durch Entzug der Verstärkung bestraft wird. Das beschriebene Vorgehen kann auch in etwas indirekterer Form geschehen. Das Kind erhält als Belohnung „Münzen" (englisch „tokens"), die erst nach einem gewissen Zeitraum gegen eine direkte Belohnung eingetauscht werden können (in unserem Vorgehen gegen Spielminuten; vgl. Abschnitt 5.2.1.). Dieses Vorgehen nennt man **Münzverstärkung** bzw. symbolische Verstärkung (vgl. Ross & Petermann, 1987).
2. Den zweiten Weg der Bekräftigung nennt man **stellvertretende Verstärkung**. Darunter wird verstanden, daß durch Verstärkung des Modells das Erlernen des Verhaltens bekräftigt wird. In diesem Falle beobachtet man ein Modell, das für positives Verhalten z. B. gelobt wird. Erlebt man das Modell als attraktiv und mächtig, identifiziert man sich mit ihm und übernimmt das bekräftigte Verhalten.
3. Die dritte Möglichkeit der Verstärkung ist zweifellos die raffinierteste: Sie läuft im Kopf der Person ab und ist von äußeren Bedingungen weitgehend unabhängig. Man nennt sie deshalb **Selbstverstärkung**. Selbstverstärkung resultiert aus der Beobachtung der eigenen Person, orientiert sich an Zielen, die man für sein Leben abgeleitet hat, und wird immer dann aktiviert, wenn man sein eigenes Verhalten an eigenen Zielen (Maßstäben) mißt. Erfüllt man die gesetzten Ziele, die man sich selbst gesetzt hat, wird man sich selbst belohnen, indem man sich einen Wunsch erfüllt (z. B. ins Kino geht). Wird das Ziel nicht erreicht, bestraft man sich dadurch, daß man sich keine Wünsche zugesteht, an seiner Person zu zweifeln beginnt oder generell eine pessimistische Weltsicht entwickelt. Oft kann man im Gespräch mit Personen der letzten Kategorie typische Formen der Selbstbestrafung und -belohnung an inneren Leitformeln (inneren Sätzen) erkennen, wie z. B. „Wo ich hinhaue, wächst kein Gras mehr!", „Mich verspottet man nicht!", „Eine Niederlage kann ich mir nie verzeihen!" oder „Es ist ja doch alles umsonst!" (vgl. Bandura, 1989; Flammer, 1990).

In der diesen Ausführungen vorangestellten Abbildung 3 erkennt man Pfeile, die die Verbindung zwischen den vier Prozessen verdeutlichen sollen. Hiermit hat es folgende Bewandtnis: In manchen Fällen wird trotz wiederholter Modelldarbietung und optimaler Verstärkung ein Verhalten nicht gezeigt oder nur verzögert ausgeführt.

Dieser Tatbestand ist durch den Ausfall eines Prozesses oder gar mehrerer erklärbar. So kann entweder unpräzise wahrgenommen werden, unangemessen verschlüsselt werden, ein motorischer Mangel vorliegen oder eine falsche Verstärkung erfolgt sein. Für das therapeutische Vorgehen bedeutet diese Aussage, daß Defizite in den einzelnen Prozessen des sozialen Lernens diagnostiziert und gezielt behoben werden müssen.

Bandura unterstreicht, daß soziales Lernen kein mechanisches Kopieren, sondern ein aktives, konstruktives und individuelles Entscheiden für ein bestimmtes Verhalten bedeutet. Einflüsse der Umwelt und persönliche Entscheidungen spielen zusammen, d. h., ein aggressives Kind erzeugt auf der einen Seite eine gereizte Umwelt und diese wirkt andererseits auf das aggressive Verhalten des Kindes zurück. Eines wird bei Banduras Theorie der Prozesse des sozialen Lernens deutlich: bei der Entwicklung von Sozialverhalten sind Wahrnehmungs-, Verhaltens- und Urteilsprozesse zentrale Voraussetzung für jegliches Lernen. Demnach müssen alle therapeutischen Bemühungen des Verlernens von Aggression und des Nachlernens von positivem Verhalten mit diesen (kognitiven) Faktoren beginnen. Für unser Training resultiert daraus, daß wir in den ersten Phasen den Schwerpunkt der Bemühungen auf eine differenzierte Problemwahrnehmung und Konfliktlösung, die Einübung von Regeln, die Veränderung der

Motivation und insbesondere der Selbstverstärkung legen. Das motorische Üben sozialer Fertigkeiten wird in allen Phasen des Trainings durch Rollenspiele erfolgen.

3.2. Umsetzung des sozialen Lernens

Die Anstrengungen, aggressives Verhalten bei Kindern und Jugendlichen zu verringern, sind in den letzten zehn Jahren sprunghaft gewachsen. Wir möchten uns lediglich auf eine Gegenüberstellung von lerntheoretisch begründbaren Vorgehensweisen beschränken, da nur für diese umfassende Effektkontrollen vorliegen und nur diese sich als wirksam erwiesen haben. Bevor wir uns damit auseinandersetzen, möchten wir noch auf einen über die Jahre tief verwurzelten Irrtum im therapeutischen Vorgehen hinweisen, der sich anhand der lerntheoretischen Forschung belegen läßt.

3.2.1. Ausleben von Aggression

Alle lerntheoretischen Befunde sprechen dafür, daß sich durch „Austoben" Aggression steigert, da ein ungünstiger Prozeß der Selbstverstärkung einsetzt (Nolting, 1987). So wird die Spannungsabfuhr als angenehm erlebt, da der Ärger verschwindet. Folgerichtig wird das aggressive Kind immer häufiger zu diesem Mittel greifen, da es immer ausgedehnter dieses angenehme Gefühl erleben möchte. Diese Aussage bedeutet nicht, daß man die Kinder in ihrer aggressiven Spannung belassen soll, sondern es wird nur ein Spannungsabbau durch das Ausleben der Aggression abgelehnt. Der notwendige Spannungsabbau muß statt dessen über andere akzeptable Mechanismen erfolgen. So weisen z. B. eine Reihe von Arbeiten auf die Notwendigkeit einer Spannungsregulation mit Hilfe der progressiven Muskelentspannung oder des autogenen Trainings hin (vgl. Center of Research on Aggression, 1983; Warren & McLellarn, 1982).

Nachfolgend wollen wir uns systematisch mit den verschiedenen Lernformen beschäftigen, die sich auf die Prozesse des sozialen Lernens von Bandura beziehen. Wir werden uns zunächst mit Diskriminationslernen auseinandersetzen, mit dem Aufmerksamkeits- und Gedächtnisprozesse aktiviert werden; anschließend gehen wir auf Rollenspiele ein, die der Verhaltensübung im Sinne der motorischen Reproduktion dienen. Weiterhin möchten wir Prinzipien der Motivierung vertiefen, wie die äußere, direkte Verstärkung (Münzverstärkung) und Selbststeuerung.

3.2.2. Diskriminationslernen

Diskriminationslernen kann auf zwei Wegen erfolgen: Einerseits durch die gleichzeitige (simultane) Darbietung und andererseits durch die schrittweise (sukzessive) Vorgabe von verschiedenen Reizen. Bei einem simultanen Diskriminationslernen werden einem aggressiven Kind verschiedene Konfliktlösungen gleichzeitig dargeboten und es muß aus diesen eine angemessene auswählen. Das Kind bevorzugt die Konfliktlösung, bei der es im realen Leben die geringsten negativen Folgen vermutet. Beim sukzessiven Diskriminationslernen werden verschiedene Konfliktlösungen nacheinander einem aggressiven Kind gezeigt. Das Kind muß keine angemessene Lösung aussuchen, sondern es lernt z. B. in Rollenspielen und Gesprächen, welche Handlung angemessen ist und durchgeführt werden sollte. Durch die Vorgabe dieser beiden nacheinander folgenden Schritte wird fehlerlos gelernt und damit Lernen erleichtert.

Gezielte, differentielle Verstärkung begünstigt Diskriminationslernen: Entweder folgt einem unerwünschten Verhalten systematisch keine Verstärkung und erwünschte Verstärkung, oder ein bestimmtes Verhalten wird in einer Situation belohnt und in einer anderen nicht. Soll ein Verhalten neu aufgebaut werden, kann es sinnvoll sein, sukzessiv vorzugehen und schon vorhandene Teilreaktionen durch gezielte Verstärkung an das gewünschte Verhalten anzunähern (= Verhaltensformung). Manchmal trifft man bei aggressiven Kindern allerdings den Tatbestand an, daß sie sehr gut über Diskriminationsvermögen verfügen, also Reize differenziert wahrnehmen können und angemessene Konfliktlösungen kennen. Ihr tatsächliches Verhalten unterscheidet sich aber davon. In einem solchen Fall ist ein simultanes Diskriminationslernen mit konsequentem Verstärkungsverhalten angezeigt.

3.2.3. Rollenspiel

Im Rollenspiel üben die Kinder neue Fertigkeiten ein, überdenken aufgrund der neuen Erfahrung ihr Verhalten und verändern in einigen Fällen die Regeln im Umgang mit anderen. Dem Erwerb und dem Verständnis dieser sozialen Regeln wird im Rollenspiel Beachtung geschenkt. Unter sozialen Regeln versteht man Übereinkünfte der Interaktionspartner darüber, welches Verhalten in einer gegebenen Situation als angemessen gelten soll. Jüngere Kinder wenden häufig soziale Regeln automatisch an, also ohne viel darüber nachzudenken. Erst bei älteren Kindern wird man entdecken, daß sie sich aus einem Verständnis der Regeln heraus an diese halten. Die Altersgrenze hinsichtlich der Bildung eines Regelverständnisses liegt nach unseren Erfahrungen bei ca. neun bis zehn Jahren. Dieses Regelverständnis ist allerdings nur zum Teil altersabhängig, da es auch von der Erfahrung im Umgang mit Regeln und den Bedingungen bei der Regelbildung geprägt wird. Diese Annahme wird von Merchant & Rebelsky (1972) anhand einer Stichprobe von 100 Kindern im Alter von fünf bis knapp acht Jahren bestätigt. In dieser Studie nahmen die Kinder am Aushandeln der Regeln teil, wodurch ihnen die Auswirkungen von Regeln auf das Zusammenleben verdeutlicht werden konnten.

Im Rollenspiel soll das Kind zu einer angemessenen Darstellung seiner Bedürfnisse gelangen. Das Besondere des Rollenspiels liegt im „Ausprobieren" von in der Realität gültigen und wichtigen Regeln und Verhaltensweisen, ohne daß aber ernsthafte Folgen befürchtet werden müssen.

Im Training führen jeweils zwei Kinder ein Rollenspiel aus und zwei beobachten es. Nach dem Rollenspiel werden die Rollen zwischen den Spielern und in einem zweiten Schritt zwischen Spielern sowie Zuschauern getauscht, wobei die Kinder dadurch unterschiedliche Rollen und Sichtweisen erleben, was soziales Lernen umfassend ermöglicht. Von den beobachtenden Kindern werden vor allem Aufmerksamkeit und Behaltensleistungen gefordert. Bei den spielenden Kindern steht das Üben, d.h. die motorische Reproduktion im Vordergrund. Selbstverständlich wirken beim Rollenspiel auch Verstärkungsprozesse. So können z.B. durch stellvertretende Verstärkung und soziale Bekräftigung (Lob, Begeisterung und ähnliches) sozial erwünschte Lösungen im Rollenspiel erleichtert werden. Wir bezeichnen dieses lerntheoretisch begründete Vorgehen als **strukturiertes Rollenspiel**.

Positive empirische Ergebnisse, die die Bedeutung des Rollenspiels in der Verhaltensmodifikation unterstreichen, berichtet u.a. Fengler (1980). Für die Arbeit mit Kindern liegen wenige Ergebnisse vor. So betont Kennedy (1982) in einem Vergleich verschiedener Studien, daß nur problemorientierte Beratung und Unterweisung – also rein kognitive Verfahren – im Rahmen des Abbaus kindlicher Aggression keine Effekte zeigen. Bei einem allein an Verstärkungsprinzipien orientierten Training treten lediglich gute kurzfristige Effekte auf, jedoch muß man längerfristige Effekte und die Übertragung auf den Alltag skeptisch beurteilen, da Verhaltensübung fehlt. Rollenspielverfahren zur Einübung helfenden und kooperativen Verhaltens weisen nach Kennedy befriedigende Langzeiteffekte auf, d.h. das Gelernte wird auf den Alltag übertragen. Auf diesem Hintergrund sind auch die vorsichtig zu interpretierenden, aber positiven Befunde von Lochman et al. (1981) erwähnenswert. Die Autoren berichten über positive Effekte beim Abbau kindlicher Aggression im Rahmen von Gruppensitzungen (zwölf Sitzungen). Das Vorgehen bestand aus einer Kombination von Diskriminationslernen, Rollenspiel und der Rückmeldung des Verhaltens durch Videoaufnahmen. Werden keine Rollenspiele eingesetzt, dann gelingt es bestenfalls den älteren Kindern (ca. ab zehn Jahren), kooperatives Verhalten auf den Alltag zu beziehen (vgl. auch Sagotsky et al., 1981). Man kann also festhalten: Mit dem Rollenspiel werden soziale Regeln erworben und durch „Ausprobieren" erfahrbar gemacht; bei strukturierten Rollenspielen gelingt es den Kindern, das Gelernte auf den Alltag zu übertragen.

3.2.4. Münzverstärkung

Zur Verstärkung von erwünschtem Verhalten war unter anderem direkte, äußere Verstärkung in Form von sozialer und materieller Verstärkung vorgeschlagen worden. Da aggressive Kinder jedoch oft nicht mehr auf soziale Verstärker reagieren, muß materielle Verstärkung in Form von Münzverstärkung eingesetzt werden (vgl. Dutschmann, 1982). Bei der Münzverstärkung müssen eine Reihe von Schritten eingehalten werden:

1. Dem Kind muß über eine Reihe von Instruktionen klargemacht werden, wie es sich verhalten soll, d.h. was das gewünschte Verhalten ist.
2. In einem zweiten Schritt müssen Hilfsmittel (tokens) eingeführt werden, die dem Kind unmittelbar für positives Verhalten verabreicht werden.
3. Zuletzt müssen dem Kind die Möglichkeiten und Bedingungen des Eintausches von tokens genannt werden.

Die Wirksamkeit des Ansatzes konnten schon O'Leary & Becker (1967) in einer Klasse von emotional gestörten Kindern nachweisen. Das Vorgehen war bei allen Kindern wirksam, wobei die Autoren aufgrund von Aussagen Dritter vermuten, daß das sozial erwünschte Verhalten der Kinder sich auch auf andere Schulsituationen der Kinder übertrug. Über ähnliche Ergebnisse berichten Meichenbaum et al. (1968) bei weiblichen Jugendlichen eines Heimes, die unerwünschtes Verhalten im Klassenzimmer zeigten. Generell kann man die Methode als wirksam zum Erwerb von Selbstkontrolle ansehen, da das Kind innerhalb eines festen Systems und erst nach einer bestimmten Zeit sowie nur bei einer Mindestanzahl von Münzen diese für ein spezifisches Verhalten eintauschen kann. Phillips (1968) konnte bei aggressiven Heimkindern den Münzentzug als erfolgreiches Beeinflussungsmittel nachweisen.

Es muß im Umgang mit massiven Formen der Aggression darauf hingewiesen werden, daß äußere direkte, negative Folgen (= Strafmaßnahmen) nachhaltige Verhaltensänderungen bewirken. Dies konnte die Längsschnittstudie von Patterson (1982) anhand von Verhaltensbeobachtungen eindeutig belegen. Greift man auf Bestrafung zurück, sollte man die ethisch vertretbaren Formen wie Entzug von Privilegien, sozialen Ausschluß oder sonstige natürliche Folgen einer Handlung wählen (vgl. Dutschmann, 1982).

Bei noch so guten Effekten von positiven und negativen Konsequenzen auf das Verhalten innerhalb der Therapie bleibt immer das Problem der Übertragung auf den Alltag. Durch folgendes Vorgehen kann man die Wahrscheinlichkeit dafür erhöhen, daß sich das verstärkte Verhalten auf andere Bereiche überträgt:

- Kinder sollen, durch den Therapeuten unterstützt, ihr eigenes Verhalten beurteilen.
- Eltern sollen das Prinzip der Münzverstärkung auf den häuslichen Bereich übertragen. Dies hat sich nach McKenzie et al. (1968) und Patterson (1982) als vorteilhaft erwiesen; und
- die Münzverstärkung ist allmählich auszublenden und durch andere Verstärker, wie Lob, Zuwendung, Privilegien, Tätigkeiten etc., zu ersetzen. Diese Bedingung ist beim Aufbau des Trainings zu beachten.

Dieser letzte Punkt stellt gleichzeitig ein Argument zur Abschwächung der häufig geäußerten Kritik dar, die davon ausgeht, daß die Kinder durch die Münzverstärkung die Erwartung erwerben würden, für jede Arbeit, die sie verrichten, eine greifbare Verstärkung zu bekommen.

3.2.5. Selbststeuerung

Das Training sollte aus ethischen Gründen zum selbständigen und eigenverantwortlichen Handeln beitragen. Diese Eigenverantwortung wird durch Münzverstärkung nicht gefördert. Ziel muß es deshalb sein, diese äußere, direkte Verstärkung in eine innere zu überführen (= Selbststeuerung). Neben diesem ethischen Argument zeigen auch einige empirische Studien, wie z. B. die von Forman (1980), daß der alleinige Einsatz von äußerer, direkter Verstärkung keine längerfristigen Effekte zeigt. Diese Effekte stellen sich eher durch die Selbststeuerung ein. Auf diesem Hintergrund empfehlen z. B. Goldstein et al. (1981) eine Kombination von äußerer Verstärkung und Selbststeuerung beim Abbau aggressiven Verhaltens.

In einem der letzten Abschnitte (3.1.4.) haben wir bereits eine Form von Selbststeuerung kennengelernt: die **Selbstverstärkung**. Wir hatten bereits darauf hingewiesen, daß es sich um ein Verhalten handelt, das an selbst gesetzten Zielen orientiert ist. Beim Selbstbekräftigen erfährt man Konsequenzen, die man sich selbst „verabreicht“: Man erfüllt bzw. versagt sich Wünsche oder man fühlt sich einfach schlecht oder gut. In einem Training mit aggressiven Kindern gilt es, ihnen ihre selbstgesetzten Ziele zu verdeutlichen.

Auch hier kommt dem Rollenspiel wiederum eine große Bedeutung zu, da erfolgreiches Handeln selbstbekräftigend wirkt – allerdings nur dann, wenn man sich für das gezeigte Verhalten verantwortlich fühlt bzw. es auf die eigene Leistungsfähigkeit zurückführt. Diese Ursachenerklärung des eigenen Verhaltens ist eine Vorbedingung dafür, daß aggressive Kinder schnell Selbststeuerung anwenden können.

Eine weitere Möglichkeit der Selbststeuerung ist dann gegeben, wenn es gelingt, eigenes Verhalten durch „Selbstgespräche“ zu beeinflussen. Selbstgespräche sind innere Anweisungen zur Handlungskontrolle an die eigene Person (vgl. Luria, 1961). D. h., durch verbale Anweisungen an sich selbst (Selbstverbalisation) soll das eigene Verhalten beeinflußt werden. Meichenbaum (1979) konnte gerade bei impulsiven und aggressiven Kindern feststellen, daß diese Selbstgespräche kaum gebrauchen und damit eine Chance vergeben, ihr Verhalten selbst zu steuern. Er griff diese Ergebnisse auf und kombinierte Selbstverbalisation mit Modellernen zu einem Trainingsverfahren für impulsive Kinder. Bei aggressiven Kindern ist es von Bedeutung, die Selbstverbalisation zum Aufbau von Selbstkontrolle zu fördern. Dies muß notwendigerweise dem Beobachtungslernen und äußeren Verstärkungsprozessen folgen, um erwünschte Verhaltensweisen von in der Realität unberechenbaren Kontingenzen unabhängig zu machen. Zum Erlernen der Selbstverbalisation werden Instruktionskarten verwendet, auf deren Gestaltung und Einsatz die Abschnitte 5.2.2. und 6.2.2. eingehen.

3.3. Therapeutisches Basisverhalten

Das Basisverhalten des Therapeuten läßt sich einerseits anhand seiner konkreten Handlungsweise beschreiben und andererseits über die Fähigkeit kennzeichnen, mit deren Hilfe Vertrauen zum Kind aufgebaut werden kann.

3.3.1. Merkmale therapeutischen Handelns

Leider können die globalen Therapeuteneigenschaften nach Carl Rogers keine konkreten Hinweise auf die Merkmale therapeutischen Handelns geben. Diese Eigenschaften sind nicht sehr klar gefaßt und ihre empirische Aussagekraft bleibt widersprüchlich. Eine bedingte Lösung dieser Schwierigkeiten sehen wir für unser Vorgehen darin, daß wir die Merkmale bzw. Funktion des Therapeuten verdeutlichen. Diese Merkmale lassen sich in vier Punkten zusammenfassen:

1. Der Therapeut handelt als Helfer aufgrund seiner größeren Erfahrung, zeigt dem Kind sowie der Familie neue Möglichkeiten des Handelns und Konfliktlösens auf und leitet einen Lernprozeß ein.
2. Der Therapeut soll Vertrauter des Kindes und der Familie werden, indem er sich dem Kind bzw. der Familie kontinuierlich aufmerksam zuwendet und Verständnis zeigt. Der Aufbau einer vertrauensvollen Beziehung darf als zentrales Anliegen betrachtet werden.
3. Der Therapeut spielt bei einigen Rollenspielen mit, wobei sich dadurch eine weitere Möglichkeit ergibt, das Vertrauen des Kindes und der Familie zu gewinnen. Hierbei ist wichtig, daß der Therapeut im Rollenspiel als gleichberechtigter Partner auftritt. Durch ein Rollenspiel mit dem Therapeuten erlebt vor allem das Kind eine weitere Orientierung und kann gezielt vom Therapeuten verstärkt werden. Im Rollenspiel kann der Therapeut loben oder tadeln, ohne daß dies als unerwünschter Eingriff vom Kind empfunden wird. Der Therapeut braucht sein Verhalten im Rollenspiel dem Kind gegenüber nicht besonders zu legitimieren.
4. Der Therapeut übermittelt durch die vorgefertigten Materialien und Instruktionen dem Kind und der Familie Verhaltensrichtlinien. Rechtzeitig gibt er dem Kind Anregungen, selbst erlebte Geschichten vorzustellen, was eine Übertragung der therapeutischen Bemühungen auf den Alltag ermöglicht.

3.3.2. Vertrauensaufbau

Die Fähigkeit, Vertrauen zum Kind aufzubauen, bildet das Kernstück des therapeutischen Basisverhaltens. Eine vertrauensvolle Beziehung ist nicht naturgegeben, sondern muß mühsam durch „Beweise" im gezeigten Verhalten entwickelt werden. Eine therapeutische Beziehung wird z.B. nach Goldstein (1977) dadurch verbessert, daß das Verhalten des Therapeuten für die Klienten **durchschaubar** ist, was zugleich das Nachahmen dieses Verhaltens erleichtert. Weiterhin soll der Therapeut durch die **Strukturierung seines Handelns** und die **Aufgabenorientierung** Unsicherheiten beim Gegenüber verringern. Falsche und ungenaue Informationen über die Therapie müssen vermieden werden. Dies läßt sich durch klare und direkte Aussagen des Therapeuten erreichen, womit unseres Erachtens überhaupt erst zielgerichtetes Handeln ermöglicht wird. Ebenso wichtig sind nicht-verbale Signale, wie z.B. die Körperhaltung als Ausdruck des Zueinander-gewandt-Seins oder der Blickkontakt als Ausdruck für die Qualität einer Beziehung (vgl. Petermann, 1992b).

In jüngster Zeit versucht man in der Kinderpsychotherapie über die Heranziehung von Ergebnissen aus der Sozialpsychologie die zum Vertrauensaufbau wichtigen Variablen zu bestimmen (vgl. Krumboltz & Potter, 1980). So empfiehlt Petermann (1992b) u.a. folgendes therapeutisches Basisverhalten, das zum Vertrauensaufbau beiträgt:

- Direktes Ansprechen und Fragen des Kindes,
- in Belastungssituationen (z.B. beim Rollenspiel) durch Körperkontakt das Kind unterstützten (z.B. eine Hand auf die Schulter des Kindes legen),
- Freude-zeigen, loben, berechtigten Ärger ausdrücken, usw.

Das Kind muß durch das Verhalten des Therapeuten erfahren, daß es bei den Sitzungen um seine Belange geht; es muß **erleben**, das es etwas kann und „wer es ist". Der Therapeut soll die Bemühungen nicht aufgeben, kleine Schritte zu ermutigen sowie zuversichtliche Bemerkungen an das Kind zu richten, die sich dann positiv auf das Selbstvertrauen auswirken („Ich finde es prima, wie Du um eine gute Lösung beim Rollenspiel bemüht bist!").

Neue Fertigkeiten und damit Vertrauen werden dadurch aufgebaut, daß es durch sein eigenes Verhalten Einfluß ausüben kann. Wenn das Kind Erfolge in seinem Handeln erlebt (z.B. ohne Streit seine Meinung in einer Gruppe behaupten oder einen Kompromiß ohne aggressive Mittel aushandeln), so wird sich dies in seinem Denken („Ich komme auch ohne Streit zu meinem Recht!") und Fühlen niederschlagen („Ich bin froh darüber, daß ich mit anderen gut auskomme!", „Ich glaube, die anderen mögen mich!"). Durch diese Bemühungen wird das Kind sicherer, da es weiß, wie es sich und seine Fähigkeiten in eine Situation einbringen soll und wie es Kontakt zum Therapeuten sowie zu den anderen Kindern aufnehmen kann. Fehlschläge bei der Kontaktaufnahme oder beim Spielen müssen durch Hinweise auf die Schwierigkeit der jeweiligen Situation geklärt werden. Diese Hinweise wirken auf das Kind entlastend und haben zur Folge, daß es nicht aggressiv wird, sondern noch einen weiteren Versuch startet.

3.4. Familienbezogene Beratung

Die bereits berichteten empirischen Befunde der Aggressionsforschung legen nahe, daß die Verhaltensstörung eines Kindes durch seine Umwelt, speziell die Familie, mit bedingt ist (vgl. Dumas, 1989; Heekerens, 1987; Patterson et al., 1988; 1990; Snyder et al., 1988; Wahler & Dumas, 1989). Diese Erkenntnis führte dazu, die **Arbeit mit der ganzen Familie** der isolierten Behandlung des gestörten Kindes vorzuziehen. Verschiedene Vorgehensweisen wurden empfohlen: Trainingsmodelle zur Verbesserung des Erziehungsverhaltens (vgl. Perrez et al., 1985), oder Ansätze zur Selbsthilfe bei Erziehungsschwierigkeiten (vgl. U. Petermann 1991).

Spätestens seit Anfang der 80er Jahre setzte eine noch stärkere familientherapeutische Bewegung ein, die den Anteil des Kindes an der Störung vollkommen in einem meist globalen Konzept der Familienstörung untergehen läßt. Die Begeisterung für diese familientherapeutische Bewegung steht im Gegensatz zu der Anzahl der empirischen Belege für ihre Effektivität. So konnte lediglich DeWitt (1978) illustrieren, daß familienbezogene Arbeit nicht schlechter als Einzelbehandlung ist. Im Vergleich verschiedener familienbezogener Ansätze schnitt nach DeWitt das verhaltenstherapeutische Vorgehen am günstigsten ab. Es handelt sich bei diesen Ansätzen um das lerntheoretisch begründbare Bemühen, das Verhalten einzelner Familienmitglieder zu ändern oder den Interaktionsstil mehrerer Partner aufeinander abzustimmen (vgl. auch Ross & Petermann, 1987). Im dunkeln blieben auch die Bedingungen, unter denen ein familienbezogenes Vorgehen sinnvoll anwendbar ist (Skinner, 1978). Die Begründungen für den Einsatz familienbezogener Arbeit reichen von der Haltung, daß man damit den allein glücklichmachenden Weg therapeutischen Handelns gefunden habe bis zur Auffassung, Familientherapie sei das Vorgehen der Wahl, wenn alles andere versage. Dieser Zustand ist unbefriedigend (vgl. Heekerens, 1987)!

Sehr viel besser erforscht sind die Anwendungsmöglichkeiten von Elterntrainings. So verglichen Christensen et al. (1980) die Einzel- und Gruppenbetreuung von Eltern. Beide Vorgehensweisen waren erfolgreich, wobei die Einzelbetreuung zu einer höheren Zufriedenheit führte, da die Beratung sich flexibel gestaltete und die Instruktionen auf die individuellen Bedürfnisse besser zugeschnitten waren. Gruppentrainings mit Eltern begünstigten Modellernen und soziale Verstärkung. Wahler (1980) konnte bei alleinerziehenden Müttern durch die Unterweisung im Umgang mit Prinzipien der Münzverstärkung und des sozialen Ausschlusses positive Auswirkungen auf das Mutter-Kind-Verhalten erzielen. Allerdings stabilisierten sich diese Effekte langfristig nur dann, wenn sich die außerfamiliäre Kontaktstruktur der Alleinerziehenden verbessert hatte bzw. aufgebaut wurde. Generell sind Elterntrainings dann besonders effektiv, wenn beide Elternteile mitarbeiten (vgl. Adesso & Lipson, 1981; Perrez et al., 1985). Nay (1975) wies auf die Bedeutung von schriftlichen Instruktionen hin, die billiger und genauso effektiv im Rahmen des Elterntrainings sind wie verbale. Rollenspiele und Modellernen im Rahmen von Elterntrainings begünstigen die Übertragung des Gelernten auf den Alltag (vgl. Nay, 1975).

Besonders interessante Ergebnisse im Rahmen der Eltern- und Familienberatung erzielte die Arbeitsgruppe von Patterson (vgl. Patterson, 1982; 1986; Patterson et al., 1988; 1990). Die Autoren wiesen unter anderem auf die verhängnisvolle Wirkung von aggressiven Gegenangriffen der Familie gegen das aggressive Kind hin. Das Beratungskonzept von Patterson versucht aus diesem Grund, den Eltern eine neue, weniger konfliktträchtige Sicht des Kindes zu vermitteln.

Als Resümee der Begeisterung über die familienbezogene Arbeit kann man festhalten: Offensichtlich ist die ausschließliche Betrachtung der Familie ebenso fehlerbehaftet wie die ursprüngliche Einschränkung auf das Problemkind. Uns erscheint deshalb eine zweigleisige Betrachtung erfolgversprechend, die auf der einen Seite das Kind als eigenständige Einheit und auf der anderen Seite die Familie insgesamt betrachtet. Die Argumente für eine solche Vorgehensweise sind vielfältig:

1. Die zweigleisige Betrachtung ermöglicht, die unterschiedlichen Einflüsse und Auswirkungen einer Verhaltensstörung offen zu legen. So bringt gerade die getrennte Analyse der Ebenen erst alle Informationen zu Tage.
2. Die Zweigleisigkeit spiegelt sich auch in einer differenzierten Beratung wider; es können sowohl für das Kind als auch für die Familie spezifische, aber dennoch aufeinander abgestimmte Hilfen entwickelt werden.
3. Durch die Zweigleisigkeit des Ansatzes können dem Kind gezielte Hilfen zum Erwerb neuer Verhaltensweisen gegeben und diese dadurch schnell behoben werden.
4. Mit den Angehörigen kann gezielt neues Verhalten aufgebaut werden, so daß zukünftig ungün-

stige Entwicklungen des Kindes weniger wahrscheinlich einsetzen.

5. Durch die Zweigleisigkeit ist es erst möglich, die Veränderungen des Kindes und die der gesamten Familie unabhängig voneinander zu erfassen und zu kontrollieren. Wir erwarten auf beiden Seiten Veränderung.

Für unseren Ansatz eröffnet gerade eine getrennte Analyse und Betrachtung von Kind und Familie bessere Zugangsmöglichkeiten zur Problematik, da zunächst schrittweise und im Schutze eines vom Therapeuten angeleiteten Übens beim Kind und bei der Familie Defizite ab- und neues Verhalten aufgebaut werden können. Dieses Vorgehen schließt nicht aus, daß im weiteren Verlauf der Therapie gemeinsame Familiensitzungen mit dem Problemkind durchgeführt werden können oder sogar sollen. Die Zweigleisigkeit von Elternberatung und Kinderbehandlung läßt sich zudem auf dem Hintergrund der Debatte um die Abgrenzung von familienbezogenen Ansätzen von denen der Kinderpsychotherapie rechtfertigen (vgl. Ross & Petermann, 1987). Immer wenn Defizite eines Kindes gezielt behoben werden sollen, bietet sich speziell ein auf das Kind abgestelltes Vorgehen an. Die Arbeit muß in die familiäre Beratung einfließen und auf diese abgestimmt sein.

3.5. Aufbau des therapeutischen Vorgehens

Wir wollen als Abschluß der theoretischen Ausführungen einen Ausblick auf den Aufbau des therapeutischen Vorgehens geben, da dies eine zusätzliche Einordnung der bisherigen Darstellungen ermöglicht und zudem die Bemühungen der Indikationsstellung damit besser nachvollziehbar werden.

Ziel des therapeutischen Vorgehens wird es sein, die unterschiedlichen Lernvoraussetzungen und Problemlagen aggressiver Kinder ausreichend zu berücksichtigen. Wir versuchen immer, diesem Tatbestand dadurch Rechnung zu tragen, daß wir eine Vielzahl von sehr unterschiedlichen Materialien in diesem Buch vorstellen und außerdem das therapeutische Vorgehen in eine notwendige Abfolge von Phasen gliedern. Unter einer Therapiephase verstehen wir einen Abschnitt des Vorgehens, der durch ein klar definiertes Therapieziel und die dazugehörigen Instruktionen und Materialien abgesteckt ist. Eine solche Phase umfaßt eine oder zwei Sitzungen mit dem Kind oder der Familie. Für jede Phase liegen zwei- bis viermal so viele Möglichkeiten zur Verhaltenseinübung und Materialien vor, wie im Normalfall benötigt werden. Als Arbeitsprinzip gilt, daß innerhalb einer Phase alle Materialien und Instruktionen austauschbar sind und somit ein dem jeweiligen Problem des Kindes bzw. der Familie angemessenes Ziel angesteuert werden kann. Liegen ganz bestimmte Defizite beim Kind bzw. bei der Familie vor, dann können auch Phasen ausgelassen oder bei besonders großen Defiziten durch zusätzliche Materialien und Inhalte ausgebaut werden. Es ist auch denkbar, daß die Materialien und Instruktionen, die für eine Sitzung vorgesehen sind, bei Lernbehinderten oder besonders ungeduldigen Kindern auf zwei Sitzungen verteilt werden müssen. Durch diese Veränderungen läßt sich das Vorgehen, ähnlich einem **Baukastensystem** mit vorgefertigten Teilelementen, ausweiten oder verkürzen. Prinzipiell unzulässig ist nur eines: Die Phasen dürfen untereinander nicht in ihrer Abfolge vertauscht werden, da sich durch einen solchen Eingriff die empirisch gefundenen, notwendigen Lernabfolgen und die damit verbundenen Therapieziele nicht mehr zuverlässig erreichen lassen.

Der Aufbau des therapeutischen Vorgehens im einzelnen wird in Abbildung 4 verdeutlicht. Wir erkennen zunächst drei Interventionsebenen: das Kind, die Eltern und den Lehrer. Die Arbeit mit dem Kind gliedert sich in das Einzeltraining, das Kennenlernen in der Kindergruppe und das Gruppentraining. Im Einzeltraining arbeitet das Kind – einschließlich des Erstkontaktes – sechs bis acht Stunden mit dem Therapeuten alleine. Danach erfolgt eine zwei- bis vierstündige Kennenlernphase, in der sich eine Kindergruppe ohne Anleitung des Therapeuten trifft. Im Anschluß daran wird eine aus drei bis vier Kindern bestehende Kindergruppe gebildet, die in ca. sechs bis zehn Sitzungen über Rollenspiele neues Verhalten einübt. Die Elternberatung bzw. die familienbezogene Beratung umfaßt insgesamt sechs Treffen, wobei fünf Kontakte im Rahmen der trainingsbegleitenden Arbeit erfolgen und ein weiterer der Nachkontrolle dient (acht Wochen nach Trainingsende). Die dritte, von uns bislang wenig ausgearbeitete Ebene bezieht sich – sofern Kooperationsbereitschaft von seiten der Schule besteht – auf zwei Lehrerkontakte in der Anfangs- und Endphase des Trainings. Da wir weder ein Lehrertraining noch eine systematische Beratung des Lehrers praktizieren, wird diese Arbeit in unserem Buch nicht weiter ausgeführt. Im Rahmen des Lehrerkontaktes wird lediglich der Klassenlehrer über unsere Arbeitsweise ausführlich informiert und nach seinen Beobachtungen befragt.

Eine minimale Dauer des Trainings beträgt sechs bis sieben Monate und kann bei lernbehinderten oder sehr ungeduldigen Kindern auch neun oder zehn Monate betragen. Der ausgeführte zeitliche

Rahmen bezieht sich auf die Arbeit in einer Beratungsstelle bei wöchentlichen Treffen mit dem Kind. In einer Institution wie in einem Kinderheim oder bei einer klinisch-stationären Behandlung wird man mit dem Kind sehr viel intensiver arbeiten können und damit die Zeitdauer verkürzen. Über die im Rahmen einer Institution notwendigen Veränderungen unserer Arbeitsweise berichten Steinke (1990) und Fricke (1983), die darauf hinweisen, daß sie bei der Übertragung unsere Arbeitsweise vermehrt tatsächlich sich ereignete und miterlebte Konflikte aus der Institution einbeziehen (vgl. Abschnitt 9.2.). Dies ist in einer Institution (im Gegensatz zu einer Beratungsstelle) wie in einem Heim gut realisierbar und führt, wie Fricke (1983) nachweist, zu sehr guten Langzeiteffekten. In der empirischen Studie von Fricke blieb das aggressive Verhalten fünf Monate nach Trainingsende konstant niedrig und die Anstrengungen, positive Konfliktlösungen zu finden, nahmen sogar noch zu. Für eine zielorientierte Arbeitsweise in einer Beratungsstelle ist der Therapeut auf die noch zu beschreibenden Materialien angewiesen (vgl. vor allem die Kapitel 5. und 6.).

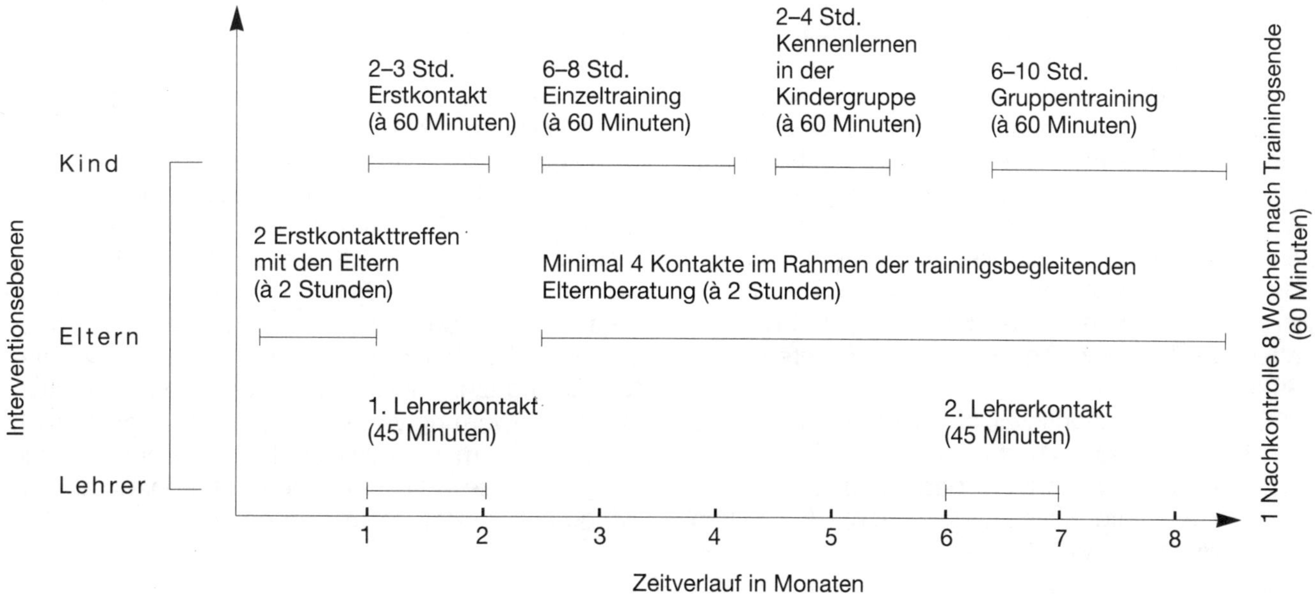

Abbildung 4. Interventionsebenen und minimale Dauer des Trainings.

4. Indikationsstellung

Bedenkt man die verschiedenen Formen und Beweggründe aggressiven Verhaltens, dann ist die Notwendigkeit einer umfassenden Diagnosestellung einsichtig. So ist nur durch eine differenzierte Indikationsstellung beantwortbar, ob ein Kind z.B. angstmotiviert ist ober ob es bestrebt ist, seine Bedürfnisse egoistisch durchzusetzen, oder ob noch eine akzeptable Form des Sich-Selbstbehauptens vorliegt. Schon diese grobe Unterteilung hat erhebliche Konsequenzen für das therapeutische Vorgehen. In diesem Zusammenhang wäre dann zu klären, ob einem angstmotiviert aggressiven Kind nicht sehr viel effektiver durch ein Selbstsicherheitstraining geholfen werden kann (vgl. Petermann & Petermann, 1992b).

Für die Indikationsstellung sind noch weitere grundlegende Aspekte bedeutsam: Aggressives Verhalten ist teilweise nicht beobachtbar und verdeckt (z.B. hinterhältige Aggression). Außerdem kann aggressives Verhalten sehr situationsbezogen ausgeprägt sein, z.B. nur in der Schule auftreten. Wir haben bisher immer über Aggression als erlerntes Verhalten gesprochen. Dies darf aber nicht dazu verleiten, anzunehmen, daß es sich damit auch schon um ein Verhalten handelt, das leicht zu verändern ist. Die Forschungsergebnisse legen im Gegenteil nahe, daß es sich bei Aggression um ein sehr stabiles, schwer änderbares Verhalten handelt (vgl. Abschnitt 1.5.). Aus diesen Gründen ist es von großer Bedeutung, die **Faktoren** zu kennen, die **aggressives Verhalten aufrechterhalten**. Solche Faktoren sind durch bestimmte Verhaltensmuster der Eltern oder anderer Bezugspersonen des Kindes gegeben. Einen anderen Anhaltspunkt stellen **auslösende Faktoren** des aggressiven Verhaltens dar, die wir bereits schon in dem Modell von Kaufmann in Abschnitt 1.6. kennengelernt haben. Diese Hinweise legen die Vermutung nahe, daß man aggressives Verhalten bei Kindern auf sehr unterschiedlichen Ebenen erfassen muß. Nur durch diese differenzierte Vorgehensweise erhält man die Chance, aggressives Verhalten über ein Training gezielt zu ändern.

4.1. Ebenen der Indikationsstellung

Die verschiedenen methodischen Zugänge zur Indikationsstellung lassen sich allgemein in die Befragung des Kindes (1), die Beobachtung des Kindes (2) sowie die Befragung und die Beobachtung der Bezugspersonen des Kindes (3) untergliedern. Durch diese getrennten Zugänge ist es möglich, die Sichtweise des Kindes, die Expertenbeurteilung und die Bewertung der Bezugspersonen vergleichend zu erfassen. Diese verschiedenen Quellen sind wichtig, da die Informationen mit unterschiedlichen Fehlern belastet sind. So neigt das aggressive Kind dazu, sein Verhalten beim Erstkontakt mit dem Therapeuten zu leugnen. Ähnlich sieht es bei den Eltern aus. Bei der Bewertung von seiten der Schule spielen oft Vorurteile dem aggressiven Kind gegenüber eine wichtige Rolle. Mit Hilfe der oben genannten Zugänge sollen jetzt Informationen über

- Einstellungen,
- Verhaltensweisen und
- Umweltbedingungen

gesammelt werden. Diese drei Bereiche nennen wir Indikationsebenen. Auf jeder Ebene werden unterschiedliche Verfahren zur Datensammlung eingesetzt (vgl. Jäger & Petermann, 1992).

4.1.1. Einstellungsebene

Ziel der Befragung des Kindes ist es, Einstellungen, Absichten und Erlebnisweisen des Kindes festzustellen, soweit sie zum aggressiven Verhalten beitragen. Wir gehen davon aus, daß ein Kind je nach den situativen Bedingungen unterschiedliches Verhalten bevorzugt, um seine Vorstellungen durchzusetzen. Obwohl aggressives Verhalten von einer hohen Stabilität gekennzeichnet ist, wäre es voreilig, eine globale „Aggressionsneigung" anzunehmen, wie dies bei den vorliegenden Persönlichkeitsfragebögen für Kinder oft der Fall ist. Nimmt man einer sehr differenzierte, wenn auch stabile Einstellung zur Aggression an, muß man in einem komplexen Fragebogen eine große Anzahl von Situationen, die Aggression auslösen können, sammeln und dem Kind vorlegen. Neben diesen auf das aggressive Verhalten bezogenen Fragen sind dann von dem Kind auch solche Fragen zu bearbeiten, die Aufschluß darüber geben, wie es am besten zu verstärken ist.

4.1.2. Verhaltensebene

Die am weitesten verbreitete Methode, aggressives Verhalten von Kindern einzuschätzen, basiert auf der systematischen Verhaltensbeobachtung. Eine Verhaltensbeobachtung gibt konkrete Hinweise auf die Ursachen aggressiven Verhaltens oder typische menschliche **Interaktionsformen**. Solche Informationen erhält man durch die Erfassung der Anlässe und Folgen eines Verhaltens. Bei einer Verhaltensbeobachtung ist entscheidend, unter welchen Bedingungen sie durchgeführt werden kann. So ist bei Kindern, die in einer Beratungsstelle vorgestellt werden, nur begrenzt eine Beobachtung in der realen Situation (z.B. im Elternhaus) möglich. In diesen Fällen muß man die Eltern in systematischer Verhaltensbeobachtung schulen oder sich auf die Beobachtungen in den Trainingsstunden stützen. Führt man eine Verhaltensbeobachtung – in der Regel unterstützt durch einen Videomitschnitt – im therapeutischen Kontext durch, so kann man aufgrund der eingeschränkten Ausgangssituation das aggressive Verhalten nicht unmittelbar erfassen. In diesen Fällen wäre es statt dessen günstiger, das Ausmaß der Therapiemitarbeit des Kindes als Hinweis für positives Sozialverhalten, für Kooperationsbereitschaft und Hilfeleistung heranzuziehen.

4.1.3. Umweltebene

Da die Umwelt Anstoß an dem aggressiven Verhalten des Kindes nimmt, muß ihre Sichtweise auch Beachtung im Rahmen der Indikationsstellung finden und „überprüft" werden. Durch die Berücksichtigung der Informationen aus der Umwelt des Kindes wollen wir die Bewertungen der Eltern, Lehrer usw. erfassen. Es ist dabei zu bedenken, daß diese Bewertungen oft auseinanderklaffen, da die Eltern im Erstkontakt, der der Exploration des aggressiven Verhaltens des Kindes dient, das Problem eher verniedlichen, Lehrer hingegen das Problem als dramatisch und nicht bewältigbar schildern. In der Regel dürften die Eltern die wichtigeren Informationen besitzen, wobei sich die Zuverlässigkeit der Aussagen durch eine geschickte Gesprächsführung abschätzen läßt (vgl. Kapitel 7.). Ziel des Elterngesprächs ist demnach die Sammlung von Informationen über die Entwicklung des Kindes und das aktuelle Problemverhalten; diese Aussagen bilden ein entscheidendes Kernstück im Rahmen der Erstellung einer Verhaltensanalyse. Das Elterngespräch liefert Informationen über die das aggressive Verhalten auslösenden und aufrechterhaltenden Faktoren; zudem erhält man Informationen über die familiäre Interaktion. Wird das Elterngespräch im Rahmen eines Hausbesuches durchgeführt, kann man weitere Informationen über die Wohn- und Lebenssituation sammeln. Man sollte nach dem Elterngespräch bestrebt sein, auch diese Informationen systematisch auszuwerten. Eine solche Auswertung gibt zusätzliche Informationen und verhindert, daß sich Vorurteile gegenüber der Familie ausbilden.

4.2. Zum konkreten Vorgehen

Im Hinblick auf die drei Ebenen lassen sich verschiedene von uns entwickelte und modifizierte Erhebungsverfahren anwenden: nämlich Fragebögen, Beobachtungsverfahren und ein Elternexplorationsbogen. Zur Strukturierung der nachfolgenden Ausführungen sollen die verschiedenen Verfahren in Tabelle 1 zusammengestellt werden.

Tabelle 1. Erhebungsverfahren zur Indikationsstellung (Erläuterung der Verfahren im Text).

1. **Befragung des Kindes**
   - ○ Erfassungsbogen für aggressives Verhalten in konkreten Situationen (EAS)
   - ○ Liste zur Erfassung von Verstärkern für Kinder (LEV-K)
2. **Beobachtung des Kindes**
   - ○ Beobachtungsbogen für aggressives Verhalten (BAV)
   - ○ Beobachtungsbogen zur Therapiemitarbeit des Kindes (TMK)
3. **Befragung und Beobachtung der Bezugspersonen des Kindes**
   - ○ Elternexploration
   - ○ Verhaltensbeobachtung während der Elternexploration (Hausbesuch)
   - ○ Unstrukturierte Gespräche mit dem Lehrer

4.2.1. Fragebögen

Neben dem Erfassungsbogen für aggressives Verhalten in konkreten Situationen (EAS), der unmittelbar in unsere Arbeitsweise einbezogen wird, soll noch auf die Liste zur Erfassung von Verstärkern bei Kindern (LEV-K) eingegangen werden, die einen Einblick gibt, in welcher Weise und mit welchen Mitteln das Kind verstärkt werden kann. Diese Verfahren sollen jetzt im einzelnen dargestellt werden.

● Erfassungsbogen für aggressives Verhalten in konkreten Situationen (EAS)*

1980 haben wir den EAS als Alternative zu den vorliegenden Fragebögen für Kinder entwickelt. Er soll gezielt aggressives Verhalten bei Kindern der Altersgruppe von neun bis knapp vierzehn Jahren feststellen. Der EAS, der in parallelen Fassungen für Jungen und Mädchen vorliegt, besteht jeweils aus 22 Beschreibungen von Alltagssituationen (Petermann & Petermann, 1992c). Mit Hilfe dieser Beschreibung soll dem Kind ein Eindenken und ein Einfühlen in andere Personen und ihr Verhalten ermöglicht werden. Dies wird zudem durch ein Bild unterstützt, wie es Abbildung 5 zeigt. Wir sprechen deshalb von Bildgeschichten.

Eine solche Bildgeschichte besteht aus einer Situationsbeschreibung, einer bildlichen Darstellung und Reaktionsmöglichkeit darauf. Die Situationsbeschreibung umfaßt Angaben über die Umwelt, wie Orts-, Gegenstands- und Zeitangaben.

Verschiedene Personen und Interaktionspartner sind angeführt. Eine (re)agierende Person ist immer in der Ich-Form beschrieben. Mit dieser Person soll sich das Kind identifizieren und an ihrer Stelle eine der vorgegebenen Reaktionen wählen. Die Situationsbeschreibung gibt noch den Handlungsablauf und die Handlungsart (= aktiv Aggression austeilen, Aggression erfahren, Aggression beobachten und parteiergreifender Beobachter) an. Die bildliche Darstellung enthält die gleiche Information wie die Situationsbeschreibung. Das konkrete Bild soll die Beschreibung exakt verdeutlichen, ohne daß dadurch die Aussagekraft der Beschreibung verzerrt wird. Das Bild dient damit im Gegensatz zu einem projektiven Testverfahren allein dem Eindenken des Kindes in die Situation. Jeder Situationsbeschreibung und bildlichen Darstellung folgen drei spezifisch auf die Situation bezogene Reaktionen, unter denen sich ein Kind für eine entscheiden muß. Die drei Antwortmöglichkeiten bestehen aus sozial erwünschtem, leichtem und schwer aggressivem Reagieren. Das aggressive Verhalten kann dabei gegen andere, gegen Gegenstände oder die eigene Person gerichtet sein und verschiedene Ausprägungen aufweisen (wie verbal/nonverbal oder hinterhältig/direkt). Die Situationen und Reaktionen beziehen sich zudem auf unterschiedliche Umweltbereiche des Kindes: die **Schule**, das **Elternhaus** und den **Freizeitbereich außerhalb des Elternhauses**. Ein Beispiel für eine solche Situation gibt Abbildung 5.

Der Realitätscharakter der Darstellung im EAS soll beim Kind eine hohe Betroffenheit erzeugen, die zu möglichst zuverlässigen Antworten beim Kind beiträgt. Aus dem EAS lassen sich im Rahmen der Indikationsstellung zumindest fünf Informationen ableiten:

- Heranziehung des Summenwertes zur Kennzeichnung der generellen Behandlungsbedürftigkeit des Kindes:
- Differenzierung der Angaben nach Umweltbereichen (Elternhaus, Schule und Freizeitbereich außerhalb des Elternhauses);
- Differenzierung der Angaben nach Reaktionsformen (z.B. hinterhältiges vs. direktes und damit beobachtbares Verhalten);
- Festlegung einer Behandlungsabfolge aufgrund der Gewichtung der auffälligen Zellen im Reaktionsprofil (vgl. Therapiezielmatrix in Petermann & Petermann, 1992c). So könnte sich die Behandlung zunächst der verbalen, dann der körperlichen und abschließend der hinterhältigen Aggression zuwenden.
- Verwendung des EAS als Therapiematerial für zielgerichtete Behandlung (z.B. als Rollenspielvorlage; vgl. die Kapitel 5. und 6.).

Die näheren Details der Anwendung sind der Handanweisung zum EAS zu entnehmen (vgl. Petermann & Petermann, 1992c).

● Liste zur Erfassung von Verstärkern für Kinder (LEV-K)

Die Verstärkerliste für Kinder (LEV-K) wurde aufgrund der Liste zur Erfassung von Verstärkern (LEV) von Windheuser & Niketta (1972) entwickelt. Die Liste von Windheuser & Niketta basiert wiederum auf dem „Reinforcement Survey Schedule" von Cautela & Kastenbaum (1967). Der LEV-K besteht aus 90 Items, gegenüber 217 von Windheuser & Niketta, die

* Der EAS ist über die Psychologische Testzentrale, Robert-Bosch-Breite, 3400 Göttingen, beziehbar.

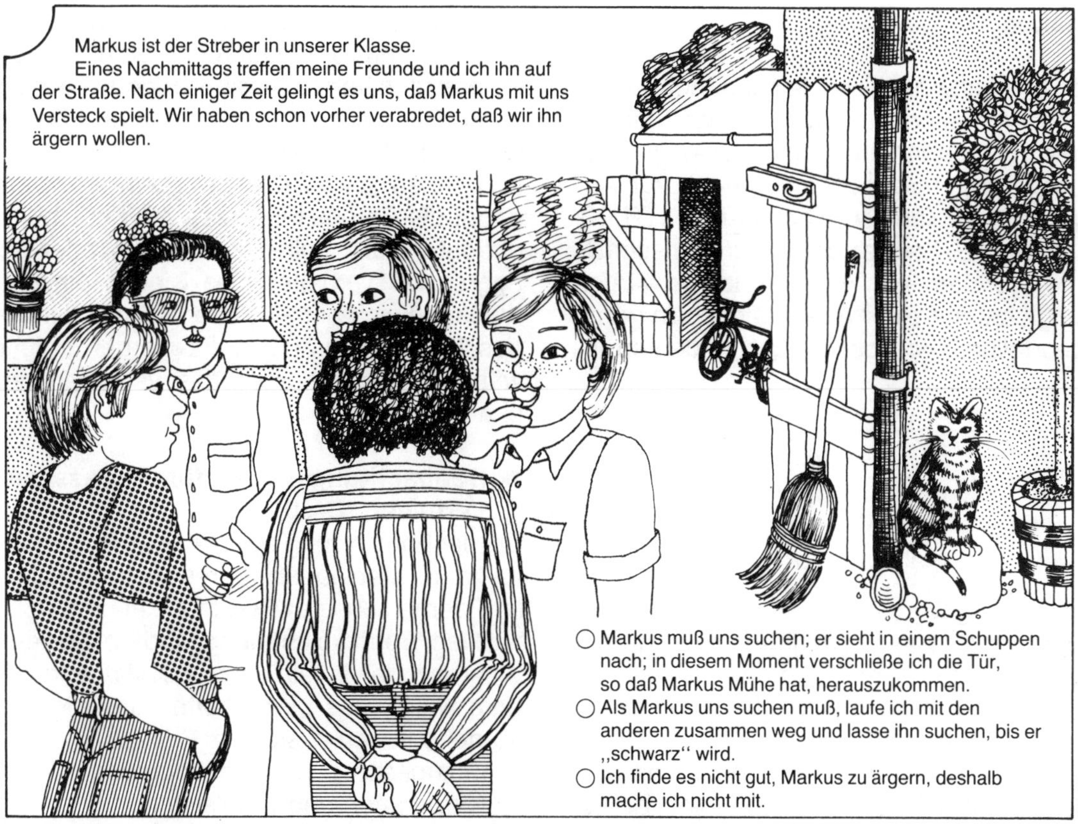

Abbildung 5. Beispielsituation aus dem EAS (hier aus der Fassung für Jungen: EAS-J; Situation 19; Petermann & Petermann, 1992c).

speziell für Kinder ausgewählt und ergänzt wurden. Die Instruktionen mußten ebenfalls kindgerecht umformuliert werden. Im einzelnen erfaßt die Liste, in Anlehnung an Windheuser & Niketta (1972), folgende drei Bereiche:

a) Verstärker für den Einsatz in der Therapiesituation,
b) Verstärker, die auch außerhalb der Therapie erreichbar sind, und
c) soziale und verbale Verstärker.

Die Liste wird dem Kind vorgelesen.

Die Verstärkerliste wird jeweils dem Kind und den Eltern vorgelegt und von ihnen getrennt ausgefüllt, um so ein umfangreiches Bild zu bekommen. Die Urteile werden anhand von Fünfer-Abstufungen abgegeben, die von „ungern“ bis „sehr gern“ reichen. Den Eltern wird die Liste mit den von Windheuser & Niketta (1972) vorgeschlagenen Instruktionen zum Ausfüllen gegeben. Für die Kinder unserer Altersgruppe erscheint es günstig, die Instruktionen den Kindern mündlich mitzuteilen. Dazu werden den Kindern die Abstufungen auf der Skala beispielsweise durch verschieden große Quadrate dargestellt, d.h. ungern ist das kleinste Quadrat und sehr gern das größte. Die Kinder bekommen die Quadrate in die Hand, um schnell eine Einschätzung für die entsprechende Frage abgeben zu können. Die Einschätzungen sollen mit den Kindern kurz spielerisch geübt werden.

Bei der vergleichenden Auswertung der Listen der Eltern- und Kinder-Urteile darf es nicht verwundern, wenn Eltern und Kinder unterschiedliche Einschätzungen abgeben. Dies spiegelt nicht unbedingt die Unzuverlässigkeit der Verstärkerliste wider, sondern kann für die unterschiedliche Sichtweise der Eltern und Kinder sprechen. Die Auswertung dieser diskrepanten Urteile stellt eine nicht uninteressante Information dar, die im Kontext der Elterngspräche interpretiert werden kann.

Der vierte Teil des Fragebogens von Windheuser & Niketta (1972), der nach häufig auftretenden Gedanken und ausgeführten Tätigkeiten fragt, muß für Kinder ausgeklammert werden, da die Einschätzung dieser offen-gestellten Fragen für Kinder der angesprochenen Altersstufe nicht möglich ist. So ist es für einen Achtjährigen sicherlich schwierig, sich einen Tagesablauf vorzustellen und diesen hinsichtlich der Häufigkeit bestimmter Ereignisklassen (z.B. Radio hören; Kaffee trinken etc.) zu beurteilen.

4.2.2. Verhaltensbeobachtung

Es liegen zwei unterschiedliche, leicht handhabbare Verfahren zur Verhaltensbeobachtung vor: Einmal ein Verfahren zur Beobachtung aggressiven Verhaltens (BAV) und andererseits ein Verfahren zur Abschätzung der Therapiemitarbeit des Kindes (TMK). Bei beiden Verfahren handelt es sich um Einschätzlisten, die es gestatten, das Ausmaß der Aktivitäten des Kindes global auf einer Abstufungsskala von 1 bis 5 zu beurteilen. Die Abstufungen bedeuten jeweils:

○-----○-----○-----○-----○

1	2	3	4	5
tritt nie auf	tritt selten auf	tritt manchmal auf	tritt häufig auf	tritt immer auf

Beide Beobachtungsverfahren sind kaum geeignet, Detailbetrachtungen von Interaktionsfolgen darzustellen. Dies ist nach unserer Erfahrung für den praxisorientierten Einsatz kaum machbar, da solche Verfahren sehr aufwendig auswertbar sind (vgl. Jäger & Petermann, 1992). Zweifellos steht damit eine pragmatische Sicht bei diesen Verfahren im Vordergrund, wobei Beurteilungsübereinstimmungen von mindestens 80 %, die in Studien mit Erziehern, Psychologiestudenten und Psychologen gewonnen wurden, für die Aussagekraft des BAV und des TMK sprechen. Dies zeigt zumindest die Zuverlässigkeit der Verfahren.

Beide Verfahren sind so aufgebaut, daß mit ihnen eine bestimmte Situation und damit ein zeitlich eng umgrenztes Verhalten eines Kindes beurteilt werden kann. Die Beobachtungsverfahren können in ihrer Gesamtheit oder auch nur für einzelne Kategorien von Ihnen angewandt werden. Im wesentlichen hängt die Art des Einsatzes von der Übung des Beobachters ab. Sollen z. B. Eltern oder Lehrer das aggressive Verhalten des Kindes einschätzen, so muß man sich auf zwei bis maximal vier Kategorien des BAV beschränken. Es werden solche ausgewählt, die am ehesten das Verhalten des Kindes charakterisieren.

● Beobachtungsbogen für aggressives Verhalten (BAV)

Bei der Entwicklung des BAV wurde darauf geachtet, daß die Dimensionen aggressiven Verhaltens, wie sie im Rahmen unserer Begriffsbestimmung ausgeführt wurden, Berücksichtigung fanden. Dies erschien zur Wahrung der inhaltlichen Validität erforderlich; zudem wurde das Zielverhalten des therapeutischen Vorgehens berücksichtigt:

- angemessene Selbstbehauptung,
- Kooperation und Hilfeleistung,
- Selbstkontrolle und
- Einfühlungsvermögen.

Liste zur Erfassung von Verstärkern für Kinder (LEV-K)

Elternanleitung

Auf den folgenden Seiten finden Sie eine Aufzählung von bestimmten Dingen, Erfahrungen, Hobbies, Situationen und Tätigkeiten, die von Ihrem Kind in einem unterschiedlichen Ausmaß als angenehm oder unangenehm empfunden werden.

Lesen Sie bitte jede Tätigkeit durch und entscheiden Sie, ohne lange zu überlegen, wie gern Ihr Kind diese Tätigkeit ausführt oder ausführen würde. Wenn eine Tätigkeit in dem Bogen fehlt, die Ihr Kind gerne hat, dann tragen Sie dies bitte am Ende des Bogens nach.

Ihre Einstufung kennzeichnen Sie durch eine Zahl von 1 bis 5 in der Antwortspalte auf der Markierung (__).

○--------○--------○--------○--------○

1 2 3 4 5

Beispiele:

Fernsehen	5
Kuchen essen	3

1 = ungern

2 = weder gern noch ungern

3 = ein wenig gern

4 = gern

5 = sehr gern

Achten Sie bitte darauf, daß Sie möglichst keine Tätigkeitsangabe auslassen und immer nur eine Zahl angeben.

Noch ein Hinweis: Es gibt in diesem Fragebogen keine richtigen oder falschen Antworten. Es handelt sich auch nicht um einen „Persönlichkeitstest", sondern es geht darum, daß Sie ankreuzen, wie gern Ihr Kind die auf den nächsten Seiten aufgezählten Tätigkeiten im einzelnen ausführt bzw. ausführen würde.

Fangen Sie nun bitte an!

Teil I

1. Eiskrem **essen** ______
2. Süßigkeiten ______
3. Früchte ______
4. Kuchen ______
5. Gebäck ______
6. Mineralwasser **trinken** ______
7. Milch ______
8. Tee ______
9. Kaffee ______
10. Fruchtsaft ______
11. Limonade ______
12. ausklügeln wie etwas funktioniert ______
13. Puzzlespiele ______
14. Musik **hören** ______
15. Pop-, Beatmusik ______
16. Deutsche Schlager ______
17. sich mit **Tieren** beschäftigen ______
18. mit Hunden ______
19. mit Katzen ______
20. mit Vögeln ______
21. **Lesen** ______
22. Abenteuergeschichten ______
23. lustige Bücher ______
24. Witze ______
25. Bilderhefte (Comics) ______

Teil II

26. Radio hören ______
27. **Fernsehen** ______
28. Krimis ______
29. Werbefernsehen ______
30. Sportsendungen ______
31. Quizsendungen ______
32. Spielfilme ______

33. Musikshows ______
34. ins **Kino** gehen ______
35. Wildwestfilme ansehen ______
36. Kriminalfilme ______
37. Zeichentrickfilme ______
38. lustige Filme ______
39. ins Theater gehen (Märchenaufführung zu Weihnachten) ______
40. Zoologische Gärten besuchen (Zoo) ______
41. Tanzen ______
42. Singen ______
43. ein Musikinstrument spielen ______
44. Malen ______
45. **Sport treiben** ______
46. Fußball spielen ______
47. Tischtennis ______
48. Schwimmen ______
49. Turnen ______
50. Radfahren ______
51. mit Babys zusammen sein ______
52. mit Kindern zusammen sein ______
53. Karten spielen ______
54. Wandern ______
55. Autofahrten machen ______
56. Sammeln (Briefmarken, Münzen, Steine) ______
57. Basteln ______
58. Handarbeiten ______
59. Verreisen ______
60. Wochenendfahrten ______
61. Einkaufen gehen ______
62. Schlafen ______
63. ein Bad nehmen ______
64. Duschen ______
65. Beten ______
66. in die Kirche gehen ______
67. hübsch angezogen sein ______
68. **gelobt werden** ______
69. des Aussehens wegen ______
70. der Schularbeiten wegen ______
71. der Klassenarbeiten wegen (gute Noten) ______
72. des Betragens wegen ______
73. der Ordnung wegen ______
74. der Aufmerksamkeit wegen ______
75. der körperlichen Kraft wegen ______
76. **sich unterhalten** ______
77. mit Freunden ______
78. mit Klassenkameraden ______
79. mit Geschwistern ______
80. mit dem Vater ______
81. mit der Mutter ______
82. mit dem Lehrer/in ______
83. jemandem eine Freude machen ______
84. **jemandem helfen** ______
85. dem Klassenkameraden ______
86. dem Freund ______
87. dem Bruder / der Schwester ______
88. der Mutter ______
89. dem Vater ______
90. sich Witze erzählen ______
91. ________________________________
92. ________________________________
93. ________________________________
94. ________________________________
95. ________________________________

Das Zielverhalten „differenzierte Wahrnehmung“ konnte nicht berücksichtigt werden, da der Wahrnehmungsstil sich nicht immer eindeutig beobachten läßt.

Die aggressiven Verhaltensweisen wurden sehr differenziert nach vier Dimensionen aufgegliedert:
1. Verbale Aggression (1.1) vs. nonverbale Aggression (1.2),
2. offen-gezeigte Aggression (2.1) vs. verdeckt-hinterhältige Aggression (2.2),
3. Zielobjekt der Aggression: eigene Person (3.1), fremde Personen (3.2) sowie Gegenstände (3.3) und
4. Grad der Beteiligung bei der aggressiven Handlung: passiv-erfahrend (4.1) vs. aktiv-bewirkend (4.2).

Im einzelnen lassen sich durch die Kombination dieser Dimensionen folgende Kategorien finden:
1. Passiv verbal (Dimensionen: 1.1, 2.1, 3.1, 4.1),
2. aktiv verbal hinterhältig (Dimensionen: 1.1, 2.2, 3.2, 4.2),
3. aktiv verbal direkt (Dimensionen: 1.1, 2.1, 3.2, 4.2),
4. passiv nonverbal (Dimensionen: 1.1, 2.1, 3.1, 4.1),
5. aktiv nonverbal hinterhältig (Dimensionen: 1.2, 2.2, 3.2, 4.2),
6. aktiv nonverbal direkt (Dimensionen: 1.2, 2.1, 3.2, 4.2),
7. aktiv verbal eigene Person (Dimensionen: 1.1, 2.1, 3.1, 4.2),
8. aktiv nonverbal eigene Person (Dimensionen: 1.2, 2.1, 3.1, 4.2),
9. aktiv verbal Gegenstände (Dimensionen: 1.1, 2.1, 3.3, 4.2),
10. aktiv nonverbal Gegenstände (Dimensionen: 1.2, 2.1, 3.3, 4.2).

Für diese Kategorien wurden im Rahmen einer Expertendiskussion gut beobachtbare Verhaltensweisen formuliert.

Das Zielverhalten des therapeutischen Vorgehens wurde durch vier weitere Kategorien abgedeckt. Kategorie 11 bezieht sich auf angemessene Selbstbehauptung, Kategorie 12 auf Kooperation und Hilfeleistung, Kategorie 13 auf Selbstkontrolle (i.S. von Reizkontrolle) und Kategorie 14 auf Einfühlungsvermögen.

● Beobachtungen zur Therapiemitarbeit des Kindes (TMK)

Im Gegensatz zum BAV bezieht sich der Beobachtungsbogen zur Therapiemitarbeit des Kindes (TMK) auf die eingeschränkte Situation innerhalb der Therapiesitzungen. Unser Ziel war es, ein von der Symptomatik weitgehend unabhängiges Erhebungsverfahren zu entwickeln, das es dem Praktiker gestattet, die Therapeut-Kind-Beziehung abzuschätzen. Mit Hilfe des TMK soll die Mitarbeit des Kindes im Training nach Art und Ausmaß festgehalten werden. Darüber hinaus steht die Mitarbeit des Kindes als Hinweis für:

a) das Vertrauensverhältnis zwischen Therapeut und Kind sowie
b) das Zielverhalten „Angemessene Selbstbehauptung“, „Kooperation und Hilfeleistung“, „Selbstkontrolle“ und „Einfühlen und Eindenken in das Gegenüber“ des BAV.

Das Verhalten unter b) ist unvereinbar zur Aggression, da es die Hemmschwelle aggressiven Handelns erhöht und ein Verhaltensübungseffekt eintritt.

Für den TMK lassen sich vier wichtige Aspekte benennen:

- Welche verbale Reaktion zeigt ein Kind?
- Wie sieht seine Gestik und Mimik aus?
- Kommt es Anforderungen des Therapeuten nach?
- Bringt sich ein Kind aktiv in die Therapiesituation ein?

Der TMK macht im wesentlichen eine Aussage darüber, inwieweit das Kind die Angebote des Therapeuten aufgreift und bereit ist, sich zu engagieren. Selbstverständlich kann man den Beobachtungsbogen auch so verändern, daß er das Therapeutenverhalten kennzeichnet, das für die Herausbildung von Reaktionen des Kindes verantwortlich ist. Auf diesen Aspekt wird in Kapitel 10 unter dem Stichwort „Supervision“ eingegangen werden.

Zur Anwendung des TMK ist anzumerken, daß er – ebenso wie der BAV – sowohl für die Indikationsstellung als auch Erfolgskontrolle herangezogen werden kann. Die Anwendung sollte in der Weise erfolgen, daß vom Erstkontakt mit dem Kind an und von allen Sitzungen ca. zehnminütige Ausschnitte auf Video aufgezeichnet und nach Möglichkeit von zwei Beurteilern ausgewertet werden. Es ist im Einzelfall zu entscheiden, ob man pro Sitzung einen, zwei oder sogar drei zehnminütige Ausschnitte auswertet. Die Entscheidung wird im wesentlichen vom Schweregrad der Problematik des Kindes und der Erfahrung des Therapeuten in der von uns vorgeschlagenen Vorgehensweise abhängen.

Beobachtungsbogen für aggressives Verhalten (BAV)
(Benutzen Sie zur Einschätzung die Abstufungsskala in Abschnitt 4.2.2.)

Urteil	Verhalten
______	1. Kind wird beschimpft und angeschrien.
______	2. Schadenfreudiges Lachen, zynische Bemerkungen gegenüber Erwachsenen und Kindern, Spotten über andere.
______	3. Anschreien, anbrüllen und beschimpfen von Erwachsenen und Kindern.
______	4. Kind wird geboxt, getreten, gestoßen, gekratzt, an den Haaren gezogen und bespuckt.
______	5. Hinterhältiges beinstellen, stuhlwegziehen, stoßen, schadenfreudiges hilfeverweigern.
______	6. Boxen, treten, schlagen, stoßen, beißen, kratzen, spucken, haareziehen, beschmutzen von Personen.
______	7. Selbstbeschimpfen, Selbstironie, Fluchen über eigenes Verhalten (z. B. über einen Fehler).
______	8. Nägelbeißen, Haareraufen, Kopfanschlagen, selbstschädigende Kopf- und Körperbewegungen.
______	9. Beschimpfen und verfluchen von Gegenständen.
______	10. Beschädigen von Gegenständen: beschmieren, treten, zerreißen, beschmutzen, Türe zuknallen und Sachen durch die Luft werfen.
______	11. Sich angemessen selbstbehaupten: in normaler Lautstärke seine Meinung oder Kritik äußern, keine verletzenden Worte benutzen.
______	12. Kooperativ- und kompromißbereit: Vorschläge unterbreiten, nachgeben, Regeln einhalten, andere unterstützen.
______	13. Selbstkontrolle: bei Wut sich mit einer anderen Beschäftigung ablenken, der Steigerung des Konfliktes aus dem Wege gehen, Aufforderungen nachkommen, unaufgefordert Verpflichtungen nachkommen.
______	14. Einfühlen und Eindenken in das Gegenüber: anderen zuhören, die Meinung eines anderen akzeptieren, nach Ursachen für Konflikte fragen und nachfragen, wie der andere sich fühlt.

Besondere Beobachtungen und Anmerkungen:

______

______

______

Beobachtungsbogen zur Therapiemitarbeit des Kindes (TMK)
(Benutzen Sie zur Einschätzung die Abstufungsskala in Abschnitt 4.2.2.)

Urteil	Verhalten
	VERBAL
______	○ Erzählen (von sich), Nacherzählen (eine Geschichte)
______	○ Gefühle (z.B. Freude, Trauer, Wut) äußern (Freude: sie überhaupt zeigen, aber nicht dabei übermütig werden bzw. Grenzen und Regeln verletzen; Trauer: sich nicht genieren, traurig zu sein oder weinen zu dürfen; Wut: sie äußern, aber nicht zerstörerisch, verletzend, beleidigend)
	NONVERBAL (GESTIK / MIMIK)
______	○ Entspannte Körperhaltung
______	○ Lächeln, lachen
______	○ Blickkontakt haben
______	○ Körperkontakt haben (Hände halten, streicheln, anlehnen, leicht mit den Händen berühren)
	VERHALTEN
______	○ Aufforderungen nachkommen und nicht verweigern, sich um Verhaltensübungen im Rollenspiel bemühen
______	○ An die individuellen Regeln zur Verhaltenseinübung halten (im Hinblick auf das Tokenprogramm)
	SICH EINBRINGEN
______	○ Ideen äußern, Vorschläge machen, Initiative ergreifen
______	○ Verantwortung für ein anderes Kind übernehmen (helfen, beschützen, Vorbild sein, ermuntern, loben)

Besondere Beobachtungen und Anmerkungen:

______

______

______

______

______

4.2.3. Elterngespräch

Die Informationen aus dem Elterngespräch gliedern sich in: Unmittelbar durch die Exploration erfragte Tatbestände und während des Elternkontaktes beobachtete Verhaltensweisen. Wir wollen wieder beide Möglichkeiten der Informationssammlung vorstellen.

● Elternexploration

Mit Hilfe einer systematischen Elternexploration lassen sich die das aggressive Verhalten verursachenden und aufrechterhaltenden Faktoren bestimmen. Von großer Bedeutung ist dabei, in welcher Form die Familie auf das aggressive Verhalten des Kindes reagiert.

Der von uns angewandte Fragebogen zur Durchführung der Elternexploration basiert auf einer Arbeit von Redlin (1975) und umfaßt die folgenden zentralen Informationen:

- Daten zur Person (u.a. Gesundheitszustand des Kindes, Kinderkrankheiten),
- soziale Beziehungen (Bezugs- und Erziehungspersonen des Kindes, Kindergarten, Schule, Hort)
- Verhaltensanalyse (Beschreibung eines Tagesablaufes, Häufigkeit und Intensität des Problemverhaltens, erstmaliges Auftreten des Problemverhaltens, schulische Probleme, Beziehungen zu Geschwistern und Gleichaltrigen, Eltern-Kind-Beziehung) und
- trainingsspezifische Daten (liegt Selbstkontrolle des Kindes vor, ist es kooperationsbereit, welche Informationen besitzt es bereits über das Training).

Da der Explorationsbogen das Kernstück der Indikationsstellung ausmacht wird er in voller Länge wiedergegeben.
Bei der Durchführung können folgende Probleme auftreten:

1. Pflege- und Adoptivfamilien können – wenn die Kinder nicht im Babyalter in die Familie kamen – zwar umfassende Informationen über das aktuelle aggressive Verhalten des Kindes geben, jedoch aufgrund mangelnder Informationen kaum etwas über die Bedingungen des Erwerbs und der Verfestigung des Problemverhaltens mitteilen.
2. Die Bereitschaft der Eltern, zuverlässige Informationen zu geben, hängt bei dieser umfassenden, ca. 90minütigen Exploration davon ab, wie sehr die Eltern von der Notwendigkeit einer therapeutischen Maßnahme überzeugt sind.
3. Das Verhalten der Kinder außerhalb des Elternhauses ist von den Eltern schwer einschätzbar, da sie hierüber in der Regel nur durch das Klagen der Lehrer oder anderer Eltern informiert wurden.
4. Das Gelingen jeder Exploration ist von der Informiertheit und dem Ausmaß der Mitarbeit der Eltern sowie den Verständigungsmöglichkeiten zwischen dem Therapeuten und den Eltern abhängig.

Auf dem Hintergrund dieser Einschränkungen ist es wichtig, die Informationen der Elternexploration zumindest mit den Daten der Verhaltensbeobachtung und dem EAS zu vergleichen.

● Verhaltensbeobachtung während des Elterngespräches (beim Hausbesuch)

Diese Information sollte man im Anschluß an das Gespräch (außerhalb der elterlichen Wohnung) festhalten (vgl. Petermann, 1992a). Wichtig bei der Einschätzung der Wohnumgebung ist:

- Wie kinderfreundlich ist die Wohnumgebung?
- Sind in der Wohnumgebung Spielmöglichkeiten vorhanden?
- Wie geräumig und geräuschbelastet ist die Wohnung?
- Ist ein Kinderzimmer vorhanden?
  (Wie groß ist das Kinderzimmer?
  Welches Spielzeug liegt vor?)
- Wieviele Personen leben in der Wohnung?
  (Wie „beengt" ist die Wohnung, und kann man sich aus dem Wege gehen?)
- Ist die Einrichtung der Wohnung kinderfreundlich, d.h. haben die Kinder Bewegungsfreiräume?
- Wie stark wird auf „Ordnung" in der Wohnung geachtet – werden minimale Freiräume damit beschnitten?

Bei der Analyse der Familieninteraktion lassen sich zumindest drei Ebenen unterscheiden: das Verhalten der Eltern untereinander, das zwischen Eltern und Problemkind und eventuell das der Geschwister untereinander. Im folgenden ist ein Beobachtungsbogen für das Interaktionsverhalten der Eltern, vor allem während des Erstgespräches, abgedruckt. In diesem Bogen wird nach der Elternexploration (ohne Anwesenheit der Eltern) eine Einschätzung abgegeben.

Beobachtungsbogen für das Eltern-Interaktionsverhalten

1. Beteiligen sich die Elternteile gleich häufig am Gespräch?

   ○ ja ○ nein

   bei nein: wer spricht am häufigsten: ____________________
   Warum?:

   ○ der Partner will nicht reden
   ○ der Partner kommt nicht zum Reden
   ○ der Partner stimmt allen Antworten zu
   ○ der Partner überläßt das Reden freiwillig dem anderen

   ○ sonstiger Eindruck: ____________________

   ____

2. Wie sprechen sich die Elternteile gegenseitig an?

   ○ geben sich gegenseitig Anweisungen
   ○ nur einer gibt dem anderen Anweisungen
   ○ verstärken sich gegenseitig/stimmen sich zu
   ○ einseitige Verstärkung (Vater zu Mutter/Mutter zu Vater)
   ○ widersprechen sich und einigen sich dann
   ○ widersprechen sich und einigen sich nicht
   ○ streiten sich
   ○ sind einer Meinung

   ○ sonstiges: ____________________

   ____

   ____

3. Welcher Elternteil versucht, den anderen durch Fragen miteinzubeziehen?

   ○ Vater ○ Mutter

4. Traten Konflikte während der Sitzung auf: ○ nein ○ ja

   Wenn ja:

   Werden Konflikte zwischen den Eltern offen ausgetragen?

   ○ ja ○ nein

   sonstiges ____________________

5. Welche Einstellung haben die Eltern zu ihrem „Problemkind"?

	Vater	Mutter
○ dem Kind helfen wollen	○	○
○ Problem leugnen	○	○
○ Problem verniedlichen	○	○
○ Problem überdramatisieren	○	○
○ das Kind ablehnen	○	○

   sonstiges:

   ____

   ____

6. Nonverbales Verhalten der Eltern:

		Mutter	Vater
● entspannte Körperhaltung		○ ja ○ nein	○ ja ○ nein
● Blickkontakte zu den Interviewern		○ ja ○ nein ○ kaum	○ ja ○ nein ○ kaum ⇒
	Tendenz:	○ steigend	○ gleichbleibend
● Blickkontakte untereinander		○ ja ○ nein	○ ja ○ nein
● wirken nervös (z.B. Händespiel)		○ ja ○ nein ○ etwas	○ ja ○ nein ○ etwas ⇒
	Tendenz:	○ steigend	○ gleichbleibend
● wirken unsicher/gehemmt (z.B nicht frei im Raum bewegen, Arme eng am Körper)		○ ja ○ nein ○ etwas	○ ja ○ nein ○ etwas

7. Verbales Verhalten der Eltern

- erzählen viel (von sich und dem (den) Kindern)

  ○ ja ○ nein wer: ______
- zeigen Gefühle: ○ ja ○ nein

  a) auf das Kind bezogen: wer: ______

  welche: ______

  ______

  b) auf die Interaktionssituation bezogen:

  wer: ______

  welche: ______

  ______
- reden nur/fast nur negativ über das „Problemkind"

  ○ ja ○ nein wer: ______
- zeigen sich kooperativ:

  a) den Beratern/Therapeuten gegenüber

  ○ ja ○ nein wer: ______

  b) untereinander

  ○ ja ○ nein wer: ______
- sonstiges: ______

  ______

  ______

8. Besondere Beobachtungen und Anmerkungen

______

______

______

______

Elternexplorationsbogen

I. Daten zur Person

1. Name des Kindes: ______________________

   Geburtsdatum: ______________________

   Klasse: ______________________

2. Name der Geschwister: a) ______________ b) ______________

   Geburtsdatum: ______________ ______________

3. Mutter berufstätig: Ja ______________ Nein ______________

   halbtags ________

   ganztags ________

   Schichtarbeit ________

   Nachtarbeit ________

   Heimarbeit ________

4. Vater berufstätig: Ja ______________ Nein ______________

   Schichtarbeit ________ arbeitslos ________

   Nachtarbeit ________ Rentner ________

   auswärts ________

   viel unterwegs ________

5. Wie ist der Gesundheitszustand Ihres Kindes?

   kränklich ( ) robust ( ) gesund ( )

   Wie oft ist Ihr Kind im Jahr krank (Infektionskrankheiten)? ______________

   ____

6. Welche Kinderkrankheiten hat Ihr Kind gehabt? ______________________________

____

7. Gab es Besonderheiten in der Entwicklung Ihres Kindes?
Z.B. besondere Kinderkrankheiten (u.a. verbunden mit einem Krankenhausaufenthalt)?

____

Z.B. schwierige Geburt? ____

Z.B. Entwicklungsverzögerungen u.ä.? __________________________________

____

8. Hatte Ihr Kind irgendwann einen schweren Unfall erlitten? __________________

____

II. Soziale Beziehungen

1. Wer lebt im Haushalt mit Ihrem Kind zusammen? __________________________

Wer verbringt die meiste Zeit mit Ihrem Kind?
Mutter ( ) Oma ( ) Geschwister ( ) Verwandte ( )
Vater ( ) Opa ( ) Freunde ( ) Sonstige Personen ( )

3. Mit wem ist Ihr Kind besonders gerne zusammen? ________________________

4. Mit wem ist Ihr Kind weniger gerne zusammen (z.B. aus Angst, Eifersucht, Streit,...)? ____

____

5. Spielt Ihr Kind gerne allein? Ja ( ) Nein ( )

   Wie verhält es sich, wenn es alleine ist (ruhig, friedlich, aggressiv gegen sich selbst oder gegen Gegenstände ...)? ______________________

   ____

6. Was spielt Ihr Kind am liebsten? Und zwar beim:
   - Spielen zu Hause im Zimmer ______________________
   - Spielen im Freien ______________________
   - Sporttreiben ______________________
   - bei sonstigen Hobbys ______________________
   - und womit verbringt es die meiste Zeit? ______________________

7. Welche Personen waren früher (sind jetzt) an der Erziehung Ihres Kindes beteiligt? ______________________

   ____

8. Auf welche Verhaltensweisen von Erwachsenen reagiert Ihr Kind mit Wut, Rückzug oder eher ablehnendem Verhalten? ______________________

   ____

9. Wer hat den größten Einfluß auf Ihr Kind? ______________________

10. Besteht zwischen Ihnen und Ihrem Ehepartner (oder Ihnen und Ihren miterziehenden Eltern) Einigkeit über Erziehungsfragen?

    Ja ( ) Nein ( ) Wo treten Unterschiede auf? ______________________

    ____

    ____

11. Hat Ihr Kind einen Kindergarten (ggf. Kinderkrippe, Vorschule und Kinderhort) besucht?

    Ja ( ) Nein ( )

12. Wie viele Jahre wurde der Kindergarten besucht? ____________________

Fand ein Wechsel statt? Ja ( ) Nein ( )

Wenn „Ja“: Warum erfolgte der Wechsel? ____________________

13. Ging Ihr Kind gerne in den Kindergarten (Kinderkrippe, Vorschule, Kinderhort)?

Ja ( ) Nein ( )

Wenn „Ja“: Was mochte es am Kindergarten (Kinderkrippe, Vorschule, Kinderhort) besonders gerne? ____________________

Wenn „Nein“: Was mochte es überhaupt nicht? ____________________

____

III. Verhaltensanalyse: Allgemeiner Teil

1. Wie ist der Tagesablauf Ihres Kindes (am Beispiel des gestrigen Tages)?

____

____

____

____

____

2. Stellen Sie sich einen Tag vor, an dem Sie besondere Probleme mit Ihrem Kind haben. Z.B. kommt es vor, daß Sie schlecht mit Ihrem Kind auskommen, es ärgert Sie sehr, es streitet andauernd mit seinen Geschwistern und Freunden u.ä. Denken Sie sich in einen solchen Tag hinein und beschreiben Sie <u>die</u> Verhaltensweisen Ihres Kindes, mit denen Sie unzufrieden sind oder Probleme haben: ____________________

____

____

____

____

3. Wie kann man Ihrer Meinung nach das problematische Verhalten Ihres Kindes bezeichnen (unruhig, laut, unkonzentriert, streitsüchtig, rechthaberisch, zerstörungswütig, zornig, durchsetzungsfähig, selbstbehauptend, unsicher, ängstlich, aggressiv …)?

____

4. Wie häufig, wie lange und wie intensiv tritt das problematische Verhalten auf? ________________________________

____

5. Unter welchen Bedingungen tritt das problematische Verhalten auf (bei bestimmten Situationen, Personen, zu bestimmten Zeitpunkten …)?

____

____

____

6. Wann trat das problematische Verhalten Ihres Kindes zum ersten Mal auf?

____

____

7. An welche besonderen Bedingungen, Ereignisse und Veränderungen von damals können Sie sich erinnern (z.B. Unfall, Krankheit, Geburt eines Geschwisters, Trennung der Eltern …)? ____________________

____

____

8. Können Sie sich an Zeiten erinnern, in denen Ihr Kind deutlich mehr Schwierigkeiten hatte bzw. machte als heute? Ja ( ) Nein ( )

   Welche Schwierigkeiten? ____________________________

____

9. An welche besonderen Umstände von damals können Sie sich erinnern (z.B. Unfall, Krankheit, Geburt eines Geschwisters, Trennung von einer geliebten Person, Streit und Sorgen in der Familie ...)?

____

____

____

10. Gab es Zeiten, in denen das problematische Verhalten weniger bzw. überhaupt nicht zu beobachten war? Ja ( ) Nein ( )

Wenn ja, wann? ______________________________

Welche Umstände lagen vor? ______________________________

____

____

11. Kann Ihr Kind sein Verhalten irgendwo gesehen und von daher nachgeahmt haben? ______________________________

____

IV. Verhaltensanalyse: schulisches Verhalten

1. Sie sagen, Ihr Kind besucht die ....te Klasse. Hat Ihr Kind schon einmal eine Klasse wiederholt? Ja ( ) Nein ( )

2. Wenn „Ja“: Wie ist Ihr Kind damit fertig geworden? ______________________________

____

3. Wie haben Sie reagiert? ______________________________

____

4. Wie verlief die Einschulung? ____________________

____

Gab es eine Zurückstellung von der Einschulung? ____________________

____

Ist Ihr Kind vorzeitig eingeschult worden? ____________________

5. Wie sind sie mit den schulischen Leistungen Ihres Kindes zufrieden?

____

6. Welche Vorstellungen haben Sie über die weitere schulische Laufbahn Ihres Kindes? ____________________

____

7. Kennt Ihr Kind Ihre Vorstellungen? Ja ( ) Nein ( )

8. Helfen Sie bzw. Ihr Ehepartner bei den Hausaufgaben?

Ja ( ); wer: __________ Nein ( ); wer: __________

9. Wenn ja, helfen Sie regelmäßig? Wie lange? ____________________

____

10. Haben Sie den Eindruck, daß Ihr Kind gerne zur Schule geht?

____

11. Wenn „nein“: Woran liegt es Ihrer Meinung nach, daß Ihr Kind nicht gerne zur Schule geht? ____________________

____

____

V. Verhaltensanalyse: Beziehungen zu Geschwistern und Gleichaltrigen

1. Wie gestaltet sich der Kontakt zu Gleichaltrigen (viele Freunde, eine intensive Freundschaft, oberflächliche Freundschaften, häufiges oder seltenes Treffen, lieber allein)? ______________________________

____

____

____

2. Hat Ihr Kind beim Spielen öfters Streit mit anderen Kindern (schreien, schlagen, toben ...)?
   Ja ( ) Nein ( )
   Um was geht es bei solchen Streitereien? ______________________________

____

____

3. Greifen Sie in einen Kinderstreit zu Hause ein? Ja ( ) Nein ( )
   Wenn „Ja“: In welcher Form? ______________________________

____

____

4. Wie verhält sich Ihr Kind, wenn es mit anderen Kindern und Geschwistern zu Hause zusammen ist (friedlich, streitsüchtig, bestimmend ...)?

____

____

____

5. Können Sie Gründe für das Verhalten nennen (Angst, etwas weggenommen zu bekommen; eifersüchtig etc.)? ______________________________

____

____

6. Ist Ihr Kind in der Gruppe der Gleichaltrigen eher Anführer oder Außenseiter oder weder/noch? ____

7. Wie beliebt ist Ihr Kind bei Gleichaltrigen? ____

VI. Verhaltensanalyse: Eltern-Kind-Beziehung

1. Welche Freizeitaktivitäten unternehmen Sie mit Ihrer Familie? ____

2. Angenommen, Ihr Kind hat ein Problem. Kommt es dann zu Ihnen oder Ihrem Ehepartner? ____

3. Mit welchen Problemen ist Ihr Kind schon zu Ihnen gekommen? ____

4. Konnten Sie ihm weiterhelfen? ____

5. Redet Ihr Kind mit Ihnen über Freunde oder die Schule? ____

6. Wofür belohnen Sie Ihr Kind? ____

   Wer belohnt? ____

   Wann (sofort, am Abend, eine Woche später ...)? ____

7. Womit belohnen Sie Ihr Kind? ______

Was ist die wirkungsvollste Belohnung? ______

8. Wie häufig belohnen Sie? ______

9. Wie reagiert Ihr Kind auf Belohnung? ______

Wir möchten noch gerne etwas über das Gegenteil von Belohnen, nämlich über Bestrafen von Ihnen erfahren. Vorausgeschickt werden soll, daß Strafen prinzipiell nichts Gutes und nichts Schlechtes darstellen. Strafen sind eine mögliche Erziehungsmaßnahme.

10. Wofür bestrafen Sie Ihr Kind? ______

Wer bestraft? ______

Wann (sofort, am Abend, eine Woche später …)? ______

11. Womit bestrafen Sie Ihr Kind? ______

Welche Strafe ist die wirkungsvollste? ______

12. Wie häufig bestrafen Sie? ______

13. Wie reagiert Ihr Kind auf Bestrafung? ______

14. Kommt es vor, daß Sie Ihrem Kind ein Vorbild vor Augen halten (z.B. „Dein Freund … macht seinen Eltern bestimmt mehr Freude als Du!")?

______

VII. Trainingsspezifische Daten

1. Erledigt Ihr Kind Aufgaben oder Vergleichbares, auch wenn es keine Lust dazu hat (z.B. Hausaufgaben-Machen; Verpflichtungen einhalten)?

   ____

   ____

2. Ist Ihr Kind hilfsbereit (z.B. Sie bereden ein Problem mit ihm; Sie bitten es, Ihnen etwas zu helfen ...)? ______________________________

   ____

3. Haben Sie mit Ihrem Kind bereits über das Training gesprochen?
   Ja ( ) Nein ( )

4. Wenn „Ja": In welcher Weise? Beziehungsweise: Was haben Sie ihm erzählt? ______________________________

   ____

5. In welcher Weise hat sich daraufhin Ihr Kind geäußert? ______________________________

   ____

6. Wie sind Ihre eigenen Vorstellungen zum Training? ______________________________

   ____

   Auf was sollen wir z.B. besonders bei Ihrem Kind achten? ______________________________

   ____

5. Einzeltraining mit aggressiven Kindern

In diesem Kapitel werden die Ziele, Arbeitsprinzipien, Instruktionen und Materialien für alle Sitzungen des sogenannten Einzeltrainings beschrieben. Wir reden von einem Einzeltraining, da das Kind über einen Zeitraum von minimal vier bis sechs Sitzungen à 60 Minuten mit dem Therapeuten alleine zusammen ist. Das Einzeltraining soll, global gesprochen, das Kind für die Verhaltensübungen in der nachfolgenden Kindergruppe sensibilisieren und versuchen, hinderliche Wahrnehmungsverzerrungen sowie das Gefühl des ständig Sich-bedroht-Fühlens abzubauen. Dem Kind werden auch neue Konfliktlösungen aufgezeigt und Teilfertigkeiten mit ihm schon eingeübt.

5.1. Rahmenbedingungen

Auch bei einem verhaltenstherapeutischen Vorgehen gilt es, bestimmte Punkte zu beachten, die oft als selbstverständlich vorausgesetzt und deshalb nicht weiter erwähnt werden. Es handelt sich um zwischenmenschliche Aspekte, Bedürfnisse und Motivationen, die ein wie auch immer geartetes therapeutisches Vorgehen „einfärben". Sie moderieren die „Atmosphäre" und die Beziehung zwischen Klient und Therapeut. Mit Hilfe der Punkte „Gesprächsführung" und „Motivierung" soll versucht werden, ein **Basisverhalten** des Therapeuten zu konkretisieren, das auf ein verhaltenstherapeutisch orientiertes Training abgestimmt ist.

5.1.1. Gesprächsführung

Im Rahmen der Gesprächsführung eines Verhaltenstrainings mit Kindern lassen sich drei Gesprächsformen unterscheiden: Das **problemorientierte** Gespräch in der Phase des Erstkontaktes, das **Therapiegespräch** und das **unstrukturierte** Gespräch im freien Spiel. Für alle diese Gespräche ist es wichtig, daß das Kind Interesse an seiner Person erfährt. Der Therapeut muß dem Kind zeigen, daß er es akzeptiert und er geduldig zuhören kann.

● **Das problemorientierte Gespräch**

Im Erstkontakt mit dem Kind, der vor dem Beginn des Einzeltrainings liegt (vgl. Abschnitt 5.2.), möchte der Therapeut Aufschluß über das aggressive Verhalten erlangen. Da aggressive Kinder häufig in ihrem Verhalten lediglich die Folge ungerechter Aktionen der Umwelt erblicken, sehen sie ihr Verhalten weder als problematisch an noch fühlen sie sich dafür verantwortlich. Ein **direktes Ansprechen** dieser Problematik im Erstgespräch erscheint deshalb nutzbringend.

Was heißt das konkret? Das Kind wird weder beschuldigt noch werden ihm seine Defizite aufgezählt. Der Therapeut kann das Kind fragen, was es glaubt, warum es zur Beratungsstelle kommen soll. Auch die Sichtweisen, Erwartungen und eventuell eigenen Veränderungsvorstellungen des Kindes sind wichtig zu erfahren. Der Therapeut soll sich von seiner Seite damit begnügen, positive Ziele als Grund für das Zusammensein mit dem Kind zu benennen. Es sollte sich um solche Gründe handeln, die auch im Therapievertrag (s. u.) genannt werden. Als ein Ergebnis des problemorientierten Gesprächs kann gelten, daß das Kind besprochenes Problemverhalten bzw. Zielverhalten akzeptiert und dies in den Therapievertrag mit einfließt. Gerade beim Aushandeln des Therapievertrages soll das Kind den Eindruck gewinnen, daß es fähig ist, auf die Inhalte und Formen der Zusammenarbeit Einfluß auszuüben. Innerhalb des vorgegebenen Trainings gibt es genügend Möglichkeiten, auf die Wünsche des Kindes einzugehen und ihm Freiräume zu gewähren. Zugleich ist es bedeutend, auf wichtigen Zielen und minimalen Anforderungen zu bestehen. Die Gesprächsführung muß deshalb sowohl lenkende als auch kompromißhafte Elemente enthalten.

Generell ist es für ein problemorientiertes Gespräch ratsam, eher den **kleinen, beiläufigen Anlaß im Spiel** zu suchen. Es gilt die Formel, daß viele, kurze Gespräche im Umgang mit dem Kind besser geeignet sind als lange „Verhöre" oder „Gesprächsstunden am Tisch". Zeiten des Spiels schließen sich im Erstkontakt den Diagnoseprozeduren, dem Besprechen der Regelliste usw. an (vgl. Abschnitt

5.2.1.). Das Spielen selbst sowie die darin eingebetteten Gespräche geben wichtige diagnostische Informationen. Eine andere Möglichkeit, im Erstkontakt einen Gesprächsanlaß zu finden, ist z. B., eine Situation aus dem EAS heranzuziehen. Auf die Verwendung von Informationen aus der Schule oder dem Elternhaus sollte verzichtet werden, da dadurch beim Kind unnötige Widerstände aufgebaut werden und es sich von allen Seiten überwacht fühlt. Etwas anders verhält es sich, wenn das Kind beim Elternerstgespräch zufällig anwesend war und somit beim Kind und Therapeuten der gleiche Informationsstand vorherrscht. In diesem Fall kann der Therapeut den einen oder anderen Punkt noch einmal ansprechen und zum Anlaß eines problemorientierten Gespräches machen.

● **Das Therapiegespräch**
Das Therapiegespräch muß allein schon aufgrund der zeitlichen, aber vor allem der inhaltlichen Vorgaben im Rahmen der Verhaltensmodifikation **zielorientiert** ausgerichtet sein. Hierbei werden die Gesprächsinhalte und die Gesprächsführung mit dem Kind entscheidend von den eingesetzten Materialien geprägt. Dieser **an Lernmaterialien orientierte** Ansatz hat zur Folge, daß die Gespräche mit dem Kind „über das Material" initiiert werden. Das Kind kann somit selbst bestimmen, inwieweit es über sich berichten will. Das Vorgehen wirkt dadurch der Bedrohung durch unangenehme Gespräche entgegen. Trotzdem soll in den Therapiegesprächen konkretes Verhalten des Kindes angesprochen und die möglichen Reaktionen der Umwelt im Gespräch und Rollenspiel aufgezeigt werden. Dem Kind wird dadurch nahegebracht, Handeln als konkrete Reaktionskette aufzufassen. Eine vertrauensvolle Beziehung zu dem Kind und eine freundliche Aufforderung bewirken, daß es offen berichtet. Es sollte immer ausreichend Zeit haben, eigene Erlebnisse, Ideen und Konfliktlösungen zur Diskussion zu stellen. Häufig ist es so, daß das Kind zu Beginn einer Sitzung von sich aus zuerst einmal seine Erlebnisse erzählt. Darauf kann der Therapeut an entsprechender Stelle zurückgreifen und diese Hinweise in sein zielorientiertes Therapiegespräch mit einbeziehen.

Die Gesprächsinhalte sollen über **mehrere Sitzungen** verteilt behandelt werden. Im Gespräch hat der Therapeut dann Bezüge zwischen den Sitzungsinhalten aufzuzeigen und auch nach Möglichkeit auf Dinge zurückzugreifen, die dem Kind bekannt sind. Durch das Wiedererkennen von bereits behandelten Themen gewinnt das Kind Sicherheit und erkennt Zusammenhänge.

● **Das unstrukturierte Gespräch**
Die unstrukturierten Gespräche ergeben sich in der Phase des **freien Spiels**. In dieser Zeit bestimmt das Kind die Spiele und Tätigkeiten, mit denen es sich beschäftigen will. Damit werden auch die Gesprächsinhalte von ihm vorgegeben und geprägt. Diese eher zufällig geführten Gespräche geben dem Therapeuten verschiedene Hinweise: z. B. auf **Wünsche des Kindes**. Es kann sich oft um sehr alltägliche Dinge handeln, wie „Hoffentlich erlaubt mir meine Mutter, eine Geburtstagsfeier zu machen!" oder „Es wäre schön, wenn mein Vater mir beim Reparieren des Fahrradschlauches helfen würde!". Werden solche Wünsche ausgesprochen, so ist damit oft auch ein Hilfeappell an den Therapeuten verbunden. Diesem Appell soll der Therapeut dann nachkommen, wenn er weiß, daß das Kind überfordert ist, den Wunsch in der Familie zu äußern und zu realisieren. Er sollte entweder beim nächsten Elterngespräch im Beisein des Kindes den Wunsch einbringen oder das Kind spricht ihn selbst aus, nachdem es sich vorher mit dem Therapeuten beratschlagt hat und dieser ihm Hilfestellung zusagte. Manchmal teilen die Kinder im freien Spiel auch Wünsche über die Gestaltung der Sitzungsinhalte mit. Der Therapeut sollte sich mit den Kindern darüber auseinandersetzen und Grenzen sowie Möglichkeiten aufzeigen.

Oft benennen Kinder im Spiel wichtige **Identifikationssymbole oder -figuren**, mit denen sie sich intensiv auseinandersetzen (z. B. Tarzan oder Wildwesthelden). Gerade Identifikationssymbole und -figuren geben Aufschluß über die Leitbilder aggressiver Kinder und können eine Hilfe für ein besseres Verständnis der kindlichen Verhaltensweisen sein. Es liegt auch im Geschick des Therapeuten, diese Anregungen aufzugreifen und mit den Therapiezielen in Verbindung zu bringen, z. B. indem er damit neue Materialien oder Spiele entwickelt. Diese sind dann mit einer Aufgabenstellung im Sinne sozial erwünschten Verhaltens zu versehen.

Die hier ausgeführten wichtigsten Prinzipien einer Gesprächsführung mit dem Kind gelten selbstverständlich nicht nur für das Einzeltraining. Besonders das Therapiegespräch und das unstrukturierte Gespräch liegen als verhaltenstherapeutisch orientiertes Basisverhalten auch dem Gruppentraining zugrunde.

5.1.2. Motivierung

Die Motivierung aggressiver Kinder zur Mitarbeit in der Therapie ist in der Regel aus vier Gründen sehr schwierig:
1. Sie erkennen ihr unangemessenes Verhalten nicht als Problem und leugnen es.
2. Ihr aggressives Verhalten ist oft erfolgreich, führt

sie zu ihrem Ziel und sie selbst leiden selten darunter. Deswegen sehen sie sich nicht veranlaßt, ihr Verhalten zu ändern.
3. Aggressive Kinder sträuben sich häufig gegen Anforderungen jeglicher Art. So auch gegen die im Training.
4. Sie vermuten durch das Training eine Einschränkung ihrer Freizeit. Und in der Tat sollen sie dafür ca. eine Stunde in der Woche opfern.

Wie geht nun ein Therapeut mit dieser schlechten Motivationslage des Kindes um? Er muß versuchen, einerseits eine vertrauensvolle Beziehung zum Kind aufzubauen, andererseits ein gegenseitiges Verpflichtungsgefühl zu schaffen.

● **Die vertrauensvolle Beziehung**
Von zentraler Bedeutung für die Motivation des Kindes ist die Entwicklung einer vertrauensvollen Beziehung zum Therapeuten. Eine solche Beziehung ist nicht naturgegeben vorhanden, obwohl sicherlich einige Aspekte, die sie mitprägen, vom Therapeuten selbst schlecht beeinflußbar sind. Es handelt sich z.B. um das Geschlecht, das Alter, den Körperbau, die Haartracht, die Sprechweise, eine besonders mütterliche oder kumpelhafte Haltung. Diese Komponenten gehen allein schon dadurch in die Beziehungsgestaltung ein, daß das Kind unter Umständen durch sie an positive oder negative Bezugspersonen erinnert wird. Trotzdem kann der Therapeut die Beziehung durch eine Reihe von Variablen prägen. Diese hängt nämlich in entscheidender Weise von der Form ab, in der der Therapeut mit dem Kind umgeht: **Das Zeigen von Interesse** am Kind ist wichtig. Der Therapeut interessiert sich für die Mitteilung, Sorgen, Freuden, Hobbys usw. des Kindes und behält die Informationen im Gedächtnis, um bei Gelegenheit mit dem Kind wieder darüber zu sprechen. Dies signalisiert dem Kind das Interesse des Therapeuten an seiner Person. Für das Kind ist jedoch nicht nur das Interesse an ihm, sondern auch das **Akzeptieren** seiner Person lebenswichtig. Dies äußert sich zum Teil in der Interessenbekundung. Besonders zeigt es sich darin, dem Kind eine eindeutige und klare Rückmeldung über positives Verhalten oder besondere, Identität ausmachende Eigenheiten zu geben. Die Person des Kindes an sich sowie seine „positiven" Seiten sollen durch Mimik, Gestik und Worte für das Kind erkennbar akzeptiert werden. Auch Vorschläge des Kindes, z.B. beim Aushandeln des Therapievertrages, können unter Abwägung der Therapieziele und der Möglichkeiten des Trainings berücksichtigt und aufgenommen werden. Zugleich wirkt dies verstärkend auf das Kind. Weitere Gelegenheiten für akzeptierendes Verhalten des Therapeuten bieten sich durch das wesentliche Prinzip, **dem Kind schrittweise Verantwortung für das Geschehen innerhalb und außerhalb der Therapie zu übertragen**. Durch diesen Schritt wird das Kind immer stärker in die therapeutische Handlung eingebunden, und es wird Material, Anforderungen und Spiele akzeptieren. Die Verantwortungsübertragung erzeugt nicht nur eine größere Therapiemitarbeit, sondern verhindert dadurch auch negative Aktivitäten des Kindes. Erfolgt dieser Prozeß der Verantwortungsübertragung schrittweise, mit Hilfestellung und dem Belastungsvermögen des Kindes angemessen, so erlebt es keine Mißerfolge und kann ein **Kompetenzgefühl** entwickeln. Dieses Kompetenzgefühl trägt wiederum dazu bei, daß sich beim Kind ein Selbstbild entwickelt, das auf die Rolle des aggressiven Störenfriedes verzichten kann (vgl. ausführlicher zum Vertrauensbegriff Petermann, 1992b).

● **Das Verpflichtungsgefühl**
Die eben beschriebenen Möglichkeiten, Vertrauen beim Kind aufzubauen, helfen auch mit, ein Verpflichtungsgefühl zu erzeugen. Dies geschieht besonders durch die **Verantwortungsübertragung**. Die Übertragung von Verantwortung verpflichtet dazu, zum Gelingen der Angelegenheit beizutragen. Und wer will schon einen Mißerfolg erleben, schon gar, wenn er sich für etwas verantwortlich fühlt? Gelingt es also dem Therapeuten, daß sich das Kind für die gemeinsame Zeit verantwortlich fühlt, dann schafft dies ein Verpflichtungsgefühl. Wichtig für das Kind ist es, daß es sich um eine **zweiseitige Verpflichtung** handelt. D.h., sowohl das Kind als auch der Therapeut müssen je ihren Anteil dazu beitragen.

Dem Kind läßt sich dies am einfachsten verdeutlichen, indem es mit dem Therapeuten gemeinsam überlegt, wie ihr Zusammensein trotz Aufgaben und Anforderungen Spaß bereiten kann. Als Voraussetzung ist es erfoderlich, dem Kind altersgemäß die Ziele und das konkrete Vorgehen der Treffen zu erläutern. Dann werden die Pflichten und Rechte sowohl des Kindes als auch des Therapeuten ausgehandelt. Es erfährt, daß es selbst und der Therapeut Regeln einhalten muß. Das Verpflichtungsgefühl des Kindes für Regeleinhalten kann gestärkt werden, wenn es weiß und erlebt, daß auch ein Erwachsener Verpflichtungen eingeht und einhält, die wieder unmittelbar dem Kind zugute kommen. Die Regeln, die der Therapeut beachten muß, beziehen sich vor allem darauf, daß sein Handeln von **Durchschaubarkeit** und **Zuverlässigkeit** geprägt ist. Das bedeutet, er erklärt und begründet das therapeutische Vorgehen, vor allem am Anfang, und er hält sich genau an Absprachen und angekündigte Ereignisse. Die Therapeutenregeln der Durchschaubarkeit und Zuverlässigkeit ermöglichen zudem dem Kind, daß der Therapeut für es „kalkulierbar“ wird. Es weiß, woran es ist, was seine Sicherheit erhöht. Dies wirkt sich wieder günstig auf die vertrauensvolle Beziehung zwischen Kind und Therapeut aus.

Das Aushandeln der gegenseitigen Verpflichtungen wird in einem **formalen Schritt** festgehalten: Dem Unterzeichnen eines Therapievertrages (vgl. Abschnitt 5.2.1.). Das Kind erlebt durch diesen bewußt formal gehaltenen Schritt, daß es als Partner vom Therapeuten anerkannt wird und auch selbst Bedingungen für das Zusammensein formulieren kann. Das Stellen von Bedingungen erzeugt Verantwortung und diese wiederum ein Verpflichtungsgefühl.

5.2. Ziele, praktisches Vorgehen und Materialien

In diesem Abschnitt werden für das Einzeltraining die Ziele, die mit jeder einzelnen Sitzung verbunden sind und für alle Kinder neben deren individuellen Zielen gelten, das praktische Vorgehen mit wichtigen Instruktionen und die dazugehörigen Materialien aufgeführt. Die drei Bestandteile „Ziele, praktisches Vorgehen und Materialien“ werden geschlossen für jede einzelne Trainingsstunde vorgestellt. Die Darstellungsweise nach diesen drei strukturellen Merkmalen wird auch für das Gruppentraining und die Elternberatung beibehalten werden.

Dem Einzeltraining ist ein sogenannter Erstkontakt vorgeschaltet. Die Einzelarbeit mit dem Kind gliedert sich demnach in zwei Phasen:
1. der Erstkontaktphase und
2. der eigentlichen Einzeltrainingsphase.

5.2.1. Erstkontakt

Der Erstkontakt dient vor allem dem gegenseitigen Kennenlernen, der Indikationsstellung sowie dem Abschluß des Therapievertrages. Besonders wichtig ist, bevor mit dem eigentlichen Einzeltraining begonnen wird, daß Therapeut und Kind Gelegenheit haben, sich unter verschiedenen Bedingungen kennenzulernen. Das Gelingen der Erstkontaktphase kann für den weiteren Verlauf des Trainings in positiver wie negativer Weise folgenreich sein.

▶ Ziele

Im einzelnen werden mit dem Erstkontakt drei Ziele verfolgt (vgl. Tab. 2):

1. Bekanntmachen mit der Beratungsstelle und gegenseitiges Kennenlernen

Das Kind soll mit den Örtlichkeiten und der Arbeitsweise einer Beratungsstelle vertraut gemacht werden, um bei ihm Sicherheit aufzubauen und falsche Vorstellungen sowie anfängliche Barrieren abzubauen. Es soll den Therapeuten kennen und einschätzen

Tabelle 2. Ziele, praktisches Vorgehen und Materialien des Erstkontaktes im Einzeltraining.

Ziele	Praktisches Vorgehen	Materialien
Bekanntmachen mit der Beratungsstelle und gegenseitiges Kennenlernen	Zeigen der Örtlichkeiten; kindgemäße Umschreibung der Arbeit einer Beratungsstelle	„Ort der Beratungsstelle“ mit Spielsachen, Arbeitsmaterialien und technischen Geräten
Indikationsstellung	Bearbeiten von Diagnosematerialien	EAS, LEV-K
Abschließen eines Therapievertrages	Diskussion der Bedingungen der Zusammenarbeit: Der Therapeut berichtet über die Inhalte des Trainings, erklärt den Zusammenhang von Arbeit und freien Spielmöglichkeiten (Tokenprogramm); Erläutern des Detektivbogens; Unterzeichnen des Therapievertrages, Anlegen einer Trainingsmappe	Attraktive Trainingsmaterialien, Regelliste, Detektivbogen, Muster des Therapievertrages, DIN-A4-Hefter

lernen. Der Grundstein für einen vertrauensvollen Kontakt soll gelegt werden.

2. Indikationsstellung
Das Kind soll verschiedene Diagnoseverfahren bearbeiten und der Therapeut Verhaltensbeobachtungen anstellen. Aufgrund der diagnostischen Befunde sollen dann individuelle Verhaltensziele für das Kind erstellt und spezifische Therapiematerialien ausgewählt werden.

3. Abschließen eines Therapievertrages
Kind und Therapeut sollen bezüglich der Teilnahme des Kindes am Training einen Konsens aushandeln und diesen formal in einem Therapievertrag festhalten. Das Kind soll dadurch verstärkt zur regelmäßigen Teilnahme und aktiven Mitarbeit verpflichtet werden.

▶ Praktisches Vorgehen

Der Erstkontakt umfaßt zwei bis drei Sitzungen. Die Anzahl der Sitzungen hängt von dem Umfang der diagnostischen Bemühungen, den Auffassungs- und Wahrnehmungsfähigkeiten sowie der Bereitschaft des Kindes ab. Während des ersten Treffens werden die allgemeinen Informationen bezüglich der Beratungsstelle dem Kind vermittelt und die Diagnoseverfahren durchgeführt. In den ein bis zwei weiteren Sitzungen werden alle Bedingungen der gemeinsamen Arbeits- und Spielzeit abgeklärt. Das bedeutet, dem Kind wird über das Training berichtet, die Regelliste wird bearbeitet, der Detektivbogen – ein Selbstbeobachtungs- und Selbstkontrollinstrument – eingeführt, der Therapievertrag abgeschlossen und die Therapiemappe angelegt.

1. Bekanntmachen mit der Beratungsstelle und gegenseitiges Kennenlernen
Das Kind wird vor allem mit den **Örtlichkeiten der Beratungsstelle**, aber auch mit den technischen Geräten wie Kassetten- und Videorecorder vertraut gemacht. Der Therapeut zeigt ihm die Räume, die für die Treffen von Bedeutung sind, wie Wartezimmer, Toilette, Sekretariat, Arbeitszimmer des Therapeuten und Spielzimmer. Es kennt sich dann aus, was einen wichtigen Aspekt von Handlungskompetenz ausmacht, und erfährt zudem Anerkennung. Zum anderen ergeben sich manchmal bei solchen Aktivitäten zwanglose Gespräche mit dem Kind, durch die sich Kind und Therapeut gegenseitig kennen- und einschätzen lernen und die für die spätere Zusammenarbeit von Bedeutung sein können.

Dem Kind wird erklärt, daß es mit dem Therapeuten einerseits im **Arbeitszimmer**, andererseits im **Spielzimmer** zusammen sein wird. Im möglichst reizarmen, d.h. ohne ablenkende Spielsachen ausgestatteten Arbeitszimmer wird das Training durchgeführt; die dort von dem Kind verdienten Spielminuten erlauben ihm dann den Zutritt zum Spielzimmer. Schon vom ersten Treffen an soll für das Kind die **Zweiteilung in Arbeits- und Spielzeit** deutlich werden. Es muß ihm auch der Zusammenhang zwischen beidem erkennbar sein: Wenn das Kind, nach einem entsprechenden Hinweis und einer Aufforderung zu Beginn, konzentriert bei der Diagnostik mitarbeitet, darf es zur Belohnung am Ende zwischen 10 und 20 Minuten im Spielzimmer verbringen und selbstbestimmten Tätigkeiten nachgehen. Ebenso wird mit weiteren Treffen im Rahmen des Erstkontaktes verfahren. Weiter wird dem Kind erklärt, aus welchen **Gründen** andere Kinder, Jugendliche und eventuell auch Erwachsene in die Beratungsstelle kommen und was mit ihnen zusammen gemacht wird.

2. Indikationsstellung
Im Rahmen der Indikationsstellung sollte dem Kind annähernd **verständlich** gemacht werden, wozu Fragebogen oder sonstige Diagnoseinstrumente gut sind. Ihm wird erklärt, daß der Therapeut es genau kennen- und verstehen lernen will. Erst dann kann er ihm genau sagen, wie lange sie ungefähr zusammen sein, was sie alles machen und welche Geschichten, Aufgaben und Spiele wichtig sein werden. Eine große Hilfe ist für ihn dabei, wenn es die vorgesehenen Fragebögen bearbeitet. Möchte man den EAS und den LEV-K durchführen, so ist dafür eine Sitzung zu veranschlagen. Mit manchen Kindern über die **Ergebnisse der Diagnose** (besonders des EAS) zu sprechen, kann angebracht sein. Das Vorgehen wird ihnen dadurch durchschaubar, und sie erleben die Situation als anerkennend, fühlen sich gleichberechtigt und gewinnen das Gefühl, der Situation nicht hilflos ausgeliefert zu sein. Dies wirkt sich positiv auf die Therapiemitarbeit aus und kann entscheidende Bedeutung für den Abschluß des Therapievertrages besitzen.

3. Abschließen eines Therapievertrages
Über die Teilnahme des Kindes am Training wird mit ihm ein Therapievertrag ausgehandelt und abgeschlossen. Dazu wird ihm das **Training in allen wichtigen Einzelteilen** beschrieben, das Material in Beispielen gezeigt. Dem Kind muß ausführlich erläutert werden, daß die Treffen zuerst mit dem Therapeuten alleine stattfinden und zu einem späteren Zeitpunkt auch noch andere Kinder zu den Sitzungen dazukommen. Die Treffen bestehen aus einem Wechsel von Arbeit und Spiel, wobei die zu erledigenden Aufgaben aber nichts mit der Schule zu tun

haben. Sie bestehen z. B. darin, daß sich Kind und Therapeut gemeinsam überlegen, wie man mit anderen besser auskommt und daß Geschichten dazu gespielt werden. Für dieses Gespräch soll sich der Therapeut **Zeit nehmen** und Fragen sowie bewertende Äußerungen des Kindes provozieren. Damit können sich beide dann gemeinsam auseinandersetzen.

Ausführlich muß der Therapeut dem Kind den Zusammenhang von Arbeit und frei wählbaren Spielmöglichkeiten erklären. Die Spielmöglichkeiten hängen von der guten Zusammenarbeit und vom Einhalten bestimmter Regeln ab. Dieses wird dem Kind anhand der **Regelliste** und des **Tokensystems** verständlich gemacht. Die Regelliste ermöglicht es dem Kind zum Teil, die anzustrebenden Therapieziele selbst zu bestimmen. Es bearbeitet sie wie in der Anleitung für das Kind ausgeführt (vgl. den Punkt Materialien): Die Regeln werden gelesen; gemeinsam wird überlegt, welche Verhaltensweisen das Kind kann und welche nicht. Von den Verhaltensweisen, die das Kind nicht gut beherrscht, wählt es eine aus, um sie in der Stunde zu üben. Für das Einhalten von Regelverhalten können zwei Punkte vergeben werden:

0 Punkte bedeuten: Das Regelverhalten wurde nicht gezeigt!
1 Punkt bedeutet: Das Regelverhalten wurde ein bißchen gezeigt, das Kind läßt guten Willen und Anstrengung erkennen!
2 Punkte bedeuten: Das Regelverhalten wurde vollständig und gut oder sehr gut realisiert!

Um am Ende der Arbeitszeit spielen zu können, müssen insgesamt mindestens zwei Punkte erzielt werden. Die Spieldauer beträgt dann fünf Minuten. Die Spielzeit verlängert sich pro mehrverdientem Punkt um vier Minuten:
3 Punkte = 9 Minuten;
4 Punkte = 13 Minuten;
5 Punkte = 17 Minuten und
6 Punkte = 21 Minuten.

Wie können insgesamt sechs Punkte verdient werden? Dies erfolgt dadurch, daß die Punktevergabe ca. alle 10 bis 15 Minuten während der ca. 40minütigen Trainings- bzw. Arbeitszeit durchgeführt wird. Es können also dreimal maximal zwei Punkte vergeben werden. Dazu wird das Vorgehen an geeigneter Stelle kurz unterbrochen. Das Kind wird nach einer **kritischen Selbsteinschätzung** gefragt: „Glaubst Du, daß Du null, einen oder zwei Punkte verdient hast?" Es soll seine Einschätzung begründen. Zur Gegenüberstellung und eventuellen Korrektur gibt der Therapeut anschließend ebenfalls eine Einschätzung des Kindverhaltens ab und begründet seine Punktevergabe.

In Abhängigkeit vom **Erregungsniveau** und der **Kooperationsbereitschaft des Kindes** verfahren wir auf zwei Arten weiter: Bei einem kooperationsbereiten Kind einigen sich Therapeut und Kind im Gespräch auf eine gemeinsame Punktzahl, die auf der Liste vor der entsprechenden Regel festgehalten wird. Erregt sich ein Kind schnell, was besonders dann der Fall ist, wenn der Therapeut eine andere Einschätzung des kindlichen Verhaltens als das Kind selbst abgibt, notieren Kind **und** Therapeut getrennt ihre jeweiligen Punkte. Diese werden insgesamt am Ende addiert und die Summe halbiert. Man erhält auf diesem Wege ein gemitteltes Urteil zwischen der Einschätzung des Kindes und des Therapeuten. Auf diese einfache und faire Weise kann man zudem einer unrealistischen Selbsteinschätzung des Kindes entgegenwirken.

Ob **eine** oder **zwei Regelverhaltensweisen**, die das Kind üben soll, für jeweils eine Stunde ausgesucht werden, hängt von der Belastbarkeit des Kindes ab. Es kann sinnvoll sein, daß das Kind ein Regelverhalten und der Therapeut ein zweites bestimmt. Mit dieser Vorgehensweise kann erreicht werden, daß auch für ein Kind bedeutsames Verhalten geübt wird. Generell gilt ein schrittweises Vorgehen hinsichtlich des Schwierigkeitsgrades. Das bedeutet, daß in den ersten ca. zwei bis drei Trainingsstunden dem Kind nur ein Regelverhalten abverlangt wird. Später erhöht eine zweite, gleichzeitig zu beachtende Regel die Schwierigkeit. Ein Regelverhalten wird immer so lange trainiert, bis es vom Kind wiederholt erfolgreich gezeigt wurde. Dann erst wird zu einem weiteren Verhaltensdefizit, d. h. einer neuen Regel, übergegangen.

Sind zwei Regeln zu beachten, dann wird die Gesamtpunktzahl durch zwei dividiert; damit bleibt das **Punkte-Minuten-Vergabe** System erhalten. Den meisten Kindern kann dies verdeutlicht werden. Ist einem Kind aufgrund von Lern- und Auffassungsschwierigkeiten die Vergabe der Punkte bei zwei Regeln nicht einsichtig, dann sollte der Therapeut ein neues Punkte-Minuten-Vergabesystem einführen.

Auch massive Verhaltensdefizite eines Kindes können es erforderlich machen, das Vergabesystem zu vereinfachen. Beispielsweise können einem Kind die ersten beiden Treffen zehn Spielminuten garantiert werden, jede weitere Minute bis zu 20 Minuten muß dazuverdient werden. Dieses Vorgehen kann für manche Kinder eine wichtige Motivationshilfe sein.

Der Therapeut kann das Kind beispielsweise mit folgenden Worten für zwei Regelverhaltensweisen **motivieren**: „Eine Regel kannst Du schon ausgezeichnet und jedes Mal einhalten. Ich bin überzeugt davon, daß Du auch zwei Regeln schaffst. Wollen wir es einmal probieren?" Ehrgeizige Kinder kann man auch mit der Formulierung anspornen: „Ich bin mal gespannt, ob Du auch zwei Regeln einhalten kannst."

Das Kind soll im Verlaufe des Trainings ermutigt werden, **selbst Verhaltensdefizite** bei sich zu **erkennen**, zu benennen und neues, positives Verhalten einzuüben. Dieses soll als positives Verhaltensziel formuliert und in der Regelliste ergänzt werden.

Nachdem mit einem Kind zusammen die möglichen, zu übenden Verhaltensweisen benannt und der Zusammenhang zwischen Regelverhalten und Spielminuten erklärt wurde, wird der **Detektivbogen** und sein Sinn erläutert. In den Detektivbogen trägt das Kind sowohl die geübten Verhaltensweisen der Trainingsstunde als auch später die neuen und ganz anderen Verhaltensaufträge ein. Die Verhaltensbeobachtungen erfolgen täglich; jede Woche erhält jedes Kind einen neuen Detektivbogen. Der Auftrag an das Kind lautet:

„Du weißt doch, was ein Detektiv ist! – Ja, das ist einer, der anderen auf der Spur ist, sie genau beobachtet, viel über andere herausfinden will. Nun gibt es einen Meisterdetektiv! Der hat die schwierigste Aufgabe der Welt: der nimmt sich nämlich selbst genau unter die Lupe. Stelle Dir vor, Du bist so ein Meisterdetektiv und Dir selbst auf der Spur. Du betrachtest Dich den ganzen Tag über so genau wie mit einer Lupe, und jeden Abend notierst Du, was du gesehen hast. Damit Du weißt, worauf Du besonders achten sollst, schreibst Du Dir die wichtigsten Indizien auf. Indizien sind wichtige BEWEISE. Und zwar kannst Du mit den Indizien anderen und Dir selbst beweisen, was Du in einer Woche alles an Dir beobachtet und was Du alles erreicht hast. Und Du wirst staunen, was Du alles kannst. Der kleine Sherlock Holmes hilft Dir dabei ein wenig."

Nachdem das Kind soweit mit den Inhalten, Materialien und Vorgehensweisen bekanntgemacht worden ist, kommt der manchmal schwierige Teil des **Vertragsabschlusses**. Der Therapeut geht dazu mit dem Kind schrittweise den Vertrag durch und versucht, Übereinkünfte mit ihm zu finden und eine „ehrliche" Teilnahmebereitschaft am Training zu erhalten. Der Therapievertrag stellt eine schriftliche Vereinbarung über die Anzahl und Länge der Sitzungen sowie über die Pflichten und Rechte des Kindes und des Therapeuten dar. Er kann in Grenzen auf das Kind bezogen modifiziert werden. Die ausgehandelten Wünsche und Veränderungen des Kindes müssen im Vertrag vermerkt werden. Der Abschluß des Therapievertrages ist zum Teil das **Ergebnis** eines positiv verlaufenen gegenseitigen Kennenlernens, einer „geglückten" Diagnosephase, einer motivierenden Darstellung des Trainingsverlaufes und der Materialien. **Weitere Voraussetzungen** für ein Gelingen sind, daß das Kind die Arbeits- und Spielbedingungen kennt sowie diese Zweiteilung schon erlebt hat. Prinzipiell ist zu bedenken, daß das therapeutische Angebot mit dem bisherigen Freizeitverhalten des Kindes konkurriert. Zudem ist das Training für das Kind eine Zeit der Belastung. Deshalb ist es für das Kind wichtig, den **Zeitpunkt des Endes** zu kennen. Folglich trägt der Therapeut in den Therapievertrag neben den Namen und der Anzahl der Einzel- und Gruppensitzungen auch die Gesamtlänge des Trainings ein. Die Länge des Trainings mit der ungefähren Stundenanzahl muß er abschätzen. Anhaltspunkte ergeben sich aus den Informationen zur Indikationsstellung und vor allem aus den Verhaltensbeobachtungen während dem gesamten Erstkontakt. Er kann vorsichtshalber ca. drei Stunden mehr einkalkulieren, da er seine Angaben dem Kind gegenüber unbedingt einhalten muß. Die Abschätzung der Trainingslänge stellt für den Therapeuten eine wichtige **Arbeitshypothese** dar: und zwar im Sinne einer Prognose über den Verlauf des Trainings. Damit kann der Therapeut seine eigene Arbeit selbst etwas kontrollieren, aber auch sich Supervisionsmöglichkeiten eröffnen. Die beim Vertragsabschluß möglichen Schwierigkeiten und wie man damit um gehen kann, werden ausführlich in Abschnitt 5.3. erläutert.

Haben sich Therapeut und Kind geeinigt und haben beide unterschrieben – wobei jeder ein unterschriebenes Vertragsexemplar erhält –, wird noch einmal auf den **Detektivbogen** zurückgekommen. Therapeut und Kind versuchen gemeinsam, ein Verhalten zu finden, mit dem das Kind große Probleme hat. Dieses wird im Detektivbogen eingetragen. Es muß konkret auf Situationen bezogen sein. Dann erhält das Kind den **Auftrag zur täglichen Verhaltensbeobachtung** bis zum nächsten Treffen. Dem Kind muß deutlich sein, daß es bei diesem ersten Mal nicht um eine Verhaltensänderung, sondern vor allem um das Üben einer ehrlichen und selbstkritischen Einschätzung der eigenen Person geht.

Den Abschluß der Erstkontaktphase bildet das Anlegen einer **Trainingsmappe**. In ihr werden alle Arbeitsblätter gesammelt. Sie soll dem Kind verdeutlichen, daß es Aufgaben bewältigt hat und von Sitzung zu Sitzung Fortschritte macht, die sich ihm „greifbar“ bemerkbar machen. Sie kann vom Kind beliebig mit Zeichnungen, Protokollen, Geschichten, Fotografien und Bildern ergänzt werden. Sie besteht aus einem einfachen, dünnen, DIN-A4 großen Klappkarton mit einer Heftvorrichtung. Das Kind schreibt seinen Namen darauf und gestaltet die Dekkelvorderseite individuell. (Ein Kind z. B., das leidenschaftlich Briefmarken sammelte, klebte eine Briefmarke als Erkennungssignal auf seine Mappe.) Die ersten Arbeitsblätter sind der Reihe nach der EAS, die Regelliste, der Detektivbogen und der Vertrag.

▶ **Materialien**

Das Material, das ein Therapeut zum Erstkontakt benötigt, bezieht sich einmal auf „Demonstrationsmaterial“ aus dem Training, um dem Kind beispielhaft zu erläutern, was es erwartet, zum anderen wird Material direkt eingesetzt. Es handelt sich um die Diagnoseverfahren EAS (Abschnitt 4.2.1.) und LEV-K (Abschnitt 4.2.1.), die in den genannten Abschnitten bereits vorgestellt wurden. Schließlich kommen verschiedene Arbeitsblätter zum Einsatz: Die Regelliste für das Tokenprogramm, der Detektivbogen zur Selbstbeobachtung und Selbstkontrolle sowie der Therapievertrag. Sie sind im folgenden in der Reihenfolge, in der sie auch verwendet werden, abgedruckt. Erforderlich sind noch DIN-A4 große Heftmappen und Buntstifte.

5.2.2. Einzeltraining

Was soll mit dem Einzeltraining erreicht werden, insbesondere in Kombination mit dem Gruppentraining? Dies läßt sich global dahingehend beantworten, daß das Kind mit verschiedenen Techniken der Selbstkontrolle und Alternativen zum bisherigen aggressiven Verhalten bekanntgemacht wird. Selbstkontrolle und alternatives Verhalten werden mit dem Kind erarbeitet, geübt und auf seinen Alltag übertragen. Das Kind wird auf diese Weise für die strukturierten Gruppensitzungen vorbereitet. Ein Lerngleichstand der Kinder, die zu einer Gruppe zusammengefaßt werden, wird angestrebt, um allen Kindern die gleiche Chance zu geben.

Für das Einzeltraining werden vier verschiedene Standardstunden angeboten, die ein Minimalprogramm darstellen. Je nach Indikationsstellung wird die eine oder andere Stunde mit verschiedenen Inhalten, Situationen und Verhaltensweisen wiederholt, so daß ein Einzeltraining dann aus maximal acht Stunden bestehen kann.

5.2.2.1. Konfrontation mit Konfliktsituationen

Dies stellt die erste Einzeltrainingsstunde dar. Sie besteht, wie auch die übrigen drei, aus vier Elementen:

1. Auswertung der Aufgaben zur Selbstbeobachtung und Verhaltensübung;
2. Entspannungs- und Ruhetraining;
3. Trainingsarbeit mit spezifischem Material und
4. Eintausch der verdienten Punkte in Spielminuten.

Die Elemente eins, zwei und vier bilden zusammen ein übergreifendes Muster des Vorgehens mit gleichbleibenden Zielen, da sie in jeder Stunde wiederholt durchlaufen werden. So entsteht ein „roter Faden“. Das therapeutische Vorgehen wird vom Kind als zusammengehörig erlebt. Das stundenübergreifende Muster besitzt auch Signalwirkung derart, daß es das Kind auf die Arbeitsphase einstimmt und eine Sitzung langsam und angenehm ausklingen läßt. Es stellt für das Kind ein Orientierungsgerüst dar und verleiht ihm Sicherheit.

▶ **Ziele**

Der Tatsache entsprechend, daß es stundenübergreifende und spezifische Elemente einer Sitzung gibt, gliedern sich die Ziele in stundenübergreifende und spezifische Ziele (vgl. Tab. 3, S. 68).

Stundenübergreifende Ziele

A. Das Kind soll lernen, sich **selbst** bewußt zu **beobachten**. Die Aufgaben zur **Verhaltensübung** sollen die Möglichkeit bieten, die Trainingsinhalte bezüglich bestimmten Sozialverhaltens und angemessenen Konfliktlöseverhaltens **auf den Alltag des Kindes zu übertragen** und Verhaltensfortschritte sowie Schwierigkeiten festzustellen und zurückzumelden.

B. Das Kind soll durch Entspannung **motorisch ruhig** werden, eventuell vorhandene **Erregung abbauen**, von aufregenden Tagesereignissen abschalten und einen maximal möglichen Ruhezustand erreichen. Es soll dadurch für die Aufgaben und Anforderungen des Trainings aufnahmebereiter werden.

C. Das Kind soll einen **direkten Zusammenhang** von **Verhalten** und **Konsequenzen** im Rahmen des Tokenprogrammes mit Handlungsverstärkern erfahren und dadurch motiviert werden, aktiv und konzentriert mitzumachen.

Arbeitsblatt: Regelliste für das Tokenprogramm

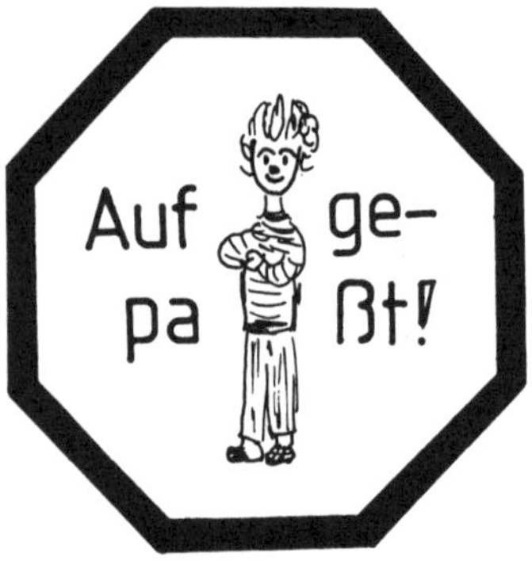

Kein Mensch kann alles können!

ICH kann schon viel!

Manches kann ich noch nicht gut!

ICH muß noch ein bißchen ÜBEN!

Hier sind einige Dinge beschrieben, die wichtig sind, wenn man mit anderen zusammen ist. Lies sie Dir aufmerksam durch!

- Ich lasse den anderen ausreden!
- Ich erzähle eine Geschichte genau!
- Ich höre genau zu, was der andere sagt!
- Ich schaue genau hin!
- Wenn ich mit jemandem spreche oder spiele, dann schaue ich ihn an!
- Wenn ich mit jemandem zusammen bin, dann zappele ich nicht herum und meine Hände sind ruhig!
- Ich habe Geduld mit mir!
- Ich denke gründlich nach, bevor ich etwas sage oder tue!
- Wenn etwas nicht nach meinem Willen geht, werde ich nicht gleich wütend, sondern rede mit dem anderen in Ruhe darüber!
- Ich akzeptiere auch die Meinung von jemand anderem – ohne daß ich wütend werde oder beleidigt bin!

Wir wollen diese Punkte REGELN nennen. Sie sollen Dir helfen, mit anderen SO zu spielen, zu sprechen und zusammen zu sein, daß es ALLEN SPASS macht.

- Was glaubst Du, welche der Regeln Du kannst und welche nicht?
- Markiere die, die Du kannst, mit einem Zeichen oder einer Farbe.
- Von den Regeln, die Du nicht gut beherrschst, suche EINE aus.
- An diese eine Regel sollst Du Dich jetzt und hier halten. Wenn Du die Regel befolgst, bekommst Du zwei Punkte. Diese malst Du vor die entsprechende Regel. Du kannst dreimal zwei Punkte verdienen, also insgesamt sechs. Du sammelst die Punkte und tauschst sie am Ende ein:

  Bei mindestens ZWEI erreichten Punkten darfst Du am Ende der Stunde 5 MINUTEN lang spielen, was Du möchtest!

  Bei DREI Punkten darfst Du 9 MINUTEN spielen,

  bei VIER Punkten darfst Du 13 MINUTEN spielen,

  bei FÜNF Punkten darfst Du 17 MINUTEN spielen und

  bei SECHS Punkten darfst Du 21 MINUTEN spielen!

  Erzielst Du aber NULL Punkte, dann darfst Du leider am Ende der Stunde überhaupt nicht spielen.

  Deshalb: VIEL ERFOLG! Ich drücke Dir ALLE DAUMEN und FUSSZEHEN!

Arbeitsblatt: Detektivbogen zur Selbstbeobachtung und Selbstkontrolle

Ich, ____________, bin mein eigener Detektiv:
Was habe ich diese Woche alles geschafft?

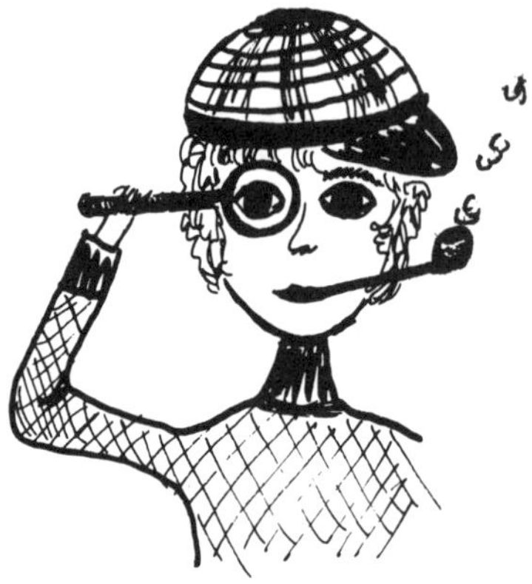

	1. Beweis: ____________		2. Beweis: ____________	
Montag (199)	Nein	Ja	Nein	Ja
Dienstag (199)	Nein	Ja	Nein	Ja
Mittwoch (199)	Nein	Ja	Nein	Ja
Donnerstag (199)	Nein	Ja	Nein	Ja
Freitag (199)	Nein	Ja	Nein	Ja
Samstag (199)	Nein	Ja	Nein	Ja
Sonntag (199)	Nein	Ja	Nein	Ja

Zusatzbeweis: ____________

Muster des Therapievertrages

V E R T R A G

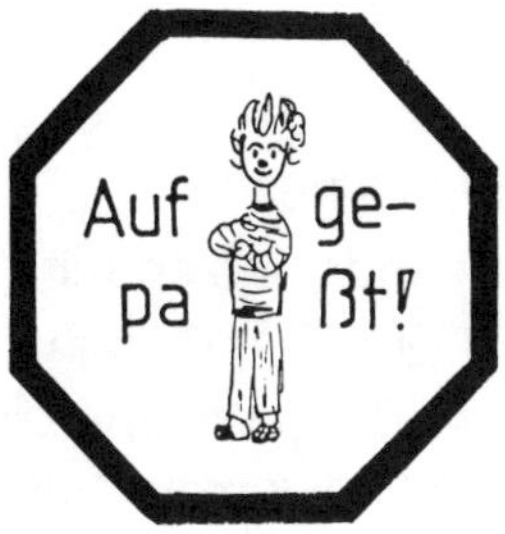

zwischen ______________________

und

Frau/Herr ______________________

In der Beratungsstelle ______________________ wird von Frau/Herrn ______________ ein Training durchgeführt, an dem ich neben anderen Kindern teilnehmen kann. Bei dem Treffen wird trainiert und gespielt. Ich kann trainieren, Menschen und Dinge genauer zu beobachten, Geschichten genau zu erzählen, viele Lösungen z.B. für einen Streit zu finden; und ich kann trainieren, was ich in schwierigen Situationen alles machen soll, damit ich heil wieder rauskomme. Wenn gespielt wird, kann ich alles bestimmen. Wieviel gespielt wird, hängt **auch** von mir ab. Trainiere ich nämlich gut, dann kann ich viele Punkte verdienen und damit viel spielen, denn ich tausche die Punkte gegen Spielminuten ein.

Mit Frau/Herrn ______________ allein treffe ich mich __________mal und mit den anderen Kindern zusammen __________mal. Bei jedem Treffen wird zuerst ungefähr 40 Minuten trainiert. Danach kann ich spielen, so lange ich es mir verdient habe. Insgesamt bin ich höchstens eine Stunde pro Treffen in der Beratungsstelle. In den ersten __________ Treffen mit den anderen Kindern zusammen, dürfen wir Kinder die ganze Zeit bestimmen, was wir machen und spielen wollen. Danach hängt es wieder von uns ab, wie lange wir spielen können. Jede Woche findet ein Treffen statt. Das Training wird ungefähr am ______________ beendet sein.

Ich, ______________________, erkläre mich dazu bereit, zu allen Treffen zu kommen und so gut ich kann, zu trainieren. Frau/Herr ______________________ erklärt sich dazu bereit, alle Vereinbarungen zum Trainieren und besonders zum Spielen einzuhalten.

______________________ Ort, Datum

______________________ Unterschrift

______________________ Unterschrift

Tabelle 3. Ziele, praktisches Vorgehen und Materialien der ersten Stunde des Einzeltrainings.

Ziele	Praktisches Vorgehen	Materialien
a) Innerhalb der Trainingssitzung		
Motorische Ruhe und Entspannung	Autogenes Training	Kapitän-Nemo-Geschichte
Auseinandersetzen mit aggressivem Verhalten	Konfrontation mit einer Konfliktsituation	Videofilmgeschichte
Differenzierte Wahrnehmung eines Handlungsablaufes, Hineinversetzen und Einfühlen in andere sowie deren Situation	Genaues Beschreiben einer Konfliktsituation, der Gefühle der Personen und des Ausgangs der Geschichte	Videofilmgeschichte
Diskriminieren erwünschter und unerwünschter Konfliktlösungen	Ansehen und Besprechen der Konfliktlösungen im Videofilm	Zwei unterschiedliche Konfliktlösungen der Videofilmgeschichte
Verbindung zur Erlebniswelt des Kindes	Das Kind erzählt eine selbsterlebte Geschichte, die in ein Rollenspiel mit angemessener Konfliktlösung umgesetzt wird.	Vom Kind erlebte Geschichte
Erkennen des Zusammenhangs von Verhalten und Konsequenzen sowie Motivierung des Kindes	Tokenprogramm: Eintausch von Punkten gegen Spielminuten	Regelliste für die Punktevergabe
b) Außerhalb der Trainingssitzung		
Lernen der Selbstbeobachtung, übertragen von Verhalten auf den Alltag und Aufbau von Selbstkontrolle	Selbstbeobachtung (eigenständiges Regelbefolgen)	Detektivbogen

Spezifische Ziele

A. Das Kind soll generell dem **Problem „Aggression" gegenübergestellt** werden und sich damit **auseinandersetzen**. Es soll über das Beobachten von Verhalten fremder Kinder letztlich mit seinem **eigenen Verhalten konfrontiert** werden, ohne daß dies auf das Kind bedrohlich wirkt.

B. Das Kind soll **differenziert wahrnehmen** lernen und seine Beobachtungsfähigkeit schulen. Es soll lernen sich in **Situationen und Personen hineinzuversetzen** und **einzufühlen**.

C. Unterschiedlich **erwünschte** und **unerwünschte Konfliktlösungen** sollen vom Kind **diskriminiert** werden. So soll es sich besonders mit verschiedenen positiven Konfliktlösungen, unter anderem zur angemessenen Selbstbehauptung, auseinandersetzen. Modellernen für angemessenes Verhalten soll eingeleitet werden.

D. Zur **Erlebniswelt** und zum Alltag des Kindes soll eine **Verbindung** hergestellt werden. Die Übertragung angemessenen **Konfliktlöseverhaltens** soll durch **Verhaltensübungen** dem Kind erleichtert werden.

▶ Praktisches Vorgehen

Der Aufbau einer jeden Stunde orientiert sich an den eingangs genannten vier Elementen:

1. Die **Stunde** wird damit **eingeleitet**, daß der Detektivbogen mit den Selbstbeobachtungs- oder Verhaltensübungsaufgaben gemeinsam ausgewertet wird (vgl. stundenübergreifendes Ziel A).
2. **Anschließend** wird das Kind durch ein ca. fünf- bis achtminütiges Entspannungstraining auf die anforderungsreiche, strukturierte Trainingsarbeit **vorbereitet** (vgl. stundenübergreifendes Ziel B).
3. **Sodann** folgt die **eigentliche Trainingsarbeit** mit bestimmtem Material (vgl. spezifische Ziele, hier A bis D).
4. Die **Stunde** wird damit **beendet**, daß das Kind, seiner verdienten Punktzahl entsprechend lang,

frei wählbar spielt (vgl. stundenübergreifendes Ziel C).

1. Auswertung des Detektivbogens

Kind und Therapeut gehen zusammen die zu beobachtenden und/oder zu verändernden Verhaltensweisen durch. Der Therapeut führt für jedes Kind eine Protokolliste, in der er die Ja- und Nein-Häufigkeiten vermerkt. Das **Kind** soll dem Therapeuten nach Möglichkeit **erzählen**, bei welchem Ereignis ein Verhalten gut gezeigt werden konnte oder warum ein Verhalten nicht gut geklappt bzw. welche Schwierigkeiten das Kind dabei gehabt hat.

Der Therapeut kann dadurch einerseits feststellen, ob ein **Kind schwindelt** oder ob es gar kurz vor Trainingsstundenbeginn für eine Woche alle Kreuze ausgefüllt hat. Diese Punkte spricht der Therapeut offen an, wobei er versucht, die Hintergründe für das Verhalten des Kindes zu erfahren (siehe Abschnitt 5.3.1.). Dem Therapeuten bieten sich andererseits mit der Auswertung des Detektivbogens gute **soziale Verstärkungsmöglichkeiten** an. Er kann auch einen inhaltlichen Bezug zur vorangegangenen Sitzung herstellen. Sind dem Kind **Instruktionskarten** zur Unterstützung selbstkontrollierten Verhaltens gegeben worden, müssen die damit gesammelten Erfahrungen auch ausgewertet und besprochen werden.

Während der Auswertung des Detektivbogens wird dem Kind auch Gelegenheit gegeben, sonstige wichtige **Erlebnisse** oder **Tagesereignisse** zu berichten. Manche aggressiven Kinder mögen dabei eher wortkarg sein, wie sozial unsichere Kinder. Andere haben einen großen Mitteilungsdrang. Diesem Drang muß der Therapeut gerecht werden. Denn: Einerseits erlebt ein Kind durch das Erzählen-Dürfen, daß es akzeptiert und ernst genommen wird. Andererseits stellen die Mitteilungen für den Therapeuten wichtige Informationsquellen, Ansätze für Gespräche und die Möglichkeit dar, bestimmte Punkte während des Trainings wieder aufzugreifen. Und schließlich kann ein Kind durch das Erzählen-Dürfen eine möglicherweise bei ihm vorhandene Erregung und Anspannung abbauen: Es erfährt, daß das, worüber man gesprochen hat, einen danach nicht mehr so stark beschäftigt!

2. Erzählen der Kapitän-Nemo-Geschichte zur Entspannung

Zur Entspannung des Kindes werden die beiden ersten Grundübungen des autogenen Trainings herangezogen. Diese Übungen werden nicht zum Selbstzweck durchgeführt. Es wird davon auch keine Verringerung des aggressiven Verhaltens erwartet; es dient in der Art, wie wir es einsetzen, ausschließlich der Erzeugung einer maximal möglichen **motorischen Ruhe** und einem gewissen **Erregungsabbau.** Ausschließliche Entspannungsübungen bei verhaltensgestörten Kindern sind aufgrund der Verhaltensdefizite und des fehlenden Übens von konkretem Verhalten in Rollenspielen nicht ausreichend.

Geht man davon aus, daß **Angespanntheit** Lernen allgemein und kognitive Umstrukturierung **behindert**, dann ist autogenes Training als Vorgehen zum Abbau von Spannung und Erregung fast immer angezeigt. Lernprozesse im weitesten Sinne und Verhaltensmodifikationen werden dann möglich (vgl. Petermann & Kusch, 1992). Um bei dem Kind einen entspannten und aufnahmebereiten Zustand zu bewirken, genügen die ersten beiden Übungen des autogenen Trainings. Sie sind schon für eine Selbstentspannung mit der sogenannten „affektiven Resonanzdämpfung“, der Erholung, der Leistungssteigerung und aller körperlichen Selbstregulierungen ausreichend. Dadurch werden günstige Lernbedingungen für das Kind geschaffen.

Um einem Kind einerseits die Entspannungsübungen zu erleichtern und um andererseits Langeweile und „Blödeleien“ gerade bei aggressiven Kindern vorzubeugen, sollten die Entspannungsinstruktionen in eine **Geschichte eingebettet** werden. Zu diesem Zweck entwickelten wir eine Unterwassergeschichte für Kinder, die sogenannte Kapitän-Nemo-Geschichte, die sich an Jules Vernes „Zwanzigtausend Meilen unter Meer“ anlehnt. In die Geschichte können auch gut Selbstinstruktionen integriert werden, z. B. zur Reaktionszeitverzögerung.

Das Kind wird langsam und schrittweise, d. h. von Stunde zu Stunde, in das Entspannungstraining eingeführt. Dabei hat es sich für Kinder nach unserer Erfahrung als günstig erwiesen, wenn sie die Entspannungsübungen zuerst im Einzelkontakt kennenlernen.

- **Vorbedingungen für die Durchführung des autogenen Trainings mit Kindern**

1. UMGEBUNG: Vermeidung von Lärm und Außengeräuschen; ausreichend warme Raumtemperatur; manchmal sind Decken und Kissen als Unterlage nötig; nicht zu helles, nicht zu dunkles Licht.
2. KLEIDUNG: Sie soll bequem und nicht einengend sein.
3. KÖRPERLICHE BEDINGUNGEN: Keine gefüllte Harnblase, kein Juckreiz und ähnliches.
4. ALTER DES KINDES: Als untere Altersgrenze gelten in der Regel 10 Jahre. Die Schwere- und Wärmeübung in der von uns in eine

Geschichte integrierten Form führen wir erfolgreich auch bei jüngeren Kindern ab ca. 7 bis 8 Jahren durch. Werden Kinder ausführlich vorbereitet, wie z. B. die Unterwasserwelt, der Taucheranzug aussehen, dann können auch 5- bis 6jährige, kognitiv normal entwickelte Kinder teilnehmen.

5. KIND-THERAPEUT-BEZIEHUNG: Sie sollte vertrauensvoll und frei von Ängsten sein.
6. MOTIVATION DES KINDES: Es soll eine generelle Bereitschaft vorhanden sein, das autogene Training kennenzulernen und dabei mitzumachen.
7. KÖRPERLICHE HALTUNG: Auf eine entspannte und korrekte Haltung muß zur Vermeidung von Rücken-, Nacken- und Kopfschmerzen geachtet werden. Das Kind kann die Entspannungsübungen entweder im Sitzen, d. h. in Form der „passiven Sitzhaltung" oder der „Droschkenkutscherhaltung" oder aber im Liegen durchführen. Wir beginnen mit der Sitzhaltung, die für etwa zwei Sitzungen beibehalten wird. Das Kind soll dazu einen im Lehnstuhl schlafenden Opa nachahmen (= Opahaltung). Dann lernt das Kind auch die liegende Haltung kennen. Es kann danach zwischen beiden Haltungen wählen. Die meisten Kinder bevorzugen nach unserer Erfahrung das Liegen.
8. AUGEN: Sie sollten ganz geschlossen sein; in schwierigen Fällen ist es erlaubt sie zu Beginn nur halb zu schließen.
9. RÄUMLICHE DISTANZ: Sie sollte zwischen Kind und Therapeut nicht zu groß, aber auch nicht zu gering sein. Der Therapeut sitzt optimalerweise dem Kind gegenüber oder – wenn dieses liegt – an dessen Fußende. Das Kind kann den Therapeuten jederzeit sehen, wenn es diesen Kontakt benötigt und dadurch Sicherheit gewinnt.
10. EINSTIEGSRITUS: Die Instruktion: „Ich bin ganz ruhig" wird in einem bestimmten Ritus mit Signalwirkung realisiert (vgl. unten das wiederkehrende Signal „Taucheranzug").

● Durchführungsmodalitäten

Die Darbietung der Instruktion durch den Therapeuten geschieht immer in der **gleichen Reihenfolge**, um beim Kind die Entspannungsreaktionen auszulösen. Das **Zurücknehmen** am Ende der Übung muß korrekt erfolgen, besonders wenn das Kind nicht einschlafen soll. Zur Vermeidung von **Schwindelgefühlen** muß der Therapeut das Kind ermahnen, nicht zu rasch aufzustehen. Nachdem Schwere- und Wärmeübung gelernt sind, werden **Selbstinstruktionen** im Sinne von Vorsatzbildungen in das autogene Training einbezogen. Sie haben spezifische Probleme des Kindes, wie schnelles Ärgern, wütend werden, beleidigt sein, sich bedroht fühlen usw., zum Inhalt.

Spezifische Durchführungsmodalitäten für die Arbeit mit Kindern sind folgende:

1. Um das Kind zum autogenen Training zu motivieren, werden die Instruktionen in eine GESCHICHTE eingekleidet. Wir haben zu diesem speziellen Zweck die „Kapitän-Nemo-Geschichte", eine „Unterwassererlebnisgeschichte", entwickelt.
2. Ein wiederzuerkennendes LEITMOTIV in der Geschichte ist notwendig, um einen Gesamtzusammenhang für das Kind herzustellen; dies wird mit einer Fortsetzungsgeschichte erreicht, die das Kind zugleich weiter motiviert.
3. Zur BERUHIGUNG werden besonders geeignete BILDER und Vorstellungen benutzt, in die die Instruktionen des autogenen Trainings integriert sind. Als besonders geeignetes Bild wird das WASSER verwendet, mit dem alle Kinder auch, und meist positive Erfahrung haben.
4. Es werden sogenannte „EINSTIEGSBILDER" von „ERLEBNISBILDERN" unterschieden. Die zu jedem Beginn des autogenen Trainings gleichbleibend wiederkehrenden Einstiegsbilder beinhalten das Unterwasserboot „Nautilus", die Ausstiegsluke, die Vorbereitung mit dem Taucheranzug und das Ins-Wasser-Gleiten. Die wiederkehrenden Einstiegsbilder stellen für das Kind einerseits Sicherheitssignale dar; andererseits führen sie zur Ruhehaltung (konzentrative Einstellung). Die Erlebnisbilder haben beruhigende und das Entspannungsgefühl intensivierende Funktion. Sie bilden zudem einen Anreizwert gegen Langeweile. Sie können variieren und beziehen sich in der Kapitän-Nemo-Geschichte auf Fische, Unterwasserpflanzen, Steine, Korallen, Höhlen u. ä.
5. ANGSTAUSLÖSENDE Bilder oder zu DRAMATISCHE Bilderabfolgen müssen vermieden werden. Generell sollen die Vorstellungen des Kindes von der Unterwasserwelt mit ihren Pflanzen und Lebewesen abgeklärt werden, bevor die Kapitän-Nemo-Geschichte das erste Mal erzählt wird. Auch wie sich das Kind ein Unterwasserboot, eine Taucherausrüstung usw. vorstellt, gehört dazu. Bilder aus Zeitschriften oder Büchern z. B. können zur Unterstützung herangezogen werden. Kommt es vor, daß das Kind Angst vor Wasser, vor dem unter Wasser sein oder vor der nicht so vertrauten Unterwasserwelt hat, müssen mit ihm die Gründe für seine Angst besprochen werden. Für das Kind überzeugende Hilfen sind, daß es einen Taucheranzug anzieht, der es rundherum einhüllt und schützt. Luft holen kann es

problemlos durch sein Atemgerät auf dem Rükken. Das bedeutet auch, es braucht nicht schwimmen zu können. Es kann sich so bewegen, wie es möchte. Schließlich kennt sich Kapitän Nemo unter Wasser aus und führt das Kind sicher durch diese Welt.

6. Viele Kinder erleben intensive Veränderungen an ihrem Körper und malen sich individuell den Unterwasserausflug aus. Dies muß im Anschluß ERFRAGT und BESPROCHEN werden.

● Erfahrungen und Kontraindikationen

Befragt man die Kinder nach der Anwendung des autogenen Trainings nach ihren Gefühlen und Gedanken, so äußern diese typischerweise:

Ich wurde ruhig und entspannt.
Ich wäre fast eingeschlafen.
Ich hatte keine Angst mehr.
Es war ein schönes Gefühl.
Machen wir bald wieder einen Unterwasserausflug?
Ich nehme die Kapitän-Nemo-Geschichte auf Kassette auf.

Kontraindikationen beim Einsatz des autogenen Trainings in der beschriebenen Weise sind nicht bekannt. Die meisten Kinder haben eine positive intensive Beziehung zum Wasser und finden die Unterwasserwelt faszinierend. Alle verhaltensgestörten Kinder sprechen gut bis sehr gut auf diese Vorgehensweise an und sind für das folgende Verhaltenstraining in einer ruhigen und entspannten Haltung.

Die praktische Anleitung zum Erzählen der Kapitän-Nemo-Geschichte mit den integrierten Schwere- und Wärmeübungen befindet sich beim Materialteil.

3. Trainingsarbeit mit spezifischem Material

In der ersten Einzeltrainingsstunde wird, sofern es die technischen Möglichkeiten erlauben, der Videofilm mit den Konfliktgeschichten eingesetzt.* Von ihnen wird aufgrund der „lebenden" Modelle eine deutliche Wirkung erwartet. Leitendes Prinzip ist, daß die Szenen eine größtmögliche Beziehung zur Erlebniswelt des Kindes herstellen sollen. D.h., das Kind soll sich im Filmgeschehen wiedererkennen. Es stehen sechs verschiedene Konfliktsituationen zur Verfügung, die Konflikt-, Angst- und Streitszenen aus dem Kinderalltag zeigen. Nach jeder Situation schließen sich eine sozial erwünschte und eine nichterwünschte Konfliktlösung an. Um Modellernen bezüglich angemessenen Verhaltens einzuleiten, muß erwünschtes Verhalten differenziert gezeigt werden, damit es gut wahrnehmbar ist und genügend Merkmale aufweist, die zur Imitation anregen. Dies bedeutet für das im Film dargestellte Kind, daß es z.B. geübt und kompetent erscheinen muß. Das erwünschte Verhalten im Videofilm muß belohnt werden, so daß die sozial erwünschten Verhaltensweisen für das aggressive Kind als nachahmenswert erscheinen (= Prinzip der stellvertretenden Verstärkung).

In den Videoszenen ist das Verhalten der Erwachsenen ebenso wie das Kindverhalten bei den unerwünschten Konfliktlösungen unangemessen. Dies entspricht einer häufigen Alltagserfahrung des aggressiven Kindes. Ihm können damit Beziehungen zwischen Verhaltensweisen verdeutlicht werden.

Die Situationen und Konfliktlösungen werden von einem Mädchen, einem Jungen, einem „Vater" und einer „Mutter" dargestellt. Die Videoaufnahmen umfassen insgesamt eine halbe Stunde, d.h., jede Konfliktsituation mit ihren je zwei Lösungen dauert ca. fünf Minuten.

Aufgrund unserer Erfahrungen halten wir es **nicht** für **sinnvoll**, dem Kind zeitlich **längere Filmszenen** zu zeigen, da es sonst kaum die Inhalte sich einprägen und wiedergeben kann. Eine Fernsehkonsumhaltung soll ebenfalls vermieden werden. Mit den kurzen Filmszenen und dem anschließenden ausführlichen Gespräch über das Geschehen versucht man, die Handlungsweisen im Film dem Kind besser verständlich zu machen. So konnten Collins et al. (1981) nachweisen, daß Kinder unter neun Jahren wesentliche Inhalte und implizite Informationen einer Fernsehsendung besser verstanden, wenn erwachsene Mitzuschauer erklärende Kommentare während des Filmes abgaben. Die Beziehung von Ursache und Wirkung wurde von den Kindern besser erkannt, so daß es zu angemessenen Werturteilen über aggressives Verhalten kam.

Die Videoszenen befassen sich mit folgenden Situationen:

1. Was soll ich mit anderen spielen?
2. Das Bauwerk eines anderen wird zerstört!
3. Wasserspritzen aus dem Hinterhalt!
4. Fernsehen ist schöner als ins Bett gehen!
5. Ich habe keine Lust aufzuräumen!
6. Streit um Süßigkeiten!

---

* Dieser Videofilm kann über die Firma ELVIKOM, Kronprinzenstr. 13, in 45128 Essen (Tel. 02 01/8 13 00) bezogen werden. Es stehen Kopien in VHS, Betamax, Video 2000 und V8 zur Verfügung (Preis 78,– DM). Der Videofilm trägt den Titel „Verhaltensgestörte Kinder" und umfaßt die Videosituationen des „Training mit aggressiven Kindern" und des „Training mit sozial unsicheren Kindern". Ist kein Videogerät verfügbar, können die Inhaltsprotokolle der Fotogeschichten der zweiten Stunde des Einzeltrainings herangezogen werden. Diese Protokolle geben den Inhalt des Videofilms wieder.

A. Konfrontation und Auseinandersetzung mit aggressivem Verhalten

In der Regel wird für jede Sitzung, die mit diesem Material gestaltet wird, je eine Problemsituation mit den zwei Lösungen für das Kind bestimmt. Es werden Situationen ausgewählt, die dem Problemverhalten des Kindes am nächsten kommen und thematisch nicht durch die anderen Materialien, „Vertragen und nicht schlagen" oder durch den EAS bzw. BAS abgedeckt sind. Auch in den folgenden Sitzungen wird in entsprechender Weise für jedes Kind das Training individuell gestaltet. Wir glauben, daß ein solchermaßen flexibles Eingehen auf die Bedürfnisse und Probleme des Kindes optimal ist.

B. Differenziert wahrnehmen und sich einfühlen lernen

„Wir wollen uns heute eine Geschichte ansehen. Es ist eine Geschichte von einem Jungen und einem Mädchen. Sie ist nur wenige Minuten lang. Es ist wichtig, daß Du genau hinschaust und Dir merkst, um was es geht. Du mußt Dich auch ganz in die Situation hineindenken und hineinversetzen. Wie machst Du das? Ja, am besten, indem Du dir vorstellst, Du bist dabei und beobachtest alles ganz genau. Wenn die Geschichte zu Ende ist, sollst du sie mir erzählen. – Also: Was ist passiert?"

Für alle Instruktionen ist wichtig, immer wieder nachzufragen, ob das Kind alles verstanden hat: „Hast Du verstanden, was ich sagte und was Du machen sollst?"

Nachdem Kind und Therapeut die Ausgangssituation des Konfliktes (ohne die verschiedenen Problemlösungen) zusammen angesehen haben, berichtet das Kind das Ereignis. Kann sich das Kind nicht gut erinnern oder bestehen Meinungsverschiedenheiten zwischen Kind und Therapeut hinsichtlich dessen, was zu sehen war, kann die Geschichte wiederholt angesehen werden.

Checkliste für das Gespräch. Wichtig ist für alle Nacherzählungen des Kindes, daß es

a) den Konflikt der Kinder im Videofilm erfaßt (wie Streit, Nicht-Aufräumen wollen oder ähnliches);
b) das Konfliktumfeld erkennt (also z.B. zu Hause);
c) beschreiben kann, **welches** Kind im Film sich **wie** verhält (z.B. sich verweigernd, schmollend, kompromißbereit usw.);
d) im Film explizit gezeigte bzw. nicht gezeigte nachfolgende Reaktionen aus der Umwelt erkennen bzw. vorherbestimmen kann (z.B. Lob, Tadel, Fernsehverbot, verprügelt werden).

Diese Punkte sollen im Gespräch mit dem Kind vom Therapeuten erfragt werden.

Nachdem das Kind die Geschichte nacherzählt hat, geht es darum, die Vorstellung des Kindes hinsichtlich des vermutlichen Ausganges der Geschichte zu erfahren:

„Du hast mir erzählt, was passiert ist. Wir wissen jetzt alles ganz genau. Was meinst Du denn, wie die Geschichte ausgeht? – Was werden wohl die Kinder machen? Stelle Dir noch einmal alles vor und erzähle mir, was Deiner Meinung nach passieren wird."

C. Diskriminieren erwünschter und unerwünschter Konfliktlösungen

Nachdem das Kind seine Version des Ausganges der Geschichte erzählt hat, werden die zwei Problemlösungen angeschaut:

„Du hast mir jetzt gesagt, wie die Geschichte Deiner Meinung nach ausgeht. Wir wollen nun einmal sehen, wie die Kinder im Film das Problem lösen. Du siehst gleich zwei verschiedene Lösungen. Nach jeder Lösung stoppe ich das Videoband und du erzählst mir, was die Kinder gemacht haben."

Nach der ersten Problemlösung, die wenig erwünscht und optimal ist, sondern eher neue Probleme erzeugt, wird das Verhalten des Kindes erfragt: Das Kind soll sein eigenes Verhalten, das es im Alltag zeigt, mit dem der Kinder im Film vergleichen. Diese kritische Reflexion versucht der Therapeut mit den Worten zu erreichen:

„Du hast bis jetzt eine Lösung des Problems gesehen und mir erzählt. Ich möchte jetzt ehrlich von Dir wissen: Machst Du das manchmal auch so? –
Was passiert dann genau?"
Wenn eine vertrauensvolle Beziehung zum Kind aufgebaut worden ist, dann wird es wahrscheinlich ehrlich und ausführlich auf diese Fragen antworten.
Daran anschließend kann schon eine erste **Ursachenanalyse aggressiven Verhaltens** mit dem Kind durchgeführt werden:
„Was meinst Du, warum so etwas **jedem** Kind manchmal passiert?"

Ziel ist es, dem Kind zu helfen, die Gründe und Zusammenhänge seines aggressiven Verhaltens zu durchschauen. Dies ist eine wichtige Voraussetzung für Selbstbeobachtungs- und Selbstkontrollfähigkeiten sowie zur differenzierten Wahrnehmung. Hat das Kind auch die zweite, angemessene Lösung gesehen und beschrieben, soll es die zwei Vorschläge bewerten:

„Wir haben jetzt auf dem Bildschirm ein Problem und anschließend zwei verschiedene Ausgänge gesehen. Ordne die Ausgänge danach, welcher Dir besser gefällt. Sage auch, warum Dir ein Ausgang gut oder gar nicht gefällt."

Nachdem die Lösungen vom Kind bewertet wurden, vergleicht diese das Kind mit seinem anfangs geäußerten eigenen Vorschlag. Weitere alternative Lösungen werden gemeinsam überlegt und die verschiedenen, daraus resultierenden Konsequenzen diskutiert. Dem Kind muß deutlich werden, daß ihm nicht eine bestimmte erwünschte Lösung des Problems wie eine Mütze übergestülpt werden soll. Es muß erfahren, daß jedes Problem oder jeder Konflikt mehrere, verschiedene Lösungsmöglichkeiten beinhaltet. Die Auswahl einer angemessenen Lösung wird also vom Kind bestimmt.

D. Verbindung zur Erlebniswelt des Kindes

Um den Bezug zum Alltag des Kindes nicht zu vergessen, wird noch einmal aufgegriffen, was es zu der Frage „Machst Du das manchmal auch so?" erzählte. Gemeint ist aggressives, unerwünschtes Verhalten. Der Therapeut zeigt dem Kind noch einmal die negativen oder meist unangenehmen Konsequenzen auf; z. B.: Wenn ein Kind abends zu lange ferngesehen hat, dann ist es in der Schule morgens müde und unaufmerksam und hat selbst zum Spielen keine Lust (4. Videoszene). Wenn Spielsachen nicht aufgeräumt werden, dann geht manches verloren und kaputt und es macht dann keinen Spaß zu spielen (5. Videoszene). Wenn ein Kind den Turm des anderen zerstört, dann wird es unter Umständen von zukünftigen Spielen ausgeschlossen (2. Videoszene). Hat das Kind kein Beispiel erzählt, das seinem unangemessenen Verhalten in der Realität entspricht, oder redet es dem Therapeuten „nach dem Mund", dann ist, wenn möglich, folgendes Vorgehen angezeigt: Ein beobachtetes oder berichtetes tatsächliches sozial unerwünschtes Verhalten des Kindes wird ihm erzählt, um ihm die Diskrepanz zwischen seinem Handeln und seiner Aussage klar zu machen. Denn das Kind weiß in der Regel, wie es sich verhalten müßte, ohne sich jedoch im alltäglichen Umgang mit seinen Kameraden daran zu halten.

Die vom Kind berichtete, selbsterlebte Geschichte oder das vom Therapeuten erzählte Beispiel, mit dem er das Kind konfrontierte, wird in ein Rollenspiel umgesetzt. Die gemeinsam ausgedachte Lösung beinhaltet ein angemessenes Alternativverhalten. Auch die Geschichte des Videofilms kann mit einer auf das Kind abgestimmten Lösung zum Rollenspiel herangezogen werden.

Verhaltensregeln für den Detektivbogen. Zum Abschluß der Trainingsarbeit wird dem Kind ein Selbstbeobachtungs- und/oder Verhaltensauftrag für den Alltag gegeben. Wenn es sinnvoll erscheint, wird das in der Stunde geübte Verhalten aus der Regelliste dazu herangezogen. Ansonsten wird ein anderes für das Kind relevante Verhalten gewählt, wobei manche Kinder an dieser Auswahl beteiligt werden können. Das zu beobachtende bzw. erwünschte, zu übende Verhalten, die Situation in der es auftritt oder gezeigt werden soll und die Person(en), auf die es sich bezieht, müssen konkret abgesprochen sein. Das Verhalten wird dann vom Kind in den Detektivbogen eingetragen.

4. Eintausch der Spielminuten

Mit dem Eintausch der verdienten Punkte (Tokens) in Spielminuten wird dem Kind das Ende jeder Stunde angezeigt. Das Verhalten, das es zeigen und üben soll und wofür es die Punkte erhält, wird mit dem Kind zusammen zu Beginn der Trainingsarbeit mit spezifischem Material aus der Regelliste ausgesucht (vgl. Abschnitt 5.2.1.). Das Kind addiert die gesammelten Punkte und ermittelt selbst die Spielminutendauer. Es erfährt dadurch eine direkte Rückmeldung über seine Therapiemitarbeit bzw. ein zu übendes Verhalten.

Die Bedeutung dieses Vorgehens erkennt man, wenn man z. B. die Studie von Phillips (1968) betrachtet. Er konnte die **Notwendigkeit** der Koppelung des Wissens um Handlungen und deren Konsequenzen zeigen (vgl. auch Ross, 1982). Er sprach sich zudem für die direkte und individuelle Erfahrung mit Verhaltenskonsequenzen im Rahmen eines Münzverstärkungsprogrammes aus. Aus diesem Grunde sowie zur Unterstützung eines Kindes bei seinen Bemühungen um angemessenes Verhalten wird das gesamte Einzeltraining von dem Tokenprogramm begleitet.

Um eine **Scheinmotivation** und die Abhängigkeit von materiellen Tokens zu **verhindern** und um zugleich eine Situation zu schaffen, in der das Kind das eine oder das andere neue erlernte Verhalten zeigen und weiter üben kann (z. B. nicht wütend werden, wenn etwas nicht gelingt, ein Spiel verloren wird oder der eigene Wille nicht durchgesetzt werden kann), werden als Eintauschmöglichkeit für die verdienten Punkte die Spielminuten angeboten. Die Anzahl der Punkte teilt dem Kind nicht nur mit, **wie lange** es spielen darf, sondern auch, **welche Fortschritte** es gemacht hat: z. B., wie gut es sich kontrollieren kann oder wie nah es an einem Verhaltensziel ist.

Bei der Anwendung eines Tokenprogrammes ist selbstdiszipliniertes und **konsequentes Handeln** des Therapeuten und das ständige Bemühen darum bedeutend. Durchschaubarkeit von Regel-, Verhalten- und Konsequenzzusammenhängen einerseits, und bestimmtes, konsequentes Grenzsetzungsverhalten des Therapeuten andererseits, verleihen dem Kind **Sicherheit**. Es weiß, woran es ist und kann kalkulieren, wie es möchte!

Neben der Vergabe von Spielminuten werden die Kinder natürlich auch sozial verstärkt.

▶ Materialien

Es sind folgende Materialien nötig: eine Konfliktgeschichte (Videofilm), die Regelliste, der Detektivbogen sowie Papier und Stifte. Zudem benötigen Sie noch die Kapitän-Nemo-Geschichte, die mittlerweile auch als Audio-Cassette vorliegt (in vierzehn Geschichten von U. Petermann: Die Kapitän-Nemo-Geschichten, Teil 1 und 2. Toncassetten-Set, 2 × 90 Minuten zum Preis von DM 39,80; beziehbar über ELVIKOM, Kronprinzenstr. 13 in 45128 Essen; Tel. 02 01/8 13 00).

Arbeitsblätter: Die Kapitän-Nemo-Geschichte

● Ruheinstruktion

Sie wird zur Vorbereitung immer in der gleichen Weise erzählt.

„Stelle Dir vor, Du bist von Kapitän NEMO in sein Unterwasserboot NAUTILUS eingeladen worden. Ihr fahrt gemeinsam durch alle Weltmeere und seht viele wunderschöne Dinge unter Wasser. Die schönsten Stunden sind immer die, wenn Kapitän NEMO Dich auf seine Unterwasserausflüge mitnimmt. Dazu ziehst Du einen speziellen Taucheranzug an. Er hat eine besondere Wirkung auf Dich; Du merkst nämlich schon beim Anziehen, daß Du vollkommen ruhig wirst. Zuerst steigst Du mit dem rechten Bein in den Taucheranzug. Du merkst und denkst: MEIN RECHTES BEIN IST GANZ RUHIG. Dann kommt das linke Bein dran. Auch das linke Bein wird ganz ruhig. Du denkst: MEINE BEINE SIND SCHON VOLLKOMMEN RUHIG. Du ziehst den Taucheranzug über den Po und den Rücken hoch. Dann schlüpfst Du mit dem rechten Arm in den Taucheranzug, und Du denkst: MEIN RECHTER ARM IST GANZ RUHIG. Du ziehst den linken Arm an, und er wird auch vollkommen ruhig. Du denkst: MEINE BEIDEN ARME SIND VOLLKOMMEN RUHIG. Du ziehst noch die Kapuze über den Kopf und machst den Reißverschluß vorne zu. Jetzt bist Du vom Taucheranzug rundherum eingehüllt und geschützt. Du fühlst Dich im Taucheranzug wohl, sicher und vollkommen ruhig. Zum Schluß ziehst Du noch die Schwimmflossen an, nimmst das Sauerstoffgerät auf den Rücken und setzt die Taucherbrille auf. Jetzt bist Du für den Unterwasserausflug mit Kapitän NEMO bereit."

● Schwereinstruktion 1

Sie schließt sich direkt an die Ruheinstruktion an. Beim ersten Mal (eventuell auch beim zweiten Mal) bezieht sich die Schwereinstruktion nur auf die Arme.

„Nacheinander gleiten Kapitän NEMO und DU durch die Ausstiegsluke des NAUTILUS ins Wasser. Du landest weich auf dem feinen, weißen Sand des Meeresbodens. Heute will Dir Kapitän NEMO einen Unterwasserwald zeigen. Er führt Dich durch die Unterwasserwelt, in der es viele wundersame Tiere gibt, dorthin. Die Tiere schwimmen alle ruhig und sicher an Dir vorbei. Auch Dein Körper ist vollkommen ruhig und sicher.

Dein Körper ist im Wasser auch auf eine besondere Art angenehm schwer. Du merkst es zuerst bei Deinen Armen. Du merkst: MEIN RECHTER ARM IST GANZ SCHWER (zweimal wiederholen). Auch bei Deinem linken Arm stellst Du fest: MEIN LINKER ARM IST GANZ SCHWER (zweimal wiederholen). Du schwimmst ruhig und sicher hinter Kapitän NEMO her und denkst: MEINE ARME SIND GANZ SCHWER (einmal wiederholen). Endlich seid Ihr im Unterwasserwald angekommen. Dort wachsen Sträucher, die so groß sind, wie die Bäume auf dem Land. Die Pflanzen des Waldes haben längliche Blätter, die nur nach oben wachsen, so, als wollten sie aus dem Meer herausschauen. In diesem Unterwasserwald gibt es viele bunte Fische, große und kleine. Manche sind dick, andere dünn und wieder andere flach. Die einen haben lange, die anderen kurze Flossen. Sie schwimmen durch den Unterwasserwald, als ob sie Versteck miteinander spielen würden. Es ist schön, so sicher und ruhig durch den Unterwasserwald zu schwimmen wie die Fische; und es ist angenehm, ganz schwere Arme zu haben. Dabei kribbelt und kitzelt es an den Fingerspitzen, als ob kleine Fische sanft daran schnuppern.

Kapitän NEMO gibt Dir ein Zeichen, daß Ihr zum Unterwasserboot NAUTILUS zurückkehren müßt. Ihr verlaßt den Unterwasserwald und schwimmt durch das helle, warme Wasser. Die Sonne scheint durch das Wasser hindurch und alles erscheint Dir in leuchtenden, bunten Farben. Du freust Dich, daß ein paar Fische aus dem Unterwasserwald Euch noch ein Stück begleiten. Du denkst immer dabei: ICH BIN GANZ RUHIG, wie die Fische, und: MEINE ARME SIND GANZ SCHWER (einmal wiederholen). Da taucht das Unterwasserboot vor Euch auf. Ruhig, schwer und sicher schwimmt Ihr darauf zu. Beim NAUTILUS angekommen, steigst Du durch die Luke in das Unterwasserboot hinein. Es ist so, als ob Du aus einem schönen Traum erwacht wärst. Du beugst und streckst Deine Arme, holst tief Luft, atmest wieder aus und machst die Augen auf."

● **Weitere Instruktionen**

Schwereinstruktion 2

Der Schwereübung mit den Armen schließt sich beim zweiten oder dritten Mal die Schwereübung mit den Beinen an. Die Instruktionen sind analog denen mit den Armen sowie in die Unterwassergeschichte eingebettet.

Wärmeinstruktion 1

Sie beginnt mit der Wärmeübung für die Arme (Mein rechter Arm ist ganz warm usw.) und folgt, wenn die Schwereübungen 1 und 2 ganz durchlaufen sind.

Wärmeinstruktion 2

Sie bezieht sich auf die Wärmeübung mit den Beinen. Die Instruktionen der Wärmeübungen 1 und 2 werden, wie in der Schwereübung 1 gezeigt, jeweils in analoger Weise in die Geschichte integriert.

Für die Schwereinstruktionen 1 und 2 und die Wärmeinstruktionen 1 und 2 werden minimal vier Kontakte mit dem Kind benötigt. Mit Kindern werden nur die Schwere- und Wärmeübungen durchgeführt wie bereits im Text ausgeführt. Hat das Kind die Schwere- und Wärmeübungen vollständig kennengelernt, werden Selbstverbalisationsinhalte, die auf das jeweilige Problem der Kinder abgestimmt sind, in die Geschichte integriert.

● **Erlebnisse für Unterwasserausflüge**

○ Aufsuchen einer Walfischherde

Es handelt sich um Blauwale, die bis zu 31 Meter lang werden können, die Lungenatmer sind, deshalb an die Wasseroberfläche tauchen müssen, um Luft zu holen und dabei Wasserfontänen in die Höhe spritzen; aus sicherer Entfernung wird eine Walfischmutter mit ihrem 7 bis 8 m langen Baby beobachtet, das lustig um sie herum schwimmt.

○ Besuch einer Unterwasserstadt

Sie heißt Atlantis und ist die Hauptstadt eines im Meer versunkenen Kontinents.

○ Schwimmen durch einen Korallenwald

mit Seenelken, Seerosen, Seeanemonen und Erdbeerrosen.

○ Aufsuchen einer Herde von Seepferdchen

○ Finden von Delphinen

○ Aufsuchen einer Unterwasserhöhle

Sie hat einen breiten Eingang und in der Mitte der Decke eine große Öffnung, durch die helles Sonnenlicht strahlt. In der Höhle befinden sich riesige Muscheln, in denen Perlen sind.

5.2.2.2. Vorhersehen von Konsequenzen

Im Mittelpunkt der zweiten Einzeltrainingsstunde stehen Fotogeschichten, d. h. mit Fotografien bebilderte Geschichten und Dialoge. Sie behandeln die gleichen Konfliktgeschichten wie im Videofilm. Deshalb kann dieses Material auch schon in der ersten Einzeltrainingsstunde eingesetzt werden, wenn die Verwendung des Videofilms aus technischen Gründen nicht möglich ist (siehe unten und S. 71).

▶ **Ziele**

Stundenübergreifende Ziele

Da sich die stundenübergreifenden Ziele nicht verändern, es sich also um dieselben handelt, wie in der ersten Einzeltrainingsstunde beschrieben, sehen Sie bitte in Abschnitt 5.2.2.1. nach (vgl. die Stundenübersicht in Tab. 4).

Spezifische Ziele

A. Das Kind soll **differenziert wahrnehmen** lernen und seine Beobachtungsfähigkeit schulen. Es soll lernen, sich in Situationen und Personen hineinzuversetzen und einzufühlen.

B. Es soll Konfliktlösungen selbst bestimmen, verschieden **angemessene diskriminieren** und lernen, für unangemessene wie angemessene Konfliktlösungen die **Konsequenzen** aus der Umwelt **vorherzusehen**.

C. Zur **Erlebniswelt** des Kindes soll eine **Verbin-**

dung hergestellt werden. Durch Hilfestellungen und Verhaltensübungen wird das Kind darin unterstützt, angemessenes Konfliktverhalten auf den Alltag zu übertragen.

▶ Praktisches Vorgehen

1. Auswertung des Detektivbogens
Sehen Sie in der ersten Einzeltrainingsstunde nach (Abschnitt 5.2.2.1.).

2. Erzählen der Kapitän-Nemo-Geschichte zur Entspannung
Sehen Sie in der ersten Einzeltrainingsstunde nach (Abschnitt 5.2.2.1.).

3. Trainingsarbeit mit spezifischem Material
Das Material besteht aus sechs Fotogeschichten, wovon in einer Trainingsstunde nur eine eingesetzt wird. Der Therapeut wählt die Konfliktgeschichte aus, die dem problematischen Verhalten des Kindes am nächsten kommt. Jede Fotogeschichte setzt sich aus der Beschreibung einer Grundsituation, einer Fotografie und dem Wortwechsel der handelnden Personen zusammen. Das Foto soll die Grundsituation thematisch abbilden und atmosphärische Momente vermitteln.

A. Differenziert wahrnehmen und sich einfühlen lernen
Mangelnde Beobachtungs- und Einfühlungsfähigkeit werden in der Literatur immer wieder als Defizite aggressiver Kinder herausgestellt (vgl. Shure & Spivack, 1981; Dodge, 1985). Deshalb sollen diese grundlegenden Fertigkeiten wiederholt mit unterschiedlichem Material geübt werden.

Das Kind erhält nur die Fotogeschichte ohne Konfliktlösungen. Die Grundsituation wird vom Kind oder Therapeuten vorgelesen. Das Kind wird aufgefordert, sich das Foto aufmerksam anzuschauen und genau zu beschreiben, was alles darauf zu sehen ist. Es wird auf die mimischen und gestikulierenden Ausdrucksweisen aufmerksam gemacht. Dabei soll es Gesichtsausdrücke und Körperhaltungen beschreiben und die dazugehörigen Gefühle benennen. Mit

Tabelle 4. Ziele, praktisches Vorgehen und Materialien der zweiten Stunde des Einzeltrainings.

Ziele	Praktisches Vorgehen	Materialien
a) Innerhalb der Trainingssitzung		
Motorische Ruhe und Entspannung	Autogenes Training	Kapitän-Nemo-Geschichte
Differenzierte Wahrnehmung eines Handlungsablaufes, Hineinversetzen und Einfühlen in andere sowie deren Situation	Genaues Beschreiben einer Konfliktsituation, der Gefühle der Personen	Fotogeschichte
Diskriminieren verschieden angemessener Konfliktlösungen und Lernen, Konsequenzen vorherzusehen	Unterschiedliche Konfliktlösungen suchen, bewerten und Konsequenzen aus der Umwelt vorhersehen und diskutieren	Fotogeschichte
Verbindung zur Erlebniswelt des Kindes	Das Kind erzählt eine selbst-erlebte Geschichte, die in ein Rollenspiel mit angemessener Konfliktlösung umgesetzt wird.	Vom Kind erlebte Geschichte, Detektivbogen
Erkennen des Zusammenhanges von Verhalten und Konsequenzen sowie Motivierung des Kindes	Tokenprogramm: Eintausch von Punkten gegen Spielminuten	Regelliste für die Punktevergabe
b) Außerhalb der Trainingssitzung		
Übertragen von Verhalten auf den Alltag und Aufbau von Selbstkontrolle	Selbstbeobachtung, eigenständiges Regelbefolgen	Detektivbogen

verteilten Rollen lesen das Kind und der Therapeut noch den Wortwechsel der handelnden Personen.

B. Konfliktlösungen suchen, verschieden angemessene diskriminieren und Konsequenzen vorhersehen

Das Kind soll seine Meinung sagen, wie die Geschichte weitergehen und enden könnte. Es wird veranlaßt, den Fortgang der Geschichte aus der vorhandenen Information heraus zu begründen und zu bewerten. Erzählt es einen Ausgang mit unangemessenem Verhalten der Kinder, fordert der Therapeut es anschließend auf, sich eine „gute" Konfliktlösung auszudenken. Schildert es einen „guten" Ausgang mit angemessenem, erwünschtem Verhalten, wird umgekehrt verfahren. Für positive und negative Geschichtenausgänge bestimmen Kind und Therapeut die Konsequenzen voraus. Fragen, die das Kind anregen sollen, über Konsequenzen nachzudenken, können beispielsweise sein:

„Stell Dir vor, ein Kind zerreißt einem anderen Kind ein Bild, was es gerade gemalt hat! – Was würde das geschädigte Kind machen, wenn es von dem anderen Kind auch ein Bild in die Finger bekommt?" (Bezug zur Fotogeschichte: Das Bauwerk eines anderen wird zerstört!)
„Spielt ein Kind mit einem anderen Kind gern, wenn das immer bestimmen will, was gespielt wird?"
„Glaubst Du, daß man mit einem Kind gerne zusammen ist, mit dem man prima auskommt und beim Spielen Spaß hat?" (Bezug zur Fotogeschichte: Was soll ich mit anderen spielen?)
„Ist die Mutter wütend, wenn die Kinder nicht aufräumen? Gibt sie ihnen deshalb eine Strafe? Was denken und fühlen dann die Kinder?" (Bezug zur Fotogeschichte: Ich habe keine Lust aufzuräumen!)
„Erlaubt die Mutter den Kindern fernzusehen, wenn sie am Tag zuvor einfach weitergeschaut haben?"
„Freut sich die Mutter, wenn die Kinder den Fernseher ausmachen? Dürfen sie dafür am Wochenende länger schauen?" (Bezug zur Fotogeschichte: Fernsehen ist schöner als ins Bett gehen!)

Die Kinder darin zu trainieren, verschiedene Konsequenzen vorherzusehen, ist von großer Bedeutung, wenn man bedenkt, daß vor allem jüngere aggressive Kinder eher schlechte Konfliktlöser sind, die Konsequenzen aus Handlungen nicht bemerken und sich so mit ihrer aggressiven Konfliktlösung immer neue Probleme schaffen (Shure & Spivack, 1981). Das Vorhersehen von Konsequenzen soll einem Kind einsichtig machen, daß es sich lohnt, verzögert zu reagieren; also vor dem Handeln nachzudenken. Mit der Reaktionszeitverzögerung ist dem Kind zugleich die Chance gegeben, weniger Fehlurteile und voreingenommene Entscheidungen zu treffen und mehr angemessene Handlungsalternativen zu entwickeln (vgl. Lochman et al., 1981).

C. Verbindung zur Erlebniswelt des Kindes

Das Kind wird nach eigenen ähnlichen Erlebnissen und Erfahrungen gefragt, sei es mit erwünschtem oder unerwünschtem Verhalten des Kindes. Es soll berichten, ob es ihm schwer oder leicht fällt, zu teilen, nachzugeben, niemanden zu ärgern, abends ins Bett zu gehen usw. Gemeinsam werden Hilfestellungen für das Kind erarbeitet, wie es mit diesen schwierigen Situationen besser zurecht kommt, z. B. mit Hilfe von Vorsätzen oder Signalen zur Erinnerung im Detektivbogen.

Im Rollenspiel wird entweder die eigene Geschichte des Kindes oder die Fotogeschichte mit angemessener Lösung gespielt. Die Lösung soll stark vom Kind bestimmt und auf es zugeschnitten sein.

Zusätzlicher Hinweis. Zu jeder Fotogeschichte existieren auch die Dialoge der je unerwünschten und erwünschten Konfliktlösung, wie sie auch im Videofilm vorkommen.

Stellt der Einsatz einer Fotogeschichte die erste Einzeltrainingsstunde für ein Kind dar, so ist es im Sinne des Unterscheidungslernens sinnvoll, ihm auch die Konfliktlösungen vorzulegen. Es gelten dann die Ziele und das praktische Vorgehen der ersten Einzeltrainingsstunde (vgl. Abschnitt 5.2.2.1.). Das bedeutet, nachdem die Grundsituation und der Wortwechsel gelesen sowie das Foto betrachtet und vom Kind genau beschrieben wurden, wird in folgender Weise fortgefahren:

1. Das Kind schildert den vermutlichen Fortgang sowie das angenommene Ende der Geschichte.
2. Anschließend werden die zwei Konfliktlösungsmöglichkeiten erarbeitet, indem der Wortwechsel wieder mit verteilten Rollen gelesen wird. Nach jeder Lösung wird eingehalten und darüber gesprochen.
3. Das Kind bewertet die unterschiedlichen Konfliktlösungen nach „gut" und „schlecht". Es soll sein Urteil begründen.
4. Der Therapeut fordert das Kind auf, zu überlegen, wie es anstelle des einen und des anderen Kindes den Konflikt am besten beheben würde.
5. Kind und Therapeut spielen zusammen die Fotogeschichte mit einem vom Kind möglichst selbst ausgedachten Ausgang.

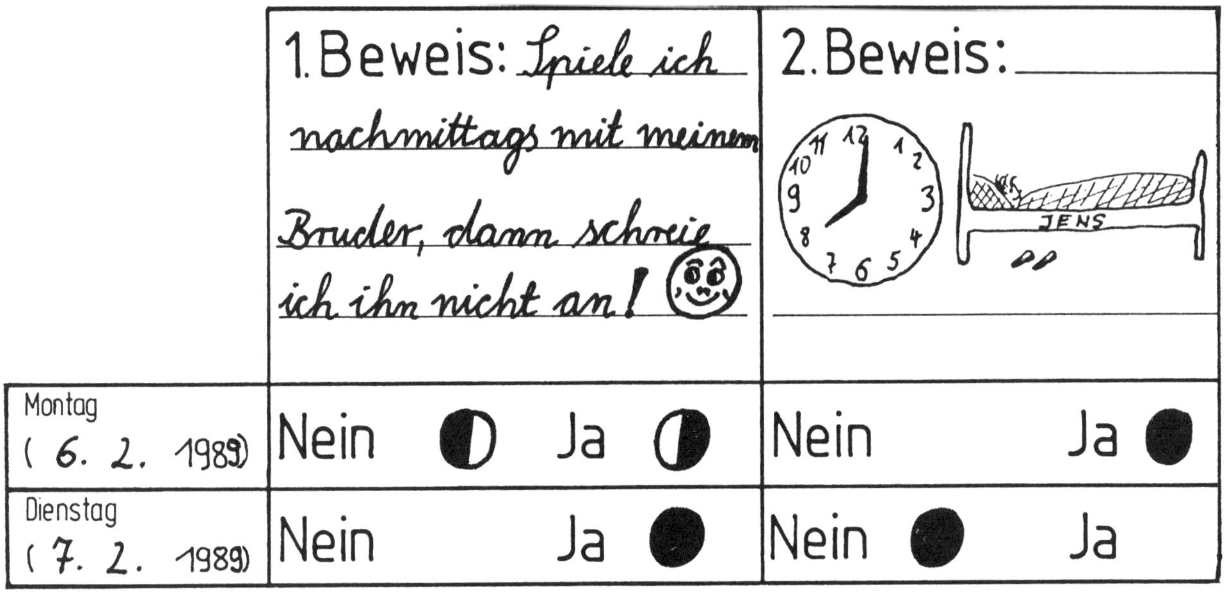

	1. Beweis: Spiele ich nachmittags mit meinem Bruder, dann schreie ich ihn nicht an!	2. Beweis:
Montag (6. 2. 1989)	Nein ◐ Ja ◑	Nein Ja ●
Dienstag (7. 2. 1989)	Nein Ja ●	Nein ● Ja

Verhaltensregeln für den Detektivbogen. Spätestens ab der zweiten Einzeltrainingsstunde wird nicht nur eine Aufgabe zur Selbstbeobachtung gegeben, sondern auch zur Verhaltensübung. Sie bezieht sich auf eine (oder zwei) der gemeinsam erarbeiteten Hilfestellungen für das Kind für schwierige Situationen (vgl. die Beispiele).

4. Eintausch der Spielminuten
Sehen Sie in der ersten Einzeltrainingsstunde nach (Abschnitt 5.2.2.1.).

▶ Materialien

Als Materialien kommen die Kapitän-Nemo-Geschichte (Abschnitt 5.2.2.1.), die Regelliste für die Punktevergabe (Abschnitt 5.2.1.), der Detektivbogen (Abschnitt 5.2.1.) und die Fotogeschichten zur Anwendung.

5.2.2.3. Bildinformationen verstehen und in Worte fassen

▶ Ziele

Stundenübergreifende Ziele
Sehen Sie in der ersten Einzeltrainingsstunde nach (Abschnitt 5.2.2.1.; siehe auch die Stundenübersicht in Tab. 5, S. 93).

Spezifische Ziele
A. Das Kind soll reine **Bildinformationen differenziert wahrnehmen** und **in verbale Informationen umwandeln**. Dadurch sollen die Gedächtnisprozesse, nämlich die bildhafte und verbale Kodierung, trainiert werden. Daneben soll das Kind weiter darin geschult werden, sich in Situationen und Personen zu versetzen und **einzufühlen**.

B. Das Kind soll **unterschiedlich angemessene Konfliktlösungen diskriminieren** sowie deren Konsequenzen erkennen lernen.

C. Das Kind soll **Verhalten** für positive Konfliktlösungen **üben** und dabei zur **Selbstverbalisation** als Möglichkeit der Selbstkontrolle hingeführt und zur Imitation angeregt werden.

D. Eine **Verbindung zum Alltag** des Kindes soll hergestellt werden. Es soll sich besonders mit **positiven Konfliktlösungen auseinandersetzen** und seine Phantasie diesbezüglich angeregt werden.

▶ Praktisches Vorgehen

1. Auswertung des Detektivbogens
Sehen Sie in der ersten Einzeltrainingsstunde nach (Abschnitt 5.2.2.1.).

Ich, ..*Stephan*.........., bin mein eigener Detektiv:
Was habe ich diese Woche alles geschafft?

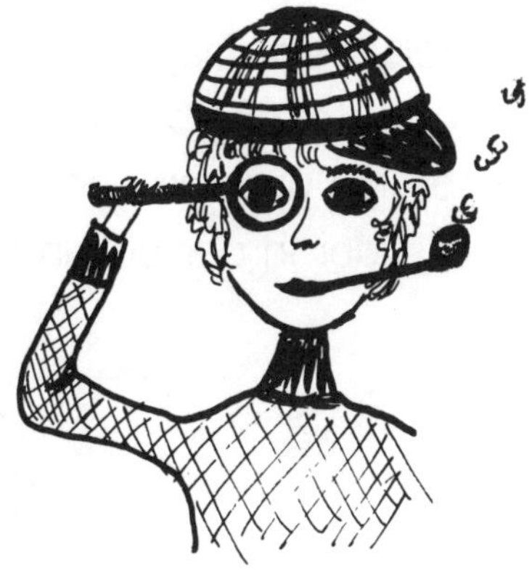

	1. Beweis: *In der Deutschstunde bin ich heute auf meinem Platz sitzen geblieben.*		2. Beweis: *Ich habe meine Schultasche für morgen gepackt.*	
Montag (20. 2. 1989)	Nein ☹	Ja ◯	Nein ◯	Ja ☺
Dienstag (21. 2. 1989)	Nein ◯	Ja ☺	Nein ◯	Ja ☺
Mittwoch (23. 2. 1989)	Nein ◯	Ja ☺	Nein ◯	Ja ☺
Donnerstag (24. 2. 1989)	Nein ◯	Ja ☺	Nein ☹	Ja ◯
Freitag (25. 2. 1989)	Nein ☹	Ja ◯	Nein ◯	Ja ☺
Samstag (26. 2. 1989)	Nein ☹	Ja ◯	Nein ◯	Ja ◯
Sonntag (27. 2. 1989)	Nein ◯	Ja ◯	Nein ☹	Ja ◯

Zusatzbeweis: *keinen*

Arbeitsblätter: Fotogeschichten

Es folgt nun das Material der Fotogeschichten. Einen Überblick über die Themen und Reihenfolge gibt die Aufstellung. Die sechs Fotogeschichten finden sich in gleicher Abfolge und mit den gleichen Lösungen der Konfliktsituationen auf dem Videofilm, der in der ersten Einzeltrainingsstunde eingesetzt wird (vgl. S. 71 unten).

1. Was soll ich mit anderen spielen?
2. Das Bauwerk eines anderen wird zerstört!
3. Wasserspritzen aus dem Hinterhalt!
4. Fernsehen ist schöner als ins Bett gehen!
5. Ich habe keine Lust aufzuräumen!
6. Streit um Süßigkeiten!

Was soll ich mit anderen spielen?

Ein Mädchen und ein Junge spielen jeder für sich. Nachdem sie mit dem Alleine-Spielen nicht mehr zufrieden sind, beschließen sie, gemeinsam etwas anderes zu spielen. Es kommt zu gegensätzlichen Vorschlägen: Der Junge will Karten spielen, das Mädchen „Mensch ärgere Dich nicht". Die Kinder können sich nicht für ein Spiel entscheiden.

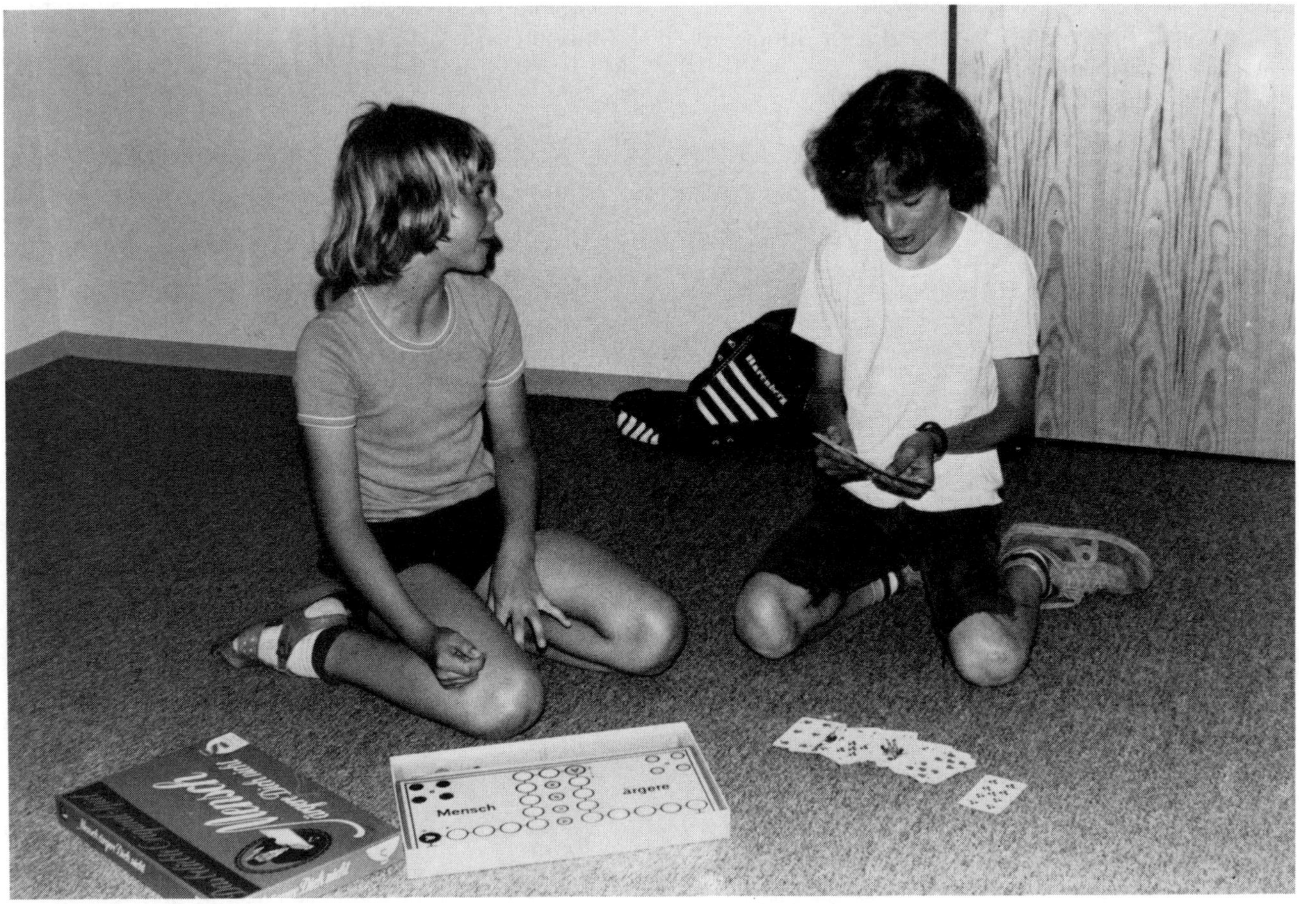

Mädchen (M): Mann, ich hab' keine Lust mehr.
Junge (J): Ich auch nicht mehr.
M: Blöde Puppe, Kinderkram!
– Die Kinder legen die Spielsachen beiseite. –
M: Ich weiß aber nicht, was ich spielen soll.
J: Wir können ja Karten spielen.
M: Ich hab' eine viel bessere Idee. Wir können „Mensch ärgere Dich nicht" spielen!
J: „Mensch ärgere Dich nicht" ist blöd.
M: Nein, ist es nicht!
J: Ist ja wohl wahr!
M: Wir spielen so oft Karten, ich will 'mal „Mensch ärgere Dich nicht" spielen.
J: Ich will aber Karten!
M: Nein.
J: Wir spielen Karten, Du aufgeblasenes Suppenhuhn!
– Er schlägt dabei mit der Faust auf sein Bein. –
M: Nein, wir spielen „Mensch ärgere Dich nicht", da kann man einen viel besser ärgern.
J: Es geht ja nicht ums Ärgern, es geht um die Freude! Also wir spielen Karten.
M: Nein!
J: Doch!
M: Ich hab' aber keine Lust zu Karten!
J: (wütend) Wir spielen aber Karten und nicht das blöde „Mensch ärgere Dich nicht"!
M: „Mensch ärgere Dich nicht" ist ja viel besser. Das dauert nicht lang und bei Karten dauert es viel länger.
J: Stimmt ja gar nicht!
M: Stimmt wohl!
J: Stimmt eben nicht!

1. Lösung

Die Auseinandersetzung führt zu einer Rauferei mit Beschimpfungen. Sie endet schließlich damit, daß der Junge sich schmollend in eine Ecke zurückzieht und das Mädchen sich wieder dem vorherigen Spiel widmet.

– Die Kinder ringen miteinander. –
M: Mensch, Du Blödmann! Du aufgeblasenes Suppenschwein! Blöder Ochsenschwanz!
– Schließlich hören die Kinder auf. Der Junge verzieht sich schmollend in eine Ecke.
M: Blöder Keiler! Ich spiel' jetzt weiter!
– Das Mädchen greift wieder zur Puppe.

2. Lösung

Der Streit wird durch den Vorschlag des Mädchens beigelegt, beide Spiele zu spielen und eine Münze über die Reihenfolge der Spiele entscheiden zu lassen.

– Die Kinder ringen miteinander. –
J: Ich hab' eine gute Idee. Wir spielen beides und mit einer Münze losen wir aus, was wir zuerst spielen.
– Mit einer Münze wird ausgelost. Das Los fällt auf „Mensch ärgere Dich nicht". –
M: Juhu (zum Jungen) – Und dann kommt Karten, okay!?
J: Ja, in Ordnung.

Das Bauwerk eines anderen wird zerstört!

Ein Junge baut einen Turm aus Bauklötzen. Ein Mädchen kommt hinzu und setzt sich dem Jungen gegenüber. Nach einer Weile zerstört es den Turm mutwillig und freut sich über die Zerstörung.

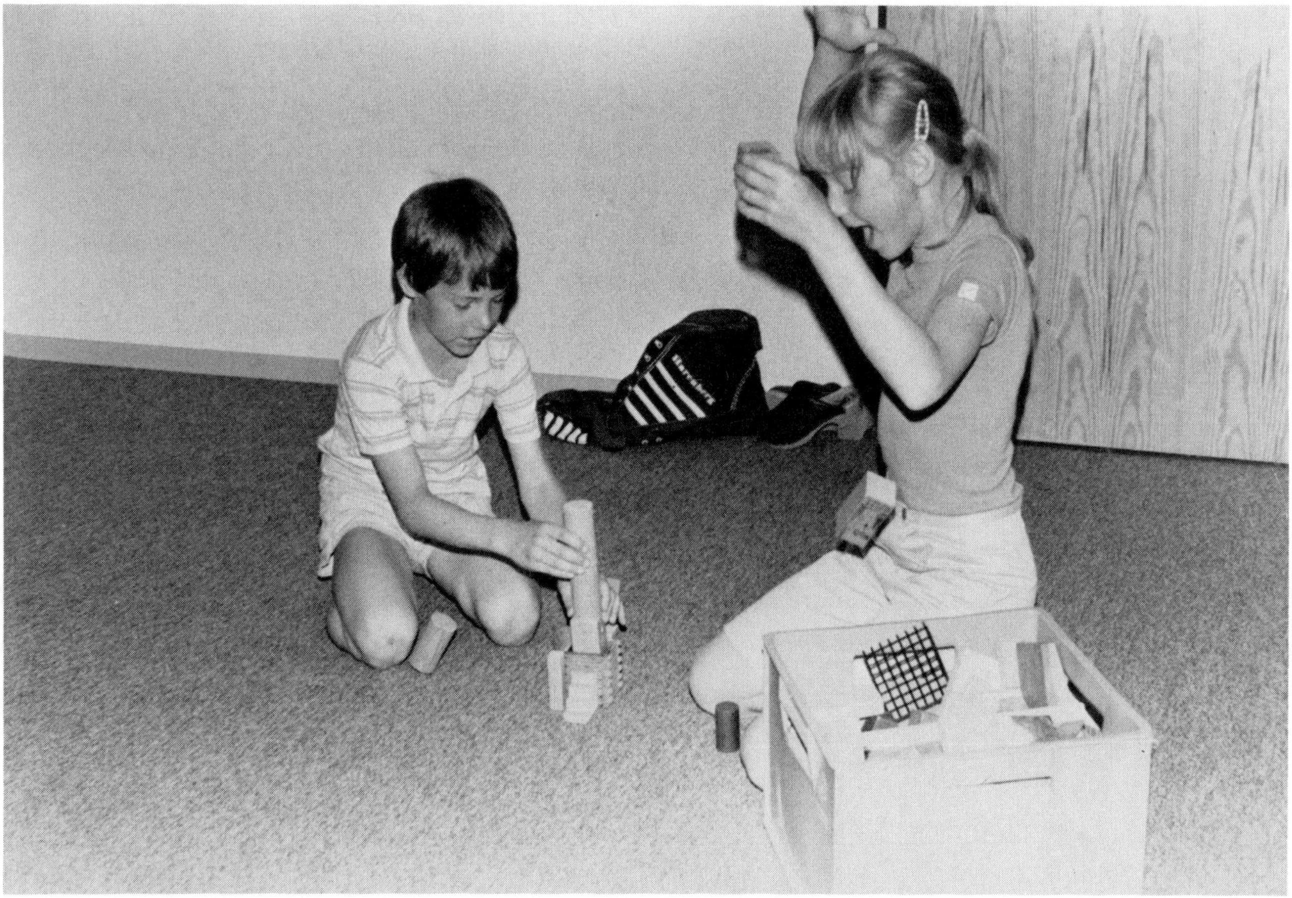

M: Na, was machst Du denn?
J: Was Schönes.
M: Soll ich hier 'mal den Stein rausziehen?
J: Nein, laß das! Ich find' das nicht richtig. Wenn ich was baue, mußt Du es ja nicht gleich kaputt machen.
M: Warum denn nicht?
J: Darum nicht!
– Das Mädchen wirft etwas in den Turm, so daß er zusammenfällt. Der Junge geht auf das Mädchen los und schreit. –
J: Mensch, Du Gemeine!

1. Lösung

Der Junge geht wütend auf das Mädchen los, es entsteht eine Rauferei.

J: Du gemeiner Hund! Mensch!
M: Das ist doch schön.
J: Nein, jetzt muß ich alles noch einmal aufbauen.
– Das Mädchen wirft weiter die Klötzchen durcheinander. –
J: Laß das!
– Der Junge geht auf das Mädchen los. Die Kinder schlagen sich. –

2. Lösung

Der Junge fragt das Mädchen nach der Begründung für ihr Verhalten. Als dieses angibt, daß es bei anderen Kindern nicht mitspielen durfte und Langeweile hatte, schlägt der Junge vor, gemeinsam den Turm neu zu bauen bzw. ein neues Spiel: „Türme um die Wette bauen" zu spielen.

J: Ich hab' mal eine Frage an Dich. Wieso hast Du eigentlich den Turm zerstört?
M: Weil es so langweilig war, und die anderen Kinder haben mich nicht mitspielen lassen.
J: Hast Du nicht Lust, mit mir den Turm wieder aufzubauen?
M: Au ja, gut!
J: Weißt Du, was wir machen? Wir bauen einen anderen Turm – der wird vielleicht viel größer.
Oder nee, wir machen jeder einen Turm! Wer zuerst den größten hat!

Wasserspritzen aus dem Hinterhalt!

Ein Mädchen wird aus dem Spiel mit einer Puppe herausgerissen, da ein Junge kommt, der sie mit einer Wasserspritze naßspritzt und durch das Zimmer jagt.

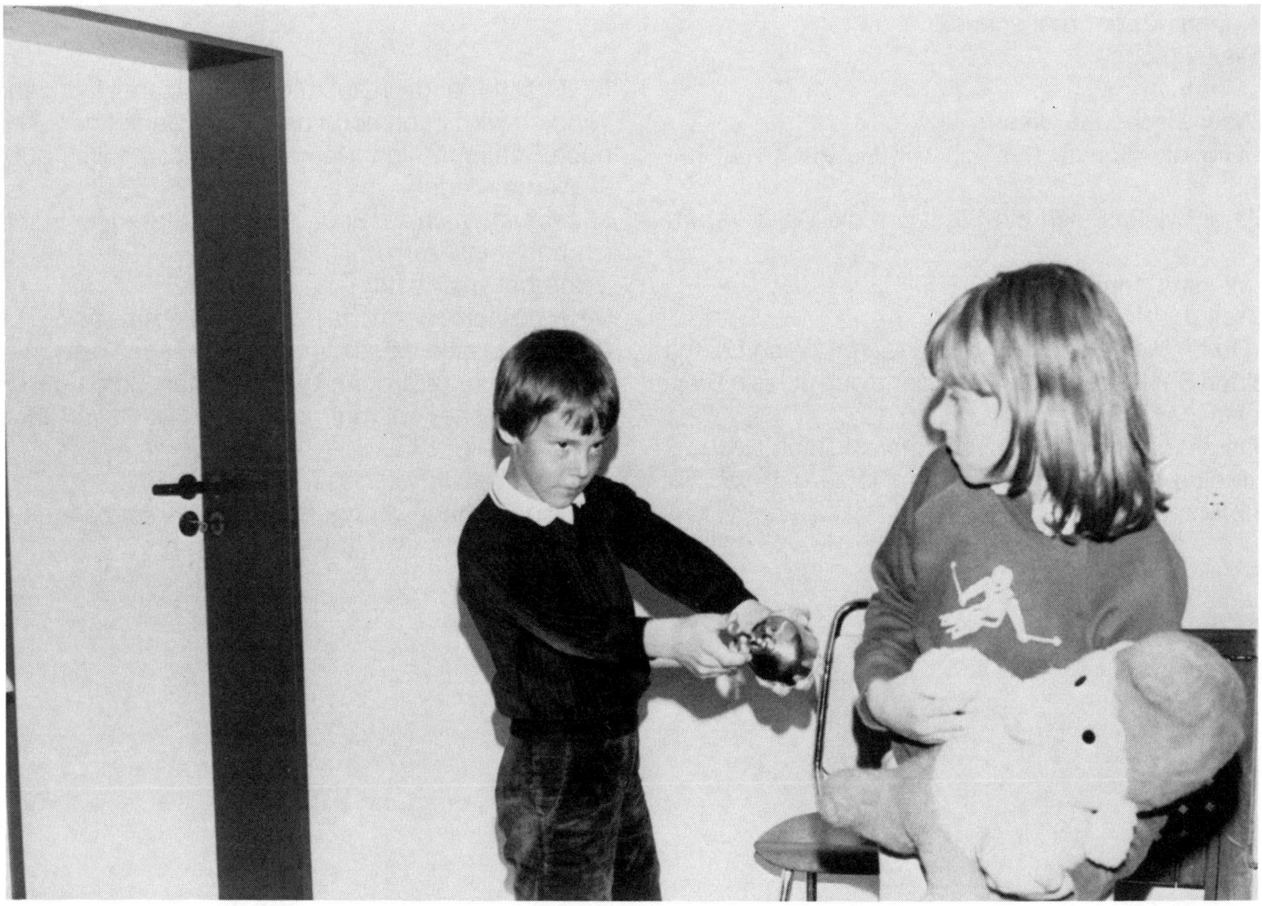

– Ein Mädchen spielt allein mit einer Puppe. Ein Junge kommt dazu. –
J: Na, was machst Du denn?
M: (mürrisch) Laß mich in Ruhe!
J: Na, was machst Du denn, komm…!
M: Was ist denn los?
– Der Junge fängt an, das Mädchen mit einer Wasserspritze naßzuspritzen. Das Mädchen läuft weg. Die Kinder jagen sich durch das Zimmer. –

1. Lösung

Das Mädchen verkriecht sich so gut es geht und ruft nach der Mutter. Nach kurzer Zeit möchte sie aber die Wasserspritze auch einmal haben. Da der Junge sie nicht abgeben will, entsteht eine Rauferei.

– Das Mädchen verkriecht sich. –
M: Mami, komm mal schnell!
J: Wasserscheu!
M: Mami...!
J: Wasserscheues Biest, Du!
M: Gib die Spritze her, ich will sie auch mal haben!
– Es entwickelt sich ein Streit um die Wasserspritze. –
M: Wieso denn nicht?
J: Weil du blöd bist!
M: Du bist ja selber blöd. Geizkragen! Wenn Du mit meinen Sachen spielen willst, dann geb' ich sie Dir ja auch.
J: Damit will ich ja gar nicht spielen! Bääh...!
M: Meine Autos und meine Bauklötze geb' ich Dir auch immer!

2. Lösung

Das Mädchen versucht, mit dem Jungen zu reden. Sie erklärt ihm, daß sie sich möglicherweise erkältet und kommt dann auf die Idee, gemeinsam mit der Wasserspritze zu spielen. Der Junge geht auf den Vorschlag ein und beide Kinder zielen mit der Wasserspritze auf eine Spielzeugfigur im Waschbekken.

M: Jetzt hör endlich auf mit der Spritzerei! Der ganze Teppich wird auch noch dazu naß! Dann kriegen wir noch Schimpfe von Mama! Jetzt hör endlich auf!
J: Warum denn?
M: Weil ich mich am Ende noch erkälte! – Hör mal zu, ich hab' eine ganz tolle Idee!
J: Ich hör' nicht zu!
M: Jetzt warte doch mal! Ganz große Klasse. Spitze! Also, wir lassen Wasser ins Waschbecken oder in die Badewanne, und dann tun wir einen Soldaten rein und versuchen darauf zu zielen. Das wär' doch toll!?
J: Ich habe ein viel besseres Ziel!
M: Dann können wir irgendwas anderes machen, irgendwas anderes rein tun. Ach komm...!
J: Na gut.

Fernsehen ist schöner als ins Bett gehen!

Zwei Kinder sitzen vor dem Fernseher und verfolgen begeistert eine Sendung im Fernsehen. Die Mutter kommt ins Zimmer und fordert die Kinder auf, den Fernseher auszumachen, da es schon spät ist und sie morgen früh in die Schule müssen. Die Kinder meutern und wollen weiter sehen. Da geht die Mutter zum Fernsehapparat und macht ihn aus. Sie verläßt dann das Zimmer.

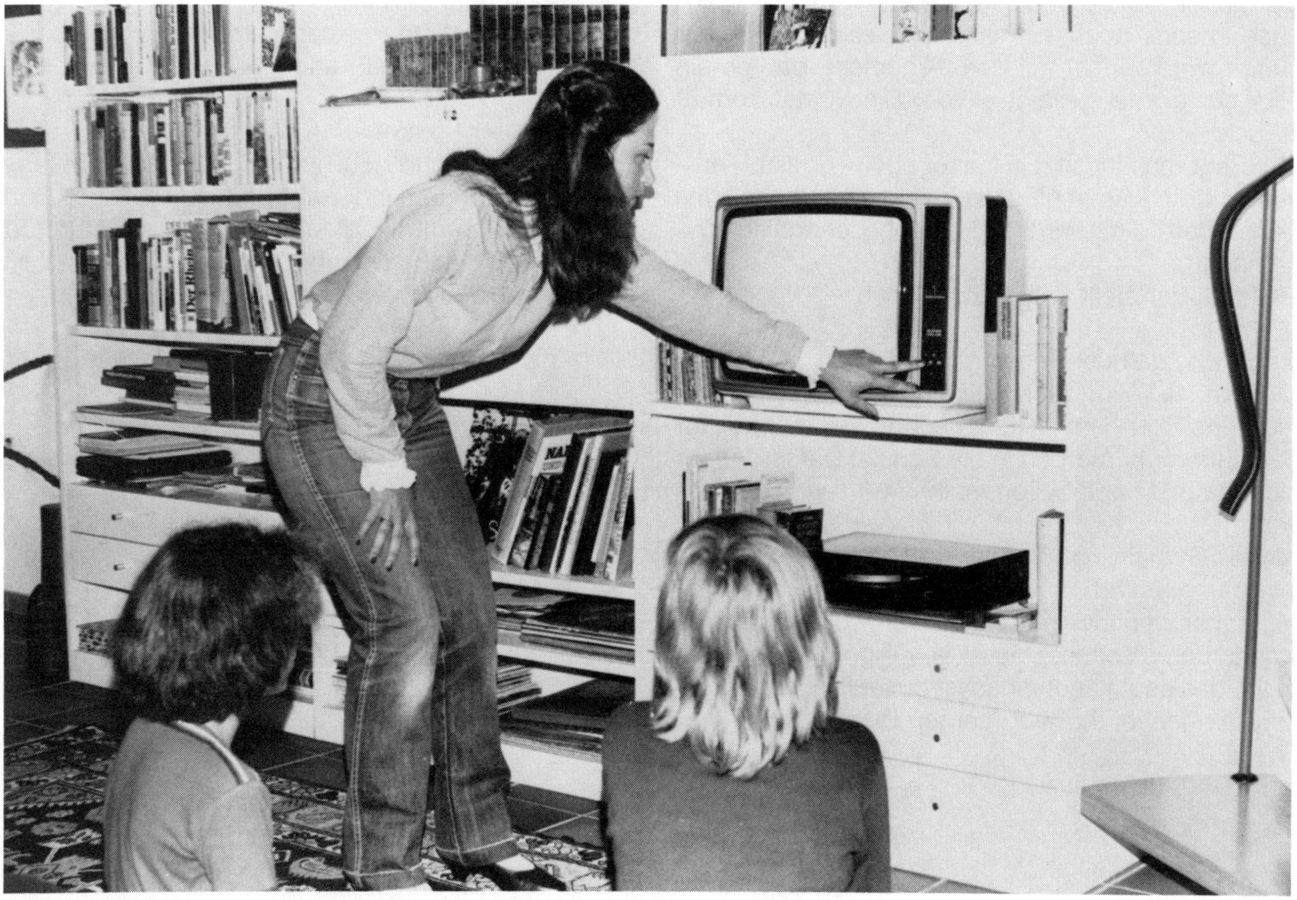

– Zwei Kinder sitzen vor dem Fernseher und sehen begeistert eine Fernsehsendung. Die Mutter kommt herein. –
Mutter (Mu): So Kinder, jetzt ist aber Schluß. Jetzt geht's ins Bett. Ihr müßt morgen in die Schule.
J: Weg von der Bildfläche!
Mu: Nichts da, Ihr müßt ins Bett, Ihr müßt in die Schule und Ihr müßt früh aufstehen und in der Schule wach sein und nicht schlafen.
J: Geh doch weg, wir wollen weitergucken!
Mu: Nein, jetzt wird nichts mehr gesehen. Es geht ins Bett und damit Schluß!
M: Ja, gut.
Mu: Ihr habt mich verstanden, ja?
Kinder: (widerwillig) Ja...
– Die Mutter macht den Fernseher aus und geht aus dem Zimmer. –

1. Lösung

Nachdem die Mutter aus dem Zimmer gegangen ist, sprechen die Kinder sich kurz ab und beschließen weiter fernzusehen. Nach zehn Minuten kommt die Mutter zurück. Sie wiederholt ihre Argumente, macht den Fernseher wieder aus und bestimmt als Strafe für die Unfolgsamkeit der Kinder zwei Tage Fernsehverbot.

– Nachdem die Mutter weggegangen ist, sprechen die Kinder sich ab und sehen weiter fern. Das Mädchen mahnt noch einmal abzustellen, doch der Junge widerspricht mit dem Argument, daß so ein Film nur einmal gezeigt werde. Die Mutter kommt zurück. –

Mu: Sagt mal, Ihr sitzt ja immer noch vor dem Fernsehapparat. Hab' ich Euch nicht gesagt, Ihr sollt ins Bett gehen? Jetzt wird der Fernseher endgültig ausgemacht!

– Die Mutter stellt den Fernseher ab. –

M: Mann...

J: Ich will, daß der Fernseher anbleibt!

Mu: Ich hab' vor zehn Minuten schon gesagt, Ihr müßt ins Bett gehen. Es ist schon viel zu spät für Euch. Ihr müßt morgen in die Schule. Dafür, daß Ihr nicht gefolgt habt, bekommt Ihr zwei Tage Fernsehverbot.

Kinder: Gemein, unfair, immer auf die Kleinen...! Das ist so ungerecht!

M: Immer wenn wir mal was sehen wollen, müßt ihr was anderes sehen. Das ist ja völlig ungerecht!

J: Ja, das sag' ich demnächst auch: Ihr müßt direkt schlafengehen. Ihr habt morgen Dienst!

2. Lösung

Die Kinder lassen den Fernseher aus. Sie räumen noch ihre Sachen auf, bevor sie das Zimmer verlassen. Als die Mutter zurückkommt und dies sieht, ist sie sehr erfreut, lobt die beiden Kinder und verspricht, daß sie zur Belohnung im Bett noch fünfzehn Minuten lesen und am Samstag etwas länger fernsehen dürfen.

– Die Kinder räumen ihre Sachen auf und unterhalten sich noch über den Film. –

J: Was glaubst Du, schnappt ihn die Polizei?

M: Ich glaube nicht. Er kann sich in Sicherheit bringen.

– Die Mutter kommt. –

Mu: Ach, das find' ich gut, daß Ihr den Fernseher nicht mehr angemacht habt und daß Ihr noch Eure Sachen aufräumt. Find' ich echt klasse. Dafür dürft Ihr im Bett noch fünfzehn Minuten lesen und am Samstag ein bißchen länger schauen.

Ich habe keine Lust aufzuräumen!

Zwei Kinder spielen im Kinderzimmer mit Bausteinen, Autos u.ä. Die Mutter kommt in das Spielzimmer und bittet die Kinder aufzuräumen, da es Zeit ist ins Bett zu gehen. Die beiden Kinder haben keine Lust aufzuräumen und spielen weiter.

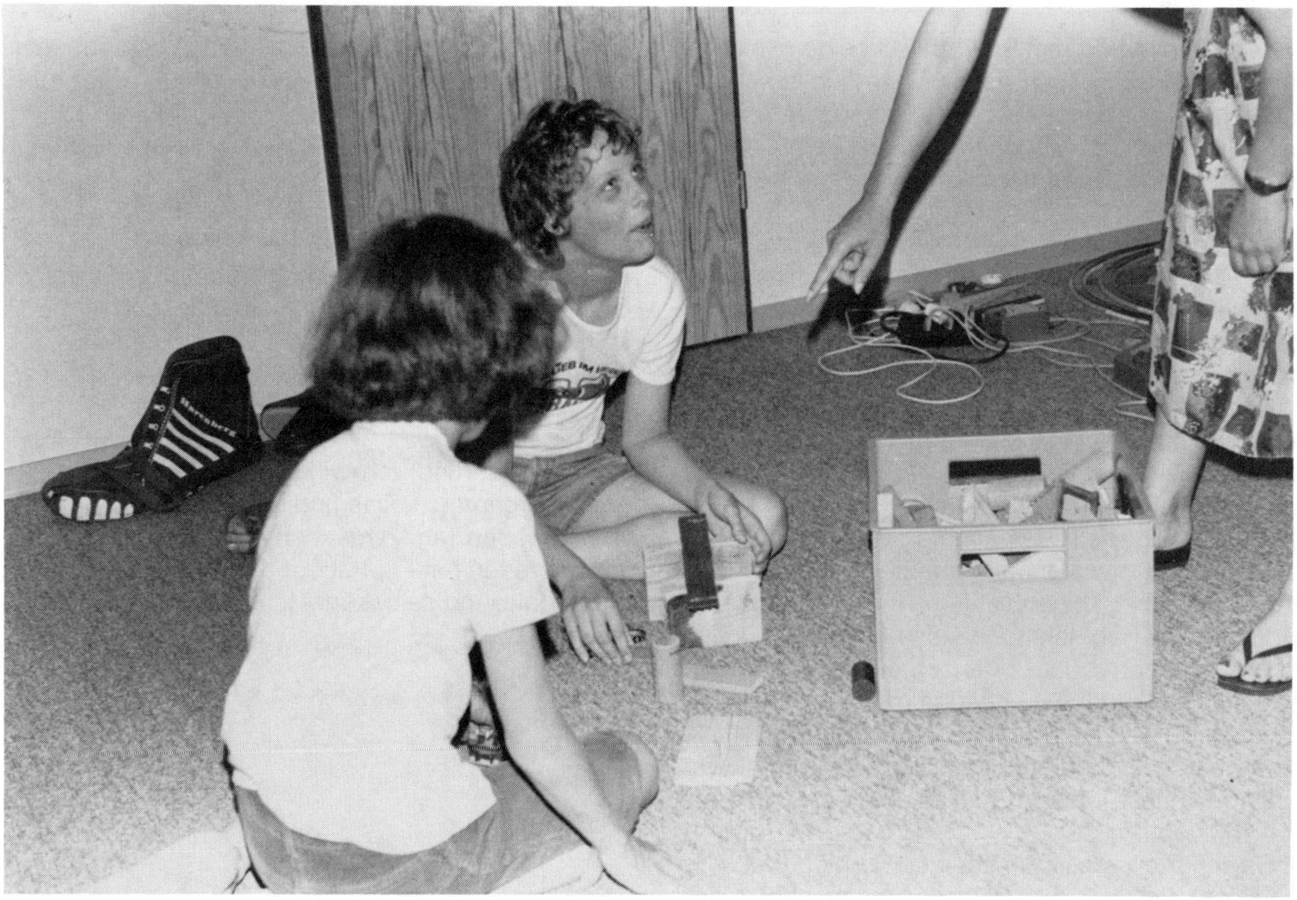

Mutter: So Kinder, jetzt ist Schluß mit Spielen. Es ist jetzt gleich halb acht Uhr, Ihr müßt ins Bett gehen. Räumt bitte noch hier die ganzen Sachen auf. Die ganzen Spiele in den Karton, die Bauklötze in den Kasten. Ja, Ihr beiden? Räumt schön auf! Es gibt gleich noch Abendbrot.

– Die Mutter geht. –

J: Hab' keine Lust.

M: Meinste ich?

J: Wir spielen einfach weiter.

M: Immer, wenn wir was Schönes spielen, dann muß die Mutti ankommen und sagen: Schluß jetzt, Ihr müßt ins Bett gehen, aufräumen!

J: Genau!

M: Die ist ja bescheuert.

1. Lösung

Als die Mutter zurückkommt und die beiden Kinder noch nicht aufgeräumt haben, entwickelt sich eine Diskussion: Die Mutter wiederholt ihre Argumente, während die Kinder versuchen, sich herauszureden und sagen, daß sie keine Lust zum Aufräumen haben und dies auch keinen Spaß macht. Die Mutter bricht die Diskussion ab, besteht auf dem Aufräumen und verläßt das Zimmer.

Es entwickelt sich ein Streit zwischen den Kindern, wer welches Spielzeug benutzt und folglich aufzuräumen hat. Dabei bewirft der Junge das Mädchen mit Spielzeug. Das Mädchen geht aus dem Zimmer, und der Junge räumt alleine auf.

– Die Kinder spielen weiter. Die Mutter kommt zurück. –
J: Weißt Du was, Mutti? Wir räumen morgen auf.
Mu: Nein, das kommt überhaupt nicht in Frage. Ihr habt mit den Sachen gespielt, und wer mit einer Sache spielt, der muß sie auch aufräumen. Also räumt gefälligst auf!
J: Wir haben aber keine Lust.
Mu: Trotzdem räumt Ihr jetzt auf!
– Die Mutter verläßt das Zimmer. –
M: Klaus, wir müssen aufräumen!
J: Ich hab' aber keine Lust!
M: Eigentlich hab' ich auch keine Lust.
J: Ja, Du hast mit dem „Mensch ärgere Dich nicht“ gespielt, das mußt Du aufräumen.
M: Du hast mit diesem komischen Hütchen gespielt. Das mußt du aufräumen, das räum' ich nicht auf!
J: Und Du hast mit den Bauklötzchen gespielt!
M: Trotzdem!
J: Du mußt alles aufräumen, weil Du blöd bist!
– Der Junge wirft die Klötzchen nach dem Mädchen. –
M: Hör auf mit den Sachen durch die Gegend zu schmeißen! Du hast schon zwei Sachen kaputt gemacht!
J: Und...?
– Das Mädchen geht. –
M: Ich verdrück' mich!
J: Bleibt es wieder an mir hängen, ich muß alles aufräumen. Das ist doch immer das gleiche.
– Der Junge räumt auf. –

2. Lösung

Mit Widerwillen gehen die Kinder ans Aufräumen. Dem Mädchen fällt plötzlich ein, aus dem Aufräumen ein Spiel zu machen: Sie spielen, daß sie am Fließband sitzen und sortieren müssen. Für das aufgeräumte Zimmer werden beide Kinder gelobt.

– Die Kinder spielen weiter. –
J: Okay! Komm, wir räumen jetzt auf!
M: Mann... (zögernd) Na gut. – Au ja, ich hab' eine Idee. Wir machen aus dem Aufräumen ein ganz tolles Spiel.
J: Au ja, wir spielen so, als wären wir am Fließband und müßten alles in die Körbe tun.
M: Okay! Ich tu' erst mal das hier rein.
J: Das ist schlechte Ware, die muß weg.
– Die Kinder fangen an, unter Prüfung der einzelnen Gegenstände, diese einzusortieren. –
M: So, los, alles einpacken.
– Die Mutter kommt zurück. –
Mu: Na, Ihr habt alles aufgeräumt?
Kinder: Hmm...
Mu: Na, das find' ich wirklich prima. Das habt Ihr ganz toll gemacht. Das find' ich großartig. Wenn ihr das nur jeden Tag so machen würdet, wäre ich wirklich zufrieden mit Euch. Legt die Spiele jetzt noch in die Regale, und dann könnt Ihr zum Abendbrot kommen.

Streit um Süßigkeiten!

Zwei Kinder spielen, der Vater sitzt daneben und liest Zeitung. Das Mädchen hat eine Tüte mit Süßigkeiten entdeckt und sucht sich etwas heraus. Als der Junge auch davon haben möchte, verweigert sie dies mit dem Argument, die Tüte zuerst gefunden zu haben. Es kommt zu einem handgreiflichen Streit zwischen den Kindern.

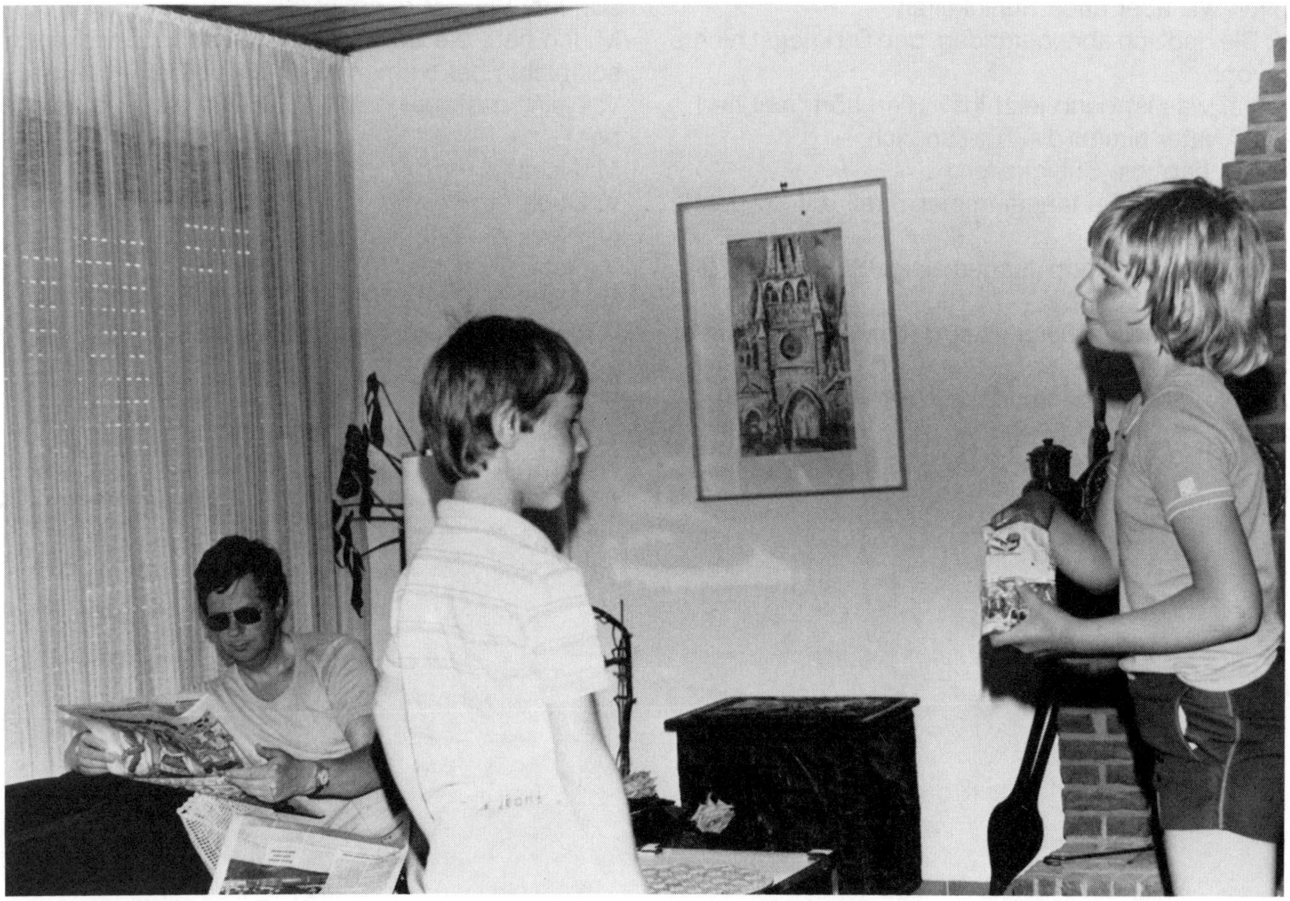

J: Komm, gib mir auch was ab!
M: Nein, die bekomme ich, die hab' ich gefunden!
J: Trotzdem!
– Der Junge versucht, sich etwas zu nehmen, das Mädchen hält ihn davon ab und stößt ihn zurück. –
M: Nein, laß das! Ich hab' sie zuerst gefunden!

1. Lösung

Der Vater greift ein. Er nimmt, ohne auf die Worte des Mädchens zu hören, die Süßigkeiten an sich mit dem Argument, sie finge immer Streit an. Dem Jungen gibt der Vater etwas von den Süßigkeiten.

– Streiterei um die Süßigkeiten. –
M: Die Süßigkeiten behalt' ich, die hab' ich zuerst gefunden!
J: Ich will aber auch Süßigkeiten!
M: Die hab' ich aber gefunden, und Du kriegst nichts davon!
V: Na, was ist denn jetzt los? Hier, hört 'mal her!
– Der Vater nimmt die Tüte an sich. –
M: Ich hab' die Süßigkeiten...
V: Nein, nein, Du fängst immer Streit an! So geht's nicht!
– Der Vater gibt dem Jungen einige Süßigkeiten und nimmt die Tüte weg. –
M: Ich hab' die Süßigkeiten gefunden, jetzt will er einfach was haben...
V: Nein, Du fängst immer mit Streit an! So geht's nicht!

2. Lösung

Der Vater greift ein, hört sich die Argumente der Kinder an und entscheidet, daß sie die Süßigkeiten teilen sollen. Dies führen die Kinder selbständig durch.

– Streiterei um die Süßigkeiten. Der Vater steht auf und greift ein. –
V: Na, na, was ist denn hier los? Kommt, steht mal auf, los! Was ist denn jetzt?
M: Ich hab' die Süßigkeiten gefunden, und Karsten soll nichts bekommen, weil ich sie gefunden habe!
V: Nein, das geht nicht, Du mußt die Hälfte abgeben!
M: Nein!
V: Doch!
M: Nein, die hab' ich gefunden!
V: Nein, Du gibst ihm die Hälfte ab!
M: Nein!
V: (in schärferem Tonfall) Du gibst ihm die Hälfte ab!
M: Na gut!
V: Teilt Euch das ganz genau auf.
M: Ist gut.
– Die Kinder gehen zum Tisch, kippen alles aus und teilen. –

Tabelle 5. Ziele, praktisches Vorgehen und Materialien der dritten Stunde des Einzeltrainings.

Ziele	Praktisches Vorgehen	Materialien
a) Innerhalb der Trainingssitzung		
Motorische Ruhe und Entspannung	Autogenes Training	Kapitän-Nemo-Geschichte
Differenzierte Wahrnehmung, Umwandeln bildlicher Informationen in verbale, Schulung des Einfühlungsvermögens	Beschreiben einer nur bildlich dargestellten Konfliktgeschichte sowie der Gedanken, Gefühle und Worte der darin handelnden Personen	Große Bildtafel mit einer Konfliktsituation aus dem Spiel „Vertragen und nicht schlagen“
Unterschiedliche Konfliktlösungen diskriminieren	Verschiedene Lösungsmöglichkeiten beschreiben, bewerten und Konsequenzen benennen	Konfliktlösungen im Spiel „Vertragen und nicht Schlagen“
Positives Konfliktlöseverhalten (u. a. angemessene Selbstbehauptung) ausprägen und Lernen der Selbstverbalisation	Verhaltensübung im Rollenspiel mit Selbstverbalisierungen des Therapeuten und Anregungen für das Kind zur Imitation	Inhalt einer Bildtafel mit angemessener Lösung des Spiels „Vertragen und nicht schlagen“
Verbindung zur Erlebniswelt des Kindes und Auseinandersetzen mit positiven Konfliktlösungen	Das Kind erzählt eine selbsterlebte Geschichte, für die mehrere positive Konfliktlösungen gesucht werden.	Vom Kind erlebte Geschichte
Erkennen des Zusammenhangs von Verhalten und Konsequenzen sowie Motivierung des Kindes	Tokenprogramm: Eintausch von Punkten gegen Spielminuten	Regelliste für die Punktevergabe
b) Außerhalb der Trainingssitzung		
Übertragen von Verhalten auf den Alltag und Aufbau von Selbstkontrolle	Selbstbeobachtung, eigenständiges Regelbefolgen	Detektivbogen, individuelle Instruktionskarte

2. Erzählen der Kapitän-Nemo-Geschichte zur Entspannung

Sehen Sie in der ersten Einzeltrainingsstunde nach (Abschnitt 5.2.2.1.).

3. Trainingsarbeit mit spezifischem Material

Die Sitzung wird durch das Spiel „Vertragen und nicht schlagen“ (Tausch et al., 1975a) geprägt. Das Spiel besteht aus acht großen Bildtafeln mit unterschiedlichen Konfliktsituationen und 16 jeweils dazugehörigen kleinen Lösungstafeln. Die 16. Lösungstafel ist eine Zusatztafel, die in der Regel nicht benötigt wird. Die 7. Tafel (Radunfall) und die 8. Tafel (Bäckerladen) werden nicht berücksichtigt. Je drei Lösungstafeln sind in einer bestimmten Reihenfolge vorgegeben, so daß insgesamt fünf „manipulierte“ Geschichten entstehen. Für die Zusammenstellung der fünf Lösungsgeschichten aus den 15 Lösungstafeln wählt man die im Begleitheft vorgeschlagenen Anfangs-, Mittel- und Endkarten. Die Reihenfolge der fünf Geschichten erfolgt von sozial unerwünschten zu sozial erwünschten Lösungen bei jüngeren und lernbehinderten Kindern. Bei älteren und cleveren Kindern sind die fünf Geschichten ungeordnet vorgegeben. Die Lösungstafeln liegen verdeckt auf drei Stapeln und werden nacheinander vom Kind umgedreht. Für jedes Kind wird für eine Sitzung eine Konfliktsituation bestimmt.

A. Bildinformationen verstehen und in Worte fassen

Das Kind übt die verbale Umwandlung der bildlich dargestellten Konfliktsituationen und Reaktionen von den Bildgeschichten aus „Vertragen und nicht schlagen“, was für die Gedächtnisprozesse bedeutend ist, die die zweite Voraussetzung sozialen Lernens darstellen (vgl. Abschnitt 3.1.). Das Vorgehen gestaltet sich wie folgt:

Zuerst erhält ein Kind nur die große Bildtafel mit einer Konfliktsituation. Es soll sie sich in Ruhe genau anschauen. Anschließend läßt der Therapeut die große Tafel vom Kind beschreiben. Das Kind soll dabei genau beobachten und auch auf Kleinigkeiten achten lernen. Die Beschreibung des Kindes wird durch folgende nacheinander gestellte Fragen strukturiert:

1. Welche Personen sind auf dem Bild zu sehen (Anzahl, Aussehen, Geschlecht usw.)?
2. Was tun sie (Fußball spielen, Verkleiden spielen...)?
3. Welche Schwierigkeiten haben sie (Streit, gefährliche Situationen usw.)?

Das Kind wird immer wieder daran erinnert, genau zu beobachten und exakt zu beschreiben.

B. Unterschiedliche Konfliktlösungen diskriminieren

Ist die Beschreibung der Bildtafel abgeschlossen, wendet man sich den Lösungstafeln zu:

„Hier sind drei Stapel mit jeweils fünf kleinen Bildtafeln. Du sollst nacheinander von jedem Stapel eine Tafel ziehen. Die Zahlen darauf haben keine Bedeutung. Die Randstreifen zeigen Dir die Reihenfolge an, in der Du die Tafeln legen mußt, damit es eine Geschichte ergibt. Wenn Du eine Geschichte gelegt hast, schaue sie Dir genau an; lasse Dir wieder Zeit dabei. Denke auch an die große Tafel, die die Anfangsgeschichte der Kinder zeigt. Wenn Du glaubst, Du weißt die Geschichte auf den drei Tafeln, dann erzähle sie mir."

Diese Vorgehensweise ist für alle fünf Lösungsgeschichten gültig. Hat das Kind alle fünf Lösungsgeschichten aufgedeckt und erzählt, wird es aufgefordert:

„Welche Lösungen des Problems sind Deiner Meinung nach nicht gut? – Warum sind sie nicht gut?"

Die verschiedenen Konsequenzen werden in diesem Zusammenhang erarbeitet und diskutiert.

„Suche Dir eine gute Lösungsgeschichte aus, in der Du am liebsten mitspielen würdest! – Warum ist diese Geschichte gut? – Was kann danach noch Gutes geschehen?"

Eine Variationsmöglichkeit. Für manche Kinder kann es angezeigt sein, das Kind selbst eine weniger gute und zwei verschieden gute Konfliktlösungen auswählen zu lassen. Die Lösungstafeln in den drei Stapeln werden dafür vermischt.

„Hier sind drei Stapel mit jeweils fünf Tafeln. Nimmst Du von jedem Stapel eine Tafel, also insgesamt drei, ergeben sie eine Geschichte. Du sollst Dir von jedem Stapel die Tafeln ansehen und die davon aussuchen, die eine schlechte und zwei gute Konfliktlösungen ergeben. Erzähle mir dann Deine drei Geschichten. Vergiß bei Deinen Geschichten nicht die große Bildtafel, denn sie zeigt Dir die Schwierigkeiten der Kinder, die Du lösen sollst."

Ein Kind muß beim Erzählen begründen warum eine Konfliktlösung gut oder schlecht ist. Für jede Lösung werden die Folgen besprochen. Dieses Vorgehen stellt höhere Anforderungen an das Unterscheidungsvermögen eines Kindes und seine Fähigkeit, Konsequenzen vorherzusehen. Zugleich räumt es dem Kind mehr Freiraum ein, individuelle Konfliktlösungen zu finden.

C. Verhaltensübung und Hinführung zur Selbstverbalisation

„Welches der Kinder möchtest Du im Spiel sein?" – Mit diesen Worten regt der Therapeut das Kind an, seine Wahl der Rolle zu begründen.

Der Therapeut wählt dann ebenfalls eine Kinderrolle, begründet sie, und beide spielen die vom Kind ausgesuchte gute Lösungsgeschichte. Hierbei kann der Therapeut in der übernommenen Rolle selbstinstruierende Bemerkungen machen, die das Kind beobachtet. Dadurch wird es das erste Mal mit der Selbstverbalisation konfrontiert. Auch bei späteren kleinen Rollenspielen sollte der Therapeut modellhaft selbstverbalisierendes Verhalten demonstrieren und das Kind geschickt innerhalb des Rollenspieles auffordern, dies ebenfalls durchzuführen.

D. Verbindung zum Alltag und Auseinandersetzung mit positiven Konfliktlösungen

Abschließend fragt der Therapeut:

„Versuche Dich zu erinnern, ob Du so etwas Ähnliches schon einmal erlebt oder gesehen hast?"

Erzählt das Kind ein Erlebnis, dann muß der Therapeut im Dialog mit dem Kind mögliche, negative bzw. positive Konsequenzen einer sozial unerwünschten oder erwünschten Handlung aufzeigen. Gemeinsam werden weitere sozial erwünschte Konfliktlösungen gesucht.

Durch wiederholtes Suchen nach weiteren alternativen Konfliktlösungen wird die Phantasiefähigkeit des Kindes angeregt. Dies ist aus zwei Gründen notwendig:

Einmal ist bekannt, daß die Phantasietätigkeit zum Abbau von Aggression führt, da das Kind mit hoher Phantasietätigkeit Konfliktsituationen und deren Lösungen in seiner Gedankenwelt bewältigen kann

(Bilbow, 1973; Freyberg, 1973). Und einmal hat sich gezeigt, daß das Hauptdefizit von Kindern, die schlecht und unangemessen Konflikte bewältigen können, darin besteht, einfallslos beim Suchen von Konfliktlösungen zu sein. Sie überlegen sich weniger schnell und weniger gut alternative Lösungen als Kinder, die gut Konflikte lösen können (Shure & Spivack, 1981).

Verhaltensregeln für den Detektivbogen. Nachdem das Kind Selbstverbalisation im Rollenspiel erlebt hat, können **Instruktionskarten** eingeführt werden. Sie sind mit individuellen Verhaltensregeln versehen und sollen das Kind daran erinnern, sich selbst mit bestimmten Worten zu beeinflussen. Die Instruktionskarte, die der Therapeut für das Kind vorbereitete, wird als „Geheimkarte" deklariert, deren Inhalt nur das Kind und der Therapeut kennen. Es soll sie immer bei sich tragen. Die Karte ist aus festem Papier bzw. Karton, zusammenklappbar und soll dann nicht größer als ca. fünf mal fünf Zentimeter sein. Das Kind soll sich die Instruktion mehrmals am Tag durchlesen und danach handeln. Instruktionen sind beispielsweise: „Ich höre erst genau zu und spreche und handle dann!", „Ich fauche andere Kinder nicht an!", „Ich übernehme freiwillig Aufgaben für die Familie zu Hause!" Die Instruktion wird als Verhaltensregel in den Detektivbogen eingetragen. Das Kind soll zum einen festhalten, ob es sich die Instruktion in entsprechenden Situationen gegeben hat und zum anderen, ob es danach handelte.

4. Eintausch der Spielminuten

Sehen Sie in der ersten Einzeltrainingsstunde nach (Abschnitt 5.2.2.1.).

▶ Materialien

Als Materialien für die dritte Einzeltrainingsstunde setzen Sie die Kapitän-Nemo-Geschichte (Abschnitt 5.2.2.1.), die Regelliste für die Punktevergabe (Abschnitt 5.2.1.) und den Detektivbogen (Abschnitt 5.2.1.) wie bisher ein. Vorbereiten müssen Sie die individuellen Instruktionskarten für jedes Kind (siehe oben). Das stundenspezifische Material bildet das Spiel „Vertragen und nicht schlagen" (von Tausch et al., 1975a). Der Verlag Otto Maier gestattete uns, diese Materialien dem Buch beizufügen.

Folgende Materialien werden im Anhang abgedruckt:

(1) Feuerspiel (Ein Kind verläßt seine Gruppe beim gefährlichen Spiel.)
(2) Verkleiden (Ein Kind bestimmt über andere in der Gruppe.)
(3) Tischfußball (Kinder streiten um ein begehrtes Spielzeug.)
(4) Räuberhaus (Ein Kind möchte in einer festgefügten Spielgruppe mitspielen.)
(5) Negerküsse (Einige Kinder genießen auf Kosten der anderen.)
(6) Aufräumen (Einige Kinder drücken sich und überlassen den anderen eine unangenehme Arbeit.)

Der Anhang enthält die sechs großen Bildtafeln, auf denen das Thema jeweils angegeben ist. In der von Tausch et al. (1975a) vorgeschlagenen Reihenfolge werden die je drei kleinen Karten (Anfangs-, Mittel- und Endkarte), die eine Lösungsgeschichte ergeben, abgedruckt (vgl. die Übersicht). Die Materialien werden – abweichend vom Originalspiel – nur als Schwarzweiß-Bilder reproduziert, die entsprechend ausgeschnitten werden müssen.

Die folgende Übersicht gibt an, wie die kleinen Karten geordnet werden müssen. Jeweils drei kleine Karten ergeben eine Konfliktlösung; fünf Konfliktlösungen liegen vor. Diese sind in der folgenden Übersicht von sozial unerwünschten bis hin zu angemessenen und erwünschten Verhaltensweisen zusammengestellt. Es handelt sich dabei um Vorschläge, die unserer Erfahrung entsprechen.

	Anfangs-	Mittel-	Endkarte
1. **Feuerspiel**	4	6	11
	1	9	12
	2	7	13
	5	8	14
	3	10	15
2. **Verkleiden**	1	6	11
	3	9	13
	4	7	12
	5	10	15
	2	8	14
3. **Tischfußball**	1	6	11
	2	8	13
	4	7	12
	3	9	14
	5	10	15
4. **Räuberhaus**	1	10	14
	2	8	15
	3	9	11
	5	7	13
	4	6	12
5. **Negerküsse**	5	10	15
	3	8	11
	4	6	13
	2	7	14
	1	9	12
6. **Aufräumen**	3	9	14
	1	8	11
	5	7	13
	2	6	15
	4	10	12

5.2.2.4. Kritische Selbsteinschätzung

▶ Ziele

Stundenübergreifende Ziele
Sehen Sie in der ersten Einzeltrainingsstunde nach (Abschnitt 5.2.2.1.; vgl. auch die Stundenübersicht in Tab. 6).

Spezifische Ziele
A. Das Kind soll **zuhören**, das Gehörte behalten und dadurch den Inhalt einer Geschichte exakt wiedergeben lernen. Es soll sich dabei in Personen und Situationen hineinversetzen und einfühlen. Zwischen **gerechtfertigten** und **ungerechtfertigten Konsequenzen** aus der Umwelt soll es **unterscheiden** lernen.

B. Das Kind soll in sein eigenes Denken und Handeln Einsicht gewinnen, verschiedene Reaktionsweisen mit ihren Konsequenzen prüfen lernen und üben, **sich selbst kritisch zu bewerten**. Es soll ihm zu einer selbständigen Urteilsfähigkeit verholfen werden.

C. Das Kind soll mit **unterschiedlichen Konsequenzen umgehen lernen**: Es soll sich im Fall gerechtfertigter Konsequenzen sozial erwünscht und kompromißbereit verhalten. Im Fall ungerechtfertigter Konsequenzen soll es diese nicht passiv akzeptieren und sich zurückziehen, sondern sich angemessen selbstbehaupten. Es soll in diesem Kontext weiter mit der Selbstverbalisation vertraut gemacht werden.

▶ Praktisches Vorgehen

1. Auswertung des Detektivbogens
Sehen Sie in der ersten Einzeltrainingsstunde nach (Abschnitt 5.2.2.1.).

2. Erzählen der Kapitän-Nemo-Geschichte zur Entspannung
Sehen Sie in der ersten Einzeltrainingsstunde nach (Abschnitt 5.2.2.1.).

3. Trainingsarbeit mit spezifischem Material
Zur Gestaltung der vierten Einzeltrainingsstunde stehen zwei Materialien zur Auswahl: der Bogen zur **B**eschreibung **a**ggressiver **S**ituationen (BAS) und der **E**rfassungsbogen für **a**ggressives Verhalten in konkreten **S**ituationen (EAS). Da der EAS bereits in Abschnitt 4.2.1. ausführlich beschrieben wurde, wird an dieser Stelle lediglich auf den BAS eingegangen.

Die Situationen des BAS sind Konfliktgeschichten mit berechtigten und unberechtigten Konsequenzen aus der Umwelt. Die Auswahl der Situationen orientiert sich am sozialen Umfeld des Kindes. Das soziale Umfeld sieben- bis zwölfjähriger Kinder stellen vor allem Schulkameraden, Freunde, Geschwister, Eltern, Lehrer und sonstige Erwachsene dar. Es handelt sich um folgende Situationen:
1. Gerechtfertigte Strafarbeit in der Schule,
2. ungerechtfertigte Strafarbeit in der Schule,
3. Beinstellen im Schulhof,
4. Abschreiben in der Schule,
5. Mensch-ärgere-dich-nicht,
6. Zappel-Philipp,
7. verbotenes Fernsehen,
8. Mogeln und
9. Lieblingskuchen.

Welches Material nun eingesetzt wird, der BAS oder der EAS, hängt von den individuellen Voraussetzungen eines Kindes ab. Der BAS hat ein hohes Abstraktionsniveau und stellt somit relativ hohe Anforderungen an ein Kind. Er ist für Kinder geeignet, die kognitiv rege und phantasievoll sind sowie ein gutes Sprachvermögen besitzen, – Kinder also, die entweder gute Grundschüler (ab der dritten Klasse) oder Realschüler bzw. Gymnasiasten sind. Der EAS wird bei eher jüngeren Kindern oder solchen eingesetzt, die bezüglich Gedächtnis und Sprache Schwierigkeiten aufweisen, sowie bei Sonderschülern. Der EAS unterstützt diese Kinder bei der zu bewältigenden Aufgabe durch seine Bilder. Der Therapeut bereitet für jede Stunde, die er mit diesem Material ansetzt, **eine** Situation aus dem BAS bzw. EAS vor. Die ausgewählten Situationen richten sich nach dem spezifischen Problemverhalten des Kindes, wobei sie andere Schwerpunkte setzen sollen als die für das Kind ausgesuchten Video- und „Vertragen und nicht schlagen"-Themen. Dahinter steht die Absicht, **alle** zu trainierenden sozial erwünschten Verhaltensweisen abzudecken.

Das praktische Vorgehen ist größtenteils für beide Materialien identisch:

A. Zuhören sowie gerechtfertigte und ungerechtfertigte Konsequenzen differenziert wahrnehmen
Der Therapeut beginnt mit dem Vorlesen der Geschichte. Wird der EAS verwendet, bekommt das Kind zuvor das Bild ohne die Geschichte und die Antwortmöglichkeiten (Reaktionen) vorgelegt. Es soll das Bild in Ruhe betrachten und genau beschreiben, was es darauf sieht.

„Ich lese Dir jetzt eine Geschichte vor. Hör aufmerksam zu, denn Du sollst später die Geschichte nacherzählen."

Tabelle 6. Ziele, praktisches Vorgehen und Materialien der vierten Stunde des Einzeltrainings.

Ziele	Praktisches Vorgehen	Materialien
a) Innerhalb der Trainingssitzung		
Motorische Ruhe und Entspannung	Autogenes Training	Kapitän-Nemo-Geschichte
Differenzierte Wahrnehmung: Zuhören, unterscheiden zwischen gerechtfertigten und ungerechtfertigten Konsequenzen, verbessertes Einfühlungsvermögen	Vorlesen einer Geschichte, das Kind erzählt sie genau nach.	Bei jüngeren Kindern: EAS-Situation Bei älteren Kindern: BAS-Situation
Differenzierte Selbstwahrnehmung: Sich selbst kritisch bewerten lernen	Das Kind schätzt seine eigenen Reaktionen auf einen Konflikt bezogen ein und spricht darüber.	Einschätzungsspiel mit dem EAS oder BAS
Mit gerechtfertigten und ungerechtfertigten Konsequenzen angemessen umgehen lernen	Malen von Abfolgen einer Konfliktlösung und dadurch auseinandersetzen mit positiven Konfliktlösungen (u.a. mit angemessener Selbstbehauptung) und vertiefen der Selbstverbalisation	EAS- oder BAS-Konfliktlösungen, Papier, Schere, Kleber, Buntstifte
Erkennen des Zusammenhangs von Verhalten und Konsequenzen sowie Motivierung des Kindes	Tokenprogramm: Eintausch von Punkten gegen Spielminuten	Regelliste für die Punktevergabe
b) Außerhalb der Trainingssitzung		
Übertragen von Verhalten auf den Alltag und Aufbau von Selbstkontrolle	Selbstbeobachtung, eigenständiges Regelbefolgen	Detektivbogen

Das Kind soll dann die Geschichte – möglichst genau – wiedergeben und erklären, ob eine Konsequenz gerechtfertigt ist oder nicht und warum. Dies kann dem Kind gegebenenfalls durch geschicktes Fragen des Therapeuten erleichtert werden. Unter Umständen kann die „Situation" zweimal vorgelesen werden.

B. Kritische Selbsteinschätzung
Jeder Situation folgen sechs standardisierte Reaktionsformen, die das Kind für seine Person in den Abstufungen „stimmt", „stimmt manchmal" und „stimmt nicht" einschätzen soll. Die Reaktionsformen betreffen:

1. Impulsive Wut: „Schon der Gedanke an eine solche Situation macht mich wütend!"
2. Abwehr: „Ich fühle mich ungerecht behandelt und wehre mich dagegen!"
3. Ruhe bewahren: „Ich finde es wichtig, daß ich mich nicht ärgere und nicht wütend werde!"
4. Berechnende Rache: „Ich überlege mir genau, wie ich mich rächen kann!"
5. Nachdenken über das Geschehen: „Ich überlege mir genau, ob der andere Recht hat!"
6. Positive Lösung suchen: „Ich überlege mir genau, wie ich das Problem gut löse!"

Selbsteinschätzungsspiel erklären und üben. Dem Kind wird zuerst das Einschätzungsspiel erklärt (vgl. die Arbeitsblätter unter dem Punkt Materialien).

„Du siehst hier auf dem Blatt sechs Sätze und hinter jedem Satz einen Kasten. Du sollst Dir überlegen, ob das, was in den Sätzen steht, **für Dich** richtig ist. Wir machen mal ein Beispiel zusammen; ich sage zu Dir: „Ich lache oft am Tag!" Du denkst nach, ob das für Dich „stimmt", „manchmal stimmt" oder „nicht stimmt". Du nimmst eines der Kärtchen, wo das Richtige für Dich draufsteht. Das Kärtchen legst Du in den Kasten hinter dem Satz."

Der Therapeut probiert mit dem Kind mindestens zweimal das Vorgehen. Das Vorgehen wird so lange – mit jeweils anderen Beispielen – wiederholt, bis das Kind das Verfahren offensichtlich verstanden hat. (Beispielsätze können der größeren Anschaulichkeit wegen auf ein separates Blatt Papier geschrieben und ein Kasten dahinter gemalt werden.) Die Kärtchen mit den Einschätzungen „stimmt", „stimmt manchmal" und „stimmt nicht" sollten jeweils mindestens dreimal als Legekärtchen vorhanden sein.

Selbsteinschätzungsspiel durchführen. Dann geht der Therapeut Satz für Satz, also jede standardisierte Reaktion, mit dem Kind zusammen durch; das Kind hat die Aufgabe, sich kritisch selbst einzuschätzen, und zwar im Hinblick auf die Ereignisse und Konsequenzen der Geschichte:

„Überlege, ob Du so denken und handeln würdest, wie es in dem Satz steht! Denk dabei immer an die Geschichte. Laß Dir beim Überlegen Zeit."

Zum Nachdenken anregen. Hat das Kind den ersten Satz für seine Person eingeschätzt, fragt der Therapeut nach:

> Zu 1. „Warum wirst Du wütend/warum nicht? Sag mir, was Du fühlst und was Du denkst!"

Das Nachfragen soll einerseits Aufschluß über die Einschätzung des Kindes geben, andererseits soll das Kind dadurch animiert werden, über sein Denken und Handeln nachzudenken und sein Verhalten einzuschätzen. Denn: Erst wenn das Kind zur kritischen Selbsteinschätzung fähig ist, weiß es, welches Verhalten es kontrollieren muß. Also werden nach jeder Einschätzung der weiteren fünf Sätze folgende Fragen vom Therapeut gestellt:

> Zu 2. „Warum fühlst Du dich ungerecht behandelt/warum nicht?"
>
> „Wie würdest Du dich dagegen wehren?" (Nur stellen, wenn sich das Kind ungerecht behandelt fühlt!)
>
> Zu 3. „Warum findest du es wichtig/warum nicht?"
>
> „Wie machst Du das, daß Du nicht wütend wirst?"
>
> Alternativ: „Wie könntest Du es machen, nicht wütend zu werden?"
>
> Zu 4. „Warum überlegst Du Dir, wie Du Dich rächen kannst/warum nicht?"
>
> „Was würdest Du Dir überlegen?" (Nur stellen, wenn das Kind Rachegedanken hat.)
>
> Zu 5. „Was überlegst Du Dir?"
>
> Alternativ: „Was könntest Du Dir überlegen?"
>
> Zu 6. „Weißt Du vielleicht, wie Du das Problem gut löst?"

Das Einschätzungsspiel wird in dieser Form sowohl beim Einsatz des BAS als auch des EAS durchgeführt.

C. Mit unterschiedlichen Konsequenzen angemessen umgehen

Für jede Situation des BAS sind vier positive Konfliktlösungen präzisiert, die entweder den Lösungsvorschlag des Kindes ergänzen oder ihm Hilfestellung geben sollen. Die Konfliktlösungen unterscheiden sich danach, ob die Situation gerechtfertigte oder ungerechtfertigte Konsequenzen aus der Umwelt enthält. Die vier Lösungen bauen mit spezifischen Zielen logisch aufeinander auf, wobei die einzelnen Stufen nicht unabhängig voneinander sind, sondern Teilschritte und damit Voraussetzungen für eine angemessene Konfliktbewältigung darstellen. Tabelle 7 zeigt die stufenweisen Voraussetzungen, die zu angemessenen Reaktionsformen führen und als Ziele formuliert sind.

Auseinandersetzen mit positiven Konfliktlösungen. Das Kind soll sich aktiv und intensiv mit sozial erwünschtem und angemessenem Verhalten auseinandersetzen, indem es sich in den einzelnen, konkreten Konfliktlösungen malt. Dazu schneidet es die vier Lösungsvorschläge aus, klebt jeden Vorschlag auf ein separates Blatt Papier und malt darunter, wie es die Lösungen in die Tat umsetzt; d.h., wie es **erstens** Wut z.B. durch Selbstverbalisation kontrolliert, **zweitens** sich vornimmt, etwas zur positiven Konfliktlösung beizutragen oder sich angemessen selbstzubehaupten, **drittens** sich in den anderen einfühlt und **viertens** die Konfliktlösung realisiert, z.B. durch ein Gespräch oder einen Vorschlag. Das Kind soll beim Malen über sein Bild berichten und es erklären.

Der EAS enthält drei Lösungsvorschläge. Da der EAS vorrangig ein Testverfahren darstellt, gibt es selbstverständlich sozial unerwünschte Konfliktlösungen. Diese soll das Kind nicht malen. Es soll sich vielmehr in seiner Meinung nach für alle in der Geschichte beteiligten Personen optimalen Lösung malen sowie in einer selbstüberlegten. Eigene alternative Konfliktlösungsvorschläge des Kindes werden in jedem Fall gesammelt, bewertet und ebenfalls malerisch umgesetzt. (Malt ein Kind nicht gerne, kann man auf Puppen- oder Rollenspiele ausweichen.)

Erweiterungsmöglichkeiten. Die sechs standardisierten Reaktionsformen sowie das Schema zur Formulierung der vier situationsspezifischen Konfliktlösungen bieten den Vorteil, daß neue Situationen für die individuelle Problematik des Kindes und sein spezifisches Verhaltensdefizit formuliert werden können. Das bedeutet, daß der Therapeut sich eine kurze Geschichte für das Kind überlegt und notiert, die eine berechtigte oder unberechtigte Konsequenz aus der Umwelt enthält. Dieser schließen sich die sechs standardisierten Reaktionsformen zur kritischen Selbsteinschätzung an, die unverändert dem Material entnommen werden. Mit Hilfe des Schemas (vgl. Tab. 7) formuliert der Therapeut vier erwünschte Konfliktlösungen, die zu der Geschichte passen.

Verhaltensregeln für den Detektivbogen. Die Verhaltensregeln, die das Kind in dieser letzten Einzeltrainingsstunde erhält, gelten für die folgenden, gesamten freien Spielstunden in der Kindergruppe. Es werden deshalb für das Kind zwei besonders relevante Verhaltensweisen zum Üben ausgewählt.

4. Eintausch der Spielminuten
Sehen Sie in der ersten Einzeltrainingsstunde nach Abschnitt 5.2.2.1.).

▶ Materialien

Neben der üblichen Kapitän-Nemo-Geschichte (Abschnitt 5.2.2.1.), der Regelliste für die Punktevergabe (Abschnitt 5.2.1.) und dem Detektivbogen (Abschnitt 5.2.1.) kommt eine Situation des BAS oder EAS mit dem Einschätzungsspiel zum Einsatz. Zusätzlich benötigt man noch Papier, Buntstifte, Schere und Klebstoff.

5.3. Kritische Therapiesituationen

In der Literatur findet man in der Regel nur allgemeine Überlegungen zu kritischen Therapiesituationen. Diese lassen sich meist zu der Aussage zusammenfassen, daß das Ausmaß der Schwierigkeiten im Therapeut-Kind-Kontakt vom Grad der Strukturierung bzw. vom Fehlen einer Struktur im therapeutischen Handeln abhängt. Liegt dieses **strukturierte Handeln** also nicht vor, treten Situationen ein, die zu „Krisen“ oder sogar zum Therapieabbruch führen können. Die Aussage ist vor allem dann zutreffend, wenn Psychotherapie als zielgerichteter Lernprozeß definiert ist. In diesem Kontext ist das Verhalten des Therapeuten nach bestimmten Regeln und Erwartungen ausgerichtet. Konsequenterweise müssen diese Regeln vorab sowohl mit dem Kind als auch mit den Eltern abgeklärt und ausgehandelt werden.

5.3.1. Ursachen

Kritische Situationen sind dementsprechend v.a. dadurch gegeben, daß der eben angesprochene Aushandlungsprozeß von Regeln und Erwartungen mißlingt, woraus Mißverständnisse erwachsen, die die Ursache weiterer Probleme sind (vgl. auch Kanfer & Grimm, 1980). Konkret kann in unserem Fall eine kritische Therapiesituation z.B. daher rühren, daß

a) aggressive Kinder sich häufig und sehr deutlich **über ausgehandelte Regeln hinwegsetzen** oder ihre impulsiven Wutreaktionen nicht kontrollieren können. In vielen Fällen wird der Therapeut von diesen Reaktionen überrascht.

Tabelle 7. Schema zur Formulierung der vier situationsspezifischen Konfliktsituationen.

Ziele im Falle von gerechtfertigten negativen Konsequenzen für das Kind	**Ziele im Falle von ungerechtfertigten negativen Konsequenzen für das Kind**
1. Beeinflussung der eigenen Wutreaktion durch Selbstinstruktionen.	1. Beeinflussung der eigenen Wutreaktion durch Selbstinstruktionen.
2. Einen Vertrag mit sich selbst schließen in Form des Vorsatzes: „Das nächste Mal verhalte ich mich anders.“	2. Selbstbehauptung in Form von sozial erwünschten Reaktionen anstreben.
3. Sich in die Situation des anderen versetzen.	3. Sich in die Situation des anderen versetzen.
4. Mit dem anderen reden, um gemeinsam den Konflikt zu lösen.	4. Mit dem anderen reden, um gemeinsam den Konflikt zu lösen.

Arbeitsblätter: Beschreibung aggressiver Situationen (BAS)

1. Situationen und angemessene Konfliktlösungen

I. Während des Unterrichtes ist in Deiner Klasse große Unruhe. Die Schüler schwätzen, lachen und gehen umher – Du auch. Der Lehrer ärgert sich darüber und gibt allen Schülern eine zusätzliche Hausaufgabe auf.

a) **Ich bemühe mich, die zusätzliche Hausaufgabe zu machen, ohne wütend zu werden.**

b) **Ich nehme mir vor, das nächste Mal nicht zu schwätzen und nicht zu lachen.**

c) **Ich versuche, mich in die Lage des Lehrers zu versetzen, der bei großer Unruhe den Schülern etwas erklären will und dabei gestört wird.**

d) **Ich rede darüber mit meinen Mitschülern, damit wir das nächste Mal nicht so laut sind.**

II. Während des Unterrichtes versucht Dein Nachbar, sich mit Dir zu unterhalten und Dich vom Unterricht abzulenken. Die Lehrerin meint, Du bist der Störenfried. Deshalb mußt Du eine zusätzliche Hausaufgabe machen.

a) **Ich bleibe ruhig und werde nicht wütend.**

b) **Ich erkläre der Lehrerin sofort oder, wenn sie mich im Unterricht nicht zu Wort kommen läßt, nach der Stunde den wahren Sachverhalt.**

c) **Ich versuche, mich in die Situation der Lehrerin zu versetzen, die den Schülern etwas erklären will und nicht immer alles richtig beobachten kann.**

d) **Ich rede mit meinem Nachbarn in der Pause darüber und sage ihm, er soll mir bei der Strafarbeit helfen. Und wenn er mir im Unterricht etwas sagen will, soll er das nächste Mal damit bis zur Pause warten.**

III. In der Pause bist Du mit Deinen Klassenkameraden auf dem Schulhof. Einem vorbeirennenden Jungen stellst Du ein Bein, so daß er hinfällt. Daraufhin verprügelt er Dich zusammen mit seinem Freund.

a) **Obwohl der Junge und sein Freund mich verprügeln, werde ich nicht wütend und habe keine Rachegedanken, denn ich habe dem Jungen ja vorher das Bein gestellt.**

b) **In Zukunft werde ich niemandem ein Bein stellen.**

c) **Ich denke darüber nach, ob es richtig ist, jemandem das Bein zu stellen, weil es gefährlich ist.**

d) **Ich rede mit dem Jungen darüber und sage ihm, daß es mir leid tut.**

IV. Manchmal erlaubt Euch Euer Lehrer, kurz vor dem Ende einer Stunde schon mit den Hausaufgaben zu beginnen. Weil Du im Unterricht aufgepaßt hast, kannst Du fast alles fehlerfrei erledigen. Der Lehrer glaubt aber, daß Du bei jemand anderem abgeschrieben hast.

a) **Ich sage mir, daß mich der Lehrer mit seiner Meinung gar nicht wütend machen kann.**

b) **Ich sage mir, daß ich die Aufgaben kann.**

c) **Ich versuche zu verstehen, warum der Lehrer denkt, daß ich abgeschrieben habe. Vielleicht weil ich früher schon einmal abgeschrieben habe und der Lehrer das wirklich gesehen hat und weil der Lehrer weiß, daß ich Aufgaben manchmal nicht kann.**

d) **Ich erkläre dem Lehrer, daß ich nicht abgeschrieben habe und zeige ihm, daß ich die Aufgaben alleine lösen kann.**

V. Du bist an einem Nachmittag mit noch einem anderen Jungen bei einem Freund zu Hause. Ihr spielt gemeinsam MENSCH ÄRGERE DICH NICHT. Du verlierst und wirfst alle Spielfiguren auf dem Spielfeld um. Du darfst deshalb nicht mehr weiter mitspielen, langweilst Dich und fühlst Dich auch allein.

a) **Ich sage mir, es ist nur ein Spiel und ich brauche deshalb nicht wütend zu werden.**

b) **Ich nehme mir vor, beim nächsten Mal die Spielfiguren nicht mehr umzuwerfen.**

c) **Ich sage mir, bei einem weiteren Spiel wird ein anderer verlieren und jeder muß auch einmal verlieren können.**

d) **Ich rede mit meinen Freunden und verspreche Ihnen, daß ich die Spielfiguren nicht mehr umwerfe, auch wenn ich verliere. Dafür darf ich wieder mitspielen.**

VI. Du sitzt mit Deinen Eltern beim Mittagessen. Du redest viel und kannst nicht ruhig auf Deinem Platz sitzen bleiben. Das regt Deine Eltern auf. Schließlich wirfst Du noch ein Glas um und alles wird schmutzig. Deshalb mußt Du in Deinem Zimmer alleine weiteressen.

a) **Obwohl ich in meinem Zimmer alleine weiteressen muß, brauche ich nicht wütend zu werden.**

b) **Ich nehme mir in Zukunft vor, daß ich das, was ich zu erzählen habe, vor oder nach dem Essen erzähle.**

c) **Ich versetze mich in die Lage meiner Eltern und versuche zu verstehen, daß sie von der Arbeit müde sind.**

d) **Nach dem Essen rede ich in Ruhe mit meinen Eltern über das, was beim Mittagessen passiert ist.**

VII. Es ist Abend. Deine Eltern sind weggegangen und kommen erst spät nach Hause zurück. Du hast ihnen versprochen, nicht zu lange fernzusehen und rechtzeitig ins Bett zu gehen. Als sie wieder nach Hause kommen, sitzt Du immer noch vor dem Fernsehapparat. Daraufhin werden Deine Eltern sehr böse und als Strafe erhältst Du eine Woche Fernsehverbot.

a) **Ich halte mich an das Fernsehverbot, ohne wütend zu werden.**

b) **Das nächste Mal sehe ich nur so lange fern, wie ich es versprochen habe.**

c) **Ich versetze mich in die Lage der Eltern, die darüber enttäuscht sind, daß ich das Versprochene nicht eingehalten habe.**

d) **Ich rede mit meinen Eltern über das „Versprechen" und das „Fernsehen".**

VIII. Du spielst mit zwei anderen Kindern MONOPOLY. Es glingt Dir, heimlich einen großen Betrag von der „Bank" zu nehmen. Nach einiger Zeit entdecken jedoch Deine Mitspieler den Schwindel. Du mußt das Geld der „Bank" zurückgeben und an die Mitspieler eine Geldstrafe zahlen.

a) **Ich zahle, ohne zu murren, das Geld an die „Bank" zurück und die Gelstrafe an die Mitspieler; ich bleibe dabei ruhig und spiele trotz Mogeln und Geldstrafe weiter mit.**

b) **Ich nehme mir vor, das nächste Mal nicht zu mogeln.**

c) **Ich denke an die anderen, die verlieren, weil ich mogele. Dies ist den Mitspielern gegenüber nicht gerecht.**

d) **Ich rede mit den zwei anderen über das Problem des Mogelns und der Geldstrafe.**

IX. Du bist bei einem Freund zum Geburtstag eingeladen. Zum Kaffee gibt es einen Kuchen, den Du sehr gerne ißt. Während die anderen Kinder zum Kaffeetisch gehen, bist Du noch auf der Toilette. Als Du ins Zimmer zurückkommst, ist Dein Lieblingskuchen schon von den anderen aufgegessen worden.

a) **Ich versuche, mich nicht zu ärgern und esse von einem anderen Kuchen.**

b) **Ich sage den anderen, daß es nicht gerecht ist, mit dem Kaffeetrinken anzufangen, wenn noch nicht alle da sind.**

c) **Wenn ich das Geburtstagskind gewesen wäre, hätten die anderen Kinder erst mit dem Kaffeetrinken beginnen dürfen, wenn alle am Tisch sind.**

d) **Ich bespreche mit den anderen, daß ich dafür ein Spiel vorschlagen darf.**

2. Standardreaktionen zum BAS und EAS für die kritische Selbsteinschätzung

Die sechs Reaktionsformen

1. Schon der Gedanke an eine solche Situation macht mich wütend!

2. Ich fühle mich ungerecht behandelt und wehre mich dagegen!

3. Ich finde es wichtig, daß ich mich nicht ärgere und nicht wütend werde!

4. Ich überlege mir genau, wie ich mich rächen kann!

5. Ich überlege mir genau, ob der andere Recht hat!

6. Ich überlege mir genau, wie ich das Problem gut löse!

Die Abstufungen der Antworten

STIMMT

STIMMT MANCHMAL

STIMMT NICHT

Tabelle 8. Kritische Situationen im Einzeltraining. Die Zellen beinhalten das mögliche Verhalten des Kindes.

Therapeutenverhalten / Zeitpunkt d. Kontaktes	Anforderungen setzen	Umgang mit dem Material	Lenken von Kommunikationsabläufen
Erstkontakt	1. Das Kind weigert sich, den Therapievertrag zu unterschreiben.	2. Das Kind ignoriert, verschmiert oder zerreißt den Therapievertrag.	3. Das Kind weigert sich, den Therapievertrag auszuhandeln.
Folgekontakt (minimal vier Einzeltrainingssitzungen)	4. Das Kind hält abgemachte Regeln nicht ein: Es gibt sich z.B. keine Mühe beim differenzierten Wahrnehmen oder schwindelt und mogelt beim Ausfüllen des Detektivbogens.	5. Das Kind provoziert den Therapeuten, z.B. mit dem Vergessen der Therapiemappe.	6. Das Kind zeigt spontane Aggression, z.B. einen Wutausbruch.

b) Im Gegensatz zu den meist ungerichteten Impulsreaktionen versuchen einige Kinder, bewußt den **Therapeuten zu provozieren** und systematisch auf die Probe zu stellen. Diese Formen provokatorischer Aggression reichen vom subtilen Ignorieren bestimmter Regeln und von dem Nicht-Mitbringen von Therapieunterlagen zu den Sitzungen bis zu offenen körperlichen Angriffen. Solche zielgerichteten Aggressionen dienen dazu, die Therapeut-Kind-Beziehung auszuloten.

c) Manche aggressiven Kinder neigen auch dazu, sich zu sehr mit ihren **eigenen Bedürfnissen** zu beschäftigen (vgl. Shure & Spivack, 1981), weshalb sie schnell jede Kleinigkeit als Frustration erleben.

d) Vom Einzeltraining her betrachtet ist generell der **Erstkontakt** eine krisenbehaftete Situation. Aber auch die **Folgekontakte** bieten genug Reibungsflächen, um kritische Situationen zu verursachen. Dies hängt schon allein damit zusammen, daß der Therapeut **Anforderungen** setzt, also vom Kind Regelverhalten und Verpflichtungen verlangt.

e) Auch der **Umgang mit dem Material** kann Schwierigkeiten mit sich bringen. Das speziell für eine verhaltenstherapeutisch orientierte Kindertherapie entwickelte Material, wie Therapievertrag, Regelliste, Bilder, Geschichten, Fotos, Rollenspielvorlagen usw., soll ja ausschließlich zielorientiert und damit nutzbringend eingesetzt werden – und nicht unbedingt zum „Flieger basteln“ dienen.

f) Schließlich birgt vor allem eine ungeübte, ungeschickte **Lenkung der therapeutischen Kommunikationsabläufe** einigen Zündstoff in sich. So kann eine ungeschickte Lenkung dazu führen, daß bei vielen oder allen Reaktionsweisen des Therapeuten vergleichbare Konfliktsituationen auftreten. Diese können sich in einem generellen Verweigerungsverhalten des Kindes zeigen.

Zur Strukturierung der möglichen Schwierigkeiten im Therapeut-Kind-Kontakt haben wir in Tabelle 8 eine Klassifkation der kritischen Situationen zusammengestellt.

5.3.2. Lösungsvorschläge

Das wichtigste Gebot in kritischen Situationen für den Therapeuten ist „Ruhe bewahren und überlegt handeln!“. Bei vielen „Krisen“ genügen kleine Signale an das Kind, um die Situation wieder aufzufangen. In der Regel können Gespräche und vor allem handlungsverzögernde Maßnahmen die Konflikte reduzieren. In anderen Fällen wird der Therapeut nicht umhin können, eventuell ihm unangenehme Maßnahmen – wie z.B. sozialen Ausschluß – zu praktizieren. Dies kann bei Regelverletzungen eintreten. Wenn zu solchen Mitteln gegriffen wird, ist es jedoch anschließend wichtig, mit dem Kind über den Vorfall zu reden. In manchen Fällen kann ein Wutausbruch durch ein Rollenspiel gut aufgefangen werden. Bei all diesen Verhaltensweisen ist es wichtig, daß der

Therapeut ruhig reagiert und dem Kind Alternativen im Verhalten aufzeigt.

Allgemeines Therapeutenverhalten. Zunächst sollen neun allgemeine und lerntheoretisch begründbare Reaktionsmöglichkeiten überblicksartig zusammengestellt werden. Einige wertvolle Anregungen fanden wir in der Literatur (z.B. Baron, 1983; Dutschmann, 1982; Ross, 1982). Andere Probleme mußten wir versuchen, selbst zu lösen. Sehr erfreulich war, daß wir viele unserer Umgangsweisen mit aggressiven Kindern in kritischen Situationen im Buch von Dutschmann (1982) bestätigt fanden.

1. Reizdiskrimination
- Signale bzw. Symbole absprechen und einsetzen (So kann ein Blick, das Kind beim Namen benennen, mit dem Sprechen aufhören, Körperkontakt, Erinnern an eine Instruktion oder das Verweisen auf die Regelliste schon gute Erfolge erzielen.);
- persönlicher Appell an die positive Beziehung zum Kind.

2. Verstärkung
- Ignorieren,
- Gelassenheit zeigen und dadurch Macht- bzw. Triumphgefühle nehmen,
- negative Konsequenzen als natürliche Folgen z. B. bei Sachbeschädigung,
- Tokengabe und -entzug.

3. Reaktionsunterbrechung gekoppelt mit inkompatiblem Verhalten
- Humorvolles Reagieren („Ich wußte gar nicht, daß Du so laut wie ein Löwe brüllen kannst!"),
- ablenken mit anderen Aktivitäten und Aufträgen,
- Aktivierung von Prozessen der Einfühlung.

4. Rückmeldungsverhalten
- ausdrücken von Gefühlen des Kindes, ohne unerwünschtes Verhalten des Kindes zu akzeptieren,
- ausdrücken von Gefühlen des Therapeuten, ohne anklagenderweise „Du-Anreden" zu benützen.

5. Modellverhalten
- Beruhigendes Einwirken, das nicht gleichbedeutend mit Einreden ist,
- verständnisvolle, akzeptierende Haltung, verbal und nonverbal ausgedrückt,
- positive Aufforderung zu einem Regelverhalten.

6. Problemklärendes und -lösendes Verhalten
- Wiedergutmachungsverhalten und Alternativverhalten besprechen (Das Ergebnis wird in einem Vorsatz zusammengefaßt.),
- Verhinderung von Konflikten durch Absprachen, Grenzsetzungen, vorzeitiges Einschreiten,
- Aufklärung über Folgen.

7. Reizkontrolle
- Sozialer Ausschluß (Das Kind muß für eine festgesetzte Zeit den Therapieraum verlassen.),
- festhalten (im Sinne einer Isoliertechnik),
- Therapeut verläßt selbst den Raum,
- sozialer Ausschluß (Das Kind wird nach Hause geschickt.).

8. Unerwartete Therapeutenreaktion
- Dem Kind ausdrücklich eine Handlung gegenüber dem Therapeuten erlauben,
- das Kind auffordern, gezeigtes Fehlverhalten noch einmal zu zeigen.

9. Konfrontationsverhalten
- Aggressor die Gefühle des Opfers nacherleben lassen.

Spezifische Reaktionsmöglichkeiten. Mit diesen allgemeinen Reaktionsmöglichkeiten im Hintergrund haben wir spezifische Handlungs- und Reaktionsmöglichkeiten des Therapeuten zusammengestellt, die auf kritische Situationen von Tabelle 8 Bezug nehmen (vgl. Tab. 9).

Auf einige Reaktionsmöglichkeiten des Therapeuten wird noch einmal eingegangen, um sie zu konkretisieren.

Zu 2.

Das Kind weigert sich, den Vertrag zu unterschreiben. Dann ist es wichtig zu wissen, warum. Es wird also danach gefragt: „Du hast gesagt, daß Du den Vertrag nicht unterschreiben willst. Für mich ist es sehr wichtig, von Dir zu erfahren, warum Du nicht unterschreiben willst. Es ist deshalb für mich wichtig, damit ich Dich besser verstehen kann. Sag aber nicht, daß Du keine Lust hast. Das ist mir zu ungenau. Diese Antwort hilft mir nicht, Dich zu verstehen. Nenne mir bitte andere, für Dich wichtige Gründe, warum Du den Vertrag nicht unterschreiben willst. Darüber müssen wir reden. Wir sollten zusammen versuchen, dann eine Einigung zu finden."

Bei Kindern, die sich etwas ausdrücken können, kommt man auf diese Weise relativ gut an die Hintergründe der Verweigerung heran.

Würde sich der Therapeut nicht bemühen, die Gründe des Kindes zu erfahren, fühlt es sich unverstanden und zum Training gezwungen. Es läßt sich zwar nicht wegdiskutieren, daß die Entscheidungsfreiheit des Kindes, an einem Training bzw. einer Therapie teilzunehmen oder sie abzulehnen, de facto äußerst gering ist. Trotzdem sollte sich jeder Therapeut darum bemühen, eine minimale Übereinkunft zwischen dem Kind und sich herzustellen. Unter Umständen kann dieser Prozeß mehr als eine Stunde dauern. Spüren Kinder **echtes** Bemühen des Therapeuten, sie zu verstehen und ihnen entgegenzukommen, starten die meisten einen Versuch.

Die Wunschkiste. Dem Ergründen, warum das Kind sich verweigert, folgt die „Wunschkiste". Eine Wunschkiste besteht aus irgendeiner bunten Kiste, einem Kästchen, einem umgekippten Hocker, ... mit einem möglichst vom Kind gestalteten Zettel „Wunschkiste von... (Name des Kindes) und Frau/Herrn ..." daran. „Wir wollen zusammen eine Wunschkiste machen. Dazu schreibt jeder seine Wünsche auf einen Zettel. Es dürfen aber nur Wünsche sein, die unser Zusammensein und das Training betreffen; es geht um das, **was** wir zusammen machen wollen und **wie** wir es zusammen machen wollen. Auf je einen Zettel kommt ein Wunsch. Du darfst so viele Zettel in die Wunschkiste werfen, wie Dir Wünsche einfallen. Dann liest sich jeder die Wünsche des anderen genau durch. Wir schauen dann zusammen, wo jeder dem anderen ein Stück entgegenkommen kann und wo wir uns einigen können. Es wird Wünsche geben, die ich erfüllen kann und solche, die ich nicht erfüllen kann!".

Die Wunschkiste stellt einerseits ein sichtbares und konkretes Bemühen des Therapeuten um das Kind dar. Andererseits ist sie gut geeignet für Kinder, die wenig oder nichts mitteilen, erst recht keine Gründe für ihr Verhalten. Und schließlich stellt sie ein Vorgehen dar, mit den Gründen des Kindes, den Vertrag nicht zu unterschreiben, umzugehen. Die Gründe werden nämlich in den Veränderungswünschen an den Therapeuten oder an das Training sichtbar.

Der Therapeut kann sich z.B. wünschen, daß das Kind zu jeder Sitzung kommt, sich ehrlich bemüht, gut mitzumachen, oder daß er bei dem Treffen mit dem Kind Freude und Spaß haben will. Wünsche, die die Kinder äußern, sind z.B.: Briefmarken tauschen, mit den anderen Kindern sofort zusammentreffen, nur einmal in der Woche zur Beratungsstelle gehen zu wollen, Fernsehen dürfen, eine halbe Stunde spielen. – Es ist ersichtlich, daß manche Wünsche problemlos erfüllt, bei manchen Abstriche gemacht werden müssen und andere nicht berücksichtigt werden können.

Schwierige Fälle. Bleibt das Kind trotz dieser Bemühungen hartnäckig oder unentschlossen, bieten sich zwei Möglichkeiten an:

Natürliche Folgen aufzeigen

Dem Kind wird eine Bedenkzeit von fünf bis zehn Minuten eingeräumt. Es soll sich die Dinge in aller Ruhe noch einmal durch den Kopf gehen lassen und alle Für und Wider abwägen. Der Therapeut verläßt für diese Zeit das Zimmer. Ist die Entscheidung des Kindes ein Nein, muß mit ihm überlegt werden, was dies konkret bedeutet. D.h., dem Kind sind die natürlichen Folgen aufzuzeigen: Ein Nein des Kindes kann in zwei Handlungen münden. Entweder kommt es nicht mehr zur Beratungsstelle. Dann wird es wahrscheinlich Schwierigkeiten mit seinen Eltern, der Schule, dem Jugendamt oder sonst wem bekommen. Oder es kommt zwar, macht aber keine Aufgabe und Anforderung mit. In diesem Fall wird der Therapeut seine Bemühungen einstellen und das Kind „seine Stunden absitzen lassen". Das Kind muß ohne verstärkende Tätigkeiten und ohne beachtet zu werden auf das Sitzungsende warten. Es bleibt im Zimmer des Therapeuten, muß sich ruhig hinsetzen. Der Therapeut behält das Kind im Auge, beschäftigt sich aber mit einer anderen Angelegenheit (z.B. Lesen). Dies endet bei konsequentem Nicht-Verstärken und Ignorieren des Kindes in den meisten Fällen damit, daß das Kind doch lieber beim Training mitmacht als sich „zu langweilen".

Im Training ist es dann wichtig, dem Kind nicht nachtragend zu begegnen, sondern ihm zu zeigen, daß man sich über eine Beteiligung freut. Dem Kind sind Erfolgserlebnisse zu vermitteln, um seine Motivation zur Mitarbeit zu erhöhen. Nach einigen Stunden Trainingserfahrung sollte ein erneuter Versuch gestartet werden, einen Vertrag mit dem Kind über die restliche Zeit abzuschließen. Dazu werden die gemeinsamen Sitzungen überdacht und bewertet.

Unerwartetes Therapeutenverhalten

Die zweite Möglichkeit kann man nur unter Vorbehalten und gründlichem Abwägen aller Informationen, die man über das Kind besitzt, anwenden. Sie birgt dann das Risiko in sich, daß das Training nicht zustande kommt, wenn das Kind und die Situation falsch eingeschätzt werden. Liegen die Einschätzungen jedoch richtig, hat das Verfahren einen verblüffenden Erfolg. Folgende Voraussetzungen müssen anzutreffen sein: Das Kind zeigt überwiegend instrumentelles, unangemessenes Verhalten. Es ist gewohnt, auch Erwachsene für seine Zwecke zu manipulieren, seine Ziele zu erreichen oder zumindest in Form von Schimpfen, Schreien, Drohen und Schlagen Aufmerksamkeit der Erwachsenen auf sich zu lenken und für eine gewisse Zeit zu binden. Damit hat das Kind eine ganz bestimmte Erwartungshaltung an das Verhalten von Erwachsenen herausgebildet. Es rechnet fest damit, daß es durch sein Verhalten (und seinen Widerstand) in irgendeiner Form bemühendes Verhalten von seiten der Erwachsenen hervorrufen kann. Ein solches Verhalten des Kindes kann in der Therapiesituation darin bestehen, daß es entweder provozierend alles boykottiert, einen „Veitstanz"

Tabelle 9. Reaktionen des Therapeuten in kritischen Situationen mit aggressiven Kindern im Einzeltraining. Das mögliche Therapeutenverhalten befindet sich in den Zellen der Matrix.

Zeitpunkt d. Kontaktes / Therapeutenverhalten	Anforderungen setzen	Umgang mit dem Material	Lenken von Kommunikationsabläufen
Erstkontakt	**zu 1.** ● Der Therapeut legt dem Kind den Vertragsabschluß dadurch nahe, indem er genau über das Training berichtet und die Materialien zeigt.	**zu 2.** ● Der Therapeut fragt nach den Gründen des Kindes, warum es den Vertrag nicht unterschreiben will. Zusammen wird eine Wunschkiste erstellt.	**zu 3.** ● Das Kind schließt zuerst nur einen Vertrag über das Einzeltraining ab.
Folgekontakt (minimal vier Einzeltrainingssitzungen)	**zu 4.** ● Der Therapeut weist auf abgesprochene Regeln hin, z. B. genau hinschauen, genau hinhören. ● Der Therapeut stellt das Kind vor die Alternative, abgemachte Regeln einzuhalten oder die Sitzung abzubrechen. ● Ein Gespräch und eine neue Abmachung über den Detektivbogen können helfen. ● Bei anderen Verweigerungen von Anforderungen kann das Kind dadurch motiviert werden, daß man es mit einer auf seine Probleme abgestimmten Geschichte konfrontiert und betroffen macht.	**zu 5.** ● Das Mitbringen der Trainingsmappe wird als Regel eingeführt. Entsprechend können Punkte im Rahmen des Tokenprogramms nicht vergeben oder abgezogen werden. ● Bei wiederholtem Vergessen der Trainingsmappe wird das Kind, wenn es möglich ist, nach Hause geschickt, um seine Mappe zu holen. Die Spielminuten fallen dadurch als natürliche Folge aus. Eine telefonische oder persönliche Absprache mit den Eltern über solche Maßnahmen ist notwendig. ● Der Therapeut macht dem Kind deutlich, daß ihnen die gemeinsame Arbeitsgrundlage entzogen ist und dieses natürliche Folgen hat.	**zu 6.** ● Punkte können nicht vergeben oder abgezogen werden. ● Der Therapeut verläßt den Raum, bis sich das Kind beruhigt hat. ● Das Kind verläßt den Raum, bis es sich beruhigt hat. ● Nach allen Maßnahmen wird mit dem Kind über den Vorfall gesprochen. ● In extremen Fällen, wenn also dieses Verhalten mehrmals auftritt, wird das Kind nach Hause geschickt. Es ist notwendig, die Eltern darüber zu informieren und mit ihnen geeignete Reaktionsweisen abzusprechen, die sie treffen sollten.

aufführt und aufgezeigte Konsequenzen „in den Wind schlägt", oder aber unter der Betonung, daß es keine Lust zum Training hat, den Vertrag unterzeichnet, nur damit es „seine Ruhe hat und gleich spielen kann": Die Bemühungen der Erwachsenen werden dann das Verhalten des Kindes verstärken. Wie reagiert das Kind, wenn der Erwachsene sich nun **nicht** seinen Erwartungen gemäß verhält? Dieses nicht erwartungsgemäße Verhalten des Therapeuten besteht darin, daß er es ablehnt, sich mit dem Kind zu treffen, das eigentlich nicht mit ihm zusammen sein will oder das jegliches Zusammensein „vermiest" durch Verweigern oder Blödsinn machen. Dies macht keinen Spaß und hat keinen Sinn. Der Therapeut fordert deshalb das Kind auf, nach Hause zu gehen und zum nächsten Treffen nur dann zu kommen, wenn es sich wirklich eines anderen besonnen hat. Dies muß ruhig, ohne beleidigten oder anklagenden Unterton und mit konsequentem Handeln vorgebracht werden. Dann wirkt es auf das Kind als echte und überzeugende Mitteilung darüber, was in dem Therapeuten wirklich vorgeht. Solches unerwartete Verhalten wird das Kind betroffen machen. Es ist überrascht und kommt ins Nachdenken. Meist will das Kind dann noch einmal über alles reden – in ernsthafter Weise. Der Therapeut geht darauf ein, teilt aber mit, daß dies ein letzter Versuch ist. Es ist wichtig, in den darauffolgenden Sitzungen dem Kind zu zeigen, daß der Therapeut sich freut, wenn das Kind kommt und gut mitmacht. Es läßt sich danach eine positive Beziehung zum Kind aufbauen. Fast immer kann man beobachten, daß das Kind, das durch einen Erwachsenen unter Umständen durch Konsequenz zwar hart, aber ehrlich und gerecht behandelt wird, nicht nachtragend ist.

Zu 4.

Abgemachte Regeln einhalten fällt einerseits dem Kind nicht immer leicht; andererseits kann es zwischen dem Kind und Therapeuten zu Meinungsverschiedenheiten über eine unterschiedliche Interpretation des Regeleinhaltens kommen. Das geringste Problem liegt bei dem Kind vor, das einfach zwischenzeitlich vergißt, sich an eine bestimmte Regel zu halten. Hier genügt ein kurzes Erinnern, ein kleiner Hinweis, und das Kind bemüht sich wieder um ein erwünschtes Verhalten.

Verweigern von Regeleinhalten. Das Kind hält sich bewußt nicht an ausgemachte Regeln. Es will vielleicht den Therapeuten ärgern oder es hat keine Lust, sich für etwas anzustrengen oder es fehlen ihm sowohl Einsicht als auch Gewohnheit, minimale Anforderungen zu erfüllen. Je nachdem, um was für ein Kind es sich handelt, mögen sich folgende Reaktionen bewähren:

- Das Kind erhält zwei oder drei sich nicht mehr ändernde Regeln für das Einzeltraining. Es wird ihm etwa mitgeteilt, daß es beim ersten Nicht-Einhalten der Regel **eine** Mahnung zur Erinnerung bekommt und beim zweiten Nicht-Einhalten die Sitzung abgebrochen wird. Dieses Vorgehen wirkt dann, wenn das Kind weiß, daß die Eltern großen Wert auf seine Teilnahme am Training legen.
- Dem Kind wird verdeutlicht, daß es sich nicht an seinen Teil der Abmachung hält. Und das bedeutet, daß es damit die gemeinsame Basis des Treffens zerstört. Dies zieht (als natürliche Folge) nach sich, daß der Therapeut nicht mit dem Kind arbeiten und üben kann; er stellt seine Bemühungen deshalb ein: Das Kind muß ohne Beschäftigung und ohne beachtet zu werden im Zimmer des Therapeuten sitzen und das Stundenende abwarten. Die Spielminuten fallen selbstverständlich aus (siehe ausführlicher dazu weiter unten).

Unterschiedliche Interpretation des Regeleinhaltens. Kommt es zu einer unterschiedlichen Einschätzung darüber, ob eine Regel eingehalten wurde, dann sollte zuerst versucht werden, mit dem Kind darüber zu sprechen. Ist das Kind absolut von seiner Meinung überzeugt und glaubt, eine Regel eingehalten zu haben, wäre es gut, wenn der Therapeut dem Kind Tonkassetten oder Videoaufnahmen zeigen und „beweisen“ könnte, daß es nicht in allen Punkten Recht hat. In solchen Fällen empfiehlt es sich, mit dem Kind eine **„doppelte Buchführung“** zu vereinbaren; d.h., sowohl die Einschätzungen des Kindes als auch des Therapeuten werden notiert, am Ende addiert, dann halbiert und so die Spielminuten ermittelt (vgl. Abschnitt 5.2.1.).

Mogeln beim Ausfüllen des Detektivbogens. Mogelt und schwindelt das Kind beim Ausfüllen des Detektivbogens, was der Therapeut im Gespräch mit dem Kind oder den Eltern erfährt, dann muß der Therapeut die Gründe dafür herausfinden: Ein Zielverhalten kann für das Kind zu schwer sein oder es fehlen einfach die Gelegenheiten, um das Verhalten zu zeigen. Weiterhin kann es sein, daß das Verhalten und die dazugehörigen Situationen für das Kind nicht exakt genug beschrieben sind. Ein weiterer Grund kann darin bestehen, daß es abends das Ausfüllen vergißt oder einfach keine Lust hat, sein Verhalten zu verändern und sich dafür anzustrengen.

- Die Schwierigkeiten mit den ersten genannten Gründen sind relativ einfach zu beheben: Hier liegt es am Therapeuten, mit dem Kind zusammen ein Zielverhalten zu finden, das nicht so schwer ist wie das ursprünglich definierte (etwa eine Hierarchie von Zielverhaltensweisen aufstellen), das genügend Auftretensmöglichkeiten pro Tag hat und das so genau wie möglich beschrieben ist. Vergißt das Kind das Ausfüllen, dann können Kind und Therapeut dies mit kleinen Merkzetteln oder Instruktionszetteln beheben, die an einem gut sichtbaren Ort angebracht werden.
- Am schwierigsten ist der Motivationsmangel anzugehen: Das ehrliche und zuverlässige Ausfüllen des Detektivbogens kann als Regel formuliert und in das Tokenprogramm eingebaut werden. Punktevergabe und -abzug können – u.U. empfindlich – die Spielminutendauer beeinflussen. Um die Angaben des Kindes zu überprüfen, kann mit den Eltern während eines Beratungsgespräches vereinbart werden, daß zu Beginn jeder Trainingsstunde der Therapeut in Anwesenheit des Kindes mit den Eltern telefoniert und sich nach dem gezeigten Zielverhalten erkundigt. Voraussetzung ist dann natürlich, daß die Eltern dieses Verhalten auch zu Hause erleben können. Wird ein Kind von den Eltern gebracht oder abgeholt, bietet sich eine zusätzliche Gelegenheit eines Informationsaustausches.
- Bei manchen Kindern ist es angebracht, sie auf eine andere Weise zu motivieren. Sie fühlen sich z.B. dadurch angespornt, daß auch ein **Erwachsener** sich um Einhaltung einer Regel bemühen muß. Kind und Therapeut überlegen etwa gemeinsam, was z.B. die Eltern an Verhaltensweisen erfüllen und protokollieren müssen. Der Einbezug der Eltern erfolgt selbstverständlich bei einem Elterntreffen (vgl. Kapitel 7.). Das Kind muß dann für diese Minuten daran teilnehmen. Es kann mit dem Therapeuten in einer Trainingssitzung vorher schon besprochen haben, was es sich von den Erwachsenen für ein Verhalten wünscht. Das Kind fühlt sich dann nicht alleine „gezwungen“, etwas bei sich zu verändern. Verhaltensweisen, die die Eltern betreffen, können sein:
- Die Mutter soll nicht immer so laut schreien.
- Das Kind soll auch einmal seine Meinung sagen

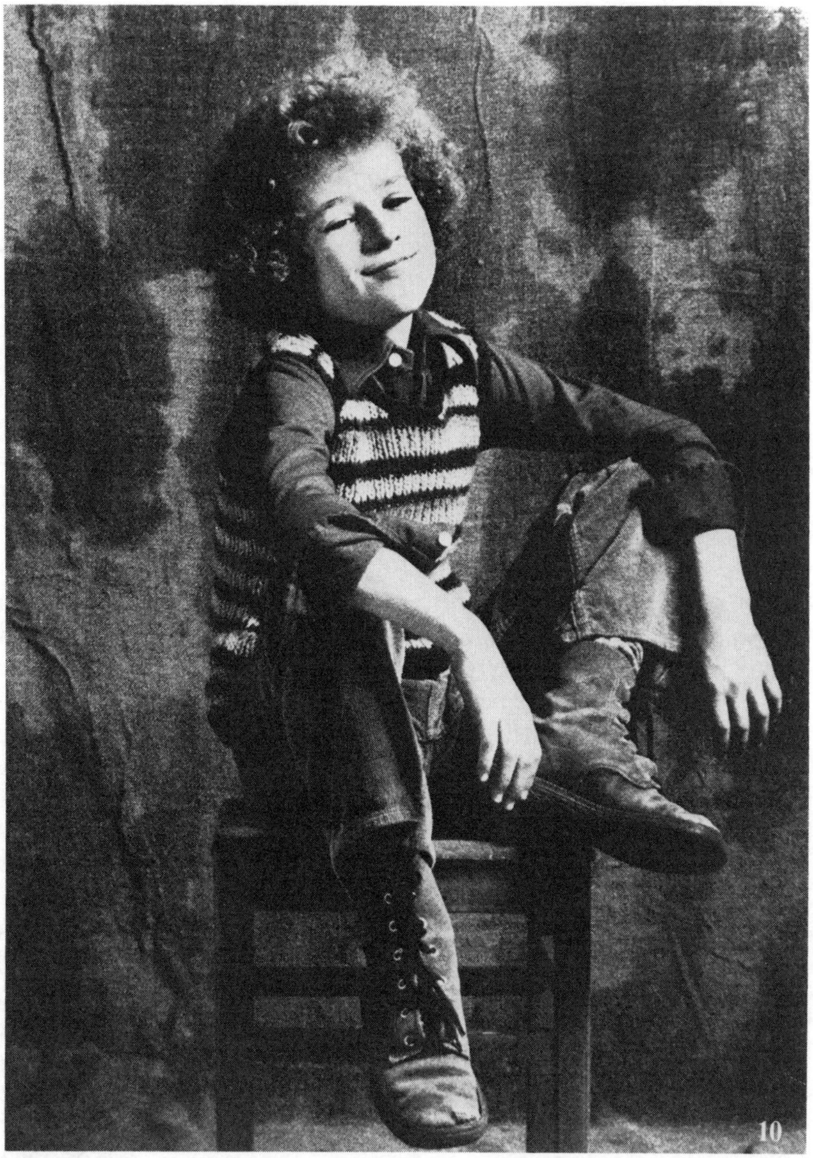

Bild Nr. 10 aus der Mappe „Weinen, Wüten, Lachen“ (von Tausch et al., 1975b).

dürfen, ohne daß es vom Erwachsenen unterbrochen wird.

- Der Vater soll das Kind irgendwohin mitnehmen.
- Die Mutter soll sich einmal am Tag Zeit nehmen, mit dem Kind zu reden, zu spielen oder zu schmusen.
- Die Mutter soll erlauben, daß das Kind einmal in der Woche ein anderes Kind zu sich einladen darf.

Generelles Verweigerungsverhalten. Bei anderem Verweigerungsverhalten, das sich als generelles Verhalten in der Trainingssitzung sowie auch z. B. zu Hause oder in der Schule zeigt, kann das Kind zum Nachdenken gebracht weden, indem es „betroffen gemacht“ wird: Es wird mit einer Geschichte konfrontiert, die von einem Kind handelt, das ihm ähnelt. Bilder mit mimischem und gestikulierendem Ausdruck der in der Geschichte handelnden Personen können die Betroffenheit erhöhen. Die Geschichte wird mit eingeflochtenen Fragen an das Kind erzählt. Eine solche individuell auf das Kind abgestimmte Geschichte wird von uns in der Regel mit den Bildern aus der Mappe „Weinen, Wüten, Lachen“ (von Tausch et al., 1975b) „illustriert“. – Dieses Vorgehen ist auch dann angezeigt, wenn es gilt, eine kritische Situation zu verhüten. Das Kind mag Verweigerungsverhalten z. B. bei dem Spiel „Vertragen und nicht schlagen“ deshalb zeigen, weil es dafür zu alt oder damit unterfordert ist. Also muß es eine Ausweichmöglichkeit geben.

Es folgt ein Beispiel für eine Geschichte, die wir bei einem zwölfjährigen Jungen mit Erfolg anwendeten. Bei ihm traf beides zu: Er war zu alt für das Spiel „Vertragen und nicht schlagen“ und zeigte in verschiedenen Situationen und Umwelten Verweigerungsverhalten. Er kam zu Hause keinen Anforderungen nach, und bei jeder Gelegenheit büchste er aus. Die Familie war mit ihren fünf Kindern aber darauf angewiesen, daß jeder etwas zum „Gemeinwohl" beitrug. Die Eltern bemühten sich sehr um alle Kinder. Dem Jungen mußten also die Folgen seines Handelns klargemacht und vor allem Einfühlung in die Gedanken und die Gefühle seiner Eltern ermöglicht werden. Drei Bilder aus der oben genannten Mappe „Weinen, Wüten, Lachen" (Nr. 10, 31, 39) wurden ausgewählt und nacheinander an bestimmten Stellen der Geschichte dem Jungen gezeigt. Die Geschichte lautete:

Hier siehst Du einen Jungen.
Wie könnte er heißen?
Was macht der Junge?
Was siehst du auf dem Bild?

Er soll seine Hausaufgaben ordentlich machen und der Mutter noch etwas helfen. Er tut sehr eingebildet und gleichgültig und denkt nicht daran, irgend etwas zu tun. Er macht weder die Hausaufgaben ordentlich noch hilft er seiner Mutter.
Was denkt er dabei wohl?
Achte besonders darauf, wie er dasitzt und achte auf sein Gesicht!

*

Die Mutter ermahnt ihn, aber der Junge verdrückt sich. Daraufhin schimpft die Mutter.
Was sagt sie wohl?
Dann sagt sie: „Es hat ja doch keinen Zweck. Er macht ja doch nicht, was man ihm sagt. Ich weiß nicht mehr, was ich machen soll mit dem Jungen."
Was fühlt die Mutter dann?
Schau Dir genau ihr Gesicht an!

*

Am Abend erzählt die Mutter dem Vater von den Schwierigkeiten mit dem Jungen. Der Vater sagt: „Ich verstehe den Jungen nicht. Er ist doch schlau und geschickt. Er kann doch wenigstens seine Hausaufgaben ordentlich machen. Er muß lange nicht soviel helfen wie andere Kinder. Er bekommt doch auch immer alles von uns, was er braucht und sich wünscht. Was soll nur aus dem Jungen später einmal werden?"
Welche Gefühle hat der Vater, wenn er so zur Mutter spricht?
Schaue Dir das Bild genau an!
Warum macht er sich Sorgen und warum ist er traurig?

*

Schließe die Augen und denke über die Geschichte noch ein bißchen nach. Wenn Dir dazu noch etwas einfällt, dann sag es.

*

Denke einmal über Dich nach! Und zwar sollst Du Dir überlegen, was Du gut an Dir findest, gut kannst und was Du gut machst.
Und nun, was Du schlecht an Dir findest, nicht gut machst und was Du schlecht kannst. Sprich die Punkte auf diese Kassette!

Zu 5.
Bei wiederholtem und vermutlich absichtlichem Vergessen der Trainingsmappe macht der Therapeut dem Kind deutlich, daß ihnen die gemeinsame Arbeitsgrundlage entzogen ist und dieses natürliche Folgen hat.

„Du hast Deine Mappe heute wieder nicht dabei. Wir können deshalb leider nichts zusammen machen. Setz Dich und warte bis die Stunde vorüber ist." Der Therapeut weist dem Kind einen Platz zu, wo er das Kind gut im Auge behalten kann. Die „abzusitzende" Zeit bezieht sich auf die Arbeits- und Übungszeit, beträgt also ca. 40 Minuten. Die Spielminuten fallen selbstverständlich aus. Das Kind darf während dieser Zeit keine verstärkenden Tätigkeiten ausüben – auch nicht z. B. Bücher oder Comic-Hefte lesen. Der Therapeut setzt sich nicht mit dem Kind auseinander und ignoriert es weitgehend, indem er sich einer anderen Beschäftigung zuwendet. Das Kind darf aber nicht den Eindruck bekommen, daß es unbeobachtet (unkontrolliert) ist.

6. Gruppentraining mit aggressiven Kindern

Dem Einzeltraining schließt sich ein sogenanntes Gruppentraining an. Es umfaßt minimal sechs Sitzungen zu je 60 Minuten. In ihm sollen drei bis vier Kinder in thematisch vorgegebenen Rollenspielen ihr Wissen und die Regeln für positives Verhalten üben. Das einzelne Kind erfährt bei dieser Aufgabe Unterstützung und Rückmeldung durch den Therapeuten und die übrigen beteiligten Kinder.

6.1. Rahmenbedingungen

Schwierigkeiten ergeben sich aus dem Übergang von dem behüteten Einzeltraining zum Gruppentraining: Ein Kind muß den Therapeuten mit einer Gruppe von Kindern teilen. Um einem Kind diese Situation zu erleichtern und um die Konfliktbereitschaft der Gruppe in Grenzen zu halten, müssen **Regeln der Gruppenzusammensetzung** beachtet werden. Da diese Regeln der Gruppenzusammensetzung aber nicht alle Schwierigkeiten ausschalten können ist es zudem von Nutzen, daß sich die Kinder in drei bis vier unstrukturierten Spielsitzungen vor dem Gruppentraining näher kennenlernen und ihre Neigungen erkennbar werden.

6.1.1. Gruppenzusammensetzung

Die Zusammenstellung einer Kindergruppe erweist sich als keine einfache und keine folgenlose Aufgabe. Sie entscheidet mit darüber, wie zielstrebig der Therapeut im Gruppentraining voran gehen kann und mit welchen Schwierigkeiten er rechnen muß.

Zur Orientierung für die Gruppenzusammensetzung dienen die folgenden Kriterien, die sich in unserer Arbeit als nützlich erwiesen:

● **Gruppengröße**

Für gelenkte Gruppensitzungen mit Kindern im Alter von sieben bis dreizehn Jahren stellte sich eine Gruppengröße von **drei bis vier Kindern** als ideal heraus. Eine größere Gruppe mit aggressiven Kindern ist für einen Therapeuten schwer zu lenken. Die Aufmerksamkeitsspanne der Kinder ist geringer, da sich ihnen mit steigender Personenzahl mehr ablenkende Reize bieten. Die Kinder können in den Rollenspielen nicht so häufig mitmachen und richtiges Verhalten üben. Ein minimal notwendiger Vertrauensaufbau aller Kinder untereinander wird in einer größeren Gruppe erschwert.

● **Variable und stabile Gruppen**

Wird ein Gruppentraining in einer Institution durchgeführt, in der die Kinder täglich zusammenleben, dann kann es sinnvoll und zudem unproblematisch sein, daß die Gruppenzusammensetzung wechselt. Voraussetzung ist, daß zwei Gruppentrainings parallel stattfinden und die Kinder sich gut kennen. Eine wechselnde Gruppenzusammensetzung kann, je nach Ziel einer Sitzung, Konfliktstoff minimieren oder provozieren. Letzteres ist unter dem Aspekt einer realitätsnahen Verhaltensübung zu bedenken.

In einer Institution, wie in einer Beratungsstelle, in der sich die Kinder fremd sind und selten zusätzlich Kontakt haben, sollte die Gruppenzusammensetzung stabil bleiben und auch später im Gruppentraining kein weiteres Kind hinzukommen. Die Kinder können sich ansonsten nur unzureichend kennenlernen und kaum Vertrauen zueinander gewinnen. Sie bleiben beziehungslos und kommunizieren vorwiegend über den Therapeuten.

● **Heterogenität bezüglich Alter und Geschlecht**

Im Hinblick auf die Altersspanne sollen die Kinder heterogen ausgewählt werden. Unterschiedlich alte Kinder ergänzen sich von ihren Fertigkeiten her gut. Ebenso verhält es sich mit geschlechtlich gemischten Kindergruppen. Unterschiede zwischen den Kindern ermöglichen, daß sie **soziale Verantwortung** füreinander übernehmen können. Soziale Verantwortung übernimmt ein Kind dann, wenn es sich einfühlsam um die Belange eines anderen kümmert, Schwächen des anderen ausgleicht und ihm bei schwierigen Aufgaben Hilfe zuteil werden läßt. Die Chance, daß aggressive Kinder für andere Verantwortung übernehmen, wächst, wenn sie sich nicht in einem Konkurrenzkampf untereinander befinden. Konkurrenzsituationen werden immer dann vermieden, wenn Kinder unterschiedliche Fertigkeiten und Rollen in einer Gruppe innehaben.

- **Heterogenität bezüglich der Aggressionsart**

Konkurrenzsituationen entstehen auch, wenn die Form des aggressiven Verhaltens bei Kindern zu ähnlich ist. Dadurch können Fertigkeiten und Rollen nicht unterschiedlich verteilt sein. Das Aushandeln der Rollen mit einer Gruppe ist erschwert. Es wäre also ungünstig, z.B. zwei zwölfjährige Jungen, die offen und im körperlichen Bereich aggressiv sind, in eine Gruppe zu nehmen. Zwischen beiden sind Rangeleien unvermeidbar, da sie testen, wer der stärkere ist. Beide könnten auch, sich ihrer körperlichen Konstitution bewußt, Macht über die Gruppe ausüben wollen. Ähnlich verhält es sich auch bei Kindern, die sich durch extreme Kaspereien und Zappeligkeit auszeichnen. Sie werden versuchen, die Aufmerksamkeit durch immer beeindruckendere „Kunststükke" auf sich zu lenken. Solche Schwierigkeiten umgeht man, wenn man z.B. ein älteres, körperlich aggressives Kind und zwei jüngere, hinterhältig aggressive Kinder in einer Gruppe zusammenfaßt. In diesem Fall könnte das ältere, körperlich aggressive Kind ein hinterhältiges an die Regeln erinnern. Das jüngere, hinterhältig aggressive Kind erhält dadurch Aufmerksamkeit und Zuwendung. Das ältere Kind erfährt durch diese Aufgabe, daß es eine Kompetenz dahingehend besitzt, sich an Regeln zu erinnern, selbst Vorbild zu sein und dem jüngeren Kind beim Regeleinhalten zu helfen. Die Aufmerksamkeitszuwendung für das jüngere Kind und das Kompetenzgefühl des älteren haben zur Folge, daß Aggression in der Gruppe weniger häufig auftritt. Beide Kinder können zumindest zeitweise ein mit Aggression unvereinbares (inkompatibles) Verhalten ausführen.

- **Homogenität bezüglich der Lernvoraussetzungen**

Die bisherigen Hinweise sprechen eher für eine heterogene Zusammensetzung der Gruppen. Es gilt jedoch, Einschränkungen zu beachten: **Vergleichbare Lernvoraussetzungen** müssen bei den Kindern vorliegen. Vergleichbare Lernvoraussetzungen bedeutet konkret, daß man sehr wohl von den Schulleistungen her gesehen einen guten Drittklässler der Grundschule mit einem zwölf- oder dreizehnjährigen Sonderschulkind in einer Gruppe integrieren kann, aber nicht einen zwölfjährigen Gymnasiasten mit einem achtjährigen Sonderschulkind. Im letzten Fall ist eine sinnvolle Arbeit in den strukturierten Rollenspielen nicht möglich, da der Therapeut so erhebliche Unterschiede im Hinblick auf Lesefertigkeit, Ausdrucksfähigkeit und Auffassungsgabe nicht ausgleichen kann. Der Gymnasiast wäre unterfordert, würde sich langweilen und eventuell mit Kaspereien oder Aggression reagieren. Das jüngere und lernlangsamere Kind wäre überfordert und könnte sich ähnlich verhalten. Beiden Kindern kann der Therapeut nur schwer gerecht werden.

- **Homogenität bezüglich der Symptomatik**

Eine weitere Einschränkung betrifft die Variation von Symptomatiken in einer Kindergruppe. Das bedeutet, daß **nach Möglichkeit ausschließlich aggressive Kinder** in einer Gruppe zusammengefaßt werden sollen, aber unter Beachtung der Heterogenität der Aggressionsart. Eine Beschränkung auf die verschiedenen Erscheinungsformen der Aggression bei der Gruppenzusammenstellung ist deshalb sinnvoll, da in den gelenkten Rollenspielen die aggressiven Kinder spezifische Fertigkeiten einüben.

Die aufgeführten Anforderungen an die Gruppenzusammensetzung können in der praktischen Arbeit einer Beratungsstelle bewirken, daß es manchmal schwierig ist, eine Gruppe nach den aufgeführten Kriterien zum gleichen Zeitpunkt zusammenzustellen. Ein von der Organisation her gangbarer Ausweg bei diesen Schwierigkeiten liegt darin, den Beginn der Gruppensitzungen um zwei bis drei Wochen zu verschieben, um ein später zur Beratung angemeldetes Kind mit in eine Gruppe aufzunehmen. Dies ist von Beginn an zu kalkulieren, also auch im Therapievertrag eines Kindes bezüglich der Länge des Trainings zu berücksichtigen. Einen inhaltlichen Ausweg stellt die Kompromißmöglichkeit bezüglich der Anforderungen an **Alter** und **Geschlecht** dar. Hier kann eine Gruppe zur Not homogen zusammengesetzt sein. Dann ist aber besonders auf die Heterogenität hinsichtlich der Aggressionsart zu achten. Arbeitet ein Therapeut zu einem Zeitpunkt nur mit einem aggressiven Kind, aber mit mehreren sozial unsicheren Kindern, kann er das aggressive Kind ebenfalls in die Gruppe der sozial unsicheren integrieren. Dies empfiehlt sich besonders, wenn es sich um ein angstmotiviertes aggressives Kind handelt. Mit dieser Kindergruppe wird dann das Gruppentraining für sozial unsichere Kinder durchgeführt (vgl. Petermann & Petermann 1992b).

Beobachtet der Therapeut in der Erstkontaktphase häufige und intensive Konflikte zwischen Kindern sowie extreme Regelverletzungen, kann er eine andere Gruppenzusammenstellung vornehmen. Die aufgetretenen Konflikte und Regelverletzungen müssen allerdings unbedingt im Training aufgegriffen und bearbeitet werden. Die Konfrontation der Kinder mit ihrem Verhalten durch Tonkassette oder Videoaufzeichnungen ist dabei eine große Unterstützung. In der Elternarbeit sollten die Probleme ebenfalls im Beisein des Kindes thematisiert werden.

Der Therapeut sollte während des Einzeltrainings das Kind so gut kennengelernt haben, daß eine Veränderung der Gruppenzusammensetzung unnötig wird. Dies schließt Konflikte und Schwierigkeiten, besonders in den freien und unstrukturierten Spielstunden nicht aus. Solche Konflikte sind einerseits **unvermeidbar**, andererseits können sie **fruchtbar** sein, indem sie später in den Rollenspielen mit alternativem Verhalten wieder aufgegriffen werden. Schwierigkeiten bieten den Kindern auch die Gelegenheit, im Einzeltraining schon Erlerntes in Handlungen umzusetzen. Durch die Beobachtung der freien Spiele der Kinder erhält der Therapeut oft Hinweise, welche Koalitionen eventuell zwischen den Kindern im strukturierten Gruppentraining zu erwarten sind. Stellen sich diese Koalitionen für ein Kind als ungünstig heraus, sollte der Therapeut im Gruppentraining dies im Auge behalten und ihnen entgegenwirken.

6.1.2. Motivierung

Freies, selbstbestimmtes Spielen ist den Kindern nach jeder Trainingsstunde möglich. Dies muß jedoch verdient werden. Dadurch hat es verstärkenden, also motivierenden Charakter. Eine in jedem Fall garantierte **freie Spielphase** stellen die ersten zwei bis vier Sitzungen der Gruppentreffen dar. Das freie Spiel nützt ebenfalls der Motivierung der Kinder. Es stellt für sie eine zwanglose und unbelastete Zeit dar, in der sie die Dinge tun können, zu denen sie am meisten Lust haben. Bevorzugte Tätigkeiten von aggressiven Kindern sind z. B.: alleine spielen, interessante und unübliche Tätigkeiten wählen, wie kochen oder eher aggressiv getönte Abenteuerinhalte von Wildwestgeschichten und Krimis nachspielen. An die im freien Spiel gemachten positiven Lernerfahrungen der Kinder sollte im darauf folgenden Verhaltenstraining angeknüpft werden. Die Berücksichtigung dieser Erfahrungen in Gesprächen und Rollenspielen oder mit einem Videofeedback wirkt verhaltensstabilisierend.

Das unstrukturierte und anforderungsarme Beisammensein gilt als ein notwendiger Ausgleich zu dem vorigen Einzeltraining und dem nachfolgenden Gruppentraining. Die Phase darf nicht zu kurz sein, um noch belohnend und motivierend zu wirken. Sie darf aber auch nicht zu lange andauern, sonst ist der Beginn des strukturierten Arbeitens und Spielens unnötig erschwert. Wir gehen von **maximal vier Sitzungen** aus. Der Therapeut kann eventuell den Kindern zum Abschluß des Gruppentrainings noch einmal zwei Spielstunden in Aussicht stellen. Es sollte sich auch hierbei um nicht mehr als zwei bis vier Sitzungen – und zwar in der Abhängigkeit von der Länge des Gruppentrainings – handeln.

- **Strukturiertes Spiel**

Für die Motivierung ist weiter wichtig, daß der Spielcharakter im strukturierten Vorgehen nicht so sehr in den Hintergrund rückt. Dies bedeutet für das therapeutische Vorgehen, daß Ziele verfolgt werden können, ohne ein Kind damit immer unmittelbar konfrontieren zu müssen. Durch die Spielelemente ist zu erwarten, daß sich ein Kind aktiv und kreativ am Training beteiligt und dadurch eine Motivation aufbaut und kontinuierlich beibehält.

Spiele sollten den Rahmen für Konfliktlösungen und Verhaltensübungen bilden. Besonders tragende Spielelemente sind in unserer Arbeit **strukturierte Rollenspiele**. Die Spielinhalte sind dabei auch auf das alltägliche Verhalten eines Kindes zu beziehen. Mit Hilfe eines Spieles wird ein Kind nicht nur für die Trainingsmaterialien interessiert, sondern dadurch wird auch die Vorstellungskraft verbessert, was einem Kind das Eindenken in die Trainingsinhalte erleichtert.

Die Rollenspiele sowie die Inhalte einer Stunde sollen nicht hektisch und streng nach Stoppuhr bearbeitet werden. Eine solche hektische Haltung des Therapeuten wird sich auf die Kinder übertragen und bei ihnen Unruhe und Unkonzentriertheit erzeugen. Dies mindert wiederum die Motivation zur Mitarbeit. Nur wenn eine entspannte Haltung des Therapeuten und damit der Kinder – die auch durch das autogene Training unterstützt werden kann – erreicht wird, ist eine konzentrierte sowie motivierte Mitarbeit garantiert. Darüber hinaus trägt diese entspannte Haltung zum Abbau von Lernbarrieren bei. Deshalb sollte, wenn dies notwendig erscheint und zur Motivierung der Kinder beiträgt, ein Stundeninhalt auf zwei Sitzungen verteilt und z. B. die Rollenspiele intensiv und häufig durchgeführt werden.

- **Gezielte Rückmeldung und Bekräftigung**

Eine gezielte Rückmeldung über das Verhalten oder sonstige Fertigkeiten eines Kindes dient nicht nur der Orientierung über seine Trainingsfortschritte, sondern ermöglicht auch dem Therapeuten, ein Kind zu bekräftigen. Solche Bekräftigungen z. B. im Rahmen eines Rollenspieles, beim Regeleinhalten oder bei prosozialem Verhalten eines Kindes gegenüber einem anderen spiegeln einem Kind seine sozialen Kompetenzen wider. Es gewinnt dadurch Identität, was von einem positiven Gefühl begleitet ist. Dies motiviert es, sich beim Gruppentraining zu engagieren, um weitere soziale Kompetenzen zu erwerben und damit eine eigenständige und akzeptierte Person darzustellen.

Rückmeldung und Bekräftigung erfährt ein Kind auch von der Kindergruppe, wozu aber oft die Anleitung und das Vorbild des Therapeuten notwendig sind. Einen besonderen motivierenden Reiz besitzt die Verhaltensrückmeldung mit Hilfe von Videomitschnitten und in abgeschwächter Form von Tonkassettenaufnahmen.

- **Selbsterlebte Geschichten und Eigenaktivität**

Kinder werden angespornt, wenn sie Eigenaktivität und selbstbestimmte Handlungen entwickeln dürfen. Dies läßt sich mit der Vorgabe der Zielrichtung und einer beispielhaften Situation oder Geschichte realisieren: Die Kinder suchen neue und eigene Konfliktlösungen für eine Problemsituation und führen diese im Rollenspiel aus oder sie bringen **selbsterlebte Geschichten** ein. Diese Geschichten stellen eine Verbindung zum Alltag her und ermöglichen eine **lebensnahe Erprobung der Inhalte**. Sie sind deshalb neben ihrer motivierenden Wirkung von großer Bedeutung. Zudem können die selbsterlebten Geschichten, mit vielen angemessenen Verhaltensalternativen versehen, wieder auf den Alltag der Kinder rückübertragen werden. Dies geschieht, indem die Kinder Verhaltensaufträge über die Sitzungen hinaus erhalten und diese zu Hause oder in der Schule realisieren sollen. Ein Bericht über den Erfolg und die Schwierigkeiten bei diesen Bemühungen fließt in die darauffolgende Sitzung wieder ein.

- **Soziale Hervorhebung**

Schließlich wirkt gerade in einer Kindergruppe die positive soziale Hervorhebung motivierend. Dies hängt mit der Ausübung sozial kompetenten Verhaltens und der damit verbundenen **Aufmerksamkeitszuwendung** zusammen. Sozial kompetentes Verhalten kann durch das Prinzip der sozialen Verantwortung und durch die Rolle des „Therapiehelfers“ begünstigt und hervorgerufen werden. Soziale Verantwortung übernimmt ein Kind, indem es ein anderes unterstützt, ihm beim Regeleinhalten hilft und ähnliches. Aufmerksamkeit und soziale Hervorhebung erleben in diesem Falle beide. Die Rolle des **Therapiehelfers** ist durch besondere Aufgaben, die mit dem Therapeuten gemeinsam erledigt werden, geprägt. Damit hat es folgende Bewandtnis: Zur Durchführung der Gruppensitzungen benötigt der Therapeut teilweise ein „Modellkind“, das sich für schwierige Aufgaben und Rollenspiele zur Verfügung stellt (vgl. z.B. das Lob-Tadel-Spiel in Abschnitt 6.3.1.5.). Da in einer Beratungsstelle selten ein Kind mit Modelleigenschaften, also angemessenem und erwünschtem Verhalten anzutreffen ist, muß ein anderer Weg eingeschlagen werden. Diese hervorgehobene Rolle eines Modellkindes, wir umschreiben sie auch mit dem Begriff „Therapiehelfer“, soll jedem am Training teilnehmenden Kind ein- oder mehrmals zuteil werden. Der Therapeut muß die Aufgaben eines Therapiehelfers verdeutlichen und auf seine besonderen Pflichten hinweisen. Solche Pflichten bestehen darin, Regeln besonders exakt einzuhalten und Gegenstände, wie Kassettenrecorder, Mikrofon und Videorecorder, besonders vorsichtig zu behandeln. Durch dieses Kind erfährt der Therapeut Hilfe und den anderen Kindern wird zugleich ein altersgleiches Modell vorgeführt. Da der Therapeut **jedem** Kind die Rolle des Therapiehelfers zuteil werden läßt, erfährt **jedes** Kind, daß durch positives Verhalten soziale Hervorhebung möglich ist. Bei der Auswahl des Therapiehelfers für eine Sitzung ist allerdings zu beachten, daß die Inhalte jeder Sitzung hinsichtlich ihrer Anforderungen und Belastungen sehr unterschiedlich auf die einzelnen Stunden verteilt sind.

6.2. Ziele, praktisches Vorgehen und Materialien

Die freien Spielminuten, die dem eigentlichen Gruppentraining vorgelagert sind, haben Erstkontaktcharakter, da die Kinder sich zum ersten Mal gemeinsam treffen. Dadurch gliedert sich die Arbeit mit der Kindergruppe ebenfalls in die Erstkontakt- sowie die Trainingsphase. Für den Erstkontakt und jede Gruppentrainingsstunde werden die Ziele, das konkrete Vorgehen sowie die Materialien dargestellt.

6.2.1. Erstkontakt

Der Erstkontakt bezieht sich auf die ersten Male des längeren Zusammentreffens der Kinder in einer Gruppe. Er erstreckt sich auf alle freien Spielstunden.

Ziele

Im Erstkontakt werden vier Ziele angestrebt (vgl. Tabelle 10):

1. Kennenlernen der Kinder untereinander
In der Zeit des Erstkontaktes sollten die Kinder einer Gruppe sich untereinander kennenlernen und ihre Rollen sowie Positionen aushandeln.

2. Überprüfung der Gruppenzusammensetzung
Während der Erstkontaktzeit lernt der Therapeut das Interaktionsverhalten der Kinder untereinander einschätzen. Dabei soll er erkennen und überprüfen, ob sich die Gruppenzusammensetzung wahrscheinlich als günstig erweisen wird.

Tabelle 10. Ziele des Erstkontaktes im Gruppentraining.

Ziele	Praktisches Vorgehen	Materialien
Gegenseitiges Kennenlernen der Kinder	Freies Spielen	„Spielzimmer“
Überprüfung der Gruppenzusammensetzung	Verhaltensbeobachtung	Verhaltensbeobachtungsbogen (BAV)
Motivierung	Freies Spielen als Basis einer umfassenden Selbstbestimmung des Kindes	„Spielzimmer“
Erkennen von Verhaltensänderungen aufgrund des Einzeltrainings	Verhaltensbeobachtung	Verhaltensbeobachtungsbogen (BAV)

3. Motivierung der Kinder
Als weiteres Ziel wird die Motivierung der Kinder für das strukturierte und anforderungsreiche Vorgehen im Gruppentraining angestrebt.

4. Erkennen von Verhaltensänderungen
Erste Änderungen im Verhalten der Kinder aufgrund des Einzeltrainings sollen erfaßt werden.

▶ Praktisches Vorgehen

Die Ziele des Erstkontaktes werden mit Hilfe der freien Spielstunden erreicht, die im Therapievertrag versprochen wurden. Die Kinder halten sich hierfür im Spiel-, Bastel- oder Werkraum auf. Jedes Treffen dauert 60 Minuten lang. Sie dürfen spielen mit was und mit wem sie wollen, aber dabei nichts kaputt machen, und niemand darf zu Schaden kommen. Entsprechende Regeln und Begrenzungen der Freispielstunden werden mitgeteilt und begründet. Begrenzungen ergeben sich hinsichtlich der Zeit (Dauer der Freispielstunde), Sachbeschädigung, der körperlichen Angriffe auf andere und der Verletzung der eigenen Person. Damit soll erreicht werden, die Kinder auf ihre Verantwortung für ihr Verhalten hinzuweisen und ihnen eine Hilfe sowie das Gefühl von Sicherheit durch konsequentes Einhalten der Regeln zu geben. Wenn Grenzen überschritten, Regeln verletzt werden, dann weist der Therapeut ruhig – aber bestimmt – darauf hin. Sollten auftauchende Konflikte zwischen den Kindern in sehr bedrohlicher Weise ausgetragen werden, oder werden sogar Kinder verletzt, muß der **Therapeut einschreiten**. Solche extrem schädigenden Handlungen von Kindern werden unterbrochen. Das verursachende Kind muß z. B. als natürliche Folge für fünf Minuten das Spielzimmer verlassen. Während dieser Zeit soll es sich Möglichkeiten der Wiedergutmachung überlegen. Jedes Einschreiten des Therapeuten darf für die Kinder nicht überraschend erfolgen, sondern muß sich an mitgeteilten Regeln orientieren.

Der Therapeut hält sich zurückgezogen und beobachtend im gleichen Raum auf. Die Kinder sollen nach Möglichkeit miteinander spielen und kommunizieren und nicht mit oder über den Therapeuten. Fordert ein Kind oder die Gruppe den Therapeuten auf, bei einem Spiel mitzumachen, sollte er sich jedoch nicht weigern.

Auch während der freien Spielstunden wird das Ausfüllen des **Detektivbogens** Woche für Woche **fortgesetzt**. Die Kinder sollen zwei für sie wichtige Verhaltensweisen und Fertigkeiten üben. Diese wurden mit den Kindern während des letzten Einzelkontaktes ausgewählt und besprochen. Sie gelten für die gesamte Freispielphase. Die Kinder bringen auch hierzu ihre Mappen mit, damit der Therapeut die Detektivbogenergebnisse protokollieren und auswerten sowie einen neuen Beobachtungsbogen einfügen kann. Da dies die Stunden der Kinder sind, wird mit ihnen nur auf Wunsch über das zu übende Verhalten und eventuell auftretende Probleme gesprochen.

1. Kennenlernen der Kinder untereinander
Das freie Spiel ermöglicht den Kindern das gegenseitige Kennenlernen in relativ unbelasteter Weise. Die Rahmenbedingungen wie Gruppengröße, Zeitbegrenzung und Regeleinhalten bezüglich minimaler, notwendiger Grenzen in den freien Spielstunden und dem Gruppentraining bleiben konstant. Dadurch können die Kinder mit der Situation der Gruppensitzung im allgemeinen vertraut gemacht werden.

2. Überprüfung der Gruppenzusammensetzung
Bei der Überprüfung der Gruppenzusammenset-

zung sollten die Kriterien aus Abschnitt 6.1.1. berücksichtigt werden. Zur systematischen Beobachtung des Verhaltens der Kinder kann der Beobachtungsbogen BAV aus Abschnitt 4.2.2. verwendet werden.

3. Motivierung der Kinder

Dazu eignet sich das freie Spiel in der Erstkontaktzeit sehr gut. Für die Kinder ist es von großer Bedeutung und verstärkend, daß sie einige Stunden selbstbestimmend gestalten können. Sie dürfen sich also ohne Einschränkung den Spielen und den Tätigkeiten zuwenden, die ihnen am meisten Spaß machen (vgl. Abschnitt 6.1.2.).

4. Erkennen von Verhaltensänderungen

Der diagnostische Wert dieser Kennenlern- und Freispielzeit beschränkt sich jedoch nicht auf die Einschätzung der Gruppenzusammensetzung. Es zeigt sich auch, inwieweit ein Kind bereits die im Einzeltraining erworbenen Fertigkeiten umsetzen und anwenden kann. Der Therapeut beobachtet z. B., ob die Gruppe zu Übereinkünften findet, ob Kompromiß- und Hilfsbereitschaft möglich sind. Diese Infor-

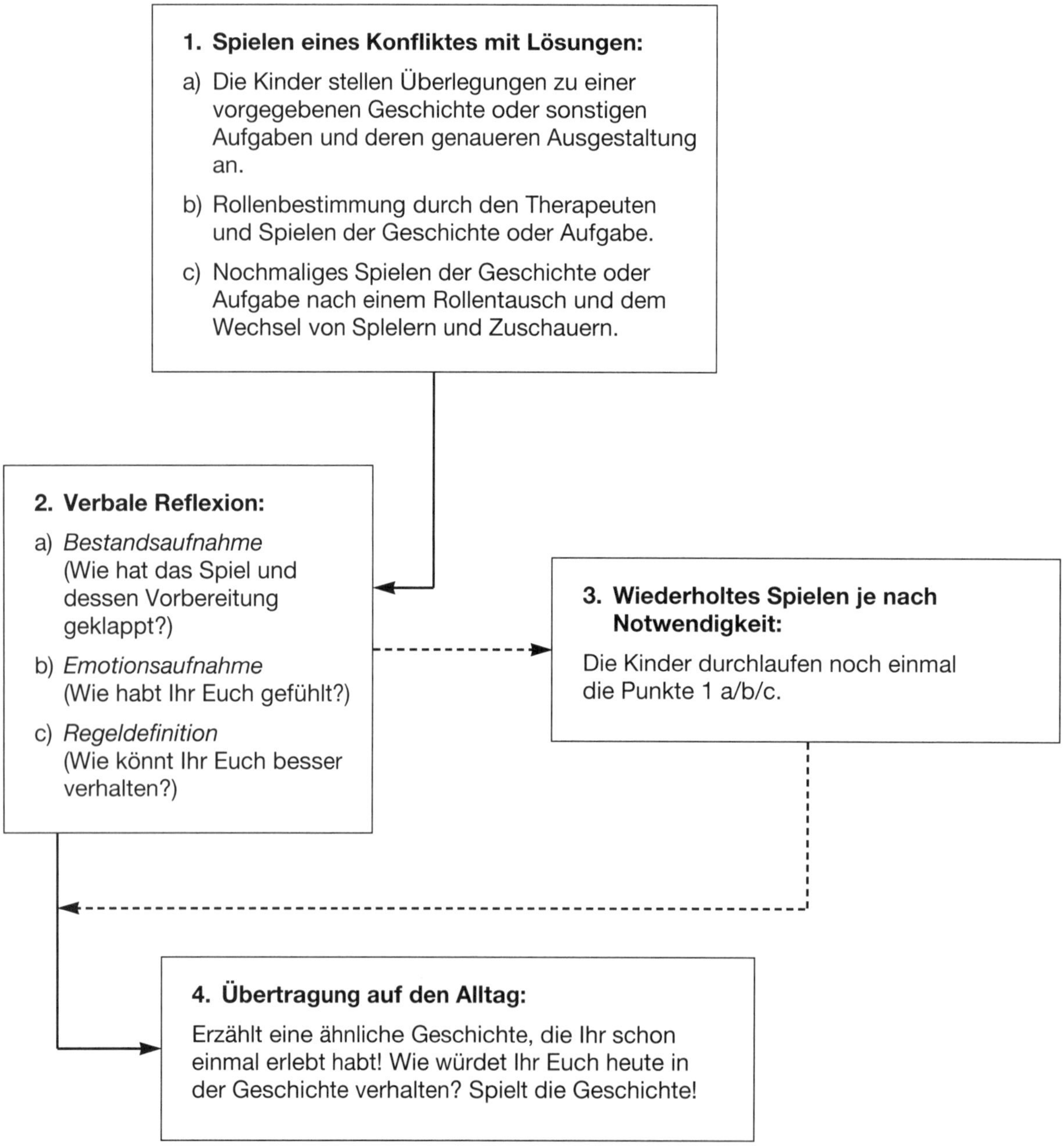

Abbildung 6. Struktur des Rollenspieles.

mationen geben wiederum einen Hinweis auf eine tragfähige Basis im strukturierten Gruppentraining. Schließlich verrät die Wahl der Spiele und Spielinhalte zumindest über das einzelne Kind, womit es sich gerne und im Alltag wahrscheinlich auch häufig beschäftigt. Gut geübtes Verhalten, das für Aggression eine Rolle spielen und reaktionserleichternd wirken kann, ist feststellbar und sollte im späteren Training beachtet werden. Als Hilfe zur systematischen Verhaltensbeobachtung dient der BAV (vgl. Abschnitt 4.2.2.).

▶ Materialien

Die Materialien des Erstkontaktes umfassen vor allem die üblichen Spielsachen des Spielzimmers. Weiter kommen der Verhaltensbeobachtungsbogen BAV (Abschnitt 4.2.2.) und der Detektivbogen für die Kinder (Abschnitt 5.2.1.) zum Einsatz.

6.2.2. Gruppentraining

Das Gruppentraining stellt die konsequente Fortführung der Intervention mit dem Kind dar. Die im Einzeltraining bereits eingeleitete Verhaltensmodifikation soll stabilisiert werden. Dazu wird angemessenes Sozial- und Konfliktlösungsverhalten eingeübt. Entsprechend stehen Rollenspiele im Vordergrund. Die Ausführung von Rollenspielen gestaltet sich nach bestimmten Strukturmerkmalen: Spielen eines Konfliktes mit Konfliktlösung, Reflexion des Spiels, teilweise wiederholtes Spielen und Verzahnung mit dem Alltag der Kinder (vgl. Abb. 6).

Spielen eines Konfliktes. Der Therapeut gibt die Rollenspielinhalte zu Beginn einer jeden Sitzung vor, und die Kinder gestalten diese aus. Um Konflikte bei der Rollenverteilung auszuschließen, wird sie oft vom Therapeuten vorgenommen, besonders am Anfang des Gruppentrainings. Damit soll aber auch erreicht werden, daß die Kinder nicht nur mit den ihnen sympathischen Kindern spielen, sondern lernen, auch mit den Kindern zurechtzukommen, die ihnen weniger sympathisch sind. Dies ist für die Alltagsrealität von großer Bedeutung.

Reflexion. Das Gespräch über den Spielverlauf und die Konfliktlösungen sind notwendiger Bestandteil des Rollenspiels. Die Art und Ausführlichkeit wird aber in Abhängigkeit von a) der Gruppenzusammensetzung und b) der Situation sowie der Stimmung der Kinder variieren. Die Reflexion ist flexibel vom Therapeuten zu gestalten. Diese nehmen die Kinder mit einem Kassettenrecorder selbst auf. Durch diesen besonderen Anreiz, durch das Wiederholen der Aussagen und letztlich durch die erhöhte Aufmerksamkeit wird ein optimaler Lerneffekt erzielt. Da nur bestimmte Antworten aufgenommen werden, setzt vertiefendes Unterscheidungslernen ein.

Wiederholtes Spielen. Dies geschieht nur nach Bedarf; d.h., wenn a) die Kinder es selbst wünschen und b) der Therapeut es für notwendig hält, nachdem durch das Gespräch ein modifiziertes Verhalten im Rollenspiel zu erwarten ist und das erste Rollenspiel keine sozial erwünschte Lösung aufwies.

Übertragung auf den Alltag. Die Rollenspielinhalte werden mit dem Alltag der Kinder verzahnt, indem der Therapeut diese immer wieder nach eigenen, ähnlichen Konflikten und Erlebnissen fragt, sie anregt, solche zu erzählen und diese wiederholt von den Kindern mit alternativen Konfliktlösungen spielen läßt. Es wird also gezielt eine Verbindung zur Erlebniswelt der Kinder hergestellt, wodurch sie erwünschtes Verhalten besser auf den Alltag übertragen können.

Weitere Ausführungsmerkmale strukturierter Rollenspiele sind:

- Im Vorgehen sind die Lernschritte auf das lernlangsamste Kind auszurichten, um allen Kindern eine aktive Mitarbeit und die Erreichung der Therapieziele zu ermöglichen.
- Die Kinder werden in eine Zuschauer- und Spielergruppe aufgeteilt. Die Zuschauer übernehmen die Rolle der Bekräftiger und sind über das Modellernen an den Gruppenprozessen beteiligt. Die Spieler üben Verhalten ein.
- Die Zuschauer und Spieler müssen ihre Rollen tauschen, und ebenso wechseln die Spieler eines Rollenspiels ihre Rollen für ein nochmaliges Spielen. Das Ziel ist dabei, dem Kind verschiedene Rollen und Erwartungen zu demonstrieren.
- Der Therapeut ist bei drei Kindern der vierte beteiligte Mitspieler und kann auch bei einer Vierergruppe aktiv an den Rollenspielen teilnehmen. Innerhalb der Rolle kann der Therapeut, ohne sich besonders legitimieren zu müssen, in den Verlauf des Rollenspieles eingreifen (z.B. richtungsändernd, selbstverbalisierend, usw.).
- Als Inhalte der Rollenspiele eignen sich sowohl komplexe Geschichten als auch kurze Situationsvorgaben, die durch ein Bild illustriert werden können.

6.2.2.1. Diskussionsregeln erstellen

Es wird die erste Gruppentrainingsstunde vorgestellt. In bekannter Weise werden die Ziele, die prak-

Tabelle 11. Ziele, praktisches Vorgehen und Materialien der ersten Stunde des Gruppentrainings.

Ziele	Praktisches Vorgehen	Materialien
a) Innerhalb der Trainingssitzung		
Motorische Ruhe und Entspannung	Autogenes Training	Kapitän-Nemo-Geschichte
Erarbeiten von Regeln für strukturierte Rollenspiele	Sammeln von Spieler- und Zuschauerregeln	Papierbögen für Wandzeitung und Stifte
Erarbeiten von Diskussionsregeln	Auswertung der Entscheidung für eine EAS-Geschichte und der Umsetzung in ein Rollenspiel	EAS, Kassettenrecorder und/oder Wandzeitung, Filzschreiber
Erkennen des Zusammenhangs von Verhalten und Konsequenzen sowie Motivierung der Kinder	Tokenprogramm: Eintausch von Punkten gegen Spielminuten	Regelliste für die Punktevergabe
b) Außerhalb der Trainingssitzung		
Übertragen von Verhalten auf den Alltag und Aufbau von Selbstkontrolle	Selbstbeobachtung, eigenständiges Regelbefolgen	Detektivbogen

tische Vorgehensweise und die Materialien nacheinander ausgeführt (vgl. Tab. 11).

▶ Ziele

Auch die Gruppentrainingssitzungen sind von stundenübergreifenden und spezifischen Zielen geprägt. Bei den stundenübergreifenden Zielen handelt es sich um die gleichen wie im Einzeltraining (vgl. Abschnitt 5.2.2.1.).

Stundenübergreifende Ziele
A. Die Kinder sollen bestimmte Verhaltensweisen mit Hilfe des Detektivbogens **auf den Alltag übertragen**.

B. Die Kinder sollen durch Entspannung **motorisch ruhig** werden und eventuell vorhandene **Erregung abbauen**.

C. Die Kinder sollen einen **direkten Zusammenhang** von **Verhalten** und **Konsequenzen** im Rahmen des Tokenprogrammes erfahren und durch das Tokenprogramm motiviert werden, aktiv und konzentriert mitzumachen.

Spezifische Ziele
A. Die Kinder sollen **Regeln** finden, die es ihnen ermöglichen, **strukturierte Rollenspiele** durchzuführen.

B. Die Kinder sollen **Diskussionsregeln erarbeiten**, um über wichtige Verhaltensweisen für Gespräche, Zusammenarbeit und Spiel zu verfügen. Die Kenntnis und das Einhalten von Diskussionsregeln werden als grundlegende Bedingungen für ein konfliktfreies Miteinander einerseits und für die erfolgreiche Bewältigung von auftretenden Konflikten andererseits betrachtet.

▶ Praktisches Vorgehen

Die stundenübergreifenden und spezifischen Ziele gliedern das praktische Vorgehen jeder Stunde analog dem Einzeltraining in die vier Schritte:
1. Auswertung des Detektivbogens (stundenübergreifendes Ziel A),
2. Erzählen der Kapitän-Nemo-Geschichte zur Entspannung (stundenübergreifendes Ziel B),
3. Rollenspiele vorbereiten, durchführen, reflektieren und Verhaltensregeln für den Detektivbogen ableiten (spezifische Ziele zur materialgeleiteten Verhaltensübung, hier A und B) sowie
4. Eintausch der Spielminuten (stundenübergreifendes Ziel C).

1. Auswertung des Detektivbogens
Bei der Auswertung der Detektivbögen ist das Vor-

gehen erweitert worden (vgl. Abschnitt 5.2.2.1.). Dies ist durch die Tatsache bedingt, daß die Auswertung der Detektivbögen, wenn sie in einer Kindergruppe erfolgen soll, einige Probleme aufwirft. Wird der Detektivbogen mit den Kindern einzeln besprochen, langweilen sich die übrigen Kinder, weil es relativ lange dauert. Sie beginnen oft, Blödsinn zu machen. Aus dieser Stimmung sind die Kinder dann nur schwer wieder herauszuholen. Da die Kinder sich meistens sowieso über ihre Regeln im Detektivbogen austauschen, kann daher die **Auswertung** auch **gemeinsam** durchgeführt werden. Jeder schreibt fortlaufend seine Ergebnisse der Verhaltensübungen auf, so daß so etwas wie ein Diagramm entsteht. Die Auswertung und Protokollierung der Ergebnisse des Detektivbogens geschieht gemeinsam in folgender Weise:

Mein Wochenthermometer

1. Beweis aus dem Detektivbogen: Ich habe mich nicht mit meinem Bruder gezankt =

1. Ich habe ihn freundlich angeredet!
2. Ich habe mit ihm geteilt!
3. Ich habe mich nicht mit ihm geprügelt!

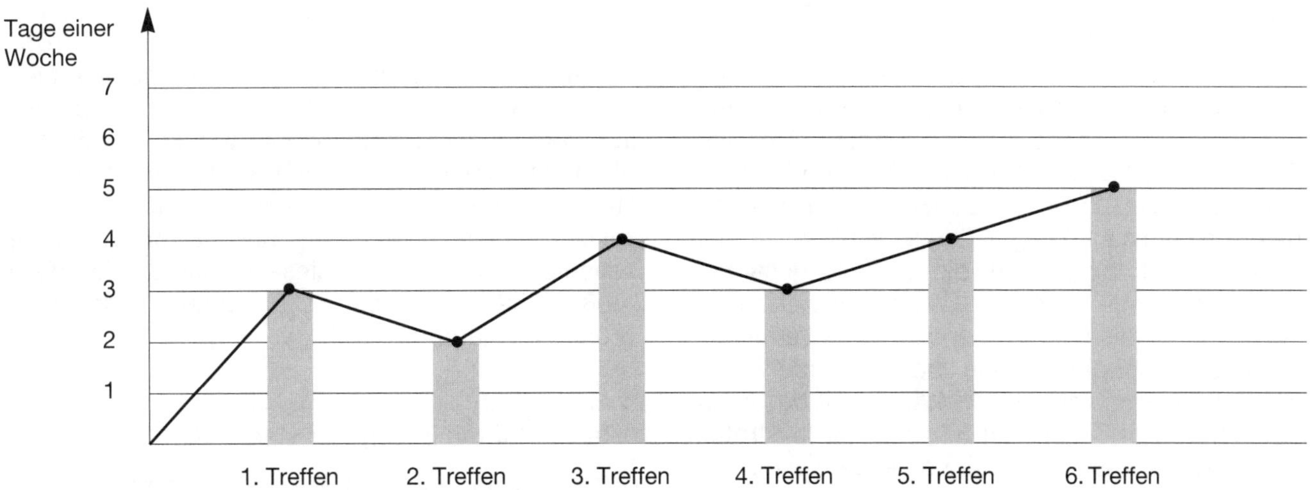

2. Beweis aus dem Detektivbogen:

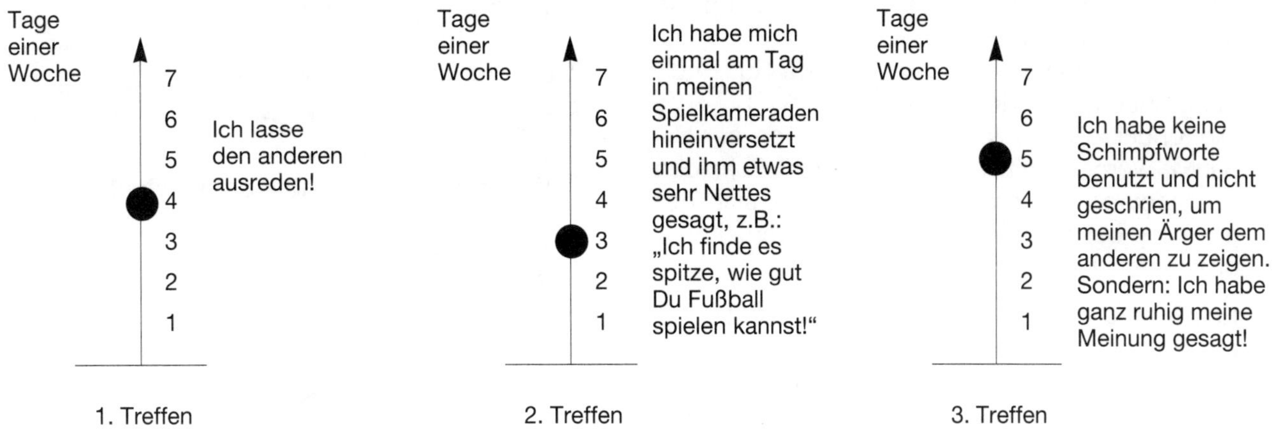

Für jedes Kind ist an der Wand ein großer Papierbogen befestigt. Jedes Kind trägt für seine Regelverhaltensweisen die Ja-Angaben ein, das heißt, es wird die Anzahl der Tage einer Woche notiert, an denen die Regeleinhaltung gelungen ist. Dies kann mit Punkten, bunten Aufklebern, attraktiven Comicfiguren oder anderem erfolgen. Auch „Säulen“ können das Ausmaß der Regeleinhaltung gut verdeutlichen: Je größer die Säule ist oder je höher eine Comicfigur steigt, umso häufiger konnte ein bestimmtes Verhalten gezeigt werden. Haben Kinder große Schwierigkeiten mit der graphischen Auswertung, kann auch eine dreidimensionale Vorgehensweise gewählt werden. In Gefäße kann der Anzahl der Tage entsprechend eine Anzahl von Murmeln gegeben oder in durchsichtige Röhrchen mit mindestens sieben Markierungen für sieben Tage in der Woche kann Sand gefüllt werden.

Die Kinder werden vom Therapeuten aufgefordert, einander zu berichten, welches Verhalten sie gut geschafft haben, welches nicht und warum. Der Therapeut hält für sich die Ergebnisse ebenfalls fest. Die graphischen Auswertungsbögen werden „Wochenthermometer“ genannt. Um den Kindern einen Vergleich ihres Verhaltens über einen längeren Zeitraum zu ermöglichen und um gleichzeitig ein bedeutsames Verhalten nachhaltig zu üben, bleibt eine Verhaltensregel (= 1. Beweis) für die Zeit des gesamten Gruppentrainings konstant. (Es handelt sich für jedes Kind meistes um ein je spezifisches Verhalten.) Das zweite zu beobachtende und zu übende Verhalten (= 2. Beweis) variiert in Abhängigkeit des Stundenthemas von Sitzung zu Sitzung. Zur Illustration dient folgendes Beispiel (vgl. vorherige Seite).

Die Vorteile dieses Vorgehens sind verschiedener Art:

1. Die Kinder werden selbst aktiv.
2. Durch die Beteiligung aller wird Langeweile bei einzelnen verhindert.
3. Der Therapeut kann problemlos die Ergebnisse für sich festhalten.
4. Die Kinder erhalten eine gut sichtbare Rückmeldung über ihr Handeln.
5. Die Kinder können vom Therapeuten besser angeregt werden, miteinander und nicht über den Therapeuten zu kommunizieren sowie sich gegenseitig bei eventuell aufgetretenen Verhaltensproblemen zu helfen.

2. Erzählen der Kapitän-Nemo-Geschichte zur Entspannung

Das praktische Vorgehen gestaltet sich wie in Abschnitt 5.2.2.1. dargestellt. Den Kindern wird lediglich bei der ersten Durchführung in der Gruppe erzählt, daß sie heute alle gleichzeitig in das Unterwasserboot des Kapitän Nemo eingeladen worden sind und gemeinsam diese Reise unternehmen. Jedes Kind begibt sich in die angenehmste Lage. Der Therapeut achtet darauf, daß die Kinder sich nicht an den Händen oder Füßen berühren und dadurch ablenken. Da die Kinder das Vorgehen schon genauestens aus dem Einzeltraining kennen, entstehen gewöhnlich bei der Durchführung in der Gruppe keine Probleme.

3. Gezielte, materialgeleitete Verhaltensübung: Strukturierte Rollenspiele

In der ersten Gruppentrainingsstunde werden zwei Ziele zu verwirklichen gesucht, wobei der Schwerpunkt auf dem zweiten Ziel B liegt.

A. Erarbeiten von Regeln für strukturierte Rollenspiele

Für die Verhaltensübungen ist es wichtig, daß die Kinder sich an minimale Regeln halten, damit überhaupt ein strukturiertes Rollenspiel mit einer Zielsetzung durchgeführt werden kann. Deshalb werden Regeln für die spielenden wie für die zuschauenden Kinder erarbeitet. Da sie kleine Rollenspiele bereits aus dem Einzeltraining kennen, wissen sie, welche Situation gemeint ist, und sie können sie sich vorstellen. Sie sollen sich daran erinnern und überlegen, welche Regeln für die Spieler und welche für die Zuschauer wichtig sind und diese mit bunten Stiften auf große Blätter schreiben. Die Blätter werden jede Stunde im Raum gut sichtbar aufgehängt.

Regeln für die Zuschauer sind z. B.:

- Wir sitzen ruhig auf unseren Plätzen!
- Wir sehen aufmerksam zu!
- Wir stören die Spieler nicht in ihrem Spiel!
- Wir helfen den Spielern, wenn sie es wollen!
- Wir sind leise beim Zuschauen!
- Wir hören genau zu!

Regeln für die Spieler können sein:

- Wir spielen konzentriert!
- Wir sprechen deutlich!
- Wir sprechen so, daß jeder versteht, um was es geht!
- Alle spielen zusammen!
- Wir passen genau auf!
- Wir zanken nicht beim Spielen!
- Wir lassen uns nicht beim Spielen ablenken!

Es ist sinnvoll, die Anzahl der Regeln auf insgesamt maximal sechs zu beschränken, drei für die Spieler und drei für die Zuschauer. Die Regellisten brauchen nicht vollständig zu sein. Wichtig ist, daß die Regeln von den Kindern selbst gefunden und von ihnen formuliert werden.

B. Erarbeiten von Diskussionsregeln

Rollenspiel. Die Fähigkeit zu einer minimalen Verständigung ist eine grundlegende Voraussetzung für das weitere Gruppentraining sowie für eine befriedigende Interaktion überhaupt. Deshalb werden Diskussionsregeln erarbeitet. Dazu erhalten die Kinder zunächst folgende Aufgabe:

- „Nehmt Euren Bilderbogen aus der Mappe (= EAS) und sucht Euch gemeinsam eine Geschichte heraus, die Ihr spielen wollt."
- „Wie könntet Ihr die Geschichte am besten spielen und welchen Ausgang soll sie haben?"

Reflexion. Die Auswahl der Geschichte, das Besprechen und das Spiel werden auf Tonkassette oder Viedofilm aufgenommen, damit der Therapeut eine Möglichkeit der Rückmeldung hat. Nach dem Spielen wird die Phase der Reflexion eingeleitet.

- „Erinnert Euch noch einmal an den Anfang. Was war alles wichtig in Eurem Gespräch, damit Ihr Euch auf eine Geschichte einigen konntet?"
- „Hat einer gesagt, wie Ihr die Geschichte spielen sollt und welchen Ausgang sie haben soll?"
- „Wie gut hat das Spielen geklappt?" – „Hattet Ihr alles genau abgesprochen oder mußtet Ihr im Spiel unterbrechen, um noch einmal zu beratschlagen? Hat jeder Lust gehabt, mitzuspielen?"
- „Also: Was alles ist wichtig gewesen in Eurem Gespräch vor dem Spiel?"

Diese Vorschläge der Kinder werden auf einer Wandzeitung oder mit dem Kassettenrecorder festgehalten. Es ist von Bedeutung, daß jedes Kind die Möglichkeit erhält, **einen** Vorschlag aufzuschreiben oder auf die Kassette zu sprechen und sich somit aktiv zu beteiligen. Jedes Kind kann und soll – notfalls mit Hilfe des Therapeuten – etwas beisteuern, alle anderen Kinder müssen und sollen sich bemühen, Geduld zu haben. Beispiele für Diskussionsregeln sind:

- Genau aufpassen, was der andere sagt!
- Den anderen nicht unterbrechen!
- Jeder darf einen Vorschlag machen!
- Jeder darf zum Vorschlag seine Meinung sagen!
- Auch mal nachgeben können und einen Vorschlag des anderen annehmen!
- Keiner wird für einen Vorschlag oder seine Meinung ausgelacht!
- Die Meinung ruhig sagen!
- Abstimmung bei vielen verschiedenen Vorschlägen!

Es kann sich als günstig erweisen, mit einem **Therapiehelfer** die Regeln vorher zu besprechen, die für ein Gespräch wichtig sind. Der Therapiehelfer muß angeleitet werden, in der Sitzung richtungsweisend eine oder zwei Antworten zu geben. Ist das Ziel – die Erarbeitung von Diskussionsregeln – erreicht, wird zum Abschluß das Spiel und der gewählte Ausgang der Geschichte angehört oder angesehen. Der Ausgang der Geschichte wird bewertet und es werden weitere alternative Lösungen gesucht.

Alternative Konfliktlösungen finden. Die Kinder sollen darin geschult werden, für einen Konflikt so viele Lösungen wie nur möglich zu suchen und auch zu finden. In einem zweiten Schritt sind die Konsequenzen dieser Lösungen abzuschätzen. Mit Hilfe kreativer Vorschläge und vieler Ideen wird es leichter, Toleranz zu üben oder Übereinstimmung in einem Konflikt zu erreichen. Von Kindern selbst ausgedachte Konfliktlösungen sind außerdem häufig für sie maßgeschneidert und erhöhen deshalb deren Übertragung in den Alltag. Das Einbringen von Konfliktlösungen durch den Therapeuten, z. B. mit Hilfe von Material, ist trotzdem eine nicht zu unterschätzende Vorstufe zur Realisierung selbständigen Findens von alternativen Konfliktlösungen. Es zeigt den Kindern auf, daß es für ein Problem in der Regel mehrere gleich gute Lösungen gibt. Die vermittelten „optimalen" Konfliktlösungen sollen nicht einfach von den Kindern kopiert werden, sondern stellen mögliche Orientierungen dar.

Verhaltensregeln für den Detektivbogen. Die Kinder erhalten einen neuen Detektivbogen, in den eine für alle weiteren Stunden gleichbleibende und eine variierende Verhaltensregel eingetragen werden. Die konstante Regel betrifft ein spezifisches Problem des Kindes, die variierende greift meistens das Thema der Stunde auf. Es kann z. B. die Diskussionsregel „Ich unterbreche den anderen nicht beim Reden", „Ich sage meine Meinung ruhig" oder „Ich kann auch mal nachgeben und einen Vorschlag des anderen annehmen" für den Detektivbogen ausgewählt werden.

4. Eintausch der Spielminuten
Da die Kinder sich auch im Gruppentraining ihre die gesamte Gruppe ein Regelverhalten oder für jedes Kind ein individuelles Verhalten bestimmt. Dies hängt von den Schwierigkeiten und Eigenheiten der Kinder ab. Das zu übende Zielverhalten kann aus der Regelliste des Einzeltrainings stammen, die Zuschauer- und Spielerregeln betreffen oder speziell auf die Gruppentrainingssituation bezogen formuliert sein, wie z. B.:

- Ich passe auf und trainiere gut mit!
- Kaspereien sind nicht immer fein, deshalb lasse ich sie sein!
- Ich muß nicht immer reden und habe Geduld zum Zuhören!

Gruppenverantwortung für die Spielminuten. Jedes Kind führt eine Liste mit den Stundenregeln. Das Vorgehen bei der Punktevergabe gestaltet sich wie im Einzeltraining (vgl. Abschnitt 5.2.2.1.). Das bedeutet einerseits, daß sich jedes Kind seine Spielminuten selbst verdienen muß. Ziel ist es aber auch andererseits, daß die Kinder sich als Gruppe fühlen und erkennen, daß die Gruppe für die Spielminuten verantwortlich ist. Die Aufgabe, sich als Gruppe gemeinsam die Spielminuten zu verdienen, kann anspornend wirken. Der Gruppendruck darf aber bei zu unterschiedlichen Kindern nicht zu groß werden, sonst bilden sich Untergruppen. Die gemeinsame Verantwortung für die Spielminuten kann also nicht für jede Gruppe eingeführt werden und wenn ja, dann erst im späteren Verlauf des Gruppentrainings.

Prinzip der wechselseitigen Verantwortung. Bei Kindern mit sehr verschiedenen und unterschiedlich ausgeprägten Verhaltensdefiziten bewährt es sich, in einem rotierenden System den Kindern wechselseitig Verantwortung füreinander zu übertragen: Felix erhält seine Punkte dafür, daß er Bastian einmal ein gutes Vorbild ist und ihm zum anderen hilft, seine Regeln einzuhalten. Z. B. machen die beiden ein Zeichen aus, das Felix Bastian gibt, wenn jener beginnt, Blödsinn zu machen und nur Quatsch zu reden. Bastian erhält seine Punkte dafür, daß er auf das Signal achtet und das Regelverhalten zeigt. Somit kann ein Kind Verantwortung üben, wobei das Punktevergabesystem es erlaubt, daß ein Kind für seine redlichen Bemühungen belohnt wird, auch wenn sie erfolglos bleiben.

▶ Materialien

Die Materialien dieser Stunde sind alle bereits vorgestellt worden. Die Kapitän-Nemo-Geschichte finden Sie in Abschnitt 5.2.2.1., den Detektivbogen in Abschnitt 5.2.1. und den EAS im Testmanual (vgl. Abschnitt 4.2.1.). Als weiteres Material benötigt man großes und kleines Papier, Filzschreiber oder sonstige bunte Stifte, einen Kassettenrecorder und die Regeln für die Kinder zur Punktevergabe.

6.2.2.2. Einfühlungsvermögen üben

Es folgen wieder die Ziele, die praktische Vorgehensweise und die Materialien für die zweite Gruppentrainingsstunde.

▶ Ziele

Stundenübergreifende Ziele
Da die stundenübergreifenden Ziele dieselben sind wie in der ersten Gruppentrainingsstunde, sehen Sie bitte dort nach (Abschnitt 6.2.2.1.; siehe auch die Stundenübersicht in Tab. 12).

Spezifische Ziele
A. Ein spezifisches und zugleich grundlegendes Ziel ist das **Lernen** und **Üben des Einfühlungsvermögens**. Die Kinder sollen sich in einen anderen, d. h. in seine Erlebnisse, Gefühle und Gedanken hineinversetzen. Sie sollen eine andere Person und ihre Situation aufgrund verschiedener Informationsquellen, wie Worte, Gestik und Mimik, verstehen und die Signale richtig deuten lernen.

B. Die Kinder sollen lernen, im Umgang miteinander **Geduld** aufzubringen, also abwarten können, nicht gleich wütend werden, sich nicht abwenden oder nicht aufgeben.

▶ Praktisches Vorgehen

1. Auswertung des Detektivbogens
Sehen Sie in der ersten Gruppentrainingsstunde nach (Abschnitt 6.2.2.1.).

2. Erzählen der Kapitän-Nemo-Geschichte zur Entspannung
Sehen Sie in der ersten Gruppentrainingsstunde nach (Abschnitt 6.2.2.1.).

3. Gezielte, materialgeleitete Verhaltensübung: Strukturierte Rollenspiele

A. Üben des Einfühlungsvermögens
Zur Übung des Einfühlungsvermögens wird das Igelspiel durchgeführt, das der Therapeut mit einer kurzen Geschichte einführt.

Tabelle 12. Ziele, praktisches Vorgehen und Materialien der zweiten Stunde des Gruppentrainings.

Ziele	Praktisches Vorgehen	Materialien
a) Innerhalb der Trainingsstunde		
Motorische Ruhe und Entspannung	Autogenes Training	Kapitän-Nemo-Geschichte
Üben des Einfühlungsvermögens	Die Kinder spielen das „Igelspiel"	Der Therapeut erzählt die Geschichte vom „Igel" („Igelspiel")
Geduld haben	Vertiefung von selbstverbalisierendem Verhalten	Instruktionskarten
Erkennen des Zusammenhangs von Verhalten und Konsequenzen sowie Motivierung der Kinder	Tokenprogramm: Eintausch von Punkten gegen Spielminuten	Regelliste für die Punktevergabe
b) Außerhalb der Trainingsstunde		
Übertragen von Verhalten auf den Alltag und Aufbau von Selbstkontrolle	Selbstbeobachtung, eigenständiges Regelbefolgen	Detektivbogen

Rollenspiel: Das Igelspiel. „Ich werde Euch heute zuerst kurz eine Geschichte erzählen, die ich erlebt habe und Ihr vielleicht auch schon. Hört gut zu. Vor einigen Tagen ging ich im Wald spazieren. Es war schon etwas dämmrig. Plötzlich raschelte etwas im Laub, und ich sah einen Igel vor mir auf dem Boden. Er suchte vermutlich Futter. Ich wollte mir den Igel etwas genauer betrachten. So nah hatte ich noch keinen gesehen. Als ich näher kam … was ist da wohl passiert? – Richtig, der Igel hat sich zusammengerollt. Warum wohl? – Jawohl, weil der Boden durch meine näherkommenden Schritte erschüttert wurde. Glaubt Ihr, daß Menschen sich manchmal auch in sich zurückziehen, so wie ein Igel sich einrollt und dann niemanden an sich heranlassen? – Wie sieht das denn bei Menschen aus? Was machen die Menschen dann und was machen sie nicht? – Wenn man dann versucht, an sie heranzukommen, piksen sie einen auch so, wie der Igel mit seinen Stacheln das kann? – Was haben Menschen wohl für Gründe, sich so einzuigeln?
Heute wollen wir das Igelspiel zusammen spielen. Es spielen immer zwei Kinder zusammen. Der eine soll sich einrollen wie ein Igel; der andere muß versuchen, ihn hervorzulocken. Derjenige, der sich zusammenrollt, muß sich vorstellen, daß ihn etwas sehr geärgert hat. Jemand hat ihn beleidigt und verletzt. Deshalb zieht er sich wütend und vielleicht auch traurig zurück. Das macht er, indem er sich wie ein Igel einrollt, abkapselt und manchmal seine Stacheln aufstellt."

B. Geduld haben

Als Hilfe zum Üben der Geduld führt der Therapeut standardisierte Instruktionskarten ein.

„Derjenige, der den Igel hervorlocken soll, muß sich anstrengen und alles dransetzen, daß ihm das gelingt. Er darf aber keine Gewalt anwenden. Als Hilfe für sein Verhalten soll er sich eines von diesen Kärtchen aussuchen (= Instruktionskärtchen). Er soll versuchen, bei allem was er tut und sagt, das zu berücksichtigen, was auf dem Kärtchen steht. Er soll daran denken und die Worte, die auf dem Kärtchen stehen, zu sich sagen. Für den Igel gibt es noch eine Bedingung: Er darf sich nicht länger abkapseln und zusammenrollen als höchstens fünf Minuten. Wir anderen schauen genau zu, was der macht, der wie ein Igel zusammengerollt ist und der, der ihn hervorlockt. Jeder von Euch spielt einmal den, der wie ein Igel zurückgezogen ist und den, der hervorlockt."

Der Therapeut bestimmt die Kinderpaare, wobei er selbst oder sein Therapiehelfer mit einem anderen Kind beginnt. Der Therapiehelfer bzw. Therapeut muß den Igel zuerst hervorlocken. Ist dies gelungen, werden die Rollen getauscht. Ebenso verfahren die anderen Kinderpaare.

Reflexion. Je nach dem Verlauf des Igelspiels von einem Kinderpaar kann das Spiel kurz besprochen werden oder die Kinder spielen eine spezielle Igelsituation noch einmal. In jedem Fall aber wird am Ende aller Igelspiele (einschließlich Rollentausch und

Wechsel der Zuschauer- und Spielergruppe) die verbale Reflexion mit folgenden Fragen durchgeführt:

- „War es schwer, den Igel hervorzulocken?"
  Die Kinder tauschen hierbei ihre Erfahrungen aus, und in der Regel fließt schon die Emotionsaufnahme (siehe Abschnitt 6.2.2.) mit ein. Ist dies nicht der Fall, gibt es folgende Möglichkeiten zu fragen:
- „War es wichtig, den Grund zu erfahren, warum sich der andere so eingeigelt hat?"
- „Wie kannst du den Grund herausbekommen?"
- „Was hast Du Dir als Igel von Deinem Spielpartner gewünscht, was er als Hervorlockender tun soll?"
- Wie hat es Dir gefallen, daß Dich jemand aus dem Igelleben hervorholen und mit Dir spielen möchte?"

Abschließend wird noch einmal wiederholt, was den Igel wohl veranlaßt hat, seine Stacheln einzuziehen:

- „Was habt Ihr also unternommen, um den Igel hervorzulocken? Denkt daran, daß es dabei nicht nur darauf ankommt, was gesagt wird, sondern auch, warum und wie man etwas sagt."
- „Was habt Ihr mit dem Kärtchen gemacht? Hat es Euch geholfen? – Und warum habt Ihr dieses ausgesucht?"

Die unterschiedlichen Fragen und Denkanstöße sind je nach Situation und Diskussionsstand einzubringen. Die Antworten auf die Frage, was alles wirksam war, um den Igel hervorzulocken, werden auf Kassettenrecorder aufgenommen oder auf einer Wandzeitung gesammelt.

Übertragung auf den Alltag. Die Beantwortung der Frage, ob die Kinder so etwas ähnliches schon einmal erlebt haben und erzählen können, hängt bei diesem Spiel sehr von der Gruppenzusammensetzung und der damit entstehenden Atmosphäre ab. Sind die Kinder sich halbwegs sympathisch und haben sie Vertrauen zueinander, werden sie gerne ihre Erlebnisse erzählen und spielen. Oft greifen Kinder in der Rolle des Igels auf ein kurz vorher erlebtes Ereignis zurück. Dies stellt sich dann bei dieser Frage heraus. Es ist auf jeden Fall vorteilhaft, mit dem Therapiehelfer der Stunde ein oder zwei eigene Erlebnisse vorher zu besprechen, um die übrigen Kinder zum Erzählen persönlicher Erlebnisse anzuregen.

Verhaltensregeln für den Detektivbogen. Regeln für den Detektivbogen, die auf diese Stunde Bezug nehmen, lauten z. B.:

- „Ich habe mich heute ernsthaft bemüht, mich in ... hineinzuversetzen."
- „Ich habe versucht, ... zuzuhören und zu verstehen."
- „Ich konnte erkennen, was der andere wahrscheinlich fühlt: Heute war ... froh oder wütend oder traurig."

4. Eintausch der Spielminuten
Sehen Sie in der ersten Gruppentrainingsstunde nach (Abschnitt 6.2.2.1.).

► Materialien

Neben der Kapitän-Nemo-Geschichte (Abschnitt 5.2.2.1.), der eben beschriebenen kurzen Igelgeschichte, dem Detektivbogen (Abschnitt 5.2.1.), den Regeln für die Punktevergabe (Abschnitt 6.2.2.1.) und Papier, Stiften oder Kassettenrecorder werden standardisierte Instruktionskarten eingesetzt. Es liegen drei Kategorien von Instruktionskarten zur Selbststeuerung und Handlungskontrolle vor.
Die Instruktionskarten sind mit passenden Comicbildern versehen, die lustig aussehen. Es können statt dessen auch andere, direktere Symbole verwendet werden, wie eine durchgestrichene Faust, ein Stoppschild, zwei redende und zueinander gerichtete Münder usw. Die Kärtchen sollten ca. 5 cm x 5 cm groß sein.

6.2.2.3. Mit Wut fertig werden

► Ziele

Stundenübergreifende Ziele
Sehen Sie bitte bei der ersten Gruppentrainingsstunde nach (Abschnitt 6.2.2.1., vgl. auch die Stundenübersicht in Tab. 13, S. 126).

Spezifische Ziele
A. Die Kinder sollen differenziert wahrnehmen und erkennen, wie **unterschiedlich** sich **Wut** und Aggression **äußern** können.

B. Sie sollen als zweitens differenziert wahrnehmen und herausfinden, wie viele **Ursachen Wut- und Ärgergefühlen** sowie aggressiven Handlungen zugrunde liegen.

C. Die Kinder sollen lernen, **mit Wut** sowie aggressiven Gefühlen und Gedanken **umzugehen**, also damit fertig zu werden. Dies heißt nicht, sie verbergen oder unterdrücken, sondern sich z. B. angemessen behaupten, durchsetzen, seine Meinung sagen usw.

1. Instruktionen zur Selbstberuhigung

1 a. Direkte verbale Beeinflussung

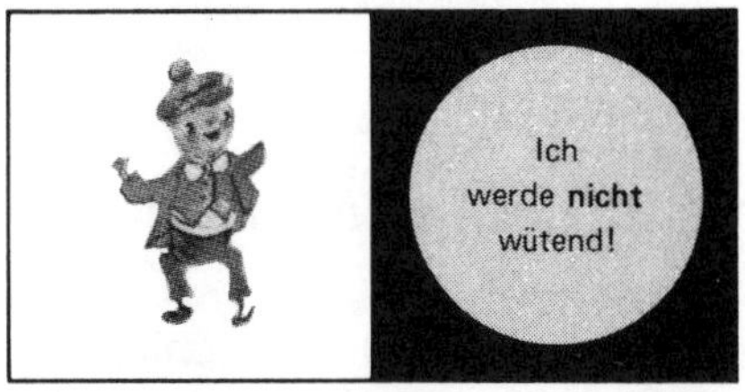

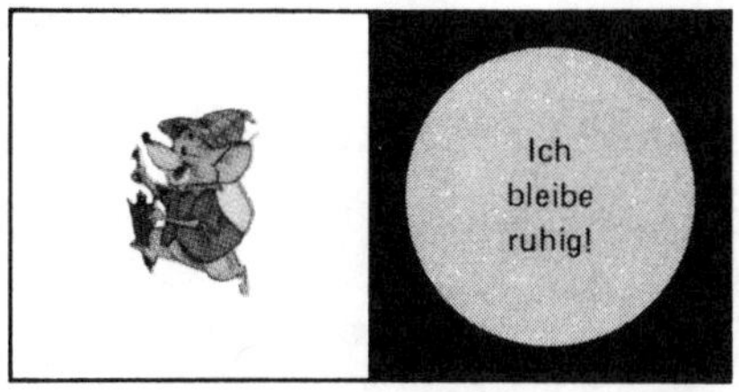

1 b. Indirekte verbale Beeinflussung durch künstliche Reaktionsverzögerung

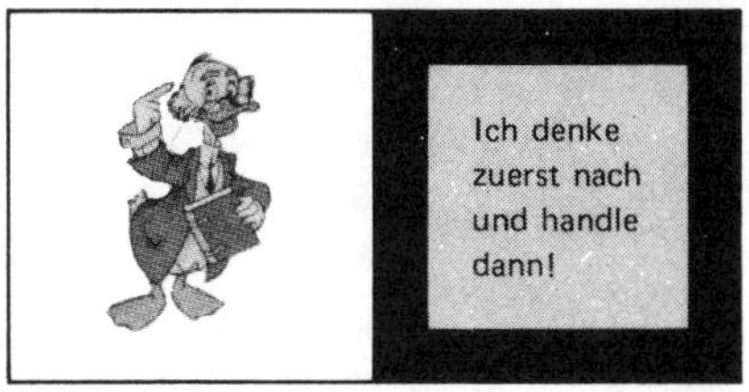

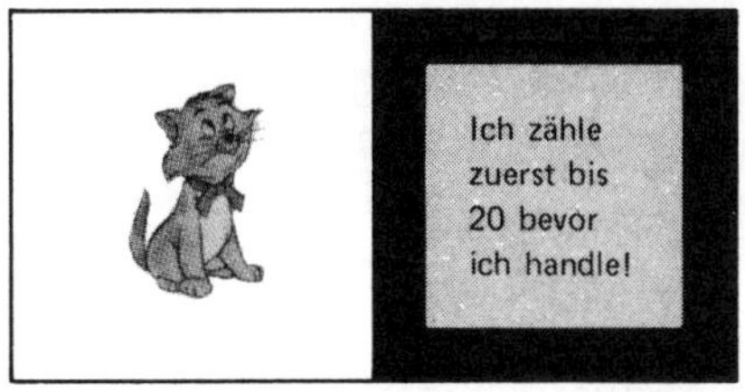

2. Instruktionen zur Reflexion

2 a. Bezug ist der andere

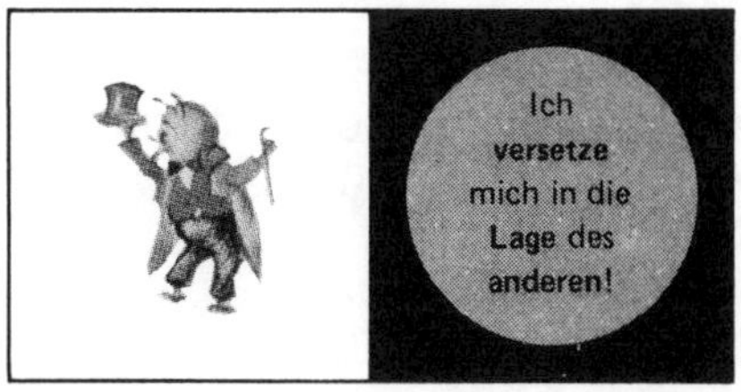

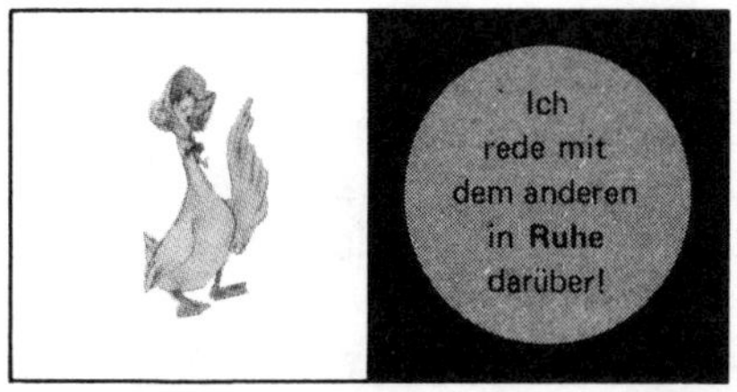

2 b. Bezug ist die eigene Person

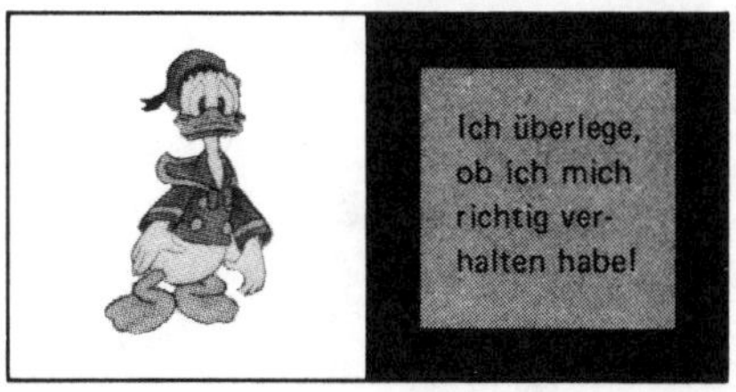

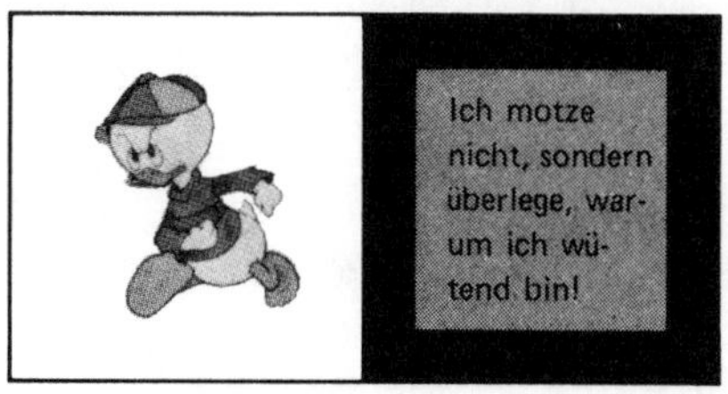

3. Instruktionen zur Zukunftsorientiertheit

3 a. Konkrete Situation mit realer Konsequenz

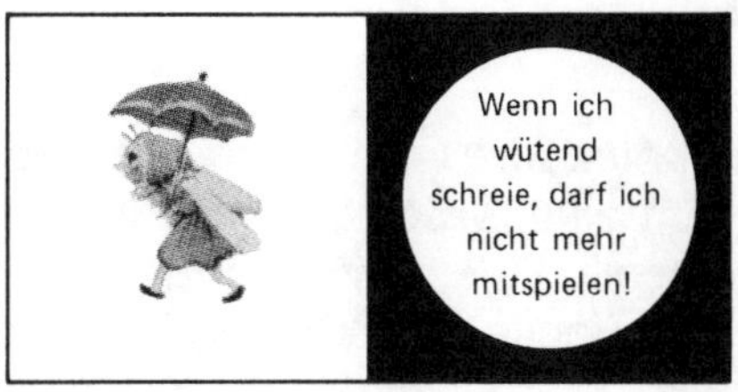

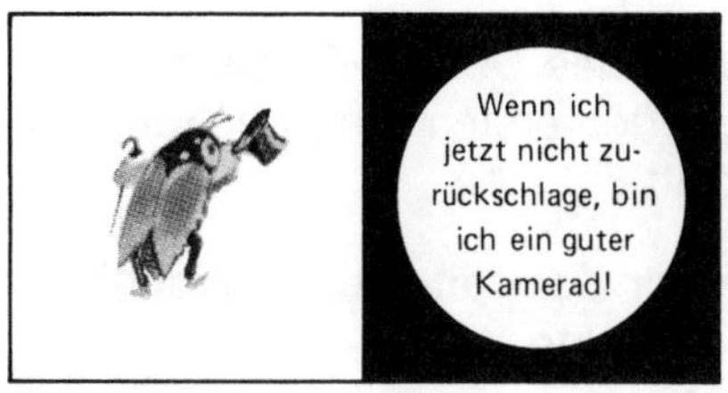

3 b. Allgemeiner Vorsatz aufgrund von Einsicht

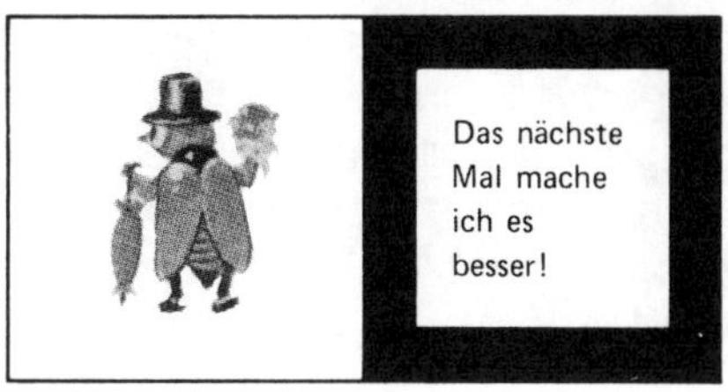

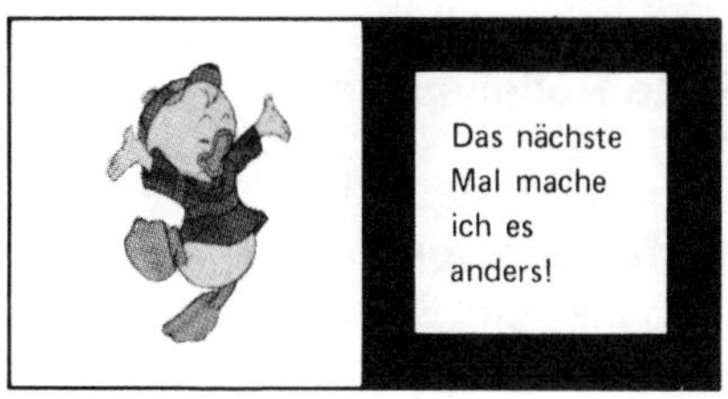

Tabelle 13. Ziele, praktisches Vorgehen und Materialien der dritten Stunde des Gruppentrainings.

Ziele	Praktisches Vorgehen	Materialien
a) Innerhalb der Trainingsstunde		
Motorische Ruhe und Entspannung	Autogenes Training	Kapitän-Nemo-Geschichte
Differenzierte Wahrnehmung: Unterscheiden verschiedener Äußerungsformen von Wut und Aggression	Die Kinder spielen die Geschichte „Dirk wird gehänselt“, die der Therapeut vorher erzählte, und sprechen darüber.	Die Geschichte „Dirk wird gehänselt“
Differenzierte Wahrnehmung: Erkennen der Ursachen von Wut und Aggression	Diskussion der Kinder über die Geschichte und mehrere kleine Rollenspiele mit anschließenden kurzen Gesprächen	Kassettenrecorder und/oder Wandzeitung, Buntstifte usw.
Mit Wut und aggressiven Gefühlen fertig werden, z. B. durch angemessene Selbstbehauptung	Verhaltensübung: Die Kinder spielen wiederholt die Geschichte „Dirk wird gehänselt“ mit alternativen Konfliktlösungen; sie sammeln für sich Vorschläge, wie sie Wut angemessen loswerden können.	Die erzählte Geschichte „Dirk wird gehänselt“, die standardisierten Instruktionskarten und Kassettenrecorder
Erkennen des Zusammenhangs von Verhalten und Konsequenzen sowie Motivierung des Kindes	Tokenprogramm: Eintausch von Punkten gegen Spielminuten	Regelliste für die Punktevergabe
b) Außerhalb der Trainingsstunde		
Motorische Ruhe und Entspannung im Alltag der Kinder	Die Kinder führen das autogene Training abends zu Hause selbständig mit integrierter Vorsatzformel zum angemessenen Umgang mit Wut durch.	Arbeitsblatt „Kapitän Nemo und ich“
Übertragen von Verhalten auf den Alltag und Aufbau von Selbstkontrolle	Selbstbeobachtung, eigenständiges Regelbefolgen	Detektivbogen

▶ Praktisches Vorgehen

1. Auswertung des Detektivbogens

Sehen Sie in der ersten Gruppentrainingsstunde nach (Abschnitt 6.2.2.1.).

2. Erzählen der Kapitän-Nemo-Geschichte zur Entspannung

Sehen Sie in der ersten Gruppentrainingsstunde nach (Abschnitt 6.2.2.1.).

3. Gezielte, materialgeleitete Verhaltensübung: Strukturierte Rollenspiele

A. Erkennen unterschiedlicher Äußerungsformen von Wut

Der Ausgangspunkt der Stunde ist die Geschichte „Dirk wird gehänselt“, die der Therapeut erzählt und von der ausgehend sich das weitere Vorhaben entwickelt.

Rollenspiel: Dirk wird gehänselt. „Heute erzähle ich Euch eine Geschichte, die ihr anschließend spielen sollt: Einige Kinder aus einer Klasse stehen in der Pause auf dem Schulhof zusammen. Da ist Klaus, der Pfiffikus, und Dirk, der eigentlich ein prima Kumpel ist; nur manchmal sieht er etwas komisch aus und wird schnell wütend, wenn jemand etwas darüber sagt; Anja, ein Mädchen, das die Jungen akzeptieren und mögen, weil sie gut Fußball spielen kann, auch im Sport gut und eine gute Schwimmerin ist, steht auch dabei; trotzdem ist sie nicht eingebildet und kichert nicht blöd, wie manche Mädchen; aber zugeben würden die Jungen das nicht. Und dann steht da noch Hans, der ziemlich viele Probleme mit der Schule hat. Erst heute hat er wieder eine Fünf in Mathe bekommen. Er ist eigentlich ein stiller Junge und ärgert nur manchmal andere Kinder.

Sie wollen sich für den Nachmittag verabreden. Da fängt Hans an, sich über Dirks Aussehen lustig zu machen und ihn wegen seiner komischen Hose zu hänseln. Dirk fängt daraufhin sofort eine Rauferei an. Die übrigen Kinder schauen dabei zu. Endlich ertönt der Gong zum Pausenende. Die Kampfhähne müssen sich trennen. Aber wütend schimpfen sie noch ganz schön aufeinander."

Daraufhin einigen sich die Kinder über die Rollen im Rollenspiel, in dem alle Kinder mitspielen.

Reflexion. Ist das Rollenspiel beendet, ist es wichtig, folgende Fragen an die Gruppe zu richten:

- „Was gefällt Hans an Dirk nicht?"
- „Wie zeigt er dies?"
- „Wie hat Dirk seine Wut über Hans gezeigt?"

Es kommt dabei darauf an, daß die Kinder erkennen, wie **unterschiedlich** man Wut und Ärger zeigen kann, z. B. durch Worte, Zeichen körperlicher Gewalt und sonstige (unter Umständen versteckte) Angriffe. Die Antworten der Kinder werden auf Kassettenrecorder aufgenommen.

B. Ursachen von Wut und Ärger herausfinden

Weiterhin ist es für die Kinder wichtig, Ursachen von Wut und Ärger zu erkennen.

- „Warum hat Hans Dirk geärgert? Welchen Grund könnte er dafür gehabt haben? – Ist etwas Besonderes in der Geschichte vorher passiert?"
- Welchen Grund hat Dirk gehabt, sofort eine Schlägerei zu beginnen? – Warum wird er wohl so schnell wütend, wenn jemand etwas über sein Aussehen sagt?"

Um weitere Ursachen von Wut und aggressiven Gefühlen herauszufinden, erspielt der Therapeut mit jeweils wechselnden Therapiehelfern die Gründe für das Entstehen von Wut und Ärger, indem beide kleine Situationen mit unterschiedlichen Ursachen darstellen.

Rollenspiele. Entsteht Wut durch **zu viele Verbote**, spielt der Therapeut mit dem Therapiehelfer: „Mutter und Kind auf einem Spaziergang". Therapeut und Kind sprechen sich vorher leise und kurz ab. Sie spielen:

- Das Kind schreit laut über die Straße seinem Freund zu.
- Die Mutter: „Du sollst nicht so laut schreien."
- Das Kind kniet auf dem Rasen und sammelt Blätter auf.
- Die Mutter: „Du sollt Dich doch nicht dreckig machen und jeden Mist aufheben."
- Das Kind wird langsam wütend und beginnt vor sich hinzumotzen.

Reflexion. Die Kinder sollen in einem anschließenden Gespräch herausfinden, daß Wut z. B. durch zu viele und unter Umständen ungerechtfertigte Verbote entsteht.

Weitere Ursachen für Aggression: Ebenso verfährt der Therapeut mit den übrigen Ursachen. Rollenspiel und Reflexion wechseln sich ab:

- Wut durch **Überforderung** in Form von Zeit- und Leistungsdruck: Ein Kind macht Hausaufgaben und will danach zum Fußballtraining. Die Mutter schickt das Kind aber noch zum Einkaufen; außerdem sind die Hausaufgaben nicht in Ordnung und müssen verbessert werden.

- Wut durch **Enttäuschung** von Wünschen oder Erwartungen: Der Vater verspricht dem Kind, an einem bestimmten Tag mit ihm in den Zoo oder ins Fußballstadion zu gehen. Er kann aber sein Versprechen nicht einhalten, da er arbeiten muß.

- Wut durch **Wut und Ärger**: Hans ärgert sich über seine Fünf in Mathe. Er läßt seinen Ärger an Dirk aus, indem er ihn hänselt und reizt. Dirk wird seinerseits ärgerlich und wütend. Er beginnt eine Schlägerei. Die Schlägerei macht beide noch wütender.

- Wut durch **ungerechtfertigte Kritik**: Ein Junge spielt in seinem Zimmer, irgendwo schlägt eine Tür laut zu. Die Mutter kommt verärgert in sein Zimmer und schimpft mit ihm, daß er die Türen nicht immer so werfen soll. Auch seine Jacke kann er gefälligst aufhängen, wenn er kommt und nicht einfach auf den Boden schmeißen. Der Junge verteidigt sich. Er habe keine Tür geknallt und seine Jacke heute auch aufgehängt. Beide sehen nach der Jacke: Tatsächlich, die Jacke hing wohl, aber jetzt ist der Aufhänger abgerissen.

- Wut durch **gerechtfertigte Kritik**: Ein Junge „verdrückt" sich jedes Mal, wenn alle Familienmitglieder der Mutter samstags im Haushalt oder im Garten helfen. Ist die Familie mit dieser Arbeit fertig, beginnt der angenehme Teil: Freizeit, Spiele und machmal Grillen im Garten. Hierzu ist der Junge pünktlich zurück. Der Vater schimpft mit ihm und schickt ihn in sein Zimmer.

Sind für diese Situationen alle möglichen Ursachen erarbeitet worden, werden sie noch einmal zusammengefaßt und auf den Kassettenrecorder gesprochen; durch die Wiederholung soll eine bessere Einprägung bewirkt werden.

C. Mit Wut und Aggression angemessen fertig werden

Danach wird noch einmal das anfängliche Rollenspiel wiederholt:

„Zum Schluß sollt Ihr noch einmal die Geschichte ‚Dirk wird gehänselt' spielen. Diesmal fängt er aber keine Schlägerei an, obwohl er sich ärgert. Sucht gemeinsam für Dirk eine Karte (Instruktionskarte) aus, und überlegt, wie er den Inhalt der Karte spielen soll. Überlegt auch, was Hans anders machen soll, nachdem er Dirk geärgert hat."

Übertragung auf den Alltag. Abschließend sollen die Kinder erzählen, wie sie selbst Wut äußern:

- „Was tut Ihr, wenn Ihr wütend und ärgerlich seid?"
- „Wenn Erwachsene wütend sind, dann können sie z. B. spazierengehen oder Sport treiben, um ihre Wut loszuwerden. Was könntet Ihr tun, um Eure Wut loszuwerden, ohne daß eine Person oder eine Sache dabei zu Schaden kommt?"

Diese Antworten werden bewertet und danach ausgewählt, ob sie eine angemessene und schadensfreie Wutäußerung darstellen. Sie werden auf Kassettenrecorder aufgenommen. Die Kinder schlagen mehr oder weniger ähnliche Verhaltensmöglichkeiten vor wie wegrennen, rausgehen (aus der Wohnung), Sport treiben, alleine sein wollen, sich in sein Zimmer „verkrümeln", in Kissen beißen oder schlagen, in die Luft schlagen ...

Verhaltensregeln für den Detektivbogen. Für den Detektivbogen wird der Punkt „mit aggressiven Gefühlen angemessen fertig werden" aufgegriffen und mit der Kapitän-Nemo-Geschichte gekoppelt. Die Kinder erhalten den Auftrag, sich jeden Abend im Bett vor dem Einschlafen vorzustellen, daß sie im Unterwasserboot Nautilus sind und mit Kapitän Nemo einen Unterwasserausflug erleben. Sie sollen sich vorstellen, wie sie langsam den Taucheranzug anziehen und sich dabei die Ruheinstruktion geben. Dann sollen sie sich vorstellen, einfach im warmen Wasser zu gleiten und sich nacheinander langsam die Schwere- und Wärmeinstruktion sagen. Dafür erhalten die Kinder das Arbeitsblatt „Kapitän Nemo und ich" mit nach Hause. Im Detektivbogen halten sie fest, ob sie auch jeden Abend geübt haben. Zuerst sollen die Kinder nur die Schwere der Arme und Beine üben. Immer geben sich die Kinder die abschließende Vorsatzformel: Morgen strenge ich mich an, ruhig und gelassen zu bleiben, auch wenn ich mich ärgere und wütend bin.

Zusätzliche Hinweise: In Abhängigkeit davon, aus welchen Kindern sich die Gruppe zusammensetzt und welche Erfahrungen der Therapeut hat, wird er alle beschriebenen Punkte realisieren können oder nicht. Erwartet er, nicht alles bearbeiten zu können, dann teilt er den Stundeninhalt auf zwei Sitzungen auf. Die zweite Spiel- und Reflexionsphase zur Abklärung der Ursachen von Wut wird ausgegliedert und in der nächstfolgenden Stunde bearbeitet.

4. Eintausch von Spielminuten

Sehen Sie in der ersten Gruppentrainingsstunde nach (Abschnitt 6.2.2.1.).

▶ Materialien

Als Materialien für die dritte Gruppentrainingsstunde werden die Kapitän-Nemo-Geschichte (Abschnitt 5.2.2.1.), die oben beschriebene Geschichte „Dirk wird gehänselt", der Detektivbogen (Abschnitt 5.2.1.), die Instruktionskarten (Abschnitt 6.2.2.2.), die Regeln für die Punktevergabe (Abschnitt 6.2.2.1.), ein Kassettenrecorder und/oder große Papierbögen sowie Stifte und schließlich das Arbeitsblatt „Kapitän Nemo und ich" benötigt.

6.2.2.4. Lob, Nicht-Beachtung und Tadel erfahren

▶ Ziele

Stundenübergreifende Ziele

Auch für die vierte Gruppentrainingsstunde gelten dieselben stundenübergreifenden Ziele, wie in der ersten Gruppentrainingsstunde dargelegt (Abschnitt 6.2.2.1.; siehe auch die Stundenübersicht in Tab. 14).

Spezifische Ziele

A. Den Kindern sollen über eine lebensnahe Erfahrung die Zusammenhänge von Verhalten und Konsequenzen verdeutlicht werden. Sie sollen erleben und erkennen, wie sich **Lob**, **Nicht-Beachtung** und **Tadel** auf eine Person und ihr Handeln **auswirkt**.

B. Aggressive Kinder sind sich oft nicht bewußt, daß sie mit ihrem Verhalten Unfreundlichkeit, Abwehr oder sogar Aggression provozieren. Ihnen wird deshalb deutlich gemacht, daß sie es zum großen Teil selbst in der Hand haben, die Art ihrer Beziehungen zu anderen zu gestalten. Sie sollen lernen, anderen **positive Rückmeldung** zu geben.

Arbeitsblatt: Kapitän NEMO und ICH

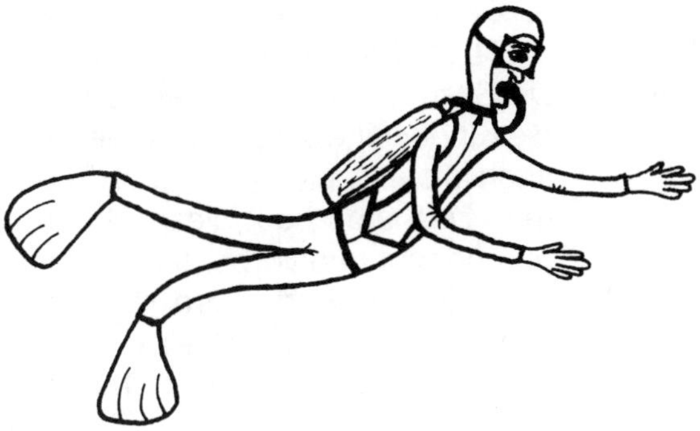

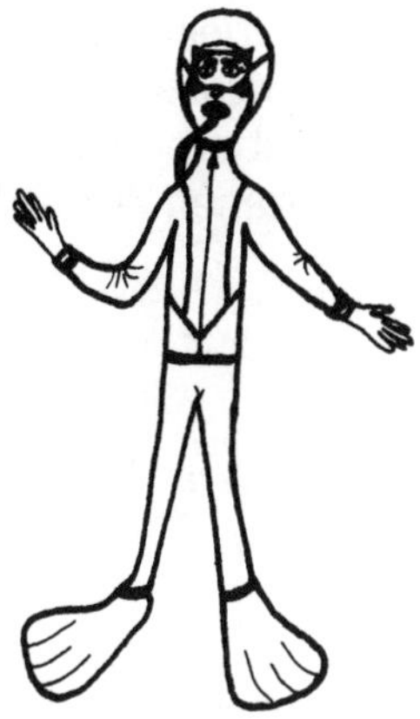

Kapitän NEMO **und** ______________________

Wenn ich meinen Taucheranzug angezogen habe, spüre ich:

ICH BIN GANZ RUHIG!

- ○ Mein RECHTER ARM ist SCHWER!
- ○ Mein LINKER ARM ist SCHWER!
- ○ Mein RECHTES BEIN ist SCHWER!
- ○ Mein LINKES BEIN ist SCHWER!

- ○ Mein RECHTER ARM ist WARM!
- ○ Mein LINKER ARM ist WARM!
- ○ Mein RECHTES BEIN ist WARM!
- ○ Mein LINKES BEIN ist WARM!

Kapitän NEMO sagt:

NUR RUHIG BLUT, DANN GEHT ALLES GUT!

Am Tage, wenn ich nicht einschlafen will, vergesse ich nicht zu sagen:

- ○ Augen auf!
- ○ Tief Luft holen!
- ○ Arme und Beine strecken!

C. **Die Frustrationstoleranz** der Kinder **bei negativer Kritik** soll **erhöht** werden. Das heißt, sie sollen nicht sofort wütend reagieren, resignieren oder beides, wenn sie negative Kritik erhalten. Statt dessen sollen sie durch den gezielten Einsatz von **Selbstinstruktionen sich kontrollieren**, um die Kritik auf ihre Berechtigung zu überprüfen und um mit dieser sowie mit der entstandenen Wut angemessener umgehen zu können.

▶ Praktisches Vorgehen

1. Auswertung des Detektivbogens

Sehen Sie in der ersten Gruppentrainingsstunde nach (Abschnitt 6.2.2.1.).

2. Erzählen der Kapitän-Nemo-Geschichte zur Entspannung

Sehen Sie in der ersten Gruppentrainingsstunde nach (Abschnitt 6.2.2.1.).

3. Gezielte, materialgeleitete Verhaltensübung: Strukturierte Rollenspiele

Die Sitzung kann – von den Lernerfahrungen her – für die Kinder eine sehr effektvolle sein. Sie kann jedoch auch leicht zu einer kritischen Therapiesituation führen. Deshalb muß diese Stunde besonders gut durchdacht und vorbereitet werden. In dieser Gruppentrainingsstunde wird das sogenannte Lob-Tadel-Spiel durchgeführt, ein experiment-ähnliches Ereignis für die Kinder. Der Therapeut wählt ein Kind dazu aus, das er gut einschätzen kann und von dem er annimmt, daß es die größte Frustrationstoleranz und Selbstkontrolle in der Gruppe besitzt. Es muß

Tabelle 14. Ziele, praktisches Vorgehen und Materialien der vierten Stunde des Gruppentrainings.

Ziele	Praktisches Vorgehen	Materialien
a) Innerhalb der Trainingsstunde		
Motorische Ruhe und Entspannung	Autogenes Training	Kapitän-Nemo-Geschichte
Differenzierte Wahrnehmung: Erkennen der Auswirkungen von Lob, Nichtbeachtung und Tadel	Die Kinder erfahren im Rollenspiel die Effekte von Lob, Nichtbeachtung und Tadel und diskutieren ihre Beobachtungen und Erfahrungen.	Das „Lob-Tadel-Spiel“
Lernen, positive Rückmeldung zur Gestaltung sozialer Beziehungen zu geben	Verhaltensübung im Rollenspiel mit anschließender Vorsatzbildung	Kassettenrecorder, Detektivbogen
Selbstkontrolle: Erhöhung der Frustrationstoleranz bei negativer Kritik	Diskussion der Kinder und Rollenspiele mit anschließender Vorsatzbildung	Standardisierte Instruktionskarten, Kassettenrecorder und/oder Wandzeitung, Stifte und Detektivbogen
Erkennen des Zusammenhanges von Verhalten und Konsequenzen sowie Motivierung der Kinder	Tokenprogramm: Eintausch von Punkten gegen Spielminuten	Regelliste für die Punktevergabe
b) Außerhalb der Trainingsstunde		
Motorische Ruhe und Entspannung im Alltag der Kinder	Die Kinder führen das autogene Training abends zu Hause selbständig mit integrierter Vorsatzformel zum angemessenen Umgang mit Wut durch.	Arbeitsblatt „Kapitän Nemo und ich“
Übertragen von Verhalten auf den Alltag und Aufbau von Selbstkontrolle	Selbstbeobachtung, eigenständiges Regelbefolgen	Detektivbogen

nämlich die unterschiedlichen Reaktionen von Lob, Nicht-Beachtung und Tadel relativ angemessen verarbeiten können.

A. Erkennen der Auswirkungen von Lob, Nicht-Beachtung, Tadel

Rollenspiel: Das Lob-Tadel-Spiel. Das Vorgehen gestaltet sich folgendermaßen:

> „Wir wollen heute etwas Besonderes zusammen machen. Jakob, stelle Dir einmal vor, Du kannst an drei Tagen hintereinander Geburtstag feiern. Deine Eltern erlauben Dir, die drei Geburtstage so zu verbringen, wie Du es Dir wünschst: mit und ohne Kinder, mit und ohne Geburtstagstorte usw. Überlege Dir für jeden Tag, was Du bei Deiner Geburtstagsfeier alles gerne machen möchtest. Du sollst uns ausführlich von Deinen drei Geburtstagsplänen erzählen. Und damit wir keine Deiner sicherlich tollen Geburtstagsfeiern vergessen, nehmen wir sie mit dem Kassettenrecorder auf."
>
> Diese Instruktionen gibt der Therapeut dem Kind und schickt es anschließend zum Ausdenken der Geburtstagsgeschichten vor die Tür. Die übrigen Kinder erhalten folgende Instruktionen:
>
> „Wir wollen jetzt zusammen ein Experiment machen: Die erste Geburtstagsgeschichte werden wir nur loben und gut finden, bei der zweiten beachten wir Jakob überhaupt nicht und tun so, als würden wir uns langweilen und nicht zuhören. Die dritte Geschichte gefällt uns überhaupt nicht, und wir sagen dies."

Der Therapeut läßt die Kinder noch einmal kurz die Instruktionen wiederholen und leise vormachen. Er muß **nachdrücklich betonen**, daß die Kinder es mit ihren Reaktionen **nicht übertreiben** dürfen. Er weist auch darauf hin, daß die Aufgabe für Jakob sehr schwer ist, denn es sei nicht einfach, Kritik zu ertragen. Deshalb müßten sie auch **genau beobachten** und darauf achten, was er macht und was aus seinen Geburtstagsfeiern wird.

Wenn diese Absprachen mit den Kindern getroffen sind und das rausgeschickte Kind sich seine drei Geburtstagsfeiern ausgedacht hat, wird es hereingerufen. Ihm wird noch einmal in **Erinnerung** gerufen, daß alles, was jetzt passiert, ein **Spiel** ist. Dann erhält es die Aufforderung, seine Geburtstagsgeschichten **ausführlich** zu erzählen. Der Therapeut reagiert wie abgesprochen mit den Kindern zusammen darauf. Ist der Therapeut trotz der Vorsichtsmaßnahmen nicht sicher, wie das „Geburtstagskind" die Reaktionen aufnehmen wird, dann begibt er sich in die Nähe des Kindes, legt ihm eventuell den Arm um die Schulter oder die Hand auf seinen Arm und verhält sich neutral bezüglich der lobenden, ignorierenden sowie tadelnden Reaktionen.

Reflexion. „Wie Du Dir vielleicht schon gedacht hast, war alles, was wir gemacht haben, abgesprochen. Es war ein ernstes Spiel, das für uns sehr wichtig ist. Ich möchte mich sehr bei Dir dafür bedanken, Jakob, daß Du so großartig mitgemacht hast. Erzähle bitte aus Deiner Sicht, was eigentlich geschehen ist. Was haben wir bei welcher Geburtstagsfeier gemacht?"

Normalerweise unterscheidet das Kind die Zuhörerreaktionen sehr genau und kann sie benennen bzw. beschreiben. Das Kind soll auch darüber berichten, wie es sich gefühlt hat, als es gelobt, nicht beachtet und getadelt wurde. Umgekehrt berichten die anderen Kinder, was sie beobachtet haben: Ob sich das „Geburtstagskind" beim Loben z. B. immer mehr freute, immer mehr und lauter erzählte, immer mehr Ideen hatte; ob die Freude nachließ, als es nicht mehr beachtet wurde, ob es die anderen Kinder ansprach und ob es sich beim Tadeln z. B. ärgerte, das Gesicht wütend oder vielleicht auch traurig wurde, ob die Geburtstagsgeschichte kürzer oder abgebrochen wurde.

Bei manchen Kindern kann es sinnvoll sein, die Durchführung des Spieles auf die beiden Komponenten Lob und Tadel zu begrenzen. Das „Geburtstagskind" erzählt dann entsprechend nur zwei Geburtstagsgeschichten. Diese Reduzierung ist dann sinnvoll, wenn die Kinder entweder sehr jung (sieben, acht Jahre) oder lernbehindert oder bezüglich Frustrationstoleranz und Selbstkontrolle nicht in ausreichendem Maße belastbar sind.

B. Positive Rückmeldung an andere geben

Gemeinsam überlegen die Kinder und der Therapeut: „Was meint Ihr, was Schimpfen, „Motzen" und Unfreundlich-Sein bewirkt, wenn Ihr mit anderen zusammen seid oder wenn Ihr eine Aufgabe gut machen wollt?"

Die Antworten werden auf einen Kassettenrecorder aufgenommen, ebenfalls die Antworten auf die Frage: „Was meint Ihr, was Loben, Freundlich-sein, Anerkennung und Freude-zeigen bewirkt, wenn Ihr mit anderen zusammen seid und wenn Ihr eine Aufgabe gut machen wollt?"

Mit den Kindern wird gemeinsam geübt, wie positive Rückmeldung gegeben werden kann: „Wir wollen das einmal zusammen ausprobieren, den anderen zu loben. Jeder sagt zu jedem etwas Nettes, oder etwas, was er gut an ihm findet. Ich mache es Euch vor: Ich finde an Dir, Michael, gut, daß du so viele Ideen hast. Mir gefällt auch, daß Du so viel lachst und oft fröhlich bist. An Dir, Marco, finde ich prima, daß Du immer wieder Tischfußball mit mir spielst und Dich anstrengst, gut zu spielen, auch wenn Du vorher verloren hast..."

C. Erhöhung der Frustrationstoleranz bei negativer Kritik

„Wichtig ist, daß man bei Tadel oder negativer Kritik nicht gleich wütend wird. Aber wie macht man das, nicht wütend werden?"

Die Kinder sammeln Vorschläge und dokumentieren diese ebenfalls auf einem Kassettenrecorder oder einer Wandzeitung. Sie sehen die Instruktionskarten durch und beurteilen, welche Instruktion ihnen dabei hilft. Modellhaft spielen Therapeut und ein vorher instruiertes Kind, das in diesem Fall als Therapiehelfer fungiert, vor, wie man mit negativer Kritik umgehen kann, ohne wütend zu werden. Es kann sich hierbei um folgende Alltagssituation handeln:

Ein Kind macht die Hausaufgaben fehlerhaft und unordentlich; es wird von der Mutter getadelt und muß die Hausaufgaben noch einmal machen. Das Kind verbalisiert im Spiel seine Wutgefühle, sucht sich dann eine Instruktionskarte aus, liest sie laut vor und zeigt durch das Spielen des Inhaltes der Instruktionskarte, wie es mit der Kritik und der negativen Konsequenz zurechtkommt. Das heißt beispielsweise konkret:

Es denkt darüber nach, ob die Mutter recht hat und die negative Kritik berechtigt ist. „Bei den Rechenaufgaben habe ich tatsächlich einige Fehler gemacht. Aber es sind nicht viele und nur kleine Fehler. Da hätte Mama nicht so ein Theater zu machen brauchen. Die Fehler kann ich gut verbessern. Das geht schnell. Im Deutschheft habe ich viel durchgestrichen, verbessert und trotzdem noch Schreibfehler drin. Das sieht wirklich unordentlich aus. Da hat Mama recht. Ich werde es noch einmal neu schreiben, obwohl ich keine große Lust dazu habe. Aber wenn ich ganz ruhig bleibe und mich konzentriere, bin ich damit auch bald fertig. Und morgen mache ich es von Anfang an besser."

Übertragung auf den Alltag. Im Anschluß daran erhalten die Kinder die Aufgabe, sich an ein Ereignis zu erinnern, das sie schon einmal erlebt haben, und unter Verwendung der Instruktionskarten zu spielen. Sie sollen in der selbst erlebten Geschichte von jemandem Kritik erfahren und zeigen, wie sie damit umgehen, ohne wütend zu werden.

Verhaltensregeln für den Detektivbogen. Aus dieser Stunde können für den Detektivbogen Regeln aus zwei Perspektiven abgeleitet werden: Die eine Regel geht von der Person aus, die negative Kritik erfährt:

- Bei Tadel, Schimpfen und Kritik: ICH STOPP' die WUT, dann geht's GUT!

Die andere zeigt denjenigen, der positive Rückmeldung gibt:

- Ich war heute zu ... freundlich: Ich habe etwas Nettes gesagt, gelobt, was ... gut kann ...!

Je nachdem, welche Verhaltensregel für ein Kind wichtiger ist, wird diese für den Detektivbogen ausgewählt. Das Üben beider Regeln kann auch auf zwei Stunden verteilt werden.

Zudem sollen die Kinder allabendlich die Übungen des autogenen Trainings unter Zuhilfenahme des Arbeitsblattes „Kapitän NEMO und ICH" fortsetzen. Treten keine Schwierigkeiten bei den Kindern auf, kommen die Wärmeübungen hinzu.

4. Eintausch der Spielminuten

Sehen Sie in der ersten Gruppentrainingsstunde nach (Abschnitt 6.2.2.1.).

▶ Materialien

Die für die vierte Gruppentrainingsstunde notwendigen Materialien finden sie in den Abschnitten 5.2.2.1.: Kapitän-Nemo-Geschichte, 5.2.1.: Detektivbogen, 6.2.2.2.: standardisierte Instruktionskarten, 6.2.2.1.: Regeln für die Punktevergabe und 6.2.2.3.: Kapitän Nemo und ich. Weitere Arbeitsmaterialien bestehen in Papier, Stifte und Kassettenrecorder.

6.2.2.5. Eigenes Verhalten widerspiegeln

▶ Ziele

Stundenübergreifende Ziele

Auch für die fünfte Gruppentrainingsstunde gelten dieselben stundenübergreifenden Ziele, wie in der ersten Gruppentrainingsstunde dargelegt (Abschnitt 6.2.2.1.; siehe auch die Stundenübersicht in Tab. 15).

Spezifische Ziele

A. Die Kinder sollen **alternative, nicht aggressive Lösungen** für Konfliktsituationen sowie **passende Selbstinstruktionen** finden, sich mit diesen auseinandersetzen und im Rollenspiel angemessenes Konfliktlöseverhalten üben.

B. Die Kinder sollen lernen, **sich selbst** mit Hilfe von authentischem Material (z. B. Videoaufnahmen) **differenziert wahrzunehmen**. Die direkte Rückmeldung über ihr Verhalten, ihre Reaktionen und ihr

Tabelle 15. Ziele, praktisches Vorgehen und Materialien der fünften Stunde des Gruppentrainings.

Ziele	Praktisches Vorgehen	Materialien
a) Innerhalb der Trainingsstunde		
Motorische Ruhe und Entspannung	Autogenes Training	Kapitän-Nemo-Geschichte
Finden von und Auseinandersetzen mit positiven Konfliktlösungen und passenden Selbstinstruktionen	Verhaltensübung im Rollenspiel	EAS-Geschichte, standardisierte Instruktionskarten
Differenzierte Selbstwahrnehmung: Rückmeldung über eigenes Verhalten	Die Vorbereitung des Rollenspiels und das darin gezeigte Verhalten werden gemeinsam z. B. anhand von Videoaufzeichnungen besprochen und von den Kindern bewertet.	Videoaufzeichnung oder – wenn nicht möglich – Tonbandaufzeichnungen mit Fotos eines Rollenspiels, Arbeitsblatt: Rückmeldungsaufgabe
Erkennen des Zusammenhangs von Verhalten und Konsequenzen sowie Motivierung der Kinder	Tokenprogramm: Eintausch von Punkten gegen Spielminuten	Regelliste für die Punktevergabe
b) Außerhalb der Trainingsstunde		
Motorische Ruhe und Entspannung im Alltag der Kinder	Die Kinder führen das autogene Training abends zu Hause selbständig mit integrierter Vorsatzformel zum angemessenen Umgang mit Wut durch.	Arbeitsblatt „Kapitän Nemo und ich"
Übertragen von Verhalten auf den Alltag und Aufbau von Selbstkontrolle	Selbstbeobachtung, eigenständiges Regelbefolgen	Detektivbogen, Instruktionskarte mit Kapitän-Nemo-Spruch

Einfühlungsvermögen soll ihnen Verhaltensänderungen erleichtern.

▶ Praktisches Vorgehen

1. Auswertung des Detektivbogens

Sehen Sie in der ersten Gruppentrainingsstunde nach (Abschnitt 6.2.2.1.).

2. Erzählen der Kapitän-Nemo-Geschichte zur Entspannung

Sehen Sie in der ersten Gruppentrainingsstunde nach (Abschnitt 6.2.2.1.).

3. Gezielte, materialgeleitete Verhaltensübung: Strukturierte Rollenspiele

A. Finden von positiven Konfliktlösungen und passenden Selbstinstruktionen

Rollenspiel: Eine EAS-Geschichte. Vorlagen für ein Rollenspiel sind Situationen aus dem EAS. Es werden die Situationen ausgewählt, die ein Kind in der Diagnosephase mit aggressiven Konfliktlösungen angekreuzt hat. Die Kinder erhalten nur die Situationsbeschreibung und das Bild, also keine Lösungen. Je zwei Kinder spielen zusammen. Eines liest die Geschichte den Zuschauern vor, das andere beschreibt genau das Bild. Die Lösung der Konfliktgeschichte müssen sie selbst finden und ausgestalten.

Reflexion. Nach jedem Spielende wird mit allen Kindern darüber gesprochen, ob die Zuschauer alles verstanden haben und die Spieler so gespielt haben, wie sie es abgesprochen und vor hatten. Spielten die Kinder keine angemessene Konfliktlösung, so werden solche mit Hilfe der entsprechenden Instruktionskarten gemeinsam gesammelt. Spielten sie ein erwünschtes Ende der Geschichte, wird zum vertiefenden Unterscheidungslernen überlegt, wie eine **schlechte** Konfliktlösung ausgesehen hätte. Zur Anregung der Phantasie denken sich die Kinder weitere **gute** Lösungen aus und suchen passende Instruk-

Instruktionskarte: Kapitän-Nemo-Spruch

(Die Karte falten die Kinder in der Mitte und stecken sie z. B. in die Hosentasche.)

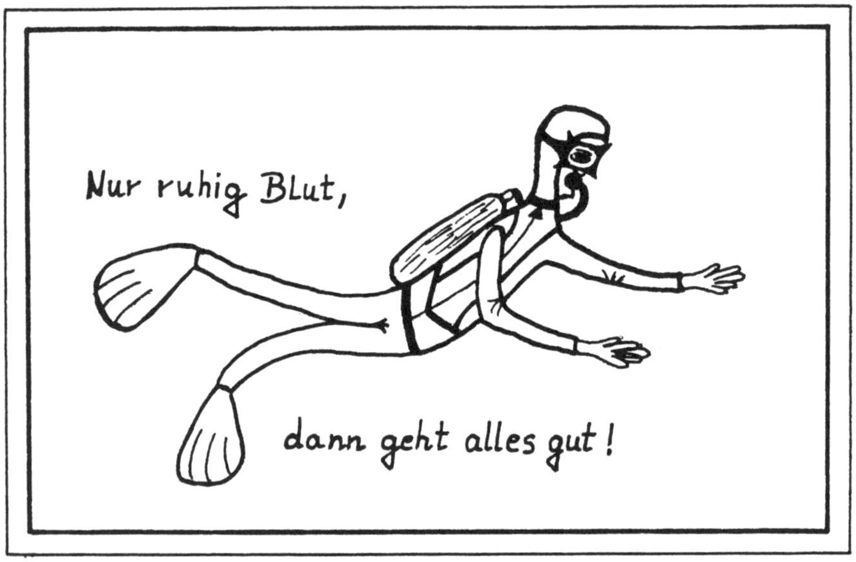

tionskarten dazu. Notwendige Wiederholungen der Rollenspiele mit anderen Lösungen oder Wiederholungen auf Wunsch der Kinder werden im Rollentausch gespielt. Es schließt sich das Spiel des zweiten Kinderpaares an. Es beginnt auch damit, seine EAS-Geschichte den Zuschauern vorzustellen.

B. Verhaltensrückmeldung zur differenzierten Selbstwahrnehmung

Nach Möglichkeit sollen für die unmittelbare Rückmeldung Videoaufnahmen gemacht werden. Sie wirken am eindrucksvollsten und nachhaltigsten auf die Kinder. Ihnen kann damit gut ihr Verhalten „vor Augen geführt" werden. Wenn keine Videoanlage zur Verfügung steht, werden ein Kassettenrecorder und ein Fotoapparat mit sofortiger Bildentwicklung eingesetzt. Die Rückmeldung beginnt erst, wenn alle Kinder einmal gespielt haben. Sie bezieht sich nicht nur auf die Rollenspiele der Kinder, sondern auch auf ihre selbständige Diskussion darüber, mit welcher Konfliktlösung sie die Geschichte zu Ende spielen wollen. Die Kinder erhalten je ein Blatt über eine spezifische Beobachtungs- bzw. Zuhöraufgabe. Neben das „Aufgepaßt"-Symbol schreibt jedes Kind seinen Namen auf das Blatt. Jedes von ihnen soll sich genau beobachten und **nach** dem Ansehen bzw. Anhören mindestens ein Beispiel dafür aufschreiben, was es gut und was es nicht gut gemacht hat. Darüber sprechen anschließend alle und eventuell wird ein Rollenspiel noch einmal wiederholt.

Verhaltensregeln für den Detektivbogen. Zum Abschluß erhalten die Kinder für den Detektivbogen wieder den Auftrag, sich allabendlich die Instruktionen aus der Kapitän-Nemo-Geschichte mit der abschließenden Vorsatzformel zu sagen und zu üben (vgl. Abschnitt 6.2.2.3.). Jedes Kind erhält zudem für seine Hosentasche eine Instruktionskarte mit dem Kapitän-Nemo-Spruch: „Nur ruhig Blut, dann geht alles gut!" Es soll sie immer bei sich tragen und in einer realen Situation daran erinnert werden. Wenn das Kind merkt, daß es wütend wird, dann soll es in seiner Wut nicht sofort „loslegen", sondern zuerst sich den beruhigenden Taucheranzug sowie den angenehmen schweren und warmen Körper im Wasser vorstellen. Dann soll es in Gedanken dreimal langsam zu sich den Spruch sagen. Als drittes soll es über verschiedene Verhaltensalternativen und Konsequenzen nachdenken. Die Kinder sollen sich für das nächste Treffen Beispiele merken, in denen ihnen das gelungen ist.

Arbeitsblatt: Rückmeldungsaufgabe

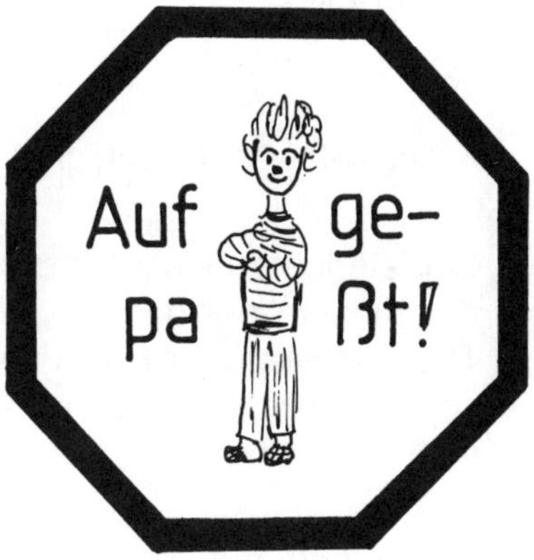

ICH beobachte mich genau:

1. Was habe ich gut gemacht?	2. Was habe ich nicht so gut gemacht?

Tabelle 16. Ziele, praktisches Vorgehen und Materialien der sechsten Stunde des Gruppentrainings.

Ziele	Praktisches Vorgehen	Materialien
a) Innerhalb der Trainingsstunde		
Motorische Ruhe und Entspannung	Autogenes Training	Kapitän-Nemo-Geschichte
Stabilisierung von positivem Konfliktverhalten, das in den Alltag übertragen wurde, und der Verwendung von Selbstinstruktionen zur Selbstkontrolle	Die Kinder und der Therapeut erzählen selbsterlebte Geschichten, die in ein Rollenspiel umgesetzt werden; oder Verhaltensübung im Rollenspiel mit anderen Konfliktgeschichten	Selbsterlebte Geschichten der Kinder oder des Therapeuten oder EAS-Geschichten, verschiedene Instruktionskarten
Immunisierung positiven Verhaltens und weitergehendes Regelverständnis	Die Kinder sammeln Argumente für und gegen Regeln und tauschen diese im Rollenspiel aus.	Das „Gegnerspiel"
Erkennen des Zusammenhangs von Verhalten und Konsequenzen sowie Motivierung des Kindes	Tokenprogramm: Eintausch von Punkten gegen Spielminuten	Regelliste für die Punktevergabe
b) Außerhalb der Trainingsstunde		
Übertragen von Verhalten auf den Alltag und Aufbau von Selbstkontrolle	Eigenständiges Regelbefolgen	Individueller Brief und Instruktionskarte

4. Eintausch der Spielminuten
Sehen Sie in der ersten Gruppentrainingsstunde nach (Abschnitt 6.2.2.1.).

▶ Materialien

Es kommt die Kapitän-Nemo-Geschichte (Abschnitt 5.2.2.1.), der EAS (Abschnitt 4.2.1.), die standardisierten Instruktionskarten (Abschnitt 6.2.2.2.), die Regeln für die Punktevergabe (Abschnitt 6.2.2.1.), das Arbeitsblatt „Kapitän Nemo und ich" (Abschnitt 6.2.2.3.) und der Detektivbogen (Abschnitt 5.2.1.) zum Einsatz. Weiterhin werden entweder ein Videorecorder und eine Kamera oder ein Tonbandkassettenrecorder und ein Foto mit sofortiger Bildentwicklung benötigt. Neue Materialien bestehen in dem Arbeitsblatt: Rückmeldungsaufgabe und der Instruktionskarte mit dem Kapitän-Nemo-Spruch.

6.2.2.6. Angemessenes Verhalten stabilisieren und immunisieren

▶ Ziele

Stundenübergreifende Ziele
Für die sechste Gruppentrainingsstunde gelten ebenfalls dieselben stundenübergreifenden Ziele, wie in der ersten Gruppentrainingsstunde dargelegt (Abschnitt 6.2.2.1.; siehe auch die Stundenübersicht in Tab. 16, S. 136).

Spezifische Ziele
A. Die Erfahrungen der Kinder mit wütend machenden Ereignissen und dem Kapitän-Nemo-Spruch sollen reflektiert werden. Das ansatzweise oder ganz in den Alltag übertragene Verhalten sowie die **Verwendung von Selbstinstruktionen** zur Selbstkontrolle soll verstärkt und vertieft und dadurch **stabilisiert** werden.

B. Um den Kindern positives Sozialverhalten zu erleichtern und um ein **weitergehendes Regelverständnis** zu erreichen, sollen die Kinder **„immunisiert"** werden.

▶ Praktisches Vorgehen

1. Auswertung des Detektivbogens
Sehen Sie in der ersten Gruppentrainingsstunde nach (Abschnitt 6.2.2.1.).

2. Erzählen der Kapitän-Nemo-Geschichte zur Entspannung
Sehen Sie in der ersten Gruppentrainingsstunde nach (Abschnitt 6.2.2.1.).

3. Gezielte, materialgeleitete Verhaltensübung: Strukturierte Rollenspiele

A. Stabilisierung von in den Alltag übertragenem Verhalten unter Verwendung von Selbstinstruktionen

Rollenspiel: Was habe ich erlebt? An dem Kapitän-Nemo-Spruch und der damit verbundenen Aufgabe für die Kinder aus der letzten Stunde wird angeknüpft: „Was habt Ihr in den letzten Tagen damit erlebt? Ist es Euch gelungen, Eure Wut zu bremsen und erst nachzudenken, bevor Ihr was gemacht habt?"

Wenn es möglich ist, sollte von jedem Kind ein Erlebnis erzählt und daran anschließend mit einem oder mehreren anderen Kindern im Rollenspiel dargestellt werden. Um sich besser in die Rollen eindenken zu können und die Kinder zu veranlassen, sich in andere einzufühlen sowie Gesichter und Emotionen einander zuzuordnen, werden die Fotos aus „Weinen, Wüten, Lachen" (Tausch et al., 1975b) herangezogen. Zum Besprechen der vorkommenden Personen in seiner Erzählung erhält das Kind die Fotos eines Jungen, einer Frau usw. mit den jeweiligen acht Gefühlsausdrücken: „Freude, Trauer, Wut, Angst, ...". Jedes Kind bestimmt für seine Rolle, an welcher Stelle in dem zu spielenden Ereignis es welches Gesicht macht. Es benennt die jeweiligen Gefühle dazu. Um Verwirrung zu vermeiden, darf jedes Kind für seine Rolle maximal drei – Gefühle-ausdrückende – Gesichter wählen. Es ordnet sie in der Reihenfolge nach ihrem Auftreten und stellt sie sichtbar hin.

Reflexion. Nach jedem Rollenspiel, in dem der Kapitän-Nemo-Spruch als Instruktion erkennbar eingesetzt werden muß, wird kurz darüber gesprochen und eventuell nach weiteren Verhaltensalternativen und Instruktionen gesucht.

Alternatives Rollenspiel: Therapeuterlebnis und EAS-Geschichten. Berichten die Kinder wenig oder bringen sie nur Beispiele, die ein anderes Thema zum Inhalt haben, so schildert der Therapeut ein Erlebnis von sich, das die Kinder verstehen können und das sich so ähnlich abgespielt haben könnte. Z.B. wartet der Therapeut auf ein Kind, das zu spät kommt. Es kommt schon zum zweiten Mal zu spät; er wird immer ärgerlicher, denn er hat etwas Bestimmtes mit dem Kind vor und hat sich außerdem auf das Treffen gefreut. – Endlich trifft das Kind ein. Er sagt sich: „Nur ruhig Blut, dann geht alles gut!" und setzt sich dazu ganz entspannt hin. Vielleicht, denkt er, hat das Kind einen wichtigen Grund, sich zu verspäten. Er fragt es ruhig und freundlich danach. Aber das Kind hat keinen Grund. Der Therapeut teilt ihm ruhig mit, daß sich seine Spielminuten um die zu spät gekommene Zeit verkürzen. Auch das Beispiel des Therapeuten wird mit einem Kind im Rollenspiel gestaltet.

Weiterhin hat der Therapeut vorsichtshalber zwei EAS-Geschichten vorbereitet, die als Rollenspielvorlage dienen. Sie sollen sich wieder an den in der Diagnose sichtbar gewordenen Verhaltensproblemen der Kinder orientieren. Es wird wieder die Situationsbeschreibung mit Bild, aber ohne Lösungen vorgegeben. Die Kinder sollen die Geschichte mit einer selbst überlegten, angemessenen Konfliktbewältigung spielen und dabei den Kapitän-Nemo-Spruch einsetzen. Eine zweite, angemessene Konfliktlösung mit einer anderen selbstgewählten Instruktionskarte wird ebenfalls ausgesucht und mit Rollentausch gespielt.

Reflexion. Eine kurze Reflexion schließt sich an jedes Spiel an. Wenn die Zeit dazu reicht, kann auch wieder das Rückmeldeverfahren aus der fünften Stunde Verwendung finden.

Rollenspiel: Das Gegnerspiel. Alle Kinder werden in zwei Parteien geteilt. Welches Kind in welcher Partei mitspielt, wird vom Therapeuten festgesetzt, um eine möglichst ausgeglichene Spielsituation zu erhalten, d.h., jede Partei soll die Möglichkeit haben, gleich viele Argumente und Ideen zu sammeln. Die erste Partei erhält folgende Instruktion:

- „Ihr glaubt, daß Regeln, wie nicht wütend werden, keinen Streit anfangen und jemandem helfen, gut und nützlich sind. Überlegt Euch dazu viele Punkte, warum Regeln gut sind."

Die zweite Partei erhält die entgegengesetzte Instruktion:

- „Ihr glaubt, daß Regeln, wie nicht wütend werden, keinen Streit anfangen und jemanden helfen, nicht gut und nützlich sind. Überlegt Euch viele Punkte, warum Euch Regeln stören."

Beide Gruppen halten sich in einander gegenüberliegenden Ecken des Raumes zum Absprechen auf.

B. Immunisierung positiven Verhaltens und weitergehendes Regelverständnis

Die Immunisierung wird durch das „Gegnerspiel" angestrebt, in dem Argumente pro und kontra Regeln sowie positives Konfliktlöseverhalten von den Kindern gesammelt werden. Das Gegnerspiel basiert auf Überlegungen von McGuire (1979), die davon ausgehen, daß kulturelle „Binsenwahrheiten" (z.B.

„Man greift niemanden aus dem Hinterhalt an!“) oder allgemein anerkannte Regeln nicht hinterfragt werden und deshalb sehr leicht durch Gegenargumente beeinflußt werden können. Dies hat dann leicht einen Meinungswechsel zur Folge. McGuire schlägt deshalb vor, sich gegen ein solches In-Frage-Stellen von Binsenwahrheiten durch eine Art Immunisierung zu schützen, indem man den Umgang mit Argumenten für und gegen Binsenwahrheiten lernt und übt, um sich so gegen zukünftige Beeinflussungsversuche zu impfen.

Die Partei mit den Argumenten und Ideen für die Regeln beginnt jetzt mit einem Punkt, warum Regeln gut sind. Darauf darf die andere Partei antworten, warum Regeln nicht gut sind usw.

Reflexion. Die Gegner-Diskussion wird auf Tonkassette aufgenommen und nach Spielende angehört. Jetzt soll sich jedes Kind so viele Argumente als möglich von der anderen Partei, der man nicht angehörte, merken. Diese werden in einem zweiten Gegnerspiel mit vertauschten Rollen noch einmal genannt.

Am Ende des letzten Treffens mit den Kindern erhält jedes Kind einen handgeschriebenen Brief, der speziell für es geschrieben wurde. In ihm faßt der Therapeut zusammen, wie er aus seiner Sicht die gemeinsame Zeit erlebt hat. Er führt die wichtigsten Fortschritte des Kindes auf und weist auf Punkte hin, an denen das Kind noch arbeiten muß. Er drückt Anerkennungen für das Kind sowie Wünsche und Hoffnungen für seine Zukunft aus. Als Hilfestellung legt er ihm noch eine Instruktionskarte bei, die das Kind für die Rollenspiele im Training häufig gewählt hatte oder die einen für das Kind zentralen Vorsatz beinhaltet.

Dieser Brief für jedes Kind hat **unterschiedliche Funktionen.** Zum einen drückt der Brief an sich dem Kind gegenüber Wertschätzung aus. Er stellt etwas Persönliches für das Kind dar, dessen Inhalt vor den anderen Kindern in der Regel wie ein Geheimnis gehütet wird. Die Kinder sind mehr oder weniger gut erkennbar stolz auf den Brief, erst recht, wenn es ihr erster im Leben ist, den sie erhalten. Zum anderen soll der Brief dem Kind helfen, sich von den anderen Kindern und dem Therapeuten zu lösen. Die Kinder sind zwar froh, daß die Zeit der massiven Belastung und Anforderungen vorüber ist, sie bedauern aber auch, daß sie sich nicht mehr treffen, besonders wenn eine gute Beziehung zwischen allen bestand. Das Angebot, mit dem Therapeuten in Kontakt bleiben zu können, stellt für viele Kinder ein wichtiges Sicherheitssignal dar. Die Initiative jedoch muß bei den Kindern liegen.

Zur Illustration folgt ein Beispiel eines solchen Briefes an ein Kind:

Lieber Michael!

Unsere gemeinsame Zeit ist nun vorbei. Ich habe im Zusammensein mit Dir viel gelernt und ich hoffe, daß Du auch etwas gelernt hast. So hoffe ich und wünsche ich mir, daß Du ein bißchen verstanden hast, wie Du Dich in die Lage eines anderen hineinversetzen kannst. Als Erinnerungshilfe habe ich Dir ein kleines Kärtchen dafür gemacht.
Bei unseren Treffen gab es Stunden, in denen Du mich mit Deiner Rechthaberei und Deinem schnellen Beleidigtsein beinahe auf die Palme gebracht hättest. Genauso gab es Stunden, die wunderschön mit Dir zusammen waren und mir viel Spaß bereiteten. Du hattest oft gute Ideen und hast Dich angestrengt, gut mitzuarbeiten.
Zum Schluß möchte ich Dir noch sagen: Auch wenn Du ’mal kritisiert wurdest und wirst, heißt das noch lange nicht, daß der andere Dich nicht mag – im Gegenteil! Denke einmal daran, besonders wenn Deine Eltern etwas zu Dir sagen. Sie wollen Dir wirklich helfen – sonst hätten Sie nämlich nicht die Mühe auf sich genommen, sich die vielen Samstage mit uns zu treffen.
Es gibt mehr Menschen, die Dich sehr gerne haben, als Du glaubst. Das kannst Du übrigens auch herausfinden, indem Du Dich in diese Menschen hineinversetzt.
Denke ab und zu an den Kapitän Nemo und den beruhigenden Taucheranzug; besonders, wenn Du beginnst, wütend zu werden.
Wenn Du Lust hast, uns einmal zu schreiben oder sogar zu besuchen, dann würden wir uns freuen.

Herzliche Grüße *Ulrike Petermann*

Zusätzliche Hinweise. Für alle Stunden, mit Ausnahme der vierten mit dem Lob-Tadel-Spiel gilt das Prinzip, daß sie mit anderen Inhalten und Geschichten **wiederholbar** sind; sei es, weil etwas nicht gut geklappt hat oder weil eine Fertigkeit aufgrund hartnäckiger Verhaltensdefizite bei Kindern oder ihrer lernlangsamen Art bzw. Lernbehinderung besonders intensiv geübt werden müssen. Attraktive Materialien liegen genügend vor. Weiter gilt ein zweites Prinzip. Manche Stunden sind so straff mit Inhalt gefüllt, daß sie problemlos, besonders bei stark gestörten, unaufmerksamen, unruhigen und lernlangsamen Kinder, auf **zwei Sitzungen** aufgeteilt werden können. Eine inhaltlich sinnvolle Zäsur läßt sich immer finden (vgl. den Vorschlag in der dritten Gruppentrainingsstunde). Somit wird das **Baukastensystem** des Vorgehens deutlich, wodurch eine individuelle Verfahrensweise für ein Kind zusammengestellt werden kann. Lediglich die Reihenfolge der Stunden darf nicht verändert werden, da es sich um aufeinander aufbauende Schritte handelt.

Schließlich sei noch vermerkt, daß es sinnvoll sein kann, das **Tokenprogramm** ab der Mitte des Gruppentrainings **auszublenden**. Dies hängt von den Kindern einer Gruppe ab, d. h. wie hoch ihr generelles Motivations- und Aktivierungsniveau, wie hartnäckig bestimmtes problematisches Verhalten, wie groß der Gruppenzusammenhalt ist und wie der bisherige Trainingsverlauf war.

▶ Materialien

In dieser Stunde kommen keine neuen Materialien dazu. Es wird lediglich der Brief für jedes Kind individuell abgefaßt und eine spezielle Instruktionskarte erstellt. Ansonsten wird auf die bekannten Materialien zurückgegriffen: Kapitän-Nemo-Geschichte (Abschnitt 6.2.2.1.), EAS (Abschnitt 4.2.1.), standardisierte Instruktionskarten (Abschnitt 6.2.2.2.), Instruktionskarte mit dem Kapitän-Nemo-Spruch (Abschnitt 6.2.2.5.) und Regeln für die Punktevergabe (Abschnitt 6.2.2.1.). Benötigt wird noch in jedem Fall ein Kassettenrecorder.

6.3. Kritische Therapiesituationen

Auch und gerade im Gruppentraining gibt es viele Möglichkeiten für kritische Situationen. Für das Einzeltraining gilt, daß sich ein aggressives Kind unter den relativ günstigen Bedingungen noch gut kontrollieren, mitarbeiten und an Regeln halten kann. Beispiele für günstige Bedingungen sind, daß das Kind einen Erwachsenen für sich alleine hat, seine Person dadurch mehr Beachtung findet und es sich mehr mit Fragen sowie Erzählen einbringen kann, ohne Rücksicht auf andere nehmen zu müssen. Weiter ist das Kind weniger ablenkenden Reizen, z. B. durch andere Kinder, ausgesetzt. Im **Gruppentraining** gelten **andere Bedingungen**, was möglicherweise zu Konflikten führen kann. Ein Kind ist im Gruppentraining eher relativ komplexen sozialen Situationen sowie einer größeren Anzahl von Einflüssen und in seinen Augen vielleicht auch bedrohlichen Situationen ausgesetzt (vgl. Dodge, 1985). Deshalb ist die Wahrscheinlichkeit erhöht, in alte „Verhaltensschienen" zu kommen und z. B. zu schnell mit unangemessenem Verhalten zu reagieren (Lochman et al., 1981).

6.3.1. Ursachen

Zu der eben beschriebenen veränderten sozialen Situation im Gruppentraining kommen noch die speziellen Anforderungen und Aufgaben für die Kinder hinzu. Der Therapeut fordert (wie im Einzeltraining) ein bestimmtes, abgesprochenes Regelverhalten, einen aufgabenbezogenen Umgang mit dem Material und er lenkt die Kommunikationsabläufe.

Besonders im Erstkontakt und zu Beginn des Gruppentrainings können die noch nicht ganz ausgehandelten Rollen der Kinder untereinander und ihre Beziehungen zum Therapeuten Ursachen für kritische Situationen sein. Der Wunsch nach Sich-Darstellen und nach Aufmerksamkeitszuwendung kann Kaspereien und Blödeleien von Kindern sowie zwischen Kindern verursachen. Tritt dies einmal oder nur für kurze Zeit auf, ist es unproblematisch und kann sogar die Atmosphäre auflockern – besonders wenn der Therapeut mitlacht. Blödeleien und Kaspereien gehen dann in eine kritische Situation über, wenn sie zu häufig oder lang andauernd auftreten. Die Kinder schaukeln sich dann gegenseitig hoch und sind nicht mehr zu „bremsen". Auch der **Streit** von Kindern um **Material** sowie das Verunglimpfen und der Mißbrauch von Material mag seine Ursache in dem Wunsch nach Aufmerksamkeit, besonders von seiten des Therapeuten, haben. Es kann auch Ausdruck von Unlustgefühlen und Verweigerung sein. Streit um Material mag auch durch Eifersucht verursacht sein. Das Verhalten kann wiederum Auslöser weiterer Streitereien bis hin zu Prügeleien sein.

In der komplexen Gruppensituation greifen manche aggressiven Kinder zu **impulsivem Verhalten** und benutzen ungesteuert ein anderes Kind oder den Therapeuten als „Zielscheibe". Die Ursache sind meistens Ärger und Wut. Sie können durch die Anforderungen der Sitzung oder durch vermeintliche oder beabsichtigte Provokation von anderen Kindern ausgelöst sein. Verletzt ein Kind z. B. im Rollenspiel ein anderes, ist es wichtig herauszufinden, ob dies absichtlich, versehentlich oder durch mangelndes Unterscheidungsvermögen von Spiel- und Ernstsituation geschah. Je nach der Ursache des Verhaltens wird mit der kritischen Situation umgegangen. Ein oft alltäglicher, aber für die Kindergruppe problematischer Fall tritt dann ein, wenn ein Kind zu spät zur Therapiesitzung kommt. Durch dieses Faktum wird die Arbeit der Gruppe beeinträchtigt. Die Ursachen können bei den Eltern oder bei dem Kind selbst liegen: Entweder schicken die Eltern das Kind nicht rechtzeitig los oder das Kind ist ganz auf sich gestellt und vergißt manche Termine. Es kann auch sein, daß es den Therapeuten „auf die Probe stellen" will oder sein Verhalten ein Ausdruck von Verweigerung darstellt.

Aber nicht nur durch spezifisches, problematisches Verhalten der Kinder kann eine kritische Situation entstehen. Allein schon durch die **Vielgestaltig-**

Tabelle 17. Kritische Situationen im Gruppentraining. Die Zellen beinhalten das mögliche Verhalten des Kindes bzw. der Kinder.

Therapeutenverhalten / Zeitpunkt d. Kontaktes	Anforderungen setzen	Umgang mit dem Material	Lenken von Kommunikationsabläufen
Erstkontakt	1. Es treten Kaspereien und Blödeleien auf.	2. Die Kinder streiten sich um Material oder sie verunglimpfen Material.	3. Ein Kind provoziert verbal andere Kinder oder den Therapeuten.
Folgekontakt (minimal sechs Gruppentrainingssitzungen)	4. Ein Kind kommt wiederholt zu spät zur Gruppensitzung.	5. Ein Kind wählt bzw. mehrere Kinder wählen aus strategischen Gründen sozial erwünschte Problemlösungen	6. Im Rollenspiel oder einer anderen Situation verletzt ein Kind einen Mitspieler bzw. ein anderes Kind.

keit der Interaktionsmöglichkeiten ist mancher Therapeut, besonders wenn er im Umgang mit Kindergruppen noch unerfahren ist, überfordert, und damit ist eine kritische Therapiesituation gegeben. Aus Unerfahrenheit und Unsicherheit können Fehler begangen, Kinder unnötig provoziert und somit Ursachen für kritische Situationen vom Therapeuten selbst erzeugt werden.

Die verschiedenen kritischen Situationen sind für den Erst- und Folgekontakt des Gruppentrainings in Tabelle 17 zusammengestellt.

6.3.2. Lösungsvorschläge

Kotherapeut. Die durch die vielfältigen Interaktionsmöglichkeiten und die damit verbundene Belastung des Therapeuten hervorgerufenen kritischen Therapiesituationen können dadurch besser bewältigt werden, daß an den Gruppensitzungen ein Kotherapeut teilnimmt. Ihm soll die Funktion eines stillen Teilnehmers und Mitspielers bei den Rollenspielen zukommen. Bei schwierigen Situationen kann er das Handeln des Therapeuten unterstützen und zum Beispiel nicht zu umgehende Maßnahmen, wie sozialen Ausschluß, ermöglichen. Von großer Bedeutung ist, daß der Therapeut des Einzeltrainings auch Ansprechpartner für die Kinder im Gruppentraining bleibt und das Konzept in der Hand behält. Eine gute Absprache zwischen Therapeut und Kotherapeut ist unbedingt erforderlich.

Allgemeines Therapeutenverhalten. Als generelle Konfliktlösungsstrategie ist ruhiges und gelassenes Verhalten wirksam. Es darf allerdings von den Kindern nicht als Gleichgültigkeit fehlzuinterpretieren sein. Auch lustiges und humorvolles Verhalten des Therapeuten kann als entspannendes und damit konfliktlösendes Moment nützen. Auch dieses darf nicht als verstärkendes Verhalten von den Kindern mißzuverstehen sein, sondern muß mit eindeutigen Grenzsetzungen zusammenlaufen. Konfliktlösend bieten sich auch immer wieder handlungsverzögernde Maßnahmen und alternative Reaktionen an. Alternative Reaktionen bestehen darin, mit einem ablenkenden, neuen Themenpunkt fortzufahren, eine ernsthafte, aber für die Kinder überraschende Frage zu stellen, die Kinder zu einem Rollenspiel aufzufordern usw. In manchen Fällen kann die Gesamtgruppe als Kontroll- und Regulativinstanz eine zentrale Rolle spielen.

Zusätzliche Reaktionsmöglichkeiten. Die neun allgemeinen Reaktionsmöglichkeiten eines Therapeuten, die für kritische Situationen im Einzeltraining aufgeführt wurden, gelten auch für die Kindergruppe. Einige, zusätzlich für das Gruppentraining bedeutsame Reaktionsmöglichkeiten werden noch ergänzt:

1. Eine andere Bewertung einer Situation kann Kindern helfen, Reize richtig zu unterscheiden; z. B. eine Spielsituation von einer Ernstsituation, absichtliches von unabsichtlichem und bedrohliches von unbedrohlichem Verhalten trennen können.
2. Erhält ein Opfer einer aggressiven Handlung eine Vergünstigung vom Therapeuten oder – aufgrund nachdrücklicher Aufforderung durch den Therapeuten – vom aggressiv handelnden Kind, dann stellt dies eine natürliche Konsequenz im Sinne einer Wiedergutmachung für das aggressive Kind dar.

3. Die Beeinflussung der Gruppe zur Kontrolle kritischen Verhaltens stellt, wie erwähnt, eine Reaktionsmöglichkeit dar. Die Gruppe kann zum Beispiel zum Ignorieren störenden Verhaltens aufgefordert werden. Auch ein Wechsel der Aktivität in der Gruppe kann von solchen Situationen ablenken, z. B. kann eine Reflexionsphase eine Rollenspielphase ablösen.
4. Streitende und vor allem handgreifliche Kinder sollen zur Reizkontrolle und Unterbindung von Verstärkungsprozessen getrennt werden. Sozialer Ausschluß für den „Hauptstreithahn" kann eine notwendige Folgemaßnahme sein.
5. Die Konfrontation eines aggressiven Kindes mit seinem eigenen Verhalten kann „heilsam" wirken. Eine Möglichkeit dazu ist, das aggressive Kind die Gefühle des Opfers nacherleben zu lassen (eventuell im Rollenspiel).

Spezifische Reaktionsmöglichkeiten. In Tabelle 18 werden wieder die spezifischen Reaktionsmöglichkeiten des Therapeuten für spezielle kritische Situationen zusammengestellt.

Einige Reaktionsmöglichkeiten bedürfen näherer Erläuterung und sollen mit Beispielen angereichert werden:

Zu 1.

Kaspereien der Kinder können, wie erwähnt, auch eine lustige und humorvolle Komponente beinhalten, die wünschenswert ist. Zum Problem werden sie für den Therapeuten dadurch, daß er den richtigen Punkt zur Grenzsetzung nicht verpassen darf und die Kinder zur Aufgabe und Verhaltensübung zurückführen muß. Dies kann dadurch erleichtert werden, daß der Therapeut eine humorvolle und eventuell unerwartete Reaktion zeigt. Den Kindern zur Grenzset-

Tabelle 18. Reaktionen des Therapeuten in kritischen Situationen mit aggressiven Kindern im Gruppentraining. Das mögliche Therapeutenverhalten befindet sich in den Zellen der Matrix.

Therapeutenverhalten / Zeitpunkt d. Kontaktes	Anforderungen setzen	Umgang mit dem Material	Lenken von Kommunikationsabläufen
Erstkontakt	**zu 1.** ● Der Therapeut zeigt Gelassenheit und verstummt. ● Der Therapeut zeigt Gelassenheit und verläßt kommentarlos den Raum. ● Der Therapeut stellt ernsthaft und bedeutungsvoll eine ablenkende Frage im Sinne der Trainingsaufgabe. ● Der Therapeut verweist auf abgesprochenes Regelverhalten.	**zu 2.** ● Der Therapeut fordert die Kinder auf, sich zu einigen. ● Bleibt dies ohne Einfluß, greift er ein und verteilt das Material. Später, wenn die Kinder sich beruhigt haben, wird gemeinsam darüber gesprochen und für zukünftige Situationen alternatives Verhalten abgesprochen. ● Treiben die Kinder mit dem Material Blödsinn, wird dies ignoriert und gelassen fortgefahren.	**zu 3.** ● Der Therapeut ignoriert dieses Verhalten und fordert die anderen Kinder zu gleichem ignoierenden Verhalten auf. ● Verletzt ein Kind verbal ein anderes, läßt der Therapeut dieses Kind das Gefühl des Opfers erleben. ● Der Therapeut praktiziert sozialen Ausschluß, wenn ein Kind mit seinen Provokationen nicht aufhört.
Folgekontakt (minimal sechs Gruppentrainingssitzungen)	**zu 4.** ● Das Kind darf die zu spät gekommenen Minuten am Ende weniger spielen. Mit den anderen Kindern wird in jedem Fall pünktlich begonnen. ● Über das Problem wird mit der gesamten Gruppe gesprochen und verhandelt. ● Der Therapeut läßt das Kind bei einer anderen Gelegenheit auch warten. Dies muß anschließend besprochen werden.	**zu 5.** ● Der Therapeut macht ein Kind oder die Gruppe darauf aufmerksam, daß Aussagen und reales Kindverhalten nicht übereinstimmen. Günstig ist es, dies den Kindern mit Tonkassetten oder Videoaufnahmen belegen zu können. ● Der Therapeut provoziert im Rollenspiel ein Kindverhalten, das dem in der Realität entspricht. Dieses wird mit den Aussagen des Kindes in Beziehung gesetzt und bearbeitet.	**zu 6.** ● Der Therapeut greift ein und unterbricht die Handlung oder das Rollenspiel. Gemeinsam werden der weitere Handlungsverlauf und die Folgen in der Realität besprochen. Dann werden Signale ausgemacht, spezifische Selbstinstruktionen überlegt und mit Hilfe von Kärtchen eingesetzt. ● Im Rollentausch wird vom Therapeuten oder einem anderen Kind selbstkontrolliertes, angemessenes Verhalten vorgemacht.

zung Signale geben, sie auf ausgemachte Regeln hinweisen oder in der nächsten Stunde zur Vorbeugung speziell auf die kritischen Situationen abgestimmte Regeln einführen, sind die Haupthandlungsmöglichkeiten des Therapeuten. Die Regeln können mit dem Tokenprogramm gekoppelt werden.

Zu 3.
Dieses Verhalten sollte nur angewandt werden, wenn der Therapeut die Kinder der Gruppe gut einschätzen kann, wenn er Erfahrung in der Lenkung von Gruppen besitzt und die übrigen Kinder entweder motiviert sind, an den Rollenspielen und Aufgaben teilzunehmen, oder sie des provozierenden Kindes überdrüssig sind. Der Therapeut fährt dann mit seinem Verhalten fort, wobei er selbst mit seinem **ignorierenden Verhalten** ein Modell für die anderen Kinder darstellt: Er vermeidet Blickkontakt mit dem Provokateur und bindet mit seinen Augen die Blicke der übrigen Kinder an sich, die Körperhaltung ist vom Provokateur abgewandt und demonstrativ den anderen zugewandt; damit wird zugleich eine gewisse räumliche Distanz zum Provokateur aufgebaut. Der Provokateur wird nicht angesprochen, gefragt und nicht in die Gespräche miteinbezogen. Erst wenn das sich provozierend verhaltende Kind angemessenes Verhalten zeigt, wird es wieder beachtet und sein Verhalten verstärkt.

Provokative und verletzende Bemerkungen eines Kindes können vielfältig und mehr oder weniger auffällig sein. Sie reichen von sich Schimpfworte an den Kopf werfen bis zu den Sätzen: „Na Futzi, hast'e Deine Mappe wieder mal vergessen?“, „Was, Du schreibst Fünfen? Ich schreib' nur Einser und Zweier!“, „Was, Du bist schon elf und kannst noch nicht richtig lesen? Ich konnte aber schon mit acht lesen!“, „Mann, Du hast jetzt erst das Seepferdchen gemacht? Ich brauchte eine Sondergenehmigung für meinen Freischwimmer, weil ich erst fünf war!“ Oft sind es einfach Vergleiche zwischen Kindern und ein damit verbundenes sich hervorhebendes Verhalten, die zu sich steigerndem, gegenseitig provozierendem Verhalten führen können. Manchmal ist die Verletzung des anderen absichtlich, manchmal scheint sie aus Gedankenlosigkeit und mangelndem Einfühlungsvermögen heraus zu geschehen. In beiden Fällen kann es sinnvoll sein, das provozierende Kind die Gefühle des Opfers spüren und erleben zu lassen. Dazu sind drei Varianten denkbar:

- Der Therapeut entgegnet einem Kind sofort nach seiner „Angeberei“, daß es etwas anderes nicht gut kann, was dafür das „Opfer“ gut kann; z.B. „Stefan kann dafür hervorragend rechnen, was nicht gerade Deine Stärke ist.“

- Ein Kind kritisiert in provozierender und verletzender Weise ein anderes. Kurz darauf verhält sich der Therapeut dem provozierenden Kind gegenüber genauso. Er schafft eine Situation, der dieses Kind nicht gewachsen sein kann. Die Spielminuten bieten sich dazu an. Sie dürfen aber zeitlich nicht zu weit entfernt von dem vorherigen kritischen Ereignis liegen. Der Therapeut spielt z.B. mit dem Provokateur Tischfußball. Je nachdem, ob er mit oder gegen ihn spielt, kann er bei passender Gelegenheit sagen: „Mensch, kannst Du nicht mal dieses läppische Tor halten (schießen)?“

- Der Therapeut weiß, wie schnell ein provozierendes Kind selbst bei Provokationen beleidigt, erregt oder wütend reagiert. In einem Rollenspiel kann er das Kind z.B. beleidigen und reizen, indem er eine abwertende Bemerkung über etwas von ihm macht, einen Schimpfnamen benutzt und ähnliches.

Ob sich das Kind wehrt und verteidigt oder betroffen schweigt, beide Verhaltensweisen sind gute Möglichkeiten zur **Reflexion seiner Gefühle**, die das andere, vorher von ihm Verletzte auch hatte. In jedem Fall muß mit allen Kindern nach einer solchen Reaktion gesprochen werden. Besonders dem provozierenden Kind muß klar werden, daß der Therapeut sein Verhalten nur gezeigt hat, um ihm etwas zu verdeutlichen; also nur ein **Verhalten gespielt** hat. Dies ist notwendig, damit der Therapeut nicht als Modell wirkt.

Hört ein Kind nicht auf, andere zu provozieren und wird es immer wieder von der Gruppe für sein Verhalten verstärkt, indem sich diese provozieren läßt, kann **sozialer Ausschluß** notwendig sein. Bedingung dafür ist, daß das Kind keine positiven Verstärker aus der Ausschlußsituation ziehen oder nicht Ausbüchsen kann, d.h. sich nicht unerlaubt entfernt.

Kooperative Kollegen oder Mitarbeiter des Hauses, mit denen prophylaktisch schon vorher gesprochen wurde, können in dieser Situation helfen.

Zu 4.
Das Gespräch in der gesamten Gruppe über wiederholtes Zuspätkommen eines Kindes kann in gut laufenden Gruppen angebracht sein. Jedes Kind sagt seine Meinung zu diesem Problem. Natürlich auch das zuspätkommende. Gemeinsam überlegen die Kinder, was in Zukunft jeder machen muß, der zu spät kommt (z.B. das Spielzimmer für die anderen aufräumen) und welche Hilfsmöglichkeiten es gibt, damit keiner mehr zu spät kommt (z.B. ein Kind ruft

das häufig zuspätkommende rechtzeitig vorher an oder holt es, wenn möglich, ab).

Ein solches Vorgehen zeigt manchmal schon dadurch Wirkung, daß es einem Kind peinlich ist, wenn ein Problemverhalten von ihm in der Gruppe thematisiert wird. Da aber besonders auch helfendes Verhalten überlegt wird, erlebt das Kind die Situation nicht als destruktiv oder diffamierend. Kinder, die immer nur Konsequenzen von Erwachsenen erfahren, dürfen jetzt selbst die Folgen von Handlungen bestimmen. Sie sollen mit Hilfe des Therapeuten erleben, wie verantwortungsvoll jeder damit umgehen muß, damit sie fair und gerecht sind. Sie sollen auch sehen, wie schwer es ist, fair bei Konsequenzen zu sein und daß dies geübt werden muß. Kann dies Kindern nahegebracht werden, spielen sie sich auch nicht als Richter auf, die die Gelegenheit ausnützen.

In manchen Fällen kann es sinnvoll sein, ein klärendes Telefongespräch mit den Eltern wegen des Zuspätkommens zu führen; insbesondere dann, wenn der Therapeut vermutet, daß sie vielleicht nicht ganz unschuldig an diesem Zustand sind.

Zu 6.

Ein Verletzen z. B. im Rollenspiel kann schnell auftreten! Vor allem bei Kindern, die schnell wütend werden, dann kein Unterscheidungsvermögen mehr aufweisen und sich nicht mehr kontrollieren können. Wird z. B. die erste Situation des EAS als Rollenspielvorlage benutzt, in der sich eine „Bande" von Kindern „Decknamen" überlegt und einen besonders dicken Jungen „Schweinchen Dick" benennen will, der sich natürlich darüber ärgert und dagegen wehrt, kann vielleicht eine kritische Situation entstehen. Hierzu ein praktisches Beispiel: Drei Jungen sollten diese Situation spielen und einen angemessenen Ausgang der Geschichte finden. Ausgerechnet Richard wollte den Dicken spielen. Er wurde in der Schule öfters wegen verschiedener Dinge gehänselt und geärgert; z. B. hieß er u. a. „Tomate", weil er schnell und vor allem im Sport einen roten Kopf bekam. Er regte sich dann sehr zum Vergnügen der Mitschüler über diesen Spitznamen auf. Das Spiel begann mit der Darstellung der Ausgangssituation, wofür sich Richard ein Kissen unter den Pullover steckte. Die Diskussion über den Namen „Schweinchen Dick" kam in Gang und Richard fühlte sich tatsächlich immer mehr persönlich angegriffen, bekam seinen roten Kopf und begann eine Schlägerei. Hier unterbrach der Therapeut das Rollenspiel, trennte die Kontrahenten und wartete einen Moment, bis sich die Gemüter beruhigt hatten. Dann wurde der Vorfall besprochen. Die anderen Kinder waren überrascht, daß Richard Spiel- und Ernstsituation nicht mehr unterscheiden konnte und alle abgesprochenen Handlungen scheinbar vergaß. Die anderen fühlten sich hilflos und wußten nicht, was sie machen sollten. Die Geschichte sollte noch einmal gespielt werden, wie vorher besprochen. Die Rolle des Dicken spielte modellhaft ein anderer Junge. Ein Handzeichen wurde als Signal für den Beginn der positiven Lösung verabredet, Instruktionskarten zur Beruhigung und zum Einlenken wurden demonstrativ eingesetzt. Nach diesem gelungenen Rollenspiel mußte es in der ersten, „problematischen" Besetzung der Rollen noch einmal, ebenfalls mit Hilfe von Signalen und Instruktionskärtchen, gespielt werden. Jetzt klappte es schon besser.

7. Elternberatung

Die Elternberatung stellt für uns eine familienbezogene Arbeit dar, an der vor allem die Eltern und auf freiwilliger Basis die Kinder und sonstige mit in der Familie lebende Personen teilnehmen. Da sie durch ein detailliert ausgearbeitetes Konzept getragen wird, kann man sich weit „in die Familie wagen", ohne dadurch von ihr „gefangen genommen zu werden". Familienbezogene Beratung bedeutet, daß im Abstand von zwei bis drei Wochen parallel zur Kindertherapie ein zweistündiger Hausbesuch erfolgt, der von zwei Therapeuten durchgeführt und gestaltet wird. Insgesamt finden in der Regel sechs Hausbesuche statt.

Die Elternberatung besitzt große Bedeutung für die Indikationsstellung sowie für die Abschätzung des Behandlungsverlaufes, da die Eltern über für uns wichtige Informationen verfügen. Die Eltern müssen aber auch anhand konkreter Arbeitsmaterialien und Aufträge neues Verhalten einüben. Sie werden z. B. in Techniken der Verhaltensbeobachtung sowie Verstärkung eingewiesen und darüber hinaus angeleitet, familiäre Probleme eigenständig zu lösen. Zu einer positiven Therapeut-Kind-Beziehung und der Therapiemotivation des Kindes können sie ebenfalls beitragen.

7.1. Rahmenbedingungen

Auch für die Elternberatung sind einige Rahmenbedingungen zu beachten. Sie beziehen sich sowohl auf den Erstkontakt als auch auf die trainingsbegleitende Elternberatung. Die familienbezogene Arbeit gliedert sich ebenso wie das Kindertraining in eine Erstkontaktphase, ca. vier trainingsbegleitende Gespräche und ein Treffen zur Therapienachkontrolle. Der Erstkontakt mit den Eltern umfaßt das erste Treffen mit ihnen, noch bevor ein Kontakt mit dem Kind stattfindet, sowie ein zweites Treffen, nachdem die Diagnosephase mit dem Kind abgeschlossen ist. Alle weiteren Elternkontakte werden trainingsbegleitende Elternberatung genannt, da sie im selben Zeitraum wie die Kindertherapie erfolgen und eine wichtige Verzahnung mit derselben darstellen. Zudem findet einige Wochen nach Abschluß der gesamten Intervention eine Therapienachkontrolle statt.

7.1.1. Familiensitzungen

Die Elternberatung wurde eingangs als familienbezogene Arbeit bezeichnet. An ihr nehmen verbindlich vor allem die Eltern, aber auch sonstige Familienmitglieder teil. Das Kind, mit dem ein Training durchgeführt wird, die Geschwister und andere in der Familie lebende Personen sind auf deren Wunsch oder je nach Notwendigkeit einzubeziehen.

Der Schwerpunkt liegt, vor allem am Anfang der Beratung, auf der Arbeit mit den Eltern. So findet der Erstkontakt, in dem auch das Elterninterview zur Diagnose des Kindverhaltens und der Familiensituation durchgeführt wird, mit den Eltern alleine statt. Die Eltern wünschen oft, das erste Gespräch mit dem Therapeuten alleine zu führen. Auch uns erscheint es für die Durchführung des Elterninterviews aus verschiedenen Gründen günstiger, das erste Gespräch mit den Eltern allein zu führen:

1. Der Ablenkungsfaktor ist gering. Das bedeutet, die Eltern werden nicht vom Gespräch abgelenkt und können sich auf die Beantwortung der Fragen konzentrieren, was nicht der Fall ist, wenn Kinder anwesend sind. Die geringe Ablenkung und höhere Konzentration kommt der Zuverlässigkeit der Aussagen zugute.
2. Unter dem Aspekt der Zweigleisigkeit der Arbeitsweise (vgl. Abschnitt 3.4.) ist es sinnvoll, die Eltern einmal allein zu erleben und kennenzulernen. Auf diese Weise werden die Informationen zuverlässiger, weil der Therapeut sowohl die Eltern und das zu therapierende Kind jeweils getrennt als auch anschließend alle zusammen beobachten und sprechen kann.
3. Die Befangenheit der Eltern ist ohne die Anwesenheit der Kinder und sonstiger Personen weniger ausgeprägt. Das bedeutet, sie scheinen sich weniger eingeschränkt zu fühlen, und ihre Informationsbereitschaft ist größer.

An den folgenden Elternberatungssitzungen kann die gesamte Familie beteiligt sein. Dies ist mit den Eltern und den Kindern abzusprechen. Vor allem für die **Kinder** soll es eine **freiwillige** Kontaktbereitschaft sein, für die sie sich von Treffen zu Treffen neu entscheiden können. Werden andere Familienmitglieder, die an der Erziehung des Problemkindes in irgendeiner Form beteiligt sind, in die trainingsbegleitende Arbeit mit einbezogen, kann dies gewinnbringend sein. Unsere bisherigen Erfahrungen zeigen die Nützlichkeit von Sitzungen mit der gesamten Familie, da sie zu einer sehr differenzierten Problemsicht und zu interessanten Koalitionsbildungen in den Gesprächen führen, die analysiert und verändert werden können. Gemeinsame Familiensitzungen verdeutlichen allen Beteiligten, daß das Problemkind sich durch die Behandlung in keiner Sonderrolle befindet und die ihm gewidmete erhöhte Aufmerksamkeit zeitlich befristet ist. Familiensitzungen können sehr deutlich die **gemeinsame Verantwortung** aller Familienmitglieder untereinander unterstreichen. In der Regel kann man auch unterschwellig ablaufende Widerstände gegen die Arbeit und konkrete Absprachen verhindern. Ein weiterer Vorteil liegt darin, daß durch Familiensitzungen die Mitglieder oft erstmals erfahren, in welcher Weise sie von ihren Angehörigen wahrgenommen werden. Gelingen diese Gespräche, dann herrscht in der Familie eine vertrauensvolle Atmosphäre. In diesen Fällen ist es möglich, über die von den Beratern initiierten Gespräche hinaus eigenständige „Familientreffs" zur Problemklärung einzuführen (vgl. dazu Dreikurs et al., 1977).

So eindeutig die Vorteile von Familiensitzungen sind, so groß sind auch die Schwierigkeiten, solche Gespräche als Berater zu strukturieren. Eine Hilfe können die Schritte zur Strukturierung der Gesprächssituationen, besonders bei Problemdiskussionen, sein (vgl. dazu Abschnitt 7.1.3.). Auch die Aufteilung einer jeden Sitzung in drei Bereiche hilft, komplexe Gesprächssituationen zu ordnen. Die Dreiteilung bezieht sich auf

- die **Berichterstattung über das Kindertraining**,
- die **Mitteilung der Eltern** über Vorkommnisse sowie Verhaltensfortschritte und
- die **Absprache neuer Aufgaben** für die Eltern (vgl. Abschnitt 7.2.2.1.).

Als Orientierung können schließlich die Regeln des **Familienrates** von Dreikurs et al. (1977) herangezogen werden. Diese Regeln besitzen besonders für solche Sitzungen Gültigkeit, die ohne Berater ablaufen. Solche Sitzungen können auch nach Abschluß der Beratung zur Stabilisierung der Familiensituation sinnvoll sein oder bei zwischenzeitlich sich ereignenden Krisen notwendig werden.

Generell gilt bei Familiensitzungen, daß sie von den Beratern ein hohes Ausmaß an Aufmerksamkeit verlangen. Oft kann man nicht alle vorbereiteten Materialien in der vorgesehenen Zeit bearbeiten, da die Familiensitzungen zeitaufwendiger sind als eine Beratung der Eltern alleine. Zur Einarbeitung in unsere Arbeitsweise mit der gesamten Familie ist es vielleicht empfehlenswert, zunächst nur Elternberatung zu betreiben und zu einem späteren Zeitpunkt bei einer Familie oder anderen Fällen Familiensitzungen in Angriff zu nehmen.

7.1.2. Gesprächsführung

Techniken der Gesprächsführung mit den Eltern bzw. der gesamten Familie sind vor allem für die trainingsbegleitende Beratung aber auch für den Erstkontakt von Bedeutung. Gemeinsam ist dem Erstkontakt sowie dem eigentlichen trainingsbegleitenden Beratungsgespräch, daß sie von den zwei Therapeuten mit strukturierten Vorgaben durchgeführt werden. Die Strukturierung erscheint uns das beste Mittel, mit schwierigen Gesprächssituationen umzugehen.

● Rolle und Aufgaben der Therapeuten

Eine erste Strukturierung ist dadurch gegeben, daß zwei Therapeuten die Elternberatung durchführen. Dies ist in einem so komplexen Feld notwendig, um ein zielgerichtetes Vorgehen besser realisieren und zuverlässigere Beobachtungen durchführen zu können. Die Strukturierung zeigt sich konkret darin, daß die beiden Therapeuten eine vorher klar abgesprochene Aufgabenverteilung vornehmen. Ein Therapeut wird den Eltern gegenüber als Gesprächsführer ausgewiesen, der vorwiegend die Gesprächspunkte vorgibt und auf die Abarbeitung dieser festgelegten Punkte achtet. Der andere Therapeut übernimmt den Part des Protokollanten, der vor allem wichtige Informationen und Ergebnisse festhält. Der Protokollant sorgt auch für die **Durchschaubarkeit** des Vorgehens, indem er im Erstgespräch z. B. den Eltern vorher und nachher die Möglichkeit gibt, den Elternexplorationsbogen anzuschauen, bzw. generell die Antworten, Aussagen etc. so notiert, daß die Eltern deutlich erkennen können, welche Informationen festgehalten werden. Gemeinsame Aufgaben für beide Therapeuten bestehen darin, von einem abschweifenden zu einem aufgabenbezogenen, zielgerichteten Gespräch zurückzuführen, kritische Fragen zu stellen, Anforderungen zu setzen, sich mit einem augenblicklich schwächeren Familienmitglied zu solidarisieren und den Eltern als vertrauenswürdiger Gesprächspartner zu begegnen.

● Materialeinsatz
Weitere Strukturierungsmöglichkeiten bestehen darin, z.B. im Erstgespräch den standardisierten Elternexplorationsbogen einzusetzen (vgl. Abschnitt 4.2.3.). Anhand dieses Fragebogens werden das Problemverhalten des Kindes sowie die darauf erfolgenden Reaktionen der Umwelt ermittelt. Dabei wird mit weniger problembeladenen Aspekten begonnen, und von Anfang an werden die Probleme als gemeinsam zu lösende Schwierigkeiten bezeichnet.

● Durchschaubarkeit
In dieser Anfangsphase ist die Durchschaubarkeit des Handelns der Therapeuten zentrales Ziel der Gesprächsführung. Dies bedeutet, daß die gesamte Vorgehensweise offengelegt wird, z.B. Therapieschritte mitgeteilt und erläutert werden sowie Protokolle und sonstige Dokumente einsehbar sind (siehe oben). Die Eltern gewinnen auf diese Weise Sicherheit und Vertrauen, was als Grundvoraussetzung eines offenen Gesprächs angesehen wird. Die Durchschaubarkeit und Expertenrolle ermöglichen es, daß ein ausgewogenes Verhältnis von Vertrauen, Solidarität und Distanz gewahrt bleibt.

● Direktives Vorgehen
Der Stil der Gesprächsführung ist direktiv und verfolgt das Ziel, Leitlinien und Ansatzpunkte im Gesprächsverlauf nicht aus den Augen zu verlieren. Beim Nachfragen – auch bei heiklen Punkten – sollte bei den Therapeuten nie die Befürchtung entstehen, daß sie ihren persönlichen Kredit in den Augen der Eltern verlieren. In diesem Zusammenhang ist zu beachten, daß ein Wechsel von einem weichen Fragestil zu einem hartnäckigen Nachfragen den Eltern vorher angezeigt werden muß. Dieses Anzeigen kann durch einen sprachlichen Hinweis (z.B. „Das interessiert mich etwas genauer!") oder durch den Wechsel des Gesprächspartners erfolgen. Dieser Wechsel der Gesprächspartner kann bedeuten, daß das schweigende Elternteil nach seiner Meinung gefragt wird oder daß der protokollierende und eher schweigende Therapeut eine akzentuierte Nachfrage stellt. Durch diesen Rollenwechsel werden veränderte Fragestrategien von den Eltern als weniger befremdend empfunden.

● Schritte der Problemdiskussion
Bei den Gesprächen während der trainingsbegleitenden Beratung sollte darauf geachtet werden, daß phasenweise bestimmte Probleme angesprochen und die Eltern im Hinblick auf die Problemlösung aktiviert werden. Zur Strukturierung einer solchen Problemdiskussion lassen sich einige Richtlinien herausarbeiten, die auch generell für Gespräche mit Eltern Gültigkeit besitzen. Im einzelnen lassen sich im Rahmen der Problemdiskussion zumindest sieben Schritte unterscheiden:

1. Herstellen von Betroffenheit,
2. Konfliktstrukturierung,
3. reale Lebenssituation einbeziehen,
4. Einblenden der Kindperspektive,
5. Ursachenanalyse,
6. Problemlösung und
7. Absprachen.

1. Herstellen von Betroffenheit
Die Alltagserfahrung zeigt, daß man bei Problemen erst dann aktiv wird, wenn man selbst davon betroffen ist. Diese Erkenntnis soll in der Elternberatung nutzbar gemacht werden. Für ein effektvolles Elternberatungsgespräch ist es weder sinnvoll, wenn das Gespräch fast nur ohne Problematisierung dahinplätschert, noch wenn zu viele Konflikte unstrukturiert auf einmal angeschnitten werden und dies unter Umständen lediglich der Entlastung der Eltern dient. Um die Eltern zu motivieren, sich mit einem Konflikt auseinanderzusetzen und dies auch als ihre Aufgabe zu begreifen, sollen bei ihnen in einem ersten Schritt Affekte ausgelöst und damit Betroffenheit hergestellt werden. Die Betroffenheit darf nicht zu stark sein, um keine Abwehrhaltung zu erzeugen, aber auch nicht zu schwach, um eine ausreichende Motivation bei den Eltern aufzubauen. Deshalb gilt es für die Therapeuten, aufgrund der Informationen aus früheren Kontakten und aus dem Kindertraining gezielt und schrittweise problematische Punkte anzusprechen. Es kann sich dabei darum handeln, den Eltern zu verdeutlichen, daß das aggressive Verhalten ihres Kindes in jedem Fall zu einem Teil ihre eigene Angelegenheit ist, auch wenn es nicht zu Hause auftritt, oder daß ihr Verhalten das Handeln des Kindes verursacht oder zumindest aufrechterhält.

Betroffenheit kann durch das Aufzeigen von gegensätzlichen Problembewertungen der Eltern untereinander, inkonsequentem Elternverhalten oder ungünstigem Anforderungen der Eltern gegenüber dem Kind ausgelöst werden. Folgende Formulierung ist denkbar: „Im letzten Gespräch fiel uns auf, daß Sie Ihrem Sohn heimlich doch Wünsche erfüllen, bei denen Ihr Mann sich dagegen ausgesprochen hat!" Um die Bedrohung durch die erzeugte Betroffenheit aufzufangen, ist es günstig, bei den weiteren Ausführungen durch **lebensnahe Bilder** die Konflikte zu kennzeichnen. Die dabei verfolgte Absicht ist, die Eltern deutlich und einprägsam, jedoch nicht verletzend auf die Problemlage der Familie hinzuweisen. Sehr wirkungsvoll sind z. B. Bilder in der folgenden Art:

- **„Wellensalat“:** Wenn zwei Sender auf der gleichen Wellenlänge senden, so ergibt dies beim Empfänger Wellensalat. Dies wird als Ausdruck für Kommunikationsstörung verwendet, in der das Kind aufgrund der unterschiedlichen Mitteilungen von Vater und Mutter (z. B. wegen unterschiedlicher Erziehungsstile) keine eindeutige Botschaft erfährt.
- **„Inspektion und Wartung“:** Das bedeutet, daß Beziehungen innerhalb der Familie ebenso auf Funktionstüchtigkeit zu überprüfen sind wie alltägliche Dinge (z. B. ein Auto). Menschen sind bei schlechter Wartung störanfälliger als Motoren, da sie sensibler sind.
- **„Das Verhalten ist nicht gestohlen“:** Kinder sind oft der Spiegel ihrer Eltern, ohne daß die Eltern diese Ähnlichkeit merken und ahnen. Diese Abhängigkeit zu erkennen ist für die Eltern wichtig, damit sie ihr Verhalten überprüfen und ihre Wirkung als Modell verändern können.
- **„Abgehängt-werden von der Familie“:** Väter haben manchmal den (von ihnen schwer formulierbaren) Eindruck, daß sie aufgrund beruflicher Belastungen oder sonstiger Dinge von der Familie und deren Problemen abgekoppelt und ausgeschlossen sind.
- **„Alle hängen an ihrem Rockzipfel“:** Dieses Bild drückt oft die Überlastungssituation der Mutter aus, die sich mit ihren Sorgen und Problemen allein vorkommt. Sie empfindet sich lediglich als 150%ige Betreuungsstation, ohne selbst Ansprechpartner zu besitzen.

Das Prinzip bei der Gewinnung und Verwendung dieser Bilder ist, auf bekannte Bilder, Redewendungen und ähnliches zurückzugreifen und diese gegebenenfalls leicht verfremdet, aber unmißverständlich mitzuteilen. Zuerst sollen die Eltern ein Bild selbst deuten. Anschließend wird gemeinsam über das Bild und das damit gemeinte Verhalten gesprochen. Das Verhalten wird konkretisiert, um falsche bzw. einseitige Interpretationen der verwendeten Bilder zu verhindern. Diese Ausarbeitungen sind für die folgenden Lösungsversuche und Verhaltensmodifikationen unerläßlich.

2. Strukturierung des Konfliktes und Ausgrenzung einer bewältigbaren Teilproblematik

Um bei den Eltern, nachdem sie mit einem Konflikt konfrontiert und durch Betroffenheit daran interessiert wurden, nicht Ratlosigkeit darüber aufkommen zu lassen, was sie denn konkret tun könnten, sollte die Konfliktsituation in überschaubare Teilproblematiken untergliedert werden: Diese thematische Eingrenzung kann wie folgt mitgeteilt werden: „Wie wir gesehen haben, handelt es sich beim heimlichen Erfüllen der Wünsche Ihres Sohnes z. B. um den Kauf von Spielsachen und Süßigkeiten. Ihr Mann ist besonders dann dagegen, wenn Ihr Sohn zuvor schlechte Noten aus der Schule nach Hause brachte oder es Ärger in der Schule wegen Prügeleien gab.“

Im Anschluß daran ist es günstig, die Erziehungsvorstellungen und -ziele der Eltern festzuhalten und auszuloten. Gegensätzliche Erwartungen der Elternteile und ihre Folgen für das Kind müssen am konkreten Fall erläutert werden. In dieser Phase der Konkretisierung erzeugen abstrakte Äußerungen Unruhe und Unsicherheit bei den Eltern und sie sind deshalb zu vermeiden.

3. Konfliktverdeutlichung durch reale Lebenssituationen

Die Entstehung und die Auswirkung von Konflikten lassen sich um so besser vor Augen führen, je **aktueller** und **verhaltensnäher** die benutzten Beispiele sind. Es ist deshalb vorteilhaft, daß unmittelbar in der Familie erlebte Konflikte in die Argumentation der Therapeuten mit einbezogen werden. Dies wäre durch folgende Formulierung möglich: „Wir stellten beim letzten Mal fest, daß während unseres Gespräches Ihr Sohn um Geld bat, um sich etwas kaufen zu können. Sie sagten noch, daß er es nicht verdient hätte, gaben es ihm aber trotzdem!“ Mit Hilfe dieses für die Eltern nachvollziehbaren Beispiels, das sie erlebt haben und bei dem sie nicht abstreiten können, daß so etwas bei ihnen nicht vorkommt, werden plastisch Erziehungsstile, Erwartungen an ein Kind, Differenzen zwischen den Eltern, inkonsequentes Erziehungsverhalten usw. verdeutlicht.

4. Einblenden der Kinderspektive – das Erleben des Kindes

Die Therapeuten sind in vielen Gesprächssituationen Anwalt des Kindes. Das bedeutet, sie müssen in etlichen Fällen den Eltern die Perspektive ihres Kindes nahebringen, die diese oft nicht wahrnehmen. Diese Perspektive erstreckt sich z. B. sowohl auf Wünsche und Interessen des Kindes als auch auf reine Gefühle und Gedanken darüber, wie es seine Eltern erlebt und wie sie auf es wirken. Beim Einblenden der Kinderperspektive kann nicht immer auf ausdrückliche Information des Kindes zurückgegriffen werden. In manchen Fällen können die Therapeuten lediglich aus der vermeintlichen Perspektive des Kindes argumentieren, z. B.: „Ihr Sohn fühlt sich für seine

Leistungen und sein Verhalten nicht verantwortlich, da er unabhängig davon seine Wünsche erfüllt bekommt und angekündigte Strafen ausbleiben!" Es gibt aber auch glückliche Umstände im Rahmen des Kindertrainings oder vorangegangener Sitzungen der Elternberatung, die den Therapeuten reale Informationen über die Kinderperspektive zuleiten (z. B. teilt das Kind seine Wünsche den Therapeuten mit).

5. Ursachenanalyse mit vorgegebener Sachstruktur

Erst nachdem man einen ausgegrenzten, realen Konflikt konkret und genau benannt sowie die verschiedenen Perspektiven eines jeden Familienmitgliedes durchleuchtet hat, werden den Eltern die Ursachen deutlich. Sind die Ursachen erkennbar, sollten sie von den Therapeuten – wenn dies nicht von seiten der Eltern erfolgt – thematisiert werden. Anknüpfend an die vorherigen Beispiele kann dies in folgender Weise geschehen: „Für Sie, als Mutter, ist es sehr wichtig, daß Sie die Wünsche Ihres Kindes erfüllen können, da Sie selbst früher auf vieles verzichten mußten. Sicherlich spielt es auch eine Rolle, daß Sie die wenige Zeit, die Sie für Ihr Kind haben, damit etwas ausgleichen wollen. Und schließlich möchten Sie Nörgelei, schlechte Stimmung und Streit vermeiden, die mit einem Nein bei den Wünschen verbunden sein können!"

Den Eltern wird weiter erklärt, wie das genannte und verständliche Verhalten der Mutter zur Herausbildung einer bestimmten Erwartung sowie einem fordernden Verhalten beim Kind führt und wie Verstärkungsprozesse dies aufrechterhalten. Die Beschreibung der Konfliktursachen soll für die Eltern eine verständliche und einsichtige Verhaltensanalyse darstellen. Bei dieser Ursachenanalyse solidarisiert sich ein Therapeut am günstigsten mit dem betroffenen, oft hilflosen Elternteil, damit ein gleichwertiger Austausch der Argumente zwischen den Elternteilen erfolgen kann.

6. Harmonisierung und gemeinsame Problemlösung mit den Eltern

Ein solcher konfliktorientierter Gesprächsstil muß neben Anspannungsphasen auch von Entspannungsphasen gekennzeichnet sein. Die Entspannungsphase setzt nach den bisher abgelaufenen Schritten ein und ist durch die Bemühungen um alternatives Verhalten zur Konfliktlösung geprägt. Anspannung ergibt sich daraus, daß Erziehungsziele und -regeln in Frage gestellt werden. Erkennen die Eltern, was sie konkret tun können und erfahren sie Hilfestellung bei der Realisierung, so löst dies Sicherheit und damit Entspannung aus. Entspannung ist durch die gemeinsame Neuformulierung von Zielen, Erwartungen und vor allem Verhaltensprinzipien geprägt. Entspannung bedeutet auch, Perspektiven zu setzen, vermehrt emotional positive Einschätzungen und Lob auszudrücken. Es sollen dabei besonders prägnante Leitsätze gewählt werden, wie: „Verantwortung ist teilbar – auch Ihr Sohn hat dabei seinen eigenständigen Beitrag zu leisten!" oder: „Man kann im Leben vieles, aber nicht alles haben. Je früher man sich daran gewöhnt, um so leichter ist es später."

Entspannungsphasen sind immer dann vonnöten, wenn unverhofft **emotional belastende Reaktionen eines Familienmitgliedes** auftreten, wie z. B. das Weinen der Mutter, Streit und Wutentladung zwischen den Eltern oder Eltern und Kindern. In diesen Fällen kann zur Entspannung im Gespräch die Aufmerksamkeit auf positive Merkmale des emotional betroffenen Familienmitgliedes gelenkt werden. Ein Therapeut solidarisiert sich mit dem angegriffenen, schwächeren Elternteil.

Weitere Entspannungsmomente ergeben sich durch Ablenkungen, wie z. B. durch den Verweis auf Alltägliches oder die Probleme anderer, durch witzige Bemerkungen und lustige Überdramatisierungen. In jedem Fall sollte anschließend, wenn Entspannung eingetreten ist, über die Reaktionen und Gründe gesprochen werden. Alternatives Verhalten kann, wenn es sinnvoll erscheint, gesucht und eventuell im Rollenspiel eingeübt werden. Hierbei ergibt sich für den Therapeuten eine wichtige Modellfunktion.

7. Zusammenfassung der Absprache

Um dem Gespräch eine höhere Verhaltenswirksamkeit zu verleihen, ist es wichtig, die erzielte Absprache über alternatives Verhalten zur Konfliktlösung nochmals prägnant zusammenzufassen. Dadurch vergewissern sich die Therapeuten, ob die Absprache von allen Beteiligten in gleicher Weise verstanden wird. Eine zusammenfassende Wiederholung der Absprache erhöht zudem die Behaltensleistung. Dies wird auch durch die Schriftform, wie z. B. einem Beobachtungs- oder Tokenplan (vgl. Abschnitt 7.2.2.1. und 11.1.4.), unterstützt. Diese Zusammenfassung kann etwa lauten: „Wir haben festgestellt, daß Sie Ihrem Sohn unabhängig von seinem Verhalten alle Wünsche erfüllen. Wir haben auch die Gründe dafür herausgefunden. Jedoch hilft dieses Verhalten von Ihnen Ihrem Kind nicht, Verantwortung und Selbständigkeit zu entwickeln. Aber erst durch Verantwortung und Selbständigkeit kann er auf sein Verhalten und seine Leistung stolz sein. Wir haben uns deshalb darauf geeinigt, daß sie täglich mit Ihrem Sohn zusammen protokollieren, ob er das versprochene Verhalten, nämlich nicht wütend zu werden, wenn etwas nicht nach seinem Willen geschieht, einhalten konnte. Erst wenn er dies ... Tage geschafft hat, wird ihm dafür ein vorher abgesprochener Wunsch erfüllt."

Durch diesen abschließenden Schritt erreicht man eine erhöhte Verbindlichkeit im Hinblick auf die erzielten Ergebnisse. Dies kommt einem mündlichen Vertrag zwischen den Therapeuten und den Eltern gleich.

Das Prinzip dieser direktiven Gesprächsführung basiert – wie deutlich wurde – auf An- und Entspannung und kann in einem Elternberatungsgespräch von ca. zwei Stunden je nach Gesprächsverlauf, Gesprächsteilnehmer und anstehender Problematik bis zu drei Mal zur Anwendung kommen.

7.1.3. Motivierung

Die Motivierung der Eltern aggressiver Kinder bringt einige Probleme mit sich, da in einer großen Anzahl der Fälle die Familie nur unter dem Druck einer Institution (Schule oder Jugendamt) oder der Umwelt (z. B. der Nachbarschaft oder Mieter) eine Beratung aufsucht.

● Gründe mangelnder Motivation

Das aggressive Verhalten der Kinder wird von den Eltern oft nicht als solches erkannt, da sie z. B. ebenso aggressive Rezepte zur persönlichen Problemregelung bevorzugen und den Kindern vorleben. Darüber hinaus wird oft das Problem verniedlicht und nicht als Angelegenheit der eigenen Familie, sondern der Spielkameraden oder der Schule oder ähnlichem definiert. Die Gründe und damit die Verantwortung für das Problem liegen angeblich außerhalb der Familie. Dadurch kommt kein Leidensdruck auf.

Hiermit sind nur einige ungünstige Prozesse angesprochen, die eine Motivierung der Eltern erschweren. Man findet auch andere, ebenso ungünstige Faktoren. In einer Reihe von Familien mit aggressiven Kindern sind z. B. die Mütter alleinerziehend. Bei diesen Konstellationen treten durch Zeitmangel extreme Überlastungs- und Ohnmachtsreaktionen auf. Solche Familien oder Mütter versprechen sich als vorgeordnetes Ziel der Beratung nicht selten eine zeitweise Entlastung und die Möglichkeit, die Erziehungsverantwortung auf die Therapeuten zu übertragen. Alleinerziehende sind in der Regel zunächst gut zu motivieren, jedoch läßt die Motivation aufgrund äußerer Belastungsfaktoren schon bei kleinen Anforderungen oder Schwierigkeiten schnell nach.

Neben diesen, für bestimmte Familienkonstellationen typischen Motivationsproblemen, treten einige weitere Schwierigkeiten auf, die man im Rahmen der Elternberatung beobachten kann. So gibt es vornehmlich bei Unterschichtsfamilien sprachliche Verständigungsprobleme, die eine Barriere bedeuten und die Distanz der Eltern gegenüber den Therapeuten vergrößern. Häufig treten auch subjektive Vorstellungen über die Person und Entwicklung des Problemkindes auf, die man mit zwei typischen Leitsätzen zusammenfassen kann:

(1) „Er könnte, wenn er nur wollte!" und
(2) „Da ist Hopfen und Malz verloren, er wird ein Versager wie sein Vater (bzw. seine Mutter)!"

Beiden Haltungen ist gemeinsam, daß sie einer aktiven Elternmitarbeit im Wege stehen, da die Eltern bzw. ein Elternteil sich nicht verantwortlich fühlen. Lebensschicksale werden so erlebt, daß sie entweder durch das Wollen (die Fähigkeit) des Zöglings festgelegt (1) oder gar nicht beeinflußbar scheinen, da genetische und biologische Ursachen angenommen werden (2). Die Gestaltung zwischenmenschlicher Beziehungen wird nicht als aktiver Auftrag angesehen, dessen Erfolg und Mißerfolg im Geschick und in der Verantwortung der Familie liegen.

Ein generelles Motivationsproblem soll abschließend berichtet werden: Schwierigkeiten von und mit Kindern werden vorwiegend als Problem im schulischen Leistungsbereich definiert. Als Leistungsdefizit eines Kindes gelten fast immer Schwächen z. B. im Lesen und Schreiben, nie solche im Sozialverhalten. Demzufolge lassen sich Eltern eher bei schulischen Leistungsschwächen als bei Verhaltensstörungen beraten. Ein **Zusammenhang** zwischen **schulischer Leistung** und **Sozialverhalten** wird kaum gesehen. Wird er erkannt, begnügt man sich oft nur mit der Behebung der Lernleistungsstörungen.

● Möglichkeiten der Motivierung

Die meisten der berichteten ungünstigen Faktoren kann man durch ein strukturiertes Vorgehen beeinflussen. Zentral ist dabei die Gestaltung des Erstkontaktes und der Aufbau einer gemeinsamen Arbeitsbasis. Folgende Prinzipien sollten beachtet werden:

1. Mit den Problemen der Familie solidarisieren

Eine zentrale Ursache für Skepsis oder sogar Ablehnung gegenüber der Elternberatung liegt in der Angst der Eltern, sich eine Blöße zu geben und die Schuld für das Verhalten der Kinder zugeschoben zu bekommen. Aus diesem Grund müssen zwischen den Therapeuten und den Eltern Gemeinsamkeiten aufgebaut werden, die wechselseitiges Vertrauen ermöglichen.

In einem ersten Schritt sollen sich deshalb die Therapeuten mit den Problemen der Familie solidarisieren und die Bedürfnislage der Familie damit akzeptieren. Dies geschieht, indem sie ihnen signalisieren, daß sie mit den Problemen nicht alleingelassen werden und daß diese behebbar sind. Die positiven Seiten einer Veränderung können dabei beschrieben werden, wobei die Vorstellungen der Eltern mit den realen Notwendigkeiten und den Interessen des Kindes in Einklang gebracht werden müssen. Den Eltern wird damit eine neue Sicht des Problems nahegelegt und das Gefühl der Hilflosigkeit verringert.

2. Aufmerksamkeitszuwendung

Bei den Problemschilderungen der Eltern treten oft Widersprüche auf. Ein Beweis für die Aufmerksamkeitszuwendung seitens der Therapeuten kann sich neben Zuhören, Nachfragen und Erinnern auch dadurch ausdrücken, daß sie solche Widersprüche in diesen Schilderungen thematisieren. Aufmerksamkeitszuwendung dieser Art drückt nicht nur Interesse an den Problemen der Familie aus, sondern verdeutlicht auch das Engagement der Therapeuten. Die aufgezeigten Widersprüche machen Eltern betroffen und zwingen sie, über Geschehnisse innerhalb der Familie nachzudenken und zuverlässigere Auskünfte zu erteilen (vgl. Abschnitt 7.1.2.).

3. Kompetenzen zuweisen

Die Eltern werden als Experten von den Therapeuten beschrieben, die aus erster Hand die Entwicklung ihres Kindes kennen und darüber am besten Auskunft geben können. Die Erziehungskompetenz wird nicht in Frage gestellt. Die positiven Aspekte werden in den Vordergrund gehoben. In der Regel sollte der Rolle des Vaters – sofern er in der Familie lebt – besonderes Gewicht gegeben werden, um sein Engagement und seine Verantwortungsbereitschaft zu erhöhen.

Es ist auch wichtig, den Eltern von Anfang an den Eindruck zu vermitteln, daß sie etwas zur Problemlösung beitragen können. Nach Kanfer & Grimm (1980) sollen die Eltern das aggressive Verhalten ihrer Kinder als ihr eigenes Problem begreifen und sich dafür verantwortlich fühlen, auch wenn das Verhalten nach Aussagen der Eltern hauptsächlich außerhalb der Familie auftritt. Eltern meinen in diesem Zusammenhang dann häufig, das Problem sei Angelegenheit z.B. der Schule, und der Lehrer müßte damit fertig werden. Sie nehmen auch an, wenn ein Fachmann sich mit dem Problem auseinandersetze, dann reiche dies zur Bewältigung aus. Deshalb müssen die Kompetenzen der Eltern hervorgehoben und die Grenzen professioneller Hilfe verdeutlicht werden. Dies bedeutet nicht, daß den Eltern eine zeitweise Entlastung durch die Klientenrolle vorenthalten wird.

4. Ein klares und überschaubares Hilfeangebot formulieren

Die Eltern erwarten konkrete Hilfe, die auch für Laien umsetzbar ist. Deshalb wird ihnen einfach und im Detail beschrieben, was mit dem Kind gemacht wird und wie sich das Vorgehen der Elternberatung gestaltet. Dabei sind Ansatz, Länge und Aufbau der Sitzungen anzugeben. Den Eltern müssen die Schritte in ihrer Abfolge klar nachvollziehbar und für die Gesamtfamilie akzeptabel erscheinen. Die Verzahnung zwischen Kindertraining und Elternberatung ist als tragende Säule zu verdeutlichen.

Im Verlauf der Beratungsgespräche ist immer auf die Durchschaubarkeit der Aktivitäten zu achten. Dies verringert das Gefühl der Hilflosigkeit und motiviert die Eltern, sich zu beteiligen. Ein Hilfsangebot für die Eltern liegt vor, wenn ein Problem in kleine, überschaubare Teilprobleme gegliedert und dafür konkretes Verhalten bzw. Reagieren genau besprochen wird. Bei der Formulierung des Hilfeangebotes soll der aktive Beitrag der Eltern hervorgehoben werden.

5. Erwartungen genau abklären

Eine zentrale Aufgabe des Erstkontaktes sowie der gesamten Elternberatung ist es, die Erwartungen sowohl an das Kindertraining als auch an die Elternberatung kennenzulernen und zu diskutieren. In den Erwartungen der Eltern drücken sich oft deren Sorgen und Probleme aus, genauso auch deren Wünsche, welches Kindverhalten als Ergebnis der Therapie angestrebt und erreicht werden soll. Das bedeutet, es geht auch um die Therapieziele für ein Kind. Mit den Eltern muß abgeklärt werden, welche Therapieziele für ihr Kind sinnvoll sind und welche realistischerweise erreicht werden können. Hierbei ist es wichtig, daß ein Kind, je nach seinen Möglichkeiten und Fähigkeiten, am Gespräch beteiligt wird oder daß die Therapeuten als Anwalt eines Kindes dessen Interessen vertreten. Die Therapeuten müssen auch notwendige Verhaltensänderungen bei den Eltern zum Gegenstand der Therapiezieldiskussion machen. Diese Gespräche über Erwartungen und Therapieziele sind in regelmäßigen Abständen zu wiederholen, da sich Ziele und Erwartungen ändern können oder müssen. Dabei wird in manchen Fällen von den Therapeuten viel Überzeugungsarbeit geleistet, was bei den Eltern wiederum hohe Erwartungen gegenüber dem Vorgehen aufbaut.

Diese überhöhten Erwartungen beziehen sich vor allem auf die Therapieziele mit dem Kind. Da den Eltern schon beim Erstkontakt das therapeutische Vorgehen möglichst konkret beschrieben wird, kommt oft der Eindruck auf, daß die alleinige Durchführung des Trainings alle Probleme beheben kann. Die Mitteilung, daß **nur** durch die zugesicherte aktive Mitarbeit der Eltern die Therapieziele erreicht werden können, kann ernüchternd wirken. Diese Information ist jedoch dringend erforderlich, um einer falschen Elternmotivation vorzubeugen.

7.2. Ziele, praktisches Vorgehen und Materialien

In diesem Abschnitt werden die Ziele für die Erstkontaktphase, für die trainingsbegleitende Elternberatung und die Therapienachkontrolle kurz genannt, das praktische Vorgehen ausführlich beschrieben und die für jedes Vorgehen notwendigen Materialien direkt angefügt.

7.2.1. Erstkontakt

Der Erstkontakt mit den Eltern ist in der Regel der erste persönliche Kontakt mit der Familie. Ihm kommt deshalb eine besondere Bedeutung zu, zumal sich in dieser Phase entscheidet, ob ein Training und eine Beratung aufgenommen werden.

▶ Ziele

Die Beratungsziele einer familienbezogenen Arbeit beziehen sich vor allem auf die Probleme, die mit dem aggressiven Verhalten des Kindes, das am Training teilnehmen soll, verbunden sind. Deshalb ist es wichtig, die Familienmitglieder, ihre Situation, ihre Probleme sowie ihre Vorstellungen und Wünsche an eine Intervention genauer kennenzulernen (vgl. auch die Stundenübersicht in Tab. 19).

1. Gegenseitiges Kennenlernen
Das Ziel des gegenseitigen Kennenlernens umfaßt aus der Sicht der Eltern die Definition der Therapeutenrolle, der Aufgaben der Therapeuten sowie ihrer Kompetenzen. Für die Therapeuten bezieht sich das Ziel zuerst einmal darauf, die familiäre Interaktion in ihrer natürlichen Umwelt kennenzulernen.

2. Anfertigen einer Verhaltensanalyse
Die ursächlichen und aufrechterhaltenden Bedingungen aggressiven Verhaltens müssen herausgefunden werden. Es handelt sich dabei um ein grundlegendes Ziel, von dem weitere Ziele und damit verbundene Vorgehensweisen abhängen.

3. Feststellen der Notwendigkeit und Realisierbarkeit der Intervention
Dieses Ziel beinhaltet die Teilziele „Abklärung der Erwartungen der Eltern sowie deren Bereitschaft, aktiv mitzuarbeiten" und „Erstellung einer Diagnose über das Kind". In Abhängigkeit davon wird die Entscheidung getroffen, ob ein Kindertraining durchgeführt wird.

4. Vorläufige Definition von Therapiezielen
Den Eltern soll verdeutlicht werden, welche Ziele für das Kind sinnvoll und realistisch zu erreichen sind und welche Ziele sie sich dabei selbst stecken müssen. Gemeinsam sollen dann vorläufige Ziele für Kind- und Elternverhalten definiert werden.

▶ Praktisches Vorgehen

Die Ausführungen zum praktischen Vorgehen im Erstkontakt mit den Eltern orientieren sich an den vier genannten Zielen. Das Vorgehen im Erstkontakt verteilt sich in der Regel auf zwei Treffen, zwischen denen eine diagnostische Sitzung mit dem Kind liegt. Im ersten Elternkontakt werden die ersten beiden Ziele, im zweiten das dritte und vierte Ziel angestrebt.

Die Erstkontaktphase sowie alle weiteren trainingsbegleitenden Elterngespräche finden, je nach Vereinbarung, als Hausbesuch statt. Die Wahl, ob Hausbesuch oder ein Treffen in einer Beratungsstelle, bleibt den Eltern überlassen. Nach unseren Erfahrungen im städtischen und großstädtischen Bereich wird der Hausbesuch immer der Arbeit in einer Beratungsstelle vorgezogen. Im ländlichen Bereich könnte sich dies anders verhalten, da die soziale Kontrolle in diesem Bereich größer ist und ein Hausbesuch eventuell als Schande empfunden wird.

Die Vorteile dieses Ansatzes liegen auf der Hand und lassen sich stichwortartig wiedergeben:

- Die Familie erkennt das „Auf-Sie-Zugehen" und fühlt sich dadurch **anerkannt.**
- Die Gastgeberrolle macht die Familie im Umgang mit den Therapeuten **sicher**.
- Der Hausbesuch garantiert in höherem Maße als die Arbeit in einer Beratungsstelle die **Mitarbeit der Familie**. Oft ist es durch diesen Schritt erst möglich, den Vater kontinuierlich in die Arbeit mit einzubeziehen.

Tabelle 19. Ziele, praktisches Vorgehen und Materialien des Erstkontaktes.

Ziele	**Praktisches Vorgehen**	**Materialien**
Gegenseitiges Kennenlernen	Benennen der Rolle, Aufgaben und Kompetenzen	– – – – –
Anfertigen einer Verhaltensanalyse	Durchführen einer Elternexploration	Elternexplorationsbogen (BAV, EAS)
Feststellen der Notwendigkeit und Realisierbarkeit der Intervention	Abklären der Bereitschaft der Eltern, aktiv mitzuarbeiten	– – – – –
Vorläufige Definition von Therapiezielen	Sammeln und Ordnen von Wünschen der Eltern	LEV-K

– Als Folge dieser Vorteile zeichnet sich diese Arbeitsform durch eine sehr **geringe Abbruchquote** aus, die bei 10% liegt (vgl. Kapitel 8).

Obwohl die Vorteile des feldnahen Ansatzes eindeutig sind, bedeutet dies nicht, daß die Elternarbeit – wenn die äußeren Bedingungen keinen Hausbesuch zulassen – im Rahmen unseres Konzeptes sinnlos wird. Nach unserer Erfahrung ist die Elternarbeit ebenso in einer Beratungsstelle möglich.

1. Gegenseitiges Kennenlernen

Die Therapeuten lernen im Erstkontakt vor allem die Eltern kennen. Die Kinder sind meistens nicht oder nur kurz zu Beginn anwesend (vgl. Abschnitt 7.1.1.). Da die Elternkontakte als Hausbesuch konzipiert sind, können die Therapeuten die **familiäre Interaktion in ihrer natürlichen Umwelt** beobachten und so die Familienmitglieder relativ umfassend kennenlernen. Die vertraute Umgebung bewirkt, daß Informationen über die Familie offener gegeben werden. Dies ergibt sich im wesentlichen aus der Verhaltenssicherheit der Eltern und aus der Lebensnähe der Situation selbst.

Der Hausbesuch gibt oft zwangsläufig Aufschlüsse über die räumlichen Gegebenheiten, die Wohnungsausstattung, das Vorhandensein und die Art des Kinderzimmers, das Familienklima, den Interaktionsstil in der Familie und die Frei- und Bewegungsräume in der Wohnung (vgl. auch Abschnitt 4.2.3.).

Für die Eltern ist hilfreich, wenn die Rolle, die Aufgaben und Kompetenzen der Therapeuten klar definiert werden. Bei dieser Definition leiten uns Fragen wie „Soll die Therapeutenrolle betont werden?", „Löst dies bei den Eltern Angst aus oder nicht?", „Geben sie bei zu starker Betonung der Therapeutenrolle alle Verantwortung an die Therapeuten ab?" oder „Wie deutlich soll man auf den Expertenstatus hinweisen?". Unser Ziel ist es, für die gesamte Elternberatung ein ausgewogenes Verhältnis von Entlastung und Anforderungen an die Eltern zu erreichen. Dies versuchen wir von Anfang an zu signalisieren. Dafür ist es vorteilhaft, sich gegenüber den Eltern als Berater auszugeben, der ein Experte für Kinder- und Familienfragen ist. Der Expertenstatus der Berater muß den Eltern möglichst überzeugend nahegebracht werden, ohne dabei Unsicherheit oder sogar Angst auszulösen. Dabei erhalten die Eltern globale Informationen über das Verhaltenstraining mit dem Kind und die dazugehörige Elternberatung. Es wird ihnen erläutert, daß Verhaltensprobleme zum Teil auf verschiedenen Defiziten beruhen und daß deshalb Kinder in einem Training bestimmte Fertigkeiten lernen müssen, um diese Lücken im Verhalten zu schließen. Dieses Nachlernen geschieht erst mit dem Kind alleine und anschließend in einer Kindergruppe. Es wird betont, daß die Eltern auch durch die Veränderung ihres Verhaltens ihre Kinder sehr gut beim Nachlernen unterstützen können und deshalb die Elternberatung unbedingt notwendig ist.

Diese Rollenumschreibung und Kompetenzdefinition bewirken, daß die Eltern sich in der Regel vertrauensvoll und ratsuchend an die Therapeuten wenden. Das bedeutet, sie erzählen zuerst von ihren Problemen und Sorgen, was ihnen Entlastung verschafft. Sie erwarten dann einen hilfreichen und umsetzbaren Ratschlag, der ihnen und der gesamten Familie Entlastung und Entspannung bringen soll. Der von dem Therapeuten gegebene Ratschlag ist immer mit Anforderungen an die Eltern verbunden, z. B. ein ungünstig verstärkendes oder modellhaftes Verhalten zu ändern. Der Expertenstatus verleiht dem Ratschlag den angemessenen Nachdruck, diesen gewissenhaft in die Tat umzusetzen.

Die Therapeutenrolle wird also nicht betont, da dieser Begriff am meisten die Gefahr in sich birgt, daß die Familien das Problem an die Therapeuten abgeben. In einigen Fällen ist der Begriff „Therapeut", vor allem für Unterschichtsfamilien, angstbesetzt oder vorurteilsbehaftet. Schon in der ersten halben Stunde des ersten Treffens wird der Begriff „Berater" gegenüber den Eltern eingeführt, wobei ihnen die Beraterrolle sicherlich von dem Charakter des Hausbesuches selbst vedeutlicht wird.

2. Anfertigen einer Verhaltensanalyse
Eine Verhaltensanalyse wird vor allem mit Hilfe der Informationen erstellt, die durch die systematische Elternexploration gewonnen wurden (vgl. dazu den Elternexplorationsbogen in Abschnitt 4.2.3.). Ebenfalls sehr wichtige Informationen stellen Verhaltensbeobachtungen z. B. mit dem BAV oder Ergebnisse des EAS dar. Durch die Verhaltensanalyse soll der Anteil der Ursachen für das aggressive Verhalten des Kindes herausgefunden werden, der in der Familie begründet ist. Dazu werden die Familienbiographie, einschneidende Ereignisse und das Erziehungsverhalten der Eltern besonders im Hinblick auf die Entwicklung des aggressiven Kindes erfragt. Dabei ist wichtig, festzustellen, wie die einzelnen Familienmitglieder miteinander umgehen und aufeinander reagieren. Diese Informationen lassen vorausgehende, nachfolgende und modellhafte Bedingungen erkennen.

Für die Zuverlässigkeit und Vollständigkeit der Informationen ist es besonders wichtig, das Vorgehen und die festgehaltenen Daten für die Eltern offenzulegen (vgl. Abschnitt 7.1.2.). Es ist auch von großer Bedeutung, die Eltern darauf aufmerksam zu machen, daß die Therapeuten genau wie ein Arzt selbstverständlich an die Schweigepflicht gebunden sind. Den Eltern wird die Durchführung der Exploration damit begründet, daß die Therapeuten das Kind verstehen und einschätzen lernen müssen. Da die Eltern ihr Kind am besten kennen und die meisten Erfahrungen mit ihm gesammelt haben, müssen sie als wichtigste Informationsquelle befragt werden. Den Eltern wird hiermit zugleich ihre Kompetenz verdeutlicht.

Nach unseren Erfahrungen wirken diese Ausführungen sowie die Durchschaubarkeit des Vorgehens derart, daß eine **große Mitteilungsbereitschaft** bei den Eltern hervorgerufen wird und so umfassend Daten gesammelt werden können. Diese Informationen werden durch die Diagnose des Kindes vervollständigt.

Alle Informationen müssen mindestens nach folgenden schematischen Punkten geordnet und verarbeitet werden, um zu einer übersichtlichen und systematischen Falldarstellung für jedes Kind bzw. jede Familie zu gelangen.

A. Beschreibung des aggressiven Verhaltens des Kindes
Informationsquellen: BAV, EAS, Elternexplorationsbogen, evtl. Lehrergespräch.
a) Art des aggressiven Verhaltens (z. B. das Kind ist offen und direkt in Form von Schlagen, Schimpfen und Schreien aggressiv)
b) Umweltbereich, in dem das aggressive Verhalten gehäuft auftritt (z. B. hauptsächlich zu Hause und in der Schule).
c) Interaktionspartner bei aggressivem Verhalten (z. B. zu Hause der Bruder, in der Schule die Mitschüler „x" und „y").

B. Beobachtung von anderen symptomatischen Verhaltensweisen des Kindes
Informationsquelle: Elternexplorationsbogen.
a) Art (z. B. nächtliches Einnässen).
b) Umweltbereich (z. B. zu Hause, alleine in fremder Umgebung, fast nie während des gemeinsamen Urlaubs mit den Eltern).
c) Interaktionspartner (z. B. könnte es mit den Eltern und der Art der Kontaktgestaltung zusammenhängen).

C. Mögliche Ursachen des aggressiven Verhaltens des Kindes
Informationsquelle: Elternexplorationsbogen.
a) Kritische Lebenssituation (z. B. die Mutter stirbt).
b) Eltern-Kind-Beziehung (z. B. der Vater lehnt das Kind ab, da es nicht seinen Vorstellungen und Erwartungen entspricht und zieht ein jüngeres Kind vor).
c) Erziehungsstil (z. B. die Eltern verhalten sich inkonsequent oder stimmen in ihren Erwartungshaltungen nicht überein, da die Mutter zu nachgiebig ist und der Vater zu streng).

D. Aufrechterhaltende Bedingungen des aggressiven Verhaltens des Kindes
Informationsquelle: Elternexplorationsbogen, Verhaltensbeobachtung während der Elternexploration.
a) Vorausgehende Bedingungen (z. B. die Mutter schimpft wegen einer Kleinigkeit in unangemessenem Ausmaß).
b) Nachfolgende Bedingungen (z. B. die Eltern setzen sich mit dem Kind nur dann etwas länger auseinander, wenn es etwas angestellt hat).
c) Ungünstige Modellwirkung (z. B. die Mutter geht mit dem Kind nur in einem schreienden Ton um: der Vater „explodiert" verbal bei den

kleinsten Fehlern und Ungeschicklichkeiten des Kindes).

E. Therapiezieldefinition aus der Sicht der Therapeuten

Informationsquellen: BAV, EAS, Elternexploration.

a) Für das Kind (z. B. erstens: Das Kind soll Konflikte mit dem Bruder zu Hause nicht in Form von Schlägen austragen und zweitens: Das Kind soll Konflikte mit dem Bruder zu Hause nicht in Form von Schimpfen und Schreien austragen und drittens ...).

b) Für die Eltern (z. B erstens: Die Mutter soll leiser mit dem Kind reden und zweitens: Die Mutter soll sich jeden Tag eine halbe Stunde mit dem Kind unterhalten und drittens: Die Mutter soll nicht wegen jeder Kleinigkeit in unangemessenem Ausmaß schimpfen und viertens ...).

3. Feststellen der Notwendigkeit und Realisierbarkeit der Intervention

Nachdem eine Verhaltensanalyse unter Berücksichtigung aller gewonnenen diagnostischen Ergebnisse angefertigt worden ist, können die Therapeuten die Notwendigkeit des Trainings zum Abbau von Aggression abschätzen. Sie sollten den Eltern die **wichtigsten diagnostischen Ergebnisse** aus dem Erstkontakt mit dem Kind und deren Bedeutung für die Familie und das Elternverhalten erläutern. Dies baut einerseits Unsicherheiten ab und andererseits Vertrauen auf. Ob jedoch tatsächlich ein Training mit dem Kind realisiert werden soll bzw. kann, hängt ganz entscheidend von den Eltern ab, d. h. von ihrer **Bereitschaft zur aktiven Mitarbeit**. Bereits während des ersten gegenseitigen Kennenlernens wurde den Eltern die Konzeption eines Kindertrainings mit der dazugehörigen Elternberatung vorgestellt. Daran wird noch einmal angeknüpft: Es werden die Erwartungen der Eltern im Hinblick auf das Vorgehen und den von ihnen zu leistenden Beitrag geklärt (vgl. Abschnitt 7.1.3.).

Sind die Eltern oder ein Elternteil nach ausführlicher Diskussion und Begründung des Vorgehens nicht zur aktiven Mitarbeit bereit, soll keine Therapie erfolgen, sofern es dem Kind gegenüber verantwortbar erscheint. Ein Kindertraining ohne familienbezogene Arbeit ist nämlich unseres Erachtens kaum sinnvoll und wird von uns deshalb abgelehnt. Ethische Gründe können jedoch auch dafür sprechen, eine Intervention mit dem Kind allein zu realisieren, und in diesen Fällen wird ein Training – auch wenn nur ein geringer langfristiger Erfolg zu erwarten ist – durchgeführt. In diesen Fällen wird den Eltern mitgeteilt, daß ein Kindertraining alleine wahrscheinlich erheblich länger dauert und daß umfassende, langandauernde Veränderungen im Verhalten des Kindes nicht garantiert werden können. Den Eltern wird deutlich dargelegt, daß sie sich sowohl gegen das Wohl ihres Kindes entscheiden als auch sich selbst die Möglichkeit der Hilfe und Unterstützung nehmen. Durch dieses Vorgehen wird die Bedeutung der Elternberatung unterstrichen.

4. Vorläufige Definition von Therapiezielen

Konnte mit den Eltern ein Konsens über ihre aktive Mitarbeit beim gesamten Vorgehen hergestellt werden, so sind zum Abschluß der Erstkontaktphase gemeinsam die anzustrebenden Ziele zu benennen. Drei bis vier vorläufige Ziele sowohl für die Arbeit mit dem Kind als auch mit den Eltern werden formuliert. Bei diesem Vorgehen sollen die Eltern zuerst ihre Wünsche äußern und nach ihrer Bedeutung ordnen. So wünschen Eltern aggressiver Kinder z. B. häufig, daß diese mit anderen Kindern weniger streiten. Dies gilt vor allem für den Umgang mit den Geschwistern und den Schulkameraden. Als zweites wünschen sie die Eltern oft, daß das Kind familiären und häuslichen Pflichten ohne großen „Aufstand" und ständige Aufforderungen nachkommt. Gemeinsam mit den Therapeuten wird dann der Sinn und die Realisierungschance der Ziele diskutiert. Der Sinn bestimmter Ziele läßt sich nicht allgemeingültig vorhersagen bzw. festlegen. Er hängt immer von der jeweiligen Gesamtsituation einer Familie ab. Prinzipiell kann man festhalten: Aufgaben und Pflichten innerhalb einer Lebensgemeinschaft, gemeinsame Freizeitaktivitäten oder sonstige angenehme Ereignisse entwikkeln und stärken das Zusammengehörigkeits- und vor allem Verantwortungsgefühl.

Die Realisierungschance der Ziele hängt einerseits von den damit verbundenen Anforderungen an alle Beteiligten, andererseits von ihrer **konkreten Formulierung** ab. Demzufolge wird zuerst das Problemverhalten des Kindes definiert, also beispielsweise: „Das Kind soll sich weniger streiten!" Der Begriff „Streiten" wird dann in einzelne Verhaltensweisen aufgesplittet und kann bedeuten, daß das Kind sich weniger häufig prügeln, seinen Gebrauch von Schimpfwörtern einschränken und weniger laut schreien und reden soll. Dieses Problemverhalten könnte vorwiegend dann auftreten, wenn das Kind mit dem gleichen Spielzeug spielen möchte wie sein Bruder oder wenn es sich durch Aussagen und Ausdrücke des Bruders oder anderer Kinder angegriffen fühlt. Nun kann das Zielverhalten genauer bestimmt werden. Das Alternativverhalten wird für jede Situation getrennt bestimmt. Bezüglich des Streits um Spielzeug mit dem Bruder kann gewählt werden:

1. Das Kind soll ruhig fragen, ob es auch einmal damit spielen kann. Wenn nein, dann soll es
2. fragen, wie lange der Bruder noch damit spielt. Wenn dieser noch länger damit spielen will, dann kann es
3. einen Vorschlag für ein gemeinsames Spiel mit dem Spielzeug unterbreiten. Wenn der Vorschlag nicht akzeptiert wird, dann soll es
4. ein anderes, ebenfalls beliebtes Spielzeug auswählen und damit spielen.

Zielverhalten kann sich aus mehreren kleinen Schritten zusammensetzen, die eine hierarchische Abfolge von Wenn-dann-Beziehungen darstellen können. Welches Zielverhalten in welcher Situation zuerst geübt werden soll, hängt von der subjektiv wahrgenommenen Schwierigkeit ab, das Ziel zu erreichen sowie von der jeweiligen Bedeutung der Situation. Die Bedeutung der Situation läßt sich an der Betroffenheit und der Erregung einer Person festmachen, also daran, was das Kind am wütendsten macht. Es wird selbstverständlich mit dem leichtesten Ziel begonnen. Bei solchen Gesprächen sollte das Kind mit einbezogen werden.

Den Eltern muß zugleich verdeutlicht werden, daß sie ihr Kind bei der Zielerreichung aktiv unterstützen müssen, indem sie z.B. das Kind ruhig an Abmachungen erinnern, mit ihm zusammen täglich in einen Verhaltensplan Beobachtungen eintragen usw. Zu diesem Zweck füllen auch die Eltern die Verstärkerliste (LEV-K, vgl. Abschnitt 4.2.1.) aus. Die mit den Angaben des Kindes übereinstimmenden Verstärker können später in einem Tokenplan eingesetzt werden.

Darüber hinaus müssen jedoch auch **Ziele** für das **Elternverhalten selbst** definiert werden. Diese können sich darauf beziehen, daß die Eltern bei einem Kinderstreit gar nicht oder erst ab einem bestimmten, klar abgesprochenen Punkt des Streites sowie in einer angemessenen Weise eingreifen. Es kann ein wichtiges Ziel sein, daß die Eltern ihren generellen „Umgangston" mit den Kindern und untereinander ändern. Beispielsweise sollen die Eltern nicht bei kleinsten Anlässen das Kind ausschimpfen. Wenn eine negative Kritik am Kind notwendig ist, sollte diese in angemessener Wortwahl und ruhigem Ton erfolgen. Auch die Lautstärke bei dem Gespräch der Eltern untereinander kann ein wichtiges, zu veränderndes Verhalten darstellen. Zur Erreichung der Ziele für die Eltern gilt es, in einem ersten Schritt sie darin zu unterweisen, sich täglich **selbst** systematisch zu beobachten. Also z.B.: Bei welchen Ereignissen schreit und schimpft die Mutter mit ihrem Kind? In einem zweiten Schritt werden eine oder zwei umrissene Situationen ausgewählt, wie gemeinsames Essen, Geschirrspülen, Hausaufgaben des Kindes erledigen, Zimmer aufräumen. Für diese Situationen werden konkrete alternative Verhaltensweisen gesucht, die die Eltern zeigen sollen. Auch diese Übungsergebnisse sollen die Eltern täglich protokollieren.

Durch diese gesamte Vorgehensweise wird den Eltern oft zweierlei plastisch vor Augen geführt:
1. Welche Ziele unrealistisch und zu hoch gesteckt sind und
2. wie entscheidend es von ihnen selbst abhängt, ob die Ziele – besonders bezüglich des Kindes – erreicht werden.

In diesem Zusammenhang muß den Eltern auch noch einmal der vorläufige Charakter der gemeinsam aufgestellten Therapieziele verdeutlicht werden. Diese können sich besonders zu Beginn der Beratung und des Trainings noch einmal ändern.

▶ Materialien

Die Materialien, die im Erstkontakt eingesetzt werden, bestehen ausschließlich aus verschiedenen Erhebungsverfahren zur Indikationsstellung. Es handelt sich vor allem um den Elternexplorationsbogen, der in Abschnitt 4.2.3. abgedruckt ist. Ein weiteres Material stellt der LEV-K dar, der gegen Ende des Erstkontaktes von den Eltern ausgefüllt wird. Sie sollen dabei einschätzen, welche Dinge und Tätigkeiten ihr Kind mag, welche also verstärkend wirken. Dieses Material ist in Abschnitt 4.2.1. zu finden. Die verschiedenen Beobachtungen, die die Therapeuten während des Hausbesuches machen können, werden im Anschluß an das Gespräch von den Therapeuten, an einigen Kriterien orientiert, festgehalten. Diese sind am Ende von Abschnitt 4.2.3. mit genaueren Erörterungen angegeben. Da also alle notwendigen Materialien in Kapitel 4. vollständig vorliegen, brauchen sie an dieser Stelle nicht noch einmal aufgeführt zu werden.

7.2.2. Trainingsbegleitende Elternberatung

Die trainingsbegleitende Elternberatung wirkt vor allem auf eine Verhaltensänderung bei den Eltern sowie in Grenzen auf eine Änderung des Familienlebens insgesamt hin. An lerntheoretischen Prinzipien orientiert sollen die ungünstigen, für eine Familie typischen Interaktionsmuster verändert und durch für alle Familienmitglieder akzeptable, positivere Verhaltensweisen ersetzt werden. Den Eltern werden in den trainingsbegleitenden Gesprächen Verhaltenszusammenhänge verdeutlicht. Die Therapeuten veranlassen sie, gezielt andere Handlungen und Reaktionen zu zeigen. Die Eltern erfahren dabei Hilfestellung und Unterstützung. Man geht dabei schrittweise vor und paßt sich der Belastbarkeit der Familie an. Ziel ist es, dem aggressiven Kind aufgrund des veränderten Elternverhaltens zu ermöglichen, sein im Training neu erworbenes Verhalten leichter auf den Alltag zu übertragen.

Im folgenden werden, analog dem Erstkontakt, für die vier trainingsbegleitenden Elternkontakte jeweils die Ziele, das praktische Vorgehen sowie die Materialien dargestellt.

7.2.2.1. Mit Verhaltenszusammenhängen, Verstärkungsprinzipien und Verhaltensbeobachtung vertraut werden

▶ Ziele

Auch die Ziele der Elternberatung teilen sich in die zwei bereits bekannten Gruppen der stundenübergreifenden und der für jeden Kontakt spezifischen Ziele (vgl. auch die Stundenübersicht in Tab. 20).

Stundenübergreifende Ziele

A. Für die Eltern soll der **Trainingsverlauf** mit dem Kind **durchschaubar** und begreifbar sein. Fortschritte des Kindes im Hinblick darauf, ob und welche Therapieziele es erreicht hat, können den Eltern in diesem Kontakt zurückgemeldet werden. Mit diesen Mitteilungen soll die **Motivation** der Eltern stabilisiert und erhöht werden.

B. Die Eltern sollen im Gespräch eine gewisse psychische **Entlastung** erfahren. Zugleich müssen die Therapeuten über wichtige **zwischenzeitliche Ereignisse** in der Familie in Kenntnis gesetzt werden, was einer groben Einschätzung der bisherigen Interventionseffekte dient.

Spezifische Ziele

A. Die Eltern bzw. die gesamte Familie erhalten anhand der diagnostischen Ergebnisse einen detaillierten **Einblick** in die **Art des aggressiven Kindverhaltens** sowie in die auslösenden und verstärkenden Bedingungen, um diese **Zusammenhänge** besser **verstehen** zu können. Die Therapieziele sollen anschließend endgültig festgelegt werden.

B. Die Eltern werden in einfache **Verstärkungsprinzipien** eingeführt und mit der systematischen **Verhaltensbeobachtung vertraut gemacht**.

C. **Erziehungshaltungen** der Eltern und **Rollen** sowie **Aufgabenverteilungen** in der Familie sollen thematisiert werden, um irrationale Anteile bewußt und diese dadurch einer Veränderung zugänglich zu machen.

▶ Praktisches Vorgehen

Alle trainingsbegleitenden Elternkontakte sind in ihrem Aufbau gleichermaßen strukturiert. **Erstens** berichten die Therapeuten zu Gesprächsbeginn über den Trainingsverlauf mit dem Kind. **Zweitens** teilen die Eltern anschließend Ereignisse und Beobachtungen mit, die seit dem letzten Treffen auftraten. Auch Hausaufgaben wie z. B. Beobachtungspläne werden gemeinsam ausgewertet. **Drittens** sprechen die

Tabelle 20. Ziele, praktisches Vorgehen und Materialien des ersten trainingsbegleitenden Elternkontaktes.

Ziele	Praktisches Vorgehen	Materialien
Motivieren der Eltern	Therapeuten teilen Fortschritte des Kindes mit.	U. U. Ton- oder Videoaufnahmen
Entlasten der Eltern	Eltern berichten über zwischenzeitliche Ereignisse.	U. U. Verhaltensprotokolle
Verstehen von aggressivem Verhalten	Therapeuten beschreiben den Eltern Verhaltenszusammenhänge.	Beobachtungen anhand des BAV oder TMK
Vertrautmachen mit Verhaltensbeobachtung und Verstärkungsprinzipien	Therapeuten erläutern den Eltern Lernprinzipien.	Einfache Beobachtungspläne, Arbeitsblätter „Arten der Zuwendung“ und „Wie belohne/bestrafe ich richtig?“
Bewußtmachen von Erziehungshaltungen, Rollen- und Aufgabenverteilungen in der Familie	Problemgespräche (u. U. Rollenspiele)	—————

Therapeuten bestimmte Themen, wichtige Lernprinzipien und Verhaltenszusammenhänge sowie neue Hausaufgaben an. Spezielle Fertigkeiten und Reaktionsmöglichkeiten können im Gespräch vertieft oder eventuell auch geübt werden.

In diesen drei Schritten finden sich sowohl die stundenübergreifenden als auch die spezifischen Ziele wieder. Die stundenübergreifenden Ziele beziehen sich immer auf die ersten beiden Schritte, die spezifischen auf den dritten.

Im folgenden wird das praktische Vorgehen gemäß des Dreierschritts, nach dem die Gespräche in der Familie aufgebaut sind, dargestellt:

1. Mitteilungen der Therapeuten (stundenübergreifendes Ziel A: Durchschaubarkeit des Trainingsverlaufes mit dem Kind sowie Stabilisierung der Elternmotivation).
2. Bericht der Eltern (stundenübergreifendes Ziel B: Entlastung der Eltern sowie Informieren der Therapeuten über zwischenzeitliche Ereignisse).
3. Spezifische Themen und Aufgaben (spezifische Ziele, hier A bis C: Verstehen der Art und Zusammenhänge von aggressivem Verhalten, Vertrautwerden mit Verhaltensbeobachtung und Verstärkungsprinzipien sowie Bewußtmachen und Ändern von irrationalen Erziehungshaltungen und Rollenverteilungen).

1. Mitteilung der Therapeuten

Die Therapeuten berichten über die Erstkontaktphase mit dem Kind im Einzeltraining und über den Trainingsbeginn. In den späteren Elternkontakten wird der Fortgang des Kindertrainings von Stunde zu Stunde nachvollziehbar mitgeteilt. Die Therapeuten geben an, was konkret mit dem Kind gemacht wurde und welche Materialien zum Einsatz kamen. Sie demonstrieren den Eltern, welche Therapieziele das Kind ansatzweise oder schon ganz erreicht hat und welcher Punkt noch bearbeitet werden muß. Dabei sollte der (Kinder)Therapeut die Gelegenheit nützen, besonders wenn das Kind anwesend ist, **positives Kindverhalten hervorzuheben** und zu loben. Diese soziale Verstärkung im natürlichen Umfeld ist besonders wirksam. Zugleich muß der Therapeut darauf achten, daß er explizit zwischen dem Kind und ihm vereinbarte Geheimnisse nicht preisgibt. Ebenso sollte er über solche Sachverhalte Stillschweigen bewahren, von denen er annimmt oder weiß, daß deren Preisgabe das Kind sehr verletzen würden. Dieses Vorgehen verlangt vom Therapeuten sehr viel Geschick und Feingefühl, da er genau abschätzen können muß, welche z.B. „negativen“ Mitteilungen das Kind zu erwünschtem Verhalten anspornen oder es zum Rückzug und zu mangelnder Mitteilungsbereitschaft veranlassen.

Informationen der Therapeuten bestärken jedoch nicht nur das Kind, sondern können auch den Eltern Mut machen oder bei ihnen negative Vorurteile und Erwartungen, die sie gegenüber dem Kind hegen, abbauen, da die Informationen die **Entwicklungsfähigkeit des Kindes** in eine positive Richtung aufzeigen. Dies motiviert die Eltern aufs neue zu aktiver Mitarbeit.

2. Bericht der Eltern

Haben die Therapeuten ihren Bericht über das Kindertraining abgeschlossen, fordern sie die Eltern auf, zu erzählen, was sich seit dem letzten Gespräch in der Familie zugetragen hat. Manchmal sind Informationen schon während der Mitteilungen der Therapeuten eingeflossen, besonders bei lebhaften und spontanen Eltern. Diese Vermischung des ersten und zweiten Schrittes kann und soll nicht vermieden werden. Jedoch ist der Hinweis zu Beginn eines jeden Gesprächs, daß zuerst die Therapeuten, dann die Eltern berichten, notwendig, und eine gewisse Strukturierung wird dadurch erreicht.

Die meist reichlichen Mitteilungen der Eltern über positive wie negative Ereignisse sind in der Regel global und in einer zeitlich nicht immer einzuordnenden Abfolge. Manchmal wird nicht deutlich, wer in der Familie was, wann, mit wem und warum gemacht hat. Hier muß einer der Therapeuten entsprechende Verständigungsfragen stellen. Solche Fragen werden von den Eltern überwiegend wohlwollend aufgenommen, als Interesse an der Familiensituation ausgelegt und gerne beantwortet. Für die Eltern ist es eine große **Entlastung** und Hilfe, sich mitteilen zu können, besonders hinsichtlich ihrer Sorgen. Oft haben „Problemfamilien“ keine Vertrauenspersonen, denen sie ihre Probleme erzählen könnten. Der erneute Hinweis der Therapeuten, daß sie der Schweigepflicht unterliegen, bestärkt ihre Gesprächsbereitschaft.

Im Rahmen der Mitteilungen der Eltern werden auch die **Hausaufgaben**, die sie zu erledigen hatten, besprochen. Hausaufgaben werden alle systematischen Hilfestellungen genannt, die an schriftliches Protokollieren gebunden sind. Es handelt sich dabei um Selbstbeobachtungsaufgaben, Verhaltensübungsaufträge für die Eltern und Tokenprogramme für Eltern und Kind.

Beispiele für Selbstbeobachtungsaufgaben sind: Die Mutter soll feststellen, wie oft sie ihr Kind am Tag ausschimpft und um welche Ereignisse es sich dabei handelt oder wie oft die Eltern vor den Kindern streiten und wie der Streit genauer aussieht usw. **Aufträge zur Verhaltensübung wären:** Das

Kind am Tag mindestens zweimal loben, nicht zu schreien, sondern im ruhigen Ton mit dem Kind zu reden oder mit dem Kind jeden Abend, bevor es ins Bett geht, über den Tag zu sprechen und mit ihm zu schmusen. **Tokenprogramme** umfassen beispielsweise Regelverhalten, Anforderungen und Aufgaben für das Kind, die es täglich beachten sollte und wofür es nach einer festgesetzten Zeitspanne eine zuvor besprochene Belohnung erhält.

Das gemeinsame Auswerten solcher Hausaufgaben gibt den Therapeuten die Möglichkeit, auch den Eltern ihre Verhaltensänderungen, Fortschritte oder Erfolge bezüglich der Beeinflussung des Kindverhaltens zurückzuspiegeln. Dies sind wichtige **Kompetenzerlebnisse für die Eltern**, die wiederum ihre Motivation erhöhen. Solche positiven Rückmeldungen sollten nicht vergessen werden.

Diese Mitteilungen der Eltern besitzen für die Therapeuten einen wichtigen Informationsgehalt: So tragen die Mitteilungen dazu bei, ein Informationsdefizit darüber zu schließen, welche Ereignisse auf die Familie einwirkten und was sonst noch geschah. Des weiteren können sich die Therapeuten ein gewisses Bild davon machen, ob und in welchem Bereich sowie in welchem Ausmaß das Kindertraining und die bisherigen Elternberatungsgespräche Effekte nach sich ziehen. Dieses Vorgehen gibt den Therapeuten wichtige Informationen und bildet ein Korrektiv für die Arbeit. Die Informationen der Eltern sind zwar nicht als objektiv und absolut zuverlässig zu betrachten, da sie verzerrt wahrnehmen, über- oder untertreiben oder sogar schwindeln (vgl. hierzu Abschnitt 8.3.). Die Informationen der Eltern können aber zumindest für die Auswertung der Hausaufgaben herangezogen werden.

Oft zeigen die Berichte der Eltern auch schon, an welchen Punkten in der Elternberatung anders verfahren werden muß. Beispielsweise können Eltern mit einer Beobachtungsaufgabe überfordert sein. Dann muß diese noch stärker auf eine Situation und ein Teilverhalten eingegrenzt werden. Die Mutter soll z.B. nur feststellen, wie oft sie beim Mittagessen mit irgendeinem Verhalten des Kindes nicht einverstanden ist. Andere Eltern nehmen die Aufgabe nicht ernst und wichtig genug. Ihnen muß der Sinn solcher Aufgaben noch einmal verdeutlicht sowie erklärt werden, wie und warum sich das Verhalten des Kindes wahrscheinlich weiter verschlimmert, wenn bestimmte lerntheoretische Prinzipien nicht beachtet werden. Bei manchen Eltern sind diese Ausführungen in etwas überzeichnender Weise darzulegen, z.B. steigende Schulschwierigkeiten, Herausbildung von delinquentem Verhalten, Diebstähle usw. Durch dieses Dramatisieren kann man den Eltern den Ernst der Situation nahebringen und sie über Betroffenheit motivieren. Wieder andere Eltern glauben, die Aufgaben seien leicht und einfach zu bewältigen, ohne schriftliche Notizen. Ihnen müssen entweder Ungenauigkeiten oder Widersprüche in ihren Aussagen, z.B. mit Tonbandaufnahmen nachgewiesen werden oder ihnen muß die Schwierigkeit der Aufgabe nachvollziehbar gemacht werden.

3. Spezifische Themen und Aufgaben

Es folgt der dritte Schritt in diesem Beratungsgespräch. Drei spezifische Ziele sollen dabei erreicht werden:

A. Verstehen der Art und Zusammenhänge von aggressivem Verhalten

Mit Hilfe der Ergebnisse des EAS erklären die Therapeuten, wie häufig aggressives Verhalten im Vergleich zu gleichaltrigen Kindern auftritt, welche Formen es annimmt, ob z.B. Aggression eher gegen Personen oder gegen Gegenstände ausgeteilt wird, eher offen erkennbar oder hinterhältig ist und in welchen Situationen das Kind bevorzugt aggressiv reagiert, beispielsweise nur zu Hause oder überwiegend in der Schule und außerhalb des Elternhauses. Die Therapeuten zeigen den Eltern die entsprechenden Situationen (Beispiele) des EAS, damit sie sich eine bessere Vorstellung davon machen können. Verhaltensbeobachtungen, die mit dem BAV oder TMK gesammelt wurden, werden ebenfalls zum differenzierten Verständnis der Art des Kindverhaltens herangezogen. Solche systematischen sowie komplexeren Verhaltensbeobachtungen in der Trainingssituation und zu Hause geben Hinweise auf die Mechanismen der Verhaltenssteuerung, die das Kind bevorzugt. Beispielsweise lenkt ein Kind geschickt seine Mutter, indem es ihr mit den ersten Anzeichen eines Wutanfalles droht. Um Schlimmeres zu vermeiden, gibt die Mutter dem Kind dann fast immer nach. Ein anderes Beispiel für eine Verhaltenssteuerung des Kindes kann in schnellem Weinen bestehen, um eventuell berechtigte Strafe zu verhindern und/oder etwas durchzusetzen. In diesem Rahmen kann dann auch gut (z.B. anhand der Ergebnisse der Exploration) der Zusammenhang zwischen vorausgehenden und nachfolgenden Bedingungen des aggressiven Kindverhaltens verdeutlicht werden. Den Eltern wird aufgezeigt, wie sie selbst aggressives Verhalten auslösen oder auftretendes verstärken. Indem eine Mutter bei Wut oder Weinen ihres Kindes diesem nachgibt, verstärkt sie es in seiner bevorzugten, aggressiven Verhaltenssteuerung. Stellt eine Mutter zu penible Ordnungsanforderungen an ihr Kind oder nörgelt sehr häufig an ihm herum, kann dies ebenfalls aggressionsauslösend sein.

Eine weitere Verhaltenssteuerung des Kindes kann auch durch die **Wahrnehmung des Kindes** bedingt sein. Es fühlt sich zu schnell bedroht, was dann aggressives Verhalten auslöst. Die Ergebnisse der Verstärkerliste zeigen geeignete Mittel der Fremdverstärkung für die Eltern an und sind notwendig, wenn ein Tokenplan erstellt wird. Darüber hinaus zeigen diese Ergebnisse, ob die Eltern die Wünsche, Bedürfnisse und Interessen ihrer Kinder richtig einschätzen. Dies bietet für Eltern und Therapeuten gute Gesprächsanlässe, bei denen die Eltern einen ersten Anstoß bekommen sollen, über sich, das Kind und ihre Beziehung zu ihm erneut und z. B. aus der **Perspektive des Kindes** nachzudenken. Dadurch kann der Grundstein zu einem veränderten Elternverhalten gelegt werden.

Nachdem die Eltern in dieser differenzierten Weise informiert wurden, sind die Therapieziele darauf zu überprüfen, ob sie noch angemessen und zudem realisierbar sind. Mit den Eltern wird noch einmal diskutiert, was man von dem Kind erwarten soll und kann und vor allem, wie ihr Beitrag aussieht.

B. Vertraut werden mit Verstärkungsprinzipien und Verhaltensbeobachtung

Verstärkungsprinzipien. Für die weitere Arbeit ist es notwendig, ein grundlegendes Verständnis von Verhaltenszusammenhängen bei den Eltern zu schaffen. Den Eltern wird deshalb anhand der Verstärkungsprinzipien erläutert, wie Verhalten gelernt und aufrechterhalten wird. Die Wirkung von Modellen, stellvertretende und selbst verabreichte Verstärkung bei der Entstehung von Verhalten bleiben vorerst unberücksichtigt, da die Eltern damit überfordert wären. Es ist schon viel gewonnen, wenn die Eltern verstehen, daß sie über die **Art der Zuwendung** das Kindverhalten beeinflussen (können) und umgekehrt auch das Kind über verschiedene Aktivitäten das Elternverhalten steuert bzw. verstärkt. Zur Unterstützung der Erklärung werden Arbeitsblätter eingesetzt (siehe unten). Zuerst wird den Eltern verdeutlicht, welche Verhaltensweisen beim Kind durch Zuwendung unmerklich hervorgerufen werden. Über die Art der Zuwendung, nämlich positive, negative und keine Zuwendung – und wie dadurch Verhalten verstärkt wird – sprechen Therapeuten und Eltern.

Als Hilfe erhalten die Eltern das Arbeitsblatt „Arten der Zuwendung", das sie aufbewahren sollen. Zu jeder Zuwendungsart werden gemeinsam Beispiele aus der Familie gesucht oder der (Kinder-)Therapeut berichtet, wie er bei welchem Kindverhalten reagiert und wie sich daraufhin das Verhalten des Kindes verändert. Beispielsweise kann er erzählen, wie ein Kind ihn „auf die Probe stellen" und „provozieren" will, indem es mit einem in der Hose versteckten und nicht sichtbaren Spielzeug Töne erzeugt. Der Therapeut fährt in seinen Handlungen fort, als ob er die Geräusche nicht hören würde. Nach mehrmaligen erfolglosen Versuchen des Kindes, den Therapeuten aus der „Ruhe zu bringen", gibt es auf.

Anhand des Arbeitsblattes „Wie belohne und bestrafe ich richtig!" wird genauer auf die Möglichkeiten eingegangen. Den Eltern müssen die verschiedenen Ebenen, auf denen sie belohnen und bestrafen können, einsichtig werden. Es handelt sich um soziale, materielle und Münzverstärkung. Für diese Ebenen werden Beispiele genannt, die für familienspezifische Situationen konkretisiert werden.

Wichtig ist z. B., darauf hinzuweisen, daß die Eltern oft **nicht konsequent** oder überhaupt **nicht loben**. D. h., einmal schenken sie dem Kind für positives Verhalten Aufmerksamkeit und loben es, ein anderes Mal beachten sie es bei dem gleichen Verhalten gar nicht. Viele Dinge betrachten die Eltern auch als selbstverständlich, ohne das Kind dafür zu loben oder sich bei ihm z. B. für Hilfehandeln zu bedanken.

Besonders inkonsequent können Eltern auch bei materieller Verstärkung handeln. Bei vielen Gelegenheiten „zwischendrin" bekommt das Kind etwas gekauft oder geschenkt, was **in keinem Zusammenhang** mit einem **bestimmten Verhalten** steht. Manchmal bekommt das Kind sogar solche Belohnungen, wenn es etwas „angestellt" hat oder aufgrund von aggressivem Nörgelverhalten. Damit nehmen sich die Eltern jegliche Möglichkeit, ihr Kind für ein angemessenes Verhalten zu motivieren oder überhaupt zu beeinflussen. Die Therapeuten weisen darauf hin, daß materielle Verstärker eine Ausnahme sein sollten. Materielle Verstärker sollten eher bei besonderen Anlässen Verwendung finden und zeitlich begrenzt eingesetzt werden (vgl. Abschnitt 7.2.2.2., Einsatz eines Tokenplanes). Die Kinder müssen im Laufe der Zeit dazu befähigt werden, selbstkontrolliert zu handeln und dabei Selbstinstruktionen (z. B. Vorsätze) und Selbstverstärkung (wie Selbstlob) einzusetzen. Ein unterstützender Schritt dahin stellt die materielle Verstärkung durch die Eltern dar.

Nicht nur durch Belohnen, sondern auch durch Bestrafen kann Verhalten gesteuert werden. Dabei ist es von Bedeutung, unangebrachte Strafaktionen, die oft nichts am Problemverhalten ändern, und angemessenes Strafverhalten auseinanderzuhalten. Angemessene Bestrafung bedeutet dabei, daß ein Kind Konsequenzen aus seinem Verhalten erfährt, die im Sinne einer **natürlichen Folge** zur Handlung passen. Wirft ein Kind z. B. in Wut Geschirr kaputt, dann besteht ein unangebrachtes Bestrafen darin, dem Kind eine Ohrfeige zu geben. Davon wird das Geschirr nicht wieder ganz und die wechselseitigen Wutgefühle werden höchstens größer. Eine angemessene Bestrafung im Sinne einer natürlichen

Folge ist, auf **Schadensbehebung** zu bestehen, indem das Kind das kaputte Geschirr von seinem Geld ersetzen muß. Dies soll dem Kind ohne Schimpfen oder Schreien und in Ruhe mitgeteilt werden. Den Eltern wird folglich erklärt, worin richtiges Bestrafen besteht und mit welchem Sinn es verbunden sein soll. Parallel zum Belohnen kann eine Strafe wieder auf drei Ebenen erfolgen (vgl. den Punkt Materialien): Die aufgeführten Punkte unter „Soziale Dinge" beziehen sich auf die Techniken des **Ignorierens** von aggressivem oder sonstigem unangebrachten Verhalten, um es damit zu löschen. Bei starkem aggressiven Verhalten, das man nicht ignorieren kann, ist beispielsweise **sozialer Ausschluß** angezeigt – und zwar vor allem im Sinne einer Reizkontrolle. Das bedeutet, die Eltern müssen unterscheiden lernen, daß es sich hierbei um keinen beleidigten Rückzug der Eltern oder keinen langandauernden Liebesentzug handelt, sondern um Maßnahmen, die dem Kind einerseits Grenzen und Signale setzen und andererseits Hilfestellung für ein anderes positives Verhalten geben. Sozialer Ausschluß (z. B. wird ein Kind bei einem Wutanfall in sein Kinderzimmer gebracht) soll also nicht einen Tag lang praktiziert werden. Vielmehr wird dem Kind unbedingt mitgeteilt, daß es gerne wiedergesehen ist, wenn seine Wut vorüber ist. Auch **Ignorieren** bedeutet nicht, das Kind generell für einen längeren Zeitraum nicht zu beachten. Es meint, daß nur das aggressive Verhalten nicht mit Aufmerksamkeit in Form von Worten, Gesten, Mimik und gemeinsamen Aktivitäten bedacht werden soll. Dieses richtige Strafverhalten ist identisch mit dem Punkt „Keine Zuwendung" des Arbeitsblattes „Arten der Zuwendung". Zeigt das Kind jedoch, kurz nachdem man sein unangemessenes Verhalten ignoriert hat, positives und alternatives Verhalten, dann muß der Erwachsene sofort darauf reagieren und das Kind für sein angebrachtes Handeln verstärken.

Bestrafungen bezüglich „materieller Dinge" beziehen sich auf den Entzug von bevorstehenden Belohnungen, Privilegien und vor allem auf die Behebung eines Schadens, den das Kind angerichtet hat. Die Schadensbehebung muß den Möglichkeiten des Kindes angepaßt sein. Beispielsweise sollte eine „Geldstrafe", damit ein beschädigter Gegenstand instandgesetzt werden kann, nicht im gesamten Taschengeldentzug für mehrere Monate bestehen, sondern nur einen Teil des Taschengeldes betreffen. Ist der Schaden sehr groß, so daß das Kind ihn sowieso nicht ganz von seinem Geld bezahlen kann, sollte die „Schadensregulierung" in kombinierter Form erfolgen, d. h. teilweise über Geld und teilweise über Arbeitsleistungen, die, wenn möglich, im Zusammenhang mit der Wiederherstellung des Gegenstandes stehen sollten.

Wird in der Familie zufällig ein Tokenplan durchgeführt, dann können darüber Folgen für das Kind verdeutlicht werden. Es muß sich dabei allerdings um solches Verhalten handeln, das mit dem Kind abgesprochen im Tokenplan eingesetzt ist.

Um den Eltern besonders einprägsam zu verdeutlichen, wie sich richtiges Strafverhalten von falschem abhebt, werden dafür ebenfalls Beispiele besprochen sowie die **langfristigen negativen Folgen** von falschem Strafen für das Kind aufgezeigt. Diese Information erhalten die Eltern auch schriftlich auf dem Arbeitsblatt über richtiges Belohnen und Bestrafen. Den Eltern soll verdeutlicht werden, daß falsches Bestrafen etwas mit den negativen Zuwendungen aus dem Arbeitsblatt „Arten der Zuwendung" zu tun hat und daß dieses nicht dazu beiträgt, aggressives Verhalten abzubauen, sondern es sogar unterstützt. Eltern müssen lernen, daß Art und Ausmaß von Strafen in einem sinnvollen Zusammenhang mit dem Kindverhalten stehen müssen. Z. B. ist es wenig einsichtig, schon bei geringem unerwünschten Verhalten mit hohen Strafen zu drohen, zumal man dann bei starkem unangemessenen Kindverhalten kaum noch Steigerungsmöglichkeiten hat. Dieser Sachverhalt sowie die in elterlicher Wut unüberlegt ausgesprochenen Strafen tragen dazu bei, daß Strafen **nicht konsequent durchhaltbar** sind. Sie sind dann oft unrealistisch hoch formuliert und deshalb kaum durchführbar oder die Realisierung ist nur schwer kontrollierbar. Beispielsweise verhängt der Vater in seiner Wut eine Woche Hausarrest und Fernsehverbot. Mit Ausreden und Lügen kann das Kind zum Teil den Hausarrest umgehen oder läuft manchmal einfach weg. Fernsehen schaut es auch bis kurz bevor der Vater abends nach Hause kommt, da die Mutter z. B. nachgiebig und dadurch inkonsequent ist. Neben diesen zu beachtenden Punkten soll ein Strafverhalten nicht um der Strafe selbst geschehen. Das bedeutet, das Kind muß einen Zusammenhang und eine **Gleichwertigkeit** von seinem **Handeln** und der **Strafe** erkennen können. Hilft beispielsweise ein Kind an einem Samstagnachmittag nicht wie die gesamte Familie bei der Wohnungssäuberung und Gartenpflege, sondern „drückt es sich und macht sich einen gemütlichen Nachmittag", dann hat es auch nicht das Recht, am Abend beim Grillen im Garten anwesend zu sein, sondern muß den Abend allein in seinem Zimmer verbringen. Das Kind wird vom Vergnügen ausgeschlossen, da es sich von den Pflichten ausschließt.

Die Eltern müssen die Notwendigkeit positiver Verstärkung, richtiger Bestrafung und die Probleme falscher Strafen einsehen. Die üblicherweise von den Eltern praktizierten Strafmaßnahmen müssen verzögert werden. Oft ist es auch sinnvoll, den Eltern neben den dargestellten Sacherläuterungen auch ihre Lebenssituation zu verdeutlichen, die durch Konflikte oder Streß am Arbeitsplatz gekennzeichnet ist und allein dadurch schon unüberlegte Reaktionen begünstigt.

Verhaltensbeobachtung. Den Eltern wird schrittweise mit Hilfe der systematischen Verhaltensbeobachtung ein Einblick in familiäre Strukturen ermöglicht, die zu einer Aufrechterhaltung aggressiven Verhaltens beitragen. Die Verhaltensbeobachtung ist nur dann von den Eltern bewältigbar, wenn man **zwei** bis **maximal vier Kategorien** nennt, nach denen das Verhalten täglich beobachtet werden soll. Bei der Formulierung der Verhaltensweisen für das Kind kann man sich an den Kategorien des BAV orientieren. Solche Verhaltensweisen sind an **konkreten Situationen** oder **Aufgaben** festzumachen (z. B. das Leeren des Mülleimers, das Abräumen des Mittagstisches oder das gemeinsame Abendessen). Es ist dabei wichtig, die Beobachtungen auf eine solche Situation zu beschränken. Die Verhaltenseinschätzungen sind schriftlich entweder anhand einer Fünfer-Rating-Skala durchzuführen (s. Abschnitt 4.2.2.) oder es sind die Häufigkeiten zu notieren. Es dauert in der Regel aber relativ lange, bis die Eltern diese Aufgabe bewältigen können, und daher sollten sie von Sitzung zu Sitzung neu geübt werden.

Hier ist es am günstigsten, die **Häufigkeiten** erheben zu lassen. Das Elternteil, das das Verhalten beobachtet, soll direkt nach dem Auftreten einen Strich in der Liste anbringen. Dies ist die zuverlässigste Möglichkeit, etwas über die Ausprägung des Kindverhaltens zu erfahren und zugleich die Eltern in eine systematische Verhaltensbeobachtung einzubeziehen. Manchmal lassen sich Reaktionen des Kindes nicht so ohne weiteres für ein Verhalten in einer Situation spezifizieren. Beispielsweise kann ein Kind bei vielen Gelegenheiten am Tag wütend werden und je nach Anlaß unterschiedliches Verhalten zeigen. In einem solchen Fall könnte man die Beobachtungskategorie umformulieren: „Felix schrie, schimpfte wütend" und „Er beschädigte, zerstörte Gegenstände". Die Eltern haben dann jeden Abend die Aufgabe, die Intensität des Kindverhaltens auf der Rating-Skala festzustellen und die Zahl in den Beobachtungsbogen einzutragen.

Meistens werden diese Aufgaben für das Elternteil abgefaßt, das die meiste Zeit tagsüber mit dem Kind verbringt. Dies trifft oft für die Mutter zu. Manche Verhaltensbeobachtungsaufgaben, wie z. B. die zweite, können mit eventuell anderen Situationen auch für das andere Elternteil formuliert werden, das weniger häufig zu Hause ist.

C. Bewußtmachen und Ändern von irrationalen Erziehungshaltungen und Rollenverteilungen

Ungünstige Erziehungshaltungen. In den Erziehungshaltungen spiegeln sich oft die eigenen Kindheitserlebnisse und Wunschvorstellungen der Eltern wider. Diese Haltungen äußern sich in den vielfach bekannten Sätzen: „Mein Kind soll es besser haben!" oder „So streng, wie ich erzogen wurde, das wünsche ich meinen Kindern nie!" oder „Mir hat eine Tracht Prügel früher auch nicht geschadet!" Die Tendenz, einen bestimmten **Fehler** zu **vermeiden**, führt zu anderen, ebenso **folgenreichen Fehlern** wie auch die **unreflektierte Übernahme selbsterlebter Erziehungspraktiken**. Solche Handlungen erzeugen entweder Nachgiebigkeit und dadurch Inkonsequenz oder unangemessene Strenge dem Kind

Eine Beobachtungsaufgabe für die Eltern bezüglich des Kindverhaltens kann sein:

	1. Felix schreit wütend und gebraucht Schimpfwörter, wenn er Geschirr abtrocknen soll.	2. Felix schlägt, tritt und würgt seinen Bruder, wenn sie zusammen im Kinderzimmer sind.
Mo, den		
Di, den		
Mi, den		
Do, den		
Fr, den		
Sa, den		
So, den		

gegenüber. Falsch verstandene Sorge und Unterstützung kann zur Verwöhnung des Kindes in materieller sowie sozialer Hinsicht führen und ihm dann die Notwendigkeit von Verzicht, das Verhältnis von Pflichten und Rechten sowie die Einfühlung in andere überflüssig erscheinen lassen. Werden dem Kind die Wünsche von den Augen abgelesen, sieht dieses sich nicht veranlaßt, **soziale Fertigkeiten** zu entwickeln, die eine konfliktfreie Erfüllung seiner eigenen Bedürfnisse gestatten. Übermäßige Strenge gegenüber dem Kind ruft hingegen z. B. Angst und Wut bei ihm hervor und das durch die Erziehungshaltung geprägte Elternverhalten wirkt als ungünstiges Modell für aggressives Kindverhalten. Diese ungünstigen und zum Teil irrationalen Haltungen müssen im Gespräch thematisiert und auf ihre eventuellen negativen Folgen für das Kind überprüft werden. Es muß den Eltern verdeutlicht werden, daß diese Einstellungen handlungsleitend sind. Wie dies das Kind nachteilig beeinflußt, kann anhand der vorher erklärten Verstärkungsprinzipien gezeigt werden.

Ungünstige Rollenverteilung. Erziehungshaltungen stehen mit der Rollenverteilung und diese wiederum mit der **Aufgabenverteilung** in der Familie in Beziehung. So ist z. B. die Mutter der nachgiebige, emotionale und der Vater der strenge, strafende Teil der Familie. Schnell erhält z. B. die jüngere Schwester des aggressiven Kindes die Rolle des braven Lieblingskindes oder der ältere Bruder die Rolle des guten Vorbildes. Um Konflikte zu vermeiden, kommt es vor, daß die Mutter dann möglichst allen Familienmitgliedern die Schandtaten des Problemkindes verheimlicht. Der Vater sieht seine Aufgabe folglich unter Umständen darin, daß er die Nachgiebigkeit seiner Frau durch übergroße Strenge ausgleichen muß. Das kann zur Folge haben, daß die Mutter von ihrem Kind immer wieder ausgetrickst wird, da sie inkonsequent ist und der Vater vom Kind eher als angstauslösend erlebt wird. Bei den Eltern können als Folge davon Gefühle der Hilflosigkeit, des „schlechten Gewissens" oder der Wut sowie gegenseitige Vorwürfe auftreten. Ein **ungünstiger Kreislauf** beginnt.

In anderen Familien treten andere Rollenverteilungen auf. Z. B. fühlt sich die Mutter zwar für die Erziehung verantwortlich, aber insgesamt durch zusätzliche Berufstätigkeit, viele Kinder oder Versorgung pflegebedürftiger Familienmitglieder **überfordert**. Bei Problemen droht sie Strafe an, verweist aber mit deren Ausführung auf den am Abend heimkommenden Vater. Dieser kennt die Zusammenhänge und Ursachen der Konfliktentstehung nicht genau und fühlt sich deshalb mit der Strafausführung überfordert, was zu passivem und scheinbar strafendem Verhalten führen kann.

Solche Rollenaufteilungen halten das aggressive Verhalten aufrecht. Da nämlich die **Rollenaufteilung** bei so ungleichen Rollen starr **festliegt**, kann ein aggressives Kind die Folgen seines Verhaltens gut absehen und z. B. gezielt die Familienmitglieder mit seinem Verhalten gegeneinander ausspielen und unter Druck setzen. Die Rollenaufteilung mit dem inkonsequenten, gegenläufigen **Erziehungsverhalten** muß angesprochen, auf ihre **Notwendigkeit überprüft** und **durch Regeln aufgefangen** werden. Die Regeln sollen bewirken, daß das Erziehungsverhalten der Eltern einander angenähert wird. Eine Regel für das eben beschriebene, entgegengesetzte Erziehungsverhalten (nachgiebige Mutter vs. stren-

Für die Eltern selbst können Aufgaben zur Verhaltensbeobachtung wie folgt aussehen:

	1. Ich habe beim gemeinsamen Geschirrspülen geschimpft.	2. Ich habe mit Felix geschrien: beim Geschirrspülen, Hausaufgaben machen, ins Bett gehen.
Mo, den		
Di, den		
Mi, den		
Do, den		
Fr, den		
Sa, den		
So, den		

Arbeitsblatt: Arten der Zuwendung

Arten der Zuwendung

Durch Zuwendung verstärken wir oft das Verhalten eines anderen.
Verstärken bedeutet, daß man aus einem kleinen, nebensächlichen Verhalten durch Beachtung ein deutliches und im Vordergrund stehendes Verhalten macht.
Zuwendung erfolgt in unterschiedlicher Weise.

1. Positive Zuwendung
Durch Anblicken, Kopf-nicken, Lächeln, Zuhören, Streicheln, In-den-Arm-Nehmen, Fragen-Stellen, Loben, Belohnung-Ankündigen u.a.

Mit all' dem trägt man dazu bei, daß das vorausgehende Verhalten verstärkt, d.h. besonders hervorgehoben und gefördert wird!

2. Negative Zuwendung
Durch mehrmaliges Auffordern, Ermahnen, Tadeln, Nörgeln, Schimpfen, Belehren, Vergleichen, Schreien, Drohen, Vorwürfe-machen, mit „Scharfer-Stimme-Reden", Streng-Anblicken u.a.

Damit tragen wir dazu bei, daß das Verhalten, das wir verhindern wollen, stärker ausgeprägt wird!

3. Keine Zuwendung
Durch Vermeiden von Blickkontakt, körperliche Distanz, Sich-Abwenden, Aus-dem-Zimmer-Gehen, Keine-Antwort-Geben, Keine-Miene-Verziehen, Kein-Wort-Sagen u.a.

Ohne Zuwendung rückt ein Verhalten in den Hintergrund und verschwindet!

Arbeitsblatt: Wie belohne/bestrafe ich richtig?

Wie belohne ich richtig?

- **Soziale Dinge:** Etwas gemeinsam machen, umarmen, anlächeln, einen Kuß geben, Spazieren gehen, Fußball spielen, grillen usw.
- **Materielle Dinge:** Belohnung durch Geschenke oder Geld.
- **Punktevergabe:** Aufschub von Belohnung, Punkte sammeln und Umtauschen gegen eine Belohnung ab einer bestimmten Punktzahl.

Wie bestrafe ich richtig?

- **Soziale Dinge:** Unangebrachtes Verhalten nicht beachten, Wiedergutmachungsleistungen fordern.
- **Materielle Dinge:** Belohnungen und Privilegien entziehen, an Schadensbehebung in angemessenem Umfang beteiligen.
- **Punktevergabe:** Punkte nicht vergeben oder abziehen.

Wie bestrafe ich falsch?

- **Strafen ohne Zusammenhang:** Für kleinste Anlässe, z.B. Widersprechen, werden ebenso gewaltige Strafen verhängt wie für „große Taten", z.B. einen parkenden PKW beschädigen.
- **Inkonsequentes Strafen:** Strafen werden angekündigt, aber nicht durchgeführt.
  Strafmaßnahmen können nicht durchgehalten werden, da sie unsinnig und schwer durchführbar sind, wie beispielsweise drei Wochen Hausarrest.
- **Strafen ohne Lernmöglichkeit:** Strafen können unangemessen sein, wie z.B. schimpfen, schreien, schlagen, das Kind einen halben Tag ins Bett schicken u.a.
  Solche Strafen ermöglichen kein erwünschtes Verhalten des Kindes, wie Wiedergutmachung und Schadensersatz.

Was kommt dabei heraus?

1. Mit Strafe lernt man keine neuen und erwünschten Dinge.
2. Bestrafung führt zu Flucht und Vermeidung.
3. Strafe kann Angst und Unsicherheit erzeugen.
4. Bestrafung kann zu erneuter Aggression führen.
5. Durch Strafe ist man kein gutes Vorbild.
6. Wer bestraft wird, straft andere weiter.

ger Vater) kann sein, daß sich die Eltern immer erst, z. B. bei materiellen Belohnungen oder bei Strafe für „größere Missetaten" des Kindes, absprechen. Sie müssen versuchen, zu einer für beide akzeptablen Lösung zu kommen, damit der zu nachgiebigen Mutter konsequentes Verhalten leichter fällt und der Vater nichts durch Überstrenge ausgleichen muß.

Gegebenenfalls können im Rollenspiel die Beteiligten aus unterschiedlicher Perspektive die Auswirkungen einer einseitigen, starren und eventuell extremen Rollenverteilung erleben. Dies kann zur Einstellungs- und Verhaltensänderung motivieren. Es muß jedoch darauf hingewiesen werden, daß Rollenspiele nur **auf Wunsch der Familie** in Angriff genommen werden, um Verunsicherungen zu vermeiden.

▶ Materialien

Die in diesem Elternkontakt einzusetzenden Materialien bestehen aus den beiden Arbeitsblättern „Arten der Zuwendung" und „Wie belohne/bestrafe ich richtig?" Daneben benötigt man Papier und Stifte, um mit der Familie zusammen Pläne zur Verhaltensbeobachtung zu erstellen.

7.2.2.2. Wechselwirkungen von Familie und Umwelt erkennen sowie Verstärkungsverhalten üben

▶ Ziele

Stundenübergreifende Ziele

Für den zweiten und für alle übrigen trainingsbegleitenden Elternkontakte werden die durchzuführenden ersten Schritte eines jeden Kontaktes nicht wiederholt, da die stundenübergreifenden Ziele und deren praktische Umsetzung gleichbleiben. Veränderungen oder Erweiterungen werden an entsprechender Stelle mitgeteilt. Deshalb sehen Sie bei den stundenübergreifenden Zielen im ersten trainingsbegleitenden Elternkontakt nach (vgl. Abschnitt 7.2.2.1.; vgl. auch die Stundenübersicht in Tab. 21).

Spezifische Ziele

A. Die Eltern sollen die **wechselseitigen Verstärkungsbedingungen** in der Familie, d. h. den Zusammenhang von Eltern-Kind-Verhalten an sich, sowie die vorausgehenden und nachfolgenden verstärkenden Verhaltensweisen **erkennen lernen**.

B. Die Eltern sollen **Wechselwirkungen zwischen** ihrer **Familie** und der **Umwelt** erkennen lernen. Von Bedeutung ist dabei, zu sehen, wie aggressives Kindverhalten die Umwelt und dadurch wiederum die Familie „bedroht". Es gilt weiter zu erkennen, inwieweit die Reaktion der Umwelt das aggressive Verhalten verursacht bzw. aufrechterhält.

C. Die Eltern sollen gezielt **verstärkendes Verhalten** im Rahmen des Tokenplanes **üben** und dadurch Verhaltenskompetenzen aufbauen. Dies soll wieder zur Zuversicht der Eltern führen, das Kindverhalten etwas beeinflussen zu können.

▶ Praktisches Vorgehen

1. Mitteilungen der Therapeuten

Sehen Sie im ersten trainingsbegleitdenden Elternkontakt nach (Abschnitt 7.2.2.1.). Neben den dortigen Ausführungen über die Mitteilungen des Therapeuten kann es in diesem Kontakt notwendig sein, über einen zusätzlichen Punkt zu berichten. Fand nämlich ein Lehrerkontakt mit einem der Therapeuten statt, so sind die Ergebnisse zu berichten.

Ein Lehrerkontakt wird durchgeführt, wenn die Eltern dies wünschen und die Therapeuten es für notwendig erachten. Im letzteren Fall ist der Lehrerkontakt mit den Eltern abzusprechen, um für sie die Aktivitäten der Therapeuten kalkulierbar zu machen. Detaillierte Mitteilungen über das Treffen sorgen für die Durchschaubarkeit der Bemühungen, was der Stabilisierung des Vertrauensverhältnisses dient. Die Eltern bzw. die Familie dürfen nicht den Eindruck gewinnen, daß man Informationen aus dem Elternhaus an die Schule weitergibt. Die Unabhängigkeit unserer Arbeit von Schule und Jugendamt ist immer hervorzuheben, um ungünstige Abwehrhaltungen zu vermeiden.

2. Bericht der Eltern

Sehen Sie im ersten trainingsbegleitenden Elternkontakt nach (Abschnitt 7.2.2.1.).

3. Spezifische Themen und Aufgaben

A. Erkennen der wechselseitigen Verstärkungsbedingungen in der Familie

Es soll in diesem Kontakt aufgezeigt werden, welche Verstärkungsbedingungen bei wem welches Verhalten beeinflussen und aufrechterhalten. Die Verhaltensbeobachtung bildet die Grundlage dafür, den Eltern anhand ihrer eigenen Familie zu erläutern, wie Verhalten wechselseitig verstärkt und damit aufrechterhalten wird. Es genügt bei den Eltern dabei nicht, nur einmal auf die verschiedenen lerntheoretischen Wirkmechanismen einzugehen. Sie müssen aus verschiedenen Perspektiven den Eltern immer wieder nahegebracht werden.

Tabelle 21. Ziele, praktisches Vorgehen und Materialien des zweiten trainingsbegleitenden Elternkontaktes.

Ziele	Praktisches Vorgehen	Materialien
Motivieren der Eltern	Therapeuten teilen Fortschritte des Kindes mit.	U.U. Ton- oder Videoaufnahmen
Entlasten der Eltern	Eltern berichten über zwischenzeitliche Ereignisse.	U.U. Verhaltensprotokolle
Erkennen von wechselseitigen Verstärkungsbedingungen in der Familie	Therapeuten geben Erläuterungen anhand konkreter Beispiele	Systematische Beobachtungspläne (von den Eltern zu bearbeiten)
Erkennen von Wechselwirkungen von Familie und Umwelt	Problemgespräche und strukturierte Handlungsanleitungen	– – – – –
Üben von verstärkendem Verhalten mit Hilfe eines Tokenplanes	Therapeuten und Eltern klären die Anwendungsbedingungen von Tokenplänen.	Tokenpläne

Besonders deutlich werden die Verstärkungsbedingungen, wenn die Eltern bei der Verhaltensbeobachtung nicht nur das Verhalten der Kinder, sondern zusätzlich auch ihre Reaktionen darauf festhalten.

Der Zusammenhang zwischen dem Verhalten der Mutter und dem des Kindes kann beispielsweise gut anhand der Beobachtungsaufgabe „Gemeinsames Spülen nach dem Essen“ aufgezeigt werden, die in Abschnitt 7.2.2.1. erläutert wurde. Die Mutter hält nämlich sowohl das Verhalten ihres Sohnes täglich fest („Felix schreit wütend und gebraucht Schimpfwörter, wenn er Geschirr abtrocknen soll.“) als auch ihr eigenes („Ich habe beim gemeinsamen Geschirrspülen geschimpft.“). In der Regel ist in der Ausprägung der Verhaltenshäufigkeit von Mutter und Sohn eine Übereinstimmung zu erkennen: Entweder schimpfen beide viel und sind wütend aufeinander oder beide verrichten die Arbeit „friedlich“. Diese Zusammenhänge sind für die Eltern offensichtlich. Als nächstes wird im Gespräch herausgefunden, ob die Mutter zuerst schimpft, weil sie z.B. schlechte Stimmung oder Kopfschmerzen hat, der Sohn nicht ordentlich abtrocknet und ähnliches oder ob der Sohn mit „Meckern“ beginnt, weil er keine Lust hat, die Schimpferei der Mutter erwartet und deshalb vorher schon wütend wird usw.

Bringt das Gespräch keine Klärung dieses Punktes, kann die Mutter wiederum eine Beobachtungsaufgabe erhalten, in der das von der Mutter zu beobachtende eigene und das Kindverhalten gekoppelt werden. Dies geschieht, indem sie neben jeder Häufigkeitsangabe zusätzlich notiert, wer begonnen hat und wie der andere darauf reagierte. Auch soll sie stichwortartig protokollieren, in welcher Stimmung beide waren und was sich eventuell vorher schon alles ereignet hat. Auf diese Weise können die Wechselwirkungen und Ausgangspunkte der gegenseitigen Verstärkung sowie eventuell vorhandenes Imitationslernen offengelegt werden.

B. Erkennen der Wechselwirkungen von Familie und Umwelt

Aggressive Kinder erregen die Aufmerksamkeit der Umwelt. Die Umwelt weist einem solchen Kind schnell eine bestimmte Rolle zu, und die Familie wiederum fürchtet die Reaktion der Umwelt auf die Aggression des Kindes. Diese Wechselwirkungen sollen die Eltern erkennen, indem sie thematisiert werden. Verhaltenshinweise müssen als Hilfeangebot folgen. Auf die Wechselwirkungen soll im nachfolgenden eingegangen werden.

Es sind verschiedene Wechselwirkungen von Familie und Umwelt bei aggressivem Verhalten des Kindes denkbar. Zum einen kann die Wechselwirkung darin bestehen, daß das aggressive Verhalten des Kindes außerhalb der Familie diese unter Druck setzt. Das aggressive Kind kann mit seinem Verhalten die Umwelt bedrohen und diese gibt die Bedrohung und den Druck an die Familie zurück. Zum anderen können Erwartungen und Vorurteile der Umwelt auf die Familie einwirken und damit Anspannungszustände auslösen.

Wechselwirkung zwischen Aggression und Bedrohung. Ein aggressives Kind, das seiner Klassenlehrerin eine Ohrfeige gibt, weil es sich ungerecht behandelt fühlt, wird entsprechend stark von der Institution „Schule“ abgelehnt und als untragbar für eine „Normalschule“ erklärt. Die Schule tritt mit entsprechenden Forderungen an die Eltern heran.

Ein wiederholter Diebstahl in einem Kaufhaus, der der Polizei gemeldet und der durch deren Eingreifen geklärt wird, erzeugt bei der betroffenen Familie Angst. Die Angst, daß noch Schlimmeres passieren könnte, läßt die Familie verharren und macht sie gegenüber den Handlungen des Kindes hilflos. Bei großen Drucksituationen kann es passieren, daß die Eltern zu unüberlegten Handlungen schreiten. Ein Weg beispielsweise, den die Familie oft als letzten Ausweg sieht, lautet: Einweisung in ein Internat oder ein Heim. Letztlich stellen solche Konfliktlösungen **Ohnmachtsreaktionen** dar. Die Bedrohung und Drucksituation können nur schwer von der Familie bewältigt werden.

An diesem Punkt ist offensichtlich das Konfliktlösungspotential der Familie erschöpft, und die Aufgabe der Therapeuten ist es, die Ängste und Hilflosigkeit durch **strukturierte Handlungsanleitungen** aufzufangen. Diese Hilfen bestehen im Einüben eines konsequenten Erziehungsverhaltens, unter anderem im Rahmen von Verstärkungsplänen. Solche Verstärkungspläne (Tokenpläne) können von großem Nutzen sein, um in nicht-aggressiver Weise Einfluß auf das Verhalten des Kindes zu nehmen und um so das Gefühl der Ohnmacht gegenüber der kindlichen Aggression abzubauen. Eine konsequente Handhabung des Tokenplanes oder eines bestimmten Verhaltens führt bei den Eltern nämlich dazu, daß sie erfahren, in welcher Form sie das Kind beeinflussen können.

Wechselwirkung zwischen Aggression und Vorurteil. Aggressive Kinder werden häufig als laute, unruhige Störenfriede oder streitsüchtige, zerstörungswütige Kinder von Mitbewohnern oder Lehrern abgelehnt. Wurde die Umwelt mehrmals vom aggressiven Verhalten des Kindes betroffen, dann erwartet sie auch in Zukunft dieses Verhalten. Wenn nun aggressive Kinder in unserem Training Fortschritte erzielen, wird ihnen dennoch längere Zeit das Etikett „aggressiv", „Störenfried" usw. anhaften. Die Eltern und die Familie müssen deshalb darauf hingewiesen werden, wie mühevoll der Abbau dieser Vorurteile erfolgt. In einigen Fällen sind gerade in der Schule die Vorurteile so groß, daß wir den Eltern unter Umständen zu einem Schulwechsel raten. Dieser kann zur Folge haben, daß das Kind einen neuen sozialen Anfang vor sich hat.

C. Üben von verstärkendem Verhalten mit Hilfe eines Tokenplanes

Die Erstellung eines Tokenplanes betrifft sowohl die Eltern als auch das Kind, weswegen das Kind bei der Planung anwesend sein sollte. Das Verhalten, das das Kind zeigen soll, muß genauso konkret und auf bestimmte Situationen bezogen formuliert sein, wie bei der Erstellung von Plänen zur Verhaltensbeobachtung (vgl. Abschnitt 7.2.2.1.). In den Familien berichtete Konfliktpunkte, die immer wieder zu aggressivem Verhalten bei dem Kind führen und den täglichen, reibungslosen Ablauf in der Familie behindern, beziehen sich meist auf Aufgaben und Pflichten für die familiäre Gemeinschaft. Entsprechendes Regelverhalten kann für einen Tokenplan ausgewählt werden und beispielsweise folgendermaßen aussehen:

Tägliches Schuhe-Aufräumen, Abtrocknen des Geschirrs und Mülleimer leeren können nach sieben Tagen bei mindestens viermaliger „Pflichterfüllung" gegen... eingetauscht werden.

In der Woche mit dem Bruder ohne handgreiflichen Streit auskommen ist... Wert.

Eltern und Kinder sprechen **gemeinsam** die einzutauschenden Gegenstände oder Aktivitäten anhand der Verstärkerliste (LEV-K) ab. Gemeinsame Aktivitäten zusammen mit den Eltern sollten den Vorzug vor materieller Verstärkung haben. Solche Tokenprogramme können besonders am Anfang der Elternberatung gute Erfolge erzielen. Sie sollten jedoch nicht länger als ca. drei Wochen eingesetzt werden, wobei wechselnde Verstärker bei ansteigendem Schwierigkeitsgrad benutzt werden sollen. So werden z. B. die Intervalle für ein bestimmtes Regelverhalten verlängert und die Punktanzahl für eine eintauschbare Belohnung erhöht. Dieses Vorgehen schließt ein schrittweises Ausblenden eines Tokenprogrammes mit ein. Gleichzeitig müssen die Eltern lernen, besonders soziale Verstärker, wie Lob oder Freude über etwas zeigen, einzusetzen. Diese lösen dann später die Verstärkung über ein Tokenprogramm ab.

Bei manchen Kindern kann es sich vorteilhaft auswirken, wenn das Kind seinerseits **für** ein bestimmtes **Elternverhalten Punkte** vergeben darf, z. B. soll die Mutter jeden Abend zu dem Kind eine Viertelstunde ans Bett kommen, der Vater soll jeden Abend, wenn er nach Hause kommt, eine halbe Stunde mit ihm Fußball spielen, die Mutter soll nicht schreien und Kritik ruhig äußern usw. Die Minuspunkte der Eltern werden als Pluspunkte für den Tokenplan des Kindes gewertet. Damit wird das Kind als eigenständige Person mit eigenen Wünschen, Bedürfnissen und Kompetenzen anerkannt sowie motiviert, sich an seine Pflichten zu halten.

Die Eltern lernen über den Tokenplan das Kindverhalten genau und für spezifische Situationen zu benennen. Den Eltern gelingt zudem mit dem Tokenplan, das Kindverhalten bewußt und kontrolliert zu steuern und dem Kind Verstärker zu gewähren oder zu verweigern. Der Tokenplan mit Elternverhalten verlangt diesen diszipliniertes, alternatives Verhalten im Umgang mit dem Kind ab und hat somit einen wichtigen übenden Effekt.

Wird nur ein Tokenplan mit dem Kindverhalten eingesetzt, so kann es sein, daß sich das aggressive Kind zunächst gegen diesen Druck wehrt. Die Eltern sind darauf vorzubereiten.

▶ **Materialien**

Spezielle Materialien, außer Papier und Stifte für Verhaltensbeobachtung und Tokenpläne, sind für diesen Elternkontakt nicht vorgesehen.

7.2.2.3 Über Familienkonflikte und Lösungen reden und dazu die Regeln des Familienrates anwenden

▶ **Ziele**

Stundenübergreifende Ziele
Sehen Sie im ersten trainingsbegleitenden Elternkontakt nach (Abschnitt 7.2.2.1.; vgl. auch die Stundenübersicht in Tab. 22).

Spezifische Ziele
A. Durch die Thematisierung von **Familienkonflikten** soll die Familie lernen, über Konflikte zu **reden**, diese einzugrenzen und versuchen, dabei ohne Streit sowie Folgekonflikte auszukommen.

B. Um **alternatives Verhalten** zur Konfliktlösung zu **finden**, formulieren alle Familienmitglieder ihre Vorstellungen und Wünsche.

C. Eine längerfristige Lösung der Familienkonflikte erfordert, daß das **Familienleben** teilweise **umstrukturiert** wird.

▶ **Praktisches Vorgehen**

1. Mitteilungen der Therapeuten
Eine besonders eindrucksvolle Rückmeldung über den Entwicklungsstand des Kindverhaltens erfahren die Eltern, wenn man ihnen Tonband- oder Videoaufnahmen von Trainingssitzungen mit dem Kind vorspielen kann. Die Glaubwürdigkeit und Überzeugungskraft der Rückmeldungen wird durch dieses authentische Feedback erhöht. Bei dieser Illustration müssen die schrittweise erzielten Verhaltensfortschritte des Kindes besonders herausgearbeitet werden, allerdings auch die Punkte, die noch einer Veränderung bedürfen. Den Eltern wird vor Augen geführt, durch welche Verhaltensweisen sie Aggression günstig beeinflussen können. Die ruhige und entspannte Haltung des Therapeuten dem Kind gegenüber besitzt dabei Modellcharakter. Das Kind soll nach Möglichkeit bei dieser Rückmeldung anwesend sein, um einerseits auch gleich ihm eine Rückmeldung zu geben und andererseits kein Mißtrauen zwischen ihm und dem Therapeuten aufkommen zu lassen.

Eine Bemerkung noch zu der technischen Realisierung einer solchen medienunterstützten Rückmeldung bei Hausbesuchen: Ein Kassettenrecorder (Tonband) ist immer transportabel. Manchmal verfügen Institutionen über eine transportable Videoanlage mit handlichem Monitor; nicht wenige Familien besitzen heutzutage ein Videogerät, mit dem man

Tabelle 22. Ziele, praktisches Vorgehen und Materialien des dritten trainingsbegleitenden Elternkontaktes.

Ziele	Praktisches Vorgehen	Materialien
Motivieren der Eltern	Therapeuten teilen Fortschritte des Kindes mit.	U. U. Ton- oder Videoaufnahmen
Entlasten der Eltern	Eltern berichten über zwischenzeitliche Ereignisse.	U. U. Verhaltensprotokolle
Thematisieren von Familienkonflikten	Problemgespräche, Einüben der Regeln des Familienrates	Arbeitsblätter „Der Familienrat"
Finden von Verhaltensalternativen zur Konfliktlösung	Problemgespräch (u. U. Rollenspiele) und strukturierte Handlungsanleitungen	Arbeitsblätter „Der Familienrat"
Umstrukturieren des Familienlebens	Aufbau eines Verpflichtungsgefühls, um z. B. gemeinsame Familienaktivitäten in Gang zu setzen.	–––––

Videoaufnahmen aus den Kindertrainings wiedergeben kann. Zur Not kann man eine Familie für dieses eine Beratungsgespräch in die Institution bitten, sofern die Therapeuten großen Wert auf die Videorückmeldung legen und dadurch das Therapieziel gut erreicht werden kann.

Das weitere Vorgehen im Hinblick auf die Mitteilungen der Therapeuten finden Sie im ersten trainingsbegleitenden Elternkontakt (Abschnitt 7.2.2.1.).

2. Bericht der Eltern

Sehen Sie im ersten trainingsbegleitenden Elternkontakt nach (Abschnitt 7.2.2.1.).

3. Spezifische Themen und Aufgaben

A. Lernen, über Familienkonflikte zu reden

Damit eine Familie lernt, über ihre Probleme, Sorgen und Konflikte zu reden, thematisieren die Therapeuten massive Familienkonflikte. Diese können aus gegensätzlichen Erwartungen, aus unterschiedlichen Erziehungsvorstellungen und daraus resultierenden entgegengesetzten Handlungen der Eltern, aus inkonsequenter und verwöhnender Erziehung, aus Geschwisterrivalitäten, aus mangelnder Frustrationstoleranz oder aus Kommunikationsproblemen zwischen Familienmitgliedern überhaupt bestehen. Auf die grundlegenden Konfliktquellen, die weitere Probleme verursachen und in den meisten Familien mit aggressiven Kindern vorkommen, wird nachfolgend eingegangen.

Kommunikationsprobleme zwischen den Familienmitgliedern. Der Grund für Kommunikationsprobleme liegt im wesentlichen darin, daß die Vorstellungen der Familienmitglieder nicht ausgesprochen werden, Absprachen bei Pflichten und Rechten nicht erfolgen und aus einer allgemeinen Belastungssituation heraus Kinder unbegründet reglementiert und bestraft werden. Aus dieser Verstrikkung entstehen dann Konflikte in der Familie, die z. B. durch autoritäre Entscheidungen eines Elternteiles oder durch Passivität und Nicht-Handeln „gelöst" werden. Unser Ziel ist es, zu benennen, welche Kommunikationsprobleme vorliegen und über deren Ursachen zu sprechen. Die Thematisierung von Familienkonflikten bietet sich dazu an. Dieses Gespräch wird dann nach den Regeln des Familienrates durchgeführt (vgl. die Arbeitsblätter zum Familienrat). Die Beteiligten sollen Problemgespräche unter Achtung des Gegenübers üben, um so zu kooperativen Konfliktlösungen zu gelangen und damit den ersten Schritt zur Vermeidung zukünftiger Konflikte einzuleiten. Bei der Einführung des Familienrates muß unter Umständen den Eltern die Angst vor Autoritätsverlust bei diesem Vorgehen genommen werden. Dies erfolgt am besten durch Ausprobieren und Üben, und zwar im Beisein und mit Unterstützung der Therapeuten. Die Kinder sollen anwesend sein, da sie wichtige Mitglieder des Familienrates sind.

Inkonsequente, verwöhnende Erziehung. Eine geringe Wertschätzung gegenüber Personen und Gegenständen ist oft charakteristisch für Familien mit aggressiven Kindern. Die Eltern beklagen sich häufig und schon im Erstkontakt darüber, daß ihren Kindern die Wertschätzung von alltäglichen Dingen, wie Spielsachen, Essen und ähnlichem fehle. Diese Gegenstände werden „sich einverleibt" oder einfach zerstört. Die Kinder verlieren „Maß und Ziel". Genau die Haltung kann auch den zwischenmenschlichen Umgang in der Familie prägen. Die Ursachen einer geringen Wertschätzung liegen einerseits in einem undifferenzierten, materiellen Konsumüberangebot der Eltern (z. B. „Sie bekommen doch alles, was sie wollen") und andererseits in einer mangelnden Konsequenz beim Erledigen von Aufgaben und Pflichten, im Nicht-Verwehren von Wünschen oder in der fehlenden Beteiligung an Schadensregulierungen. Diese Kinder erfahren aufgrund ihrer Verwöhnung und der Inkonsequenz der Eltern zu spät die Grenzen ihres Handelns (vgl. Seligman, 1992; Petermann & Petermann, 1992b). Den Eltern wird verdeutlicht, daß sie durch ihre Nachgiebigkeit, verwöhnende Haltung und Inkonsequenz eine weitere, ungünstige Entwicklung fördern. Sie begünstigen bei ihren Kindern die Tendenz, **Anstrengungen zu vermeiden**. Die Folge ist, daß dies zu einer geringen Belastbarkeit führt und auch Aufgaben mit geringer Anforderung nicht mehr bewältigt werden können. Mißerfolge, selbst bei niedrigen Anforderungen, können die **Frustrationsschwelle herabsetzen** und aggressives Verhalten entsprechend schneller auslösen. In diesen Fällen wird den Eltern empfohlen, – ähnlich wie im Kindertraining auch – schrittweise die Anforderungen an ihr Kind zu erhöhen und konsequent ihm Pflichten und Aufgaben abzuverlangen. Das konsequente Verhalten ist für die Eltern oft schwer praktizierbar, da es für sie nicht nur eine große Umstellung im Erziehungsverhalten bedeutet, sondern zu Beginn auch verstärkt aggressives Verhalten des Kindes auslösen kann.

In einigen Fällen kann man im Rollenspiel die massiven Familienkonflikte nachspielen und für kritische Situationen gemeinsam durch das Kennenlernen der verschiedenen Perspektiven Lösungen suchen.

B. Finden von alternativem Verhalten zur Konfliktlösung

Das Gespräch über die Familienkonflikte sowie eventuell das Nachspielen der Konflikte ist eine wichtige Grundlage für deren Lösung, stellt aber unmittelbar noch keine Lösung dar. Konfliktlösungen bestehen in alternativem Verhalten aller Beteiligten als Ausdruck eines Kompromisses. Um zu diesem Kompromiß bzw. zu alternativem Verhalten zu kommen, ist es vorteilhaft, wenn alle Familienmitglieder ihre Wünsche hinsichtlich des familiären Zusammenlebens offen formulieren. Oft behindern nämlich unausgesprochene Wunschvorstellungen alternatives Verhalten zur Konfliktlösung, aber auch die Beratungsarbeit. Diese Wünsche münden häufig in konkrete Forderungen, beispielsweise nach gemeinsamen Familienaktivitäten von seiten der Kinder oder nach Ruhe, Entlastung und geteilter Erziehungsverantwortung von seiten der Mutter. Die Funktion der Therapeuten besteht darin, die Familienmitglieder anzuleiten, sich mit Hilfe der Regeln des Familienrates zu einigen, welche Wünsche akzeptiert und umgesetzt werden sollen. Durch welches alternative Verhalten sie realisiert werden können, wird ebenfalls gemeinsam besprochen. So wird es wichtig sein, festzustellen, wie sich z. B. das Bedürfnis der Mutter nach Entlastung und Teilen der Erziehungsverantwortung mit dem Vater auswirkt. Sie könnte „beide Augen zudrücken", um größerer Belastung aus dem Wege zu gehen, oder chaotisch, gereizt und nervös reagieren, was sich darin äußert, daß sie sich z.B. dem Haushalt nicht gewachsen fühlt und die Kinder unbeherrscht bei geringsten Anlässen und eventuell ungerechtfertigt anschreit. Daran wird für alle deutlich, wie notwendig eine Veränderung ist. Da die Wunschvorstellungen der Familienmitglieder oft auch aus einer ungünstigen Rollenverteilung der Familie resultieren, wird die Rollen- und Aufgabenverteilung noch einmal angesprochen. So ist unter anderem zu überlegen, ob die Rollenverteilung nicht in der Weise geändert werden sollte, daß die Mutter bei den Erziehungsaufgaben vom Vater entlastet wird, indem dieser z. B. mehr an gemeinsamen Familienaktivitäten teilnimmt oder die Mutter einmal im Monat einen **„familienfreien" Tag** hat, an dem sie unabhängig von der Familie etwas unternehmen kann, weil der Vater sich um die Kinder kümmert usw. Um die Wunschvorstellungen umfassend zu sammeln, kann man die Familienmitglieder bitten, weitere bis zur nächsten Stunde zu sammeln und in die Sitzung einzubringen. Man schafft mit diesem Schritt den Familienmitgliedern eine Möglichkeit der Selbstdarstellung.

C. Umstrukturierung des Familienlebens

Mit Hilfe der gesammelten Wünsche kann eine Umstrukturierung des Familienlebens in Gang gesetzt werden. Besonders geeignet sind Wünsche nach Gemeinsamkeiten. Solche Wünsche, verstärkt gemeinsame Aktivitäten mit der Familie anzupacken, müssen deshalb aufgegriffen werden. Durch gemeinsame Familienaktivitäten können neue Erfahrungen gesammelt werden, und ein Austausch im Gespräch wird oft dadurch erst möglich. Es ist nur leider so, daß der Wunsch nach gemeinsamen Aktivitäten, z.B. im Freizeitbereich, noch lange nicht dazu führt, daß solche Vorstellungen in die Tat umgesetzt werden. Wesentlich ist deshalb, diese Aktivitäten so genau als möglich **abzusprechen**. Dies bedeutet, daß Ort, Zeit, Umfang und die Regelmäßigkeit der Aktivität genau festgelegt werden sollen. Dadurch soll ein **Verpflichtungsgefühl** aufgebaut werden, das die Realisierung der Wünsche in höherem Maße garantiert. Es ist nämlich anzunehmen, daß aufgrund der eingehenden Diskussion aller und der möglichst einvernehmlichen, konkreten Abmachung ein hohes Selbstverpflichtungsgefühl aufgebaut wird. Die Abmachung soll jeden in der Familie stärker daran binden, zur Erfüllung eines Wunsches und damit zur Erreichung eines bestimmten Zieles beizutragen und sich damit dafür verantwortlich zu fühlen. Es gilt generell die Annahme: Je klarer und konkreter die Absprache erfolgt, desto höher ist die Verpflichtung, daß Vorsätze in die Tat umgesetzt werden. Der Berater sollte durch Nachfragen in den weiteren Sitzungen dieses Verpflichtungsgefühl noch erhöhen. Gelingt das Vorgehen bis zu diesem Punkt, können sich notwendige Veränderungen sowie Entlastungen in der Familie ereignen, wodurch sich das Konfliktpotential verringert und die Umstruktierung des Familienlebens eingeleitet wird.

▶ Materialien

Materialien dieses trainingsbegleitenden Elternkontaktes sind die Arbeitsblätter „Der Familienrat". Einmal werden die Rahmenbedingungen „Wie man es macht!" genannt, und einmal werden die Durchführungsbedingungen „Welche Regeln für den Familienrat nützlich sind!" beschrieben.

7.2.2.4. Positive Veränderungen in der Familie stabilisieren und gegen Rückschläge immunisieren

▶ Ziele

Stundenübergreifende Ziele

Sehen Sie im ersten trainingsbegleitenden Elternkontakt nach (Abschnitt 7.2.2.1.; vgl. auch die Stundenübersicht in Tab. 23).

Spezifische Ziele

A. Die bisher erreichten **positiven Veränderungen in der Familie** bezüglich bestimmter Verhaltensweisen bei einzelnen Familienmitgliedern, gemeinsame Freizeitaktivitäten sowie der Anwendung konse-

Arbeitsblatt: Der Familienrat

DER FAMILIENRAT

Immer wenn mehrere Menschen in einer Gruppe oder Familie zusammenleben, treten Probleme und Konflikte auf. Dies ergibt sich daraus, daß jedes Familienmitglied eine eigene Persönlichkeit darstellt, die individuelle Vorstellungen, Wünsche und Bedürfnisse hat. Deshalb sind Konflikte zwischen Menschen etwas „Normales“. Sie lassen sich jedoch durch Gespräche und dabei getroffene Abmachungen vermeiden, ebenso wie sich entstandene Konflikte mit etwas gutem Willen lösen lassen. Eine geeignete Möglichkeit zur Vermeidung und Lösung von Familienkonflikten stellt der Familienrat dar. Er bewirkt keine Wunder, zeigt aber auf, wie man das Zusammenleben zufriedenstellend gestalten kann: Nämlich auf der Grundlage von offenen Gesprächen.

Auch für kleine Fortschritte lohnt es sich, den Familienrat durchzuführen!

Wie man es macht!

- Zeitpunkt vereinbaren, zu dem **alle** Familienmitglieder erscheinen können, und Ort bekannt geben.
- **Regelmäßiges** Treffen, zum Beispiel einmal in der Woche, zu einem fest vereinbarten Zeitpunkt.
- Die Teilnahme ist **kein Zwang**. Entscheidungen werden jedoch getroffen, unabhängig davon, wer anwesend ist oder nicht.
- Jede Versammlung braucht einen, der Ordnung hält! Deshalb gibt es einen **Vorsitzenden**, der wöchentlich oder monatlich wechselt. **Jeder** ist einmal Vorsitzender.
- **Entscheidungen** sollen einstimmig getroffen werden, damit sich jeder verpflichtet fühlt, sich an Entscheidungen und Regeln zu halten.
- **Die Zeitspanne**, für wie lange eine Regel gilt (z.B. bei Hausarbeiten), muß immer **genau festgelegt** werden.

Welche Regeln für den Familienrat nützlich sind!

- **Alle Mitglieder** des Familienrates sind **gleichwertig**.
- **Offenes Forum:** Jedes Familienmitglied hat die Möglichkeit, Beschwerden, Ideen und Meinungen zu **sagen** und die der anderen zu **hören**.
- **Nicht unterbrechen:** Jeder muß Zeit und Gelegenheit haben, zu reden ohne unterbrochen zu werden. Der Vorsitzende sollte eine Liste der Wortmeldungen führen.
- **Zuhören – Geduld haben:** Jedem, der redet, soll mit Geduld und Aufmerksamkeit zugehört werden.
- **Der Ton macht die Musik:** Jeder redet, besonders bei Beschwerden, in der Weise, daß ein anderer sich nicht bedroht fühlt und nicht in die Verteidigungsposition gedrängt wird.
- **Probleme:** Bei hervorgebrachten Problemen beteiligen sich **alle Familienmitglieder** an der Lösung.
- **Erfreuliches:** Nicht vergessen, daß es auch erfreuliche und lobenswerte Dinge zu besprechen gibt.
- **Entscheidungen/Regeln:** Entscheidungen dürfen nicht zwischen den Familiensitzungen geändert werden.
- **Gemeinsame Verantwortung:** Wenn Entscheidungen gemeinsam einstimmig getroffen werden, tragen alle, entsprechend ihren Fähigkeiten, an der Verantwortung für die ganze Familie mit.

quenten, verstärkenden Verhaltens sollen **stabilisiert** werden.

B. Die Eltern werden **gegen Rückschläge** aggressiven Kindverhaltens **immunisiert** und darauf vorbereitet, mit **Krisen umzugehen**.

▶ Praktisches Vorgehen

1. Mitteilungen der Therapeuten
Sehen Sie im ersten trainingsbegleitenden Elternkontakt nach (Abschnitt 7.2.2.1.).

2. Bericht der Eltern
Neben dem üblichen Vorgehen (Abschnitt 7.2.2.1.) fragen die Therapeuten bei diesem Elternbericht gezielt nach, wie sich der Kontakt zwischen den Familienmitgliedern insgesamt im Laufe der Zeit geändert und welche gemeinsamen Aktivitäten die Familie unternommen hat. Die Eltern sollen auch mitteilen, ob sie zwischenzeitlich den Familienrat selbständig einberufen haben, um ein solches Familiengespräch routinemäßig zu führen oder um einen Konflikt zu klären und zu lösen. Die Erfahrungen und Ergebnisse werden besprochen.

3. Spezifische Themen und Aufgaben

A. Stabilisierung positiver Veränderungen in der Familie
Die Ergebnisse der Elternberatung müssen gefestigt werden, wozu sich drei Möglichkeiten anbieten: **Erstens** werden positive Veränderungen, besonders konsequentes und lobendes Elternverhalten sowie gemeinsame Familienaktivitäten hervorgehoben und verstärkt sowie zu geplanten Aktivitäten ermuntert. **Zweitens** werden Hilfestellungen gegeben, indem zum wiederholten Male alternatives Verhalten für familientypische Krisensituationen genau durchgesprochen wird. Die lerntheoretischen Begründungen für oder gegen ein bestimmtes Verhalten werden ebenfalls wiederholt. Dies sollte mit den Arbeitsblättern „Arten der Zuwendung" und „Wie belohne/bestrafe ich richtig?" aus dem ersten Elternkontakt unterstützt werden. **Drittens** erhält die Familie den Auftrag, den Familienrat z.B. wöchentlich für eine Stunde durchzuführen. Sie soll versuchen, dies bis zum nächsten und letzten Treffen mit den Therapeuten einige Wochen später (= Therapienachkontrolle) durchzuhalten. Ob die Therapeuten diesen Auftrag an die Familie geben, hängt jedoch von der Familienstruktur und den bisher mit dem Familienrat gemachten Erfahrungen in einer Familie ab. Der Familienrat hat sich z.B. als besonders geeignet bei Familien mit mehreren und älteren Kindern erwiesen, da diese durch den Familienrat besonders gut in Absprachen mit einbezogen werden konnten. Die Kinder erleben das **Mitspracherecht** als Aufwertung, und es fällt ihnen leichter, sich an gemeinsam abgesprochene Regeln zu halten. Umgekehrt sind die Eltern stärker an vereinbarte Aktivitäten gebunden. Bei Familien mit nur einem Kind oder wenn das Problemkind nur sehr viel jüngere Geschwister hat, können bei der Durchführung des Familienrates Probleme in der Weise auftreten, daß sich das Problemkind in der Rolle des **Angeklagten** fühlt. Es kann sich den Eltern alleine gegenübergestellt sehen, wenn diese sich nicht in fairer Weise und genau an die Regeln des Familienrates halten.

Sieht man von diesen Einschränkungen ab, so kann der Familienrat als gutes Vorgehen zur Regelung von zukünftigen Konflikten angesehen werden. Vor allem ist er ohne die Anwesenheit der Therapeuten durchführbar, was die Familie generell und insbesondere in Krisenzeiten von den Therapeuten unabhängig macht.

Tabelle 23. Ziele, praktisches Vorgehen und Materialien des vierten trainingsbegleitenden Elternkontaktes.

Ziele	Praktisches Vorgehen	Materialien
Motivieren der Eltern	Therapeuten teilen Fortschritte des Kindes mit.	U.U. Ton- oder Videoaufnahmen
Entlasten der Eltern	Eltern berichten über zwischenzeitliche Ereignisse.	U.U. Verhaltensprotokolle
Stabilisieren der positiven Veränderungen in der Familie	Therapeuten vertiefen das bisher Geübte (Verstärken, Konfliktregeln u.a.)	Arbeitsblätter „Arten der Zuwendung" und „Wie belohne/bestrafe ich richtig?"
Immunisieren gegenüber Rückschlägen	Problemgespräch und strukturierte Handlungsanleitungen	Arbeitsblatt „Checkliste für Krisensituationen"

B. Immunisierung gegen Rückschläge

Auch wenn sich das Verhalten des Kindes verbessert hat und die Probleme der Familie im wesentlichen behoben sind, sprechen die Eltern beim Abschluß der gemeinsamen Arbeit verschiedene Befürchtungen aus. Die meisten beziehen sich auf Ängste, wieder in Krisen zu steuern. So haben die Eltern nach einem eventuell kurzen Behandlungszeitraum von vier bis sechs Monaten manchmal die Befürchtung, daß das aggressive Verhalten des Kindes wieder auftritt. Solche Befürchtungen sind sehr ausführlich zu diskutieren und Absprachen für Konflikt- sowie Krisensituationen zu treffen. Es wird den Eltern in schriftlicher Form eine Abfolge von hilfreichen Schritten überlassen (Checkliste für Krisensituationen; vgl. den Punkt Materialien). In einem Krisenfall wird diese Checkliste überprüft, um entsprechende Maßnahmen zur Bewältigung der kritischen Situation einzuleiten. Dadurch ist die Familie Krisen nicht hilflos ausgeliefert. Sie lernt, mit ihnen umzugehen, ohne daß sie angstauslösend wirken.

Vermutet der Therapeut unausgesprochene Befürchtungen bei den Eltern, so muß er nachfragen und diese ansprechen. Manchmal werden Krisen oder Rückschläge von den Eltern auch nicht vorhergesehen und erwartet. Dann müssen sie auf eine solche Möglichkeit hingewiesen werden. Die Familie wird mit den gleichen Ratschlägen, wie oben ausgeführt, abgesichert und ihr die Checkliste gegeben. Zudem wird auf das Nachgespräch verwiesen und gebeten, alle Beobachtungen und Anzeichen der Veränderung schriftlich festzuhalten. Es wird auch vermerkt, daß Krisenphasen an sich noch nicht beunruhigend sind und es in diesen Phasen besonders wichtig ist, sich an die Inhalte der Treffen zu erinnern. Das gesamte Vorgehen dient dazu, die Familien gegen Krisensituationen zu „impfen" und dadurch zu „immunisieren".

▶ Materialien

Die Materialien dieses Kontaktes bestehen einmal aus den Arbeitsblättern mit den Lernprinzipien aus dem ersten Elternkontakt („Arten der Zuwendung", „Wie belohne/bestrafe ich richtig?"; vgl. Abschnitt 7.2.2.1.) und zum anderen aus dem Arbeitsblatt „Checkliste für Krisensituationen".

7.2.3. Nachkontrolle

Dieses ca. einstündige Gespräch ist kein trainingsbegleitender Elternkontakt mehr, da es acht Wochen nach dem Ende aller Maßnahmen stattfindet. Es dient der Therapienachkontrolle, bei der die **Stabilität der Effekte** sowohl bezüglich des veränderten Kindverhaltens als auch Elternverhaltens überprüft wird. Dabei kann auch festgestellt werden, ob die positiven Ansätze eines umstrukturierten Familienlebens erhalten blieben oder sogar ausgebaut wurden. Der Elternbericht über die Aktivitäten des Kindes und der Familie kann in Anlehnung an den Beobachtungsbogen BAV systematisch diskutiert werden. Beobachtungskategorien, die auch zur Verhaltensbeobachtung während der trainingsbegleitenden Elternkontakte herangezogen wurden, schätzen die Eltern auf der Fünfer-Ratingsskala ein. Bewertet wird positives und unangemessenes Kindverhalten. Über dieses Vorgehen wird genauer in Abschnitt 8.4. berichtet.

Die Therapeuten fragen nach der im letzten trainingsbegleitenden Kontakt gestellten Hausaufgabe, nämlich nach den Erfahrungen mit dem Familienrat und dessen Ergebnissen. Es ist auch zu ergründen, wie aufgetretene Krisensituationen bewältigt wurden und ob dabei nach der Checkliste vorgegangen wurde oder ob die Familie einen anderen, effektvollen Weg gefunden hat.

7.3. Kritische Beratungssituationen

Wir wollen im folgenden, ähnlich wie beim Einzel- und Gruppentraining, einige typische kritische Beratungssituationen mit Eltern zusammenstellen und nach den Ursachen und Lösungsmöglichkeiten fragen. Wir wollen wieder zwischen Erst- und Folgekontakt unterscheiden, da sich die Beziehung zur Familie in diesen Phasen sehr verändert. Es ist z.B. zu beobachten, daß die Eltern nach dem Erstkontakt in der Regel schnell ihr Mißtrauen gegenüber den Therapeuten und dem Vorgehen abbauen.

Die ebenfalls schon bekannte Aufteilung des Therapeutenverhaltens in „Anforderungen setzen" und „Lenken von Kommunikationsabläufen" bleibt erhalten. Der Punkt „Umgang mit dem Material" wird gegen „Thematisieren problematischer Haltungen und Verhaltensweisen" ausgetauscht. Dies ist dadurch erklärbar, daß der Einsatz von Material in der Elternberatung unproblematisch ist. Hingegen ist es schwierig, die relevanten Themen anzusprechen, da dies leicht Konfliktsituationen im Beratungsgespräch auslösen kann und für eine gewisse Zeit den Gesprächen eine „gespannte" Atmosphäre gibt. Relevante problematische Haltungen und Verhaltensweisen müssen angesprochen werden, da dadurch Aggression langfristig verringert wird.

7.3.1. Ursachen

Die Ursachen für kritische Situationen lassen sich eindeutig erkennen, wenn sie aus dem Interaktions-

Arbeitsblatt: Checkliste für Krisensituationen

Checkliste für Krisensituationen

1. Haben Sie richtig belohnt?

Haben Sie richtig bestraft?

Versuchen Sie sich die Fragen zu beantworten, indem Sie die Blätter „Arten der Zuwendung" und „Wie belohne/bestrafe ich richtig?" in Ruhe durchlesen. Erinnern Sie sich an unsere Treffen und Gespräche über konsequentes Erziehungsverhalten!

2. Wann haben Sie zuletzt den Familienrat durchgeführt?

Versuchen Sie sich bei der Beantwortung der Fragen auch zu erinnern, wer daran teilgenommen hat, ob die Regeln eingehalten wurden, wie das Gespräch verlaufen ist und mit welchem Ergebnis. Sehen Sie sich die Blätter zum „Familienrat" in Ruhe an und berufen Sie den Familienrat ein. Besprechen Sie Ihr Problem mit Ihrem Kind oder Ihren Kindern gemeinsam und stellen Sie eventuell einen Wochenplan auf!

3. Werden Sie mit der Krisensituation trotzdem nicht fertig?

Wenn Sie versucht haben, das Problem alleine zu bewältigen und dabei die Punkte 1. und 2. berücksichtigt haben, die Krisensituation aber nicht überwunden ist, dann ziehen Sie die NOTBREMSE: Melden Sie sich bei uns, den Therapeuten!

Alles Gute für die Zukunft Ihrer Familie!

ablauf der Beratungssituation ableitbar sind. So trägt ein lenkendes und Anforderungen setzendes Therapeutenverhalten immer zu Konflikten bei. Auch **belastende Gespräche** können einen Auslöser für kritische Beratungssituationen bilden. So ist es ungünstig, wenn die Berater die Eltern durch zu viele Fakten überfluten. Andere Gründe für einen problematischen Gesprächsverlauf können in folgenden Punkten liegen: Antipathien der Gesprächspartner, sprachliche Verständigungsprobleme, unzureichendes Akzeptieren des Gegenübers, Unachtsamkeit bezüglich bestimmter Mitteilungen, die schlechte Verfassung der Beteiligten oder eine unzureichende Vorbereitung auf ein Treffen.

Ein Konflikt im Erstkontakt ist offensichtlich, wenn der **Vater der Aufforderung**, an der Elternberatung teilzunehmen, aus zeitlichen oder beruflichen Gründen **nicht folgt**. Da die Termine in der Regel längerfristig und außerhalb der Arbeitszeit für den Abend vereinbart werden, drückt dieses Verhalten beispielsweise aus, daß der Vater sich nicht (oder wenig) für die Erziehung des Kindes verantwortlich fühlt, das problematische Verhalten des Kindes sowie die therapeutischen Maßnahmen als nicht ernst zu nehmenden „Kinderkram“ betrachtet.

Konflikte ergeben sich auch, wenn die Eltern über bestimmte Lebensabschnitte im Rahmen der Verhaltensanalyse **keine Aussagen** machen wollen, da sie der Meinung sind, daß vor allem länger zurückliegende Abschnitte, z. B. die Zeit vor der Scheidung von dem leiblichen Vater des Kindes, nichts mit dem Aggressionsproblem zu tun haben. Die Ursachen solcher Reaktionen liegen oft sowohl in der Betroffenheit als auch in einem Gefühl der Scham begründet.

Noch sehr viel dramatischer können Konflikte ausfallen, wenn Eltern erklären, bei ihrem Kind sei „Hopfen und Malz“ verloren, und man könne nichts tun, um es von der „schiefen Bahn“ abzubringen. Im Hintergrund dieser Haltung steht oft eine **biologistische** oder **genetische Auffassung** von Verhaltensstörung, die als unabänderlich begriffen wird und konsequenterweise im Jugendalter zur Delinquenz, zum Alkoholismus oder Vergleichbarem führen müsse.

Eine kritische Beratungssituation ergibt sich schließlich daraus, daß die Eltern die **Problematik leugnen** oder behaupten, bei ihnen zu Hause trete aggressives Verhalten nie auf. Das erste kann in Angst, Unsicherheit und Scham begründet sein, das zweite darin, daß auftretendes aggressives Verhalten des Kindes sofort mit noch größerer Aggression unterbunden wird.

In den Folgekontakten können vergleichbare Konflikte auftreten. So kommen Eltern der **Bearbeitung von Hausaufgaben** nicht nach, da sie Kindererziehung als nicht erlernbar ansehen, die Übungen als „kindisch“ empfinden oder überfordert sind. Die Mitteilungen der Eltern sind dann ungenau formuliert und ihre Darstellungen nicht eindeutig.

Gerade bei einem lenkenden Gesprächsstil suchen die Eltern manchmal konfliktfreie Themen (z. B. Urlaubsberichte), erzählen monologhaft Geschichten aus ihrem Leben oder schieben sonstige Erlebnisse in den Vordergrund. **Wutausbrüche bei Nebensächlichkeiten** können auch auftreten. Die Kinderproblematik kann dabei aus den Augen verloren gehen. Gründe für diese Reaktionen sind meist in den Ängsten der Familie zu sehen, das Gesicht vor den Therapeuten oder den übrigen Familienmitgliedern zu verlieren. In manchen Fällen dienen diese Ablenkungsmanöver auch einfach nur der Selbstdarstellung.

Eine kritische Beratungssituation ist immer dann zu erwarten, wenn problematische Haltungen und Verhaltensweisen, gerade auch bei den Eltern, angesprochen werden müssen. Diese Gespräche stellen für manche Eltern eine Bedrohung dar, denn sie signalisieren den Eltern, daß sie etwas verändern sollten. Die Eltern können deshalb in Streit geraten, ebenso die Geschwister oder Eltern und Kinder untereinander. Problematischer als solche Wutausbrüche sind Schweigen, Beleidigt-sein, Weinen und sozialer Rückzug einzuschätzen oder wenn die Eltern den Therapeuten „nach dem Mund reden“. Diese Situationen sind schwerer „greifbar“ für die Therapeuten und deshalb auch schwerer lösbar. Es ist zu vermuten, daß sich dabei der Familienalltag in der Beratungssituation widerspiegelt.

Abschließend gibt die Tabelle 24 einen Überblick über die nach unserer Erfahrung wichtigsten kritischen Situationen in der Elternberatung.

7.3.2. Lösungsvorschläge

Mögliches Therapeutenverhalten zum Umgang mit kritischen Situationen in der Elternberatung ist in Tabelle 25 zusammengestellt und wird anschließend erläutert.

Zu 1.
In den verschiedenen kritischen Situationen muß differenziert reagiert werden. So ist beim Erstkontakt auch bei Abwesenheit des Vaters die Kennenlernphase und Exploration durchzuführen, die weitere Beratung aber von der Anwesenheit des Vaters abhängig zu machen (vgl. in Abschnitt 7.2.1. beim praktischen Vorgehen „3. Feststellen der Notwendigkeit und Realisierbarkeit der Intervention“). Wir begründen dies damit, daß er den gleichen Informationsstand haben sollte wie die Mutter und deshalb

Tabelle 24. Kritische Situationen in der Elternberatung. Die Zellen beinhalten das mögliche Verhalten der Eltern.

Therapeutenverhalten / Zeitpunkt d. Kontaktes	Anforderungen setzen	Umgang mit dem Material	Lenken von Kommunikationsabläufen
Erstkontakt	1. Der Vater erscheint nicht beim Erstkontakt, obwohl dies vereinbart wurde.	2. Die Eltern verweigern Informationen bei der Exploration zur Erstellung der Verhaltensanalyse.	3. Die Eltern lehnen das Kind ab und sehen jegliche Beschäftigung mit ihm als Zeitvergeudung an oder sie leugnen die Problematik.
Folgekontakt (minimal vier trainingsbegleitende Elternkontakte)	4. Die Eltern bearbeiten Hausaufgaben, wie Beobachtungsaufgaben und Tokenpläne, nicht oder nicht zuverlässig.	5. Die Eltern lenken von Gesprächsinhalten durch Monologe, Wutausbrüche usw. ab. Massive andere Probleme rücken in den Vordergrund.	6. Es treten Familien-, Ehe- und Geschwisterstreitereien oder Schweigsamkeit oder sozial angepaßtes Verhalten auf.

wenigstens dabeisitzen soll, auch wenn er sich nicht äußert. Auf diesen minimalen Konsens lassen sich die Väter nach unserer Erfahrung immer ein. Meistens wandelt sich im Laufe der Elternkontakte die Anwesenheit in aktive Mitarbeit um, ohne daß es dazu besonderer Aufforderungen bedarf.

Zu 2.
Wird die Notwendigkeit nicht eingesehen, daß zum Kennenlernen des Kindes und für die Entwicklung eines angemessenen Therapieplanes bestimmte Informationen unerläßlich sind, dann ist den Eltern der Sinn anhand eines fremden Falles in nicht-bedrohlicher Weise nahezubringen. Für die Eltern ist es nachvollziehbar, wenn die Therapeuten erklären, daß das aggressive Kindverhalten etwas mit dem Wechsel einer Bezugsperson zu tun haben kann. Z. B. trat in einem Fall das aggressive Verhalten zum ersten Mal zeitgleich damit auf, daß die Mutter nach der Scheidung wieder heiratete. Entscheidend war, daß der erste Ehemann und leibliche Vater des Kindes früher fast nie zu Hause war, sich kaum um das Kind kümmerte und auch keine Grenzen und Anforderungen setzte. Im Gegensatz dazu war der „neue“ Vater streng, weil er dem Kind Aufgaben und Regelverhalten abverlangte. Dies war das Kind nicht gewöhnt, sein Leben „an der langen Leine“ war zu Ende und es versuchte, dagegen anzugehen, in diesem Fall mit aggressivem Verhalten. Erst jetzt konnten die Eltern richtig beraten werden, wie das Kindverhalten einzuschätzen ist und wie sie damit besser umgehen können. In einem anderen Fall war es von Bedeutung zu erfahren, daß die Mutter im Heim aufgewachsen war und dort negativ erlebtes Erziehungsverhalten unbedingt bei der Erziehung ihrer Kinder vermeiden wollte, was jedoch zu nachgiebigem, verwöhnendem und inkonsequentem Verhalten führte. Dieses Erziehungsverhalten der Mutter war die Hauptursache des aggressiven Verhaltens ihrer Kinder. Es konnte jedoch erst sinnvoll darüber gesprochen und verändert werden, nachdem die Mutter ihre Erlebnisse im Heim mitteilte und die Therapeuten den Grund für ihr Erziehungsverhalten damit verstehen konnten.

Zu 3.
Sehen die Eltern in der Behandlung des Kindes keinen Sinn, weil sie nicht glauben, daß das aggressive Verhalten veränderbar ist, oder werden sie vom Jugendamt und eventuell der Schule „gezwungen“, einer Therapie zuzustimmen, da ansonsten eine Heimeinweisung, Umschulung und ähnliches droht, wird aus der Position des Experten den Eltern die Chance psychologischer Hilfe nahegebracht werden müssen. Es ist den Eltern zu signalisieren, in welchem Zeitraum – bei eigener aktiver Mitarbeit – sie welches Ergebnis erwarten können. Stehen die Eltern der Problematik hoffnungslos und hilflos gegen

Tabelle 25. Reaktionen des Therapeuten in kritischen Situationen in der Elternberatung. Das mögliche Therapeutenverhalten befindet sich in den Zellen der Matrix.

Therapeuten-verhalten / Zeit-punkt d. Kontaktes	Anforderungen setzen	Lenken von Kommunikationsabläufen	Thematisieren problematischer Haltungen und Verhaltensweisen
Erstkontakt	**zu 1.** ● Der Erstkontakt wird wie geplant durchgeführt, die weitere Arbeit aber von der Anwesenheit des Vaters abhängig gemacht.	**zu 2.** ● Anhand eines anderen Therapiefalles werden die Folgen einer unvollständigen Exploration, z.B. ein falscher Behandlungsplan, und die Vorteile, wenn die Therapeuten alle Informationen kennen, erläutert.	**zu 3.** ● Die Veränderungs- und Entwicklungschance des Kindes wird aus der Expertenposition unterstrichen und den Eltern erklärt, daß eine Veränderung konkret innerhalb weniger Wochen bei aktiver Mitarbeit der Eltern nachweisbar ist. ● Bei Problemleugnung zeigen die Therapeuten die wahrscheinlich weiter ungünstig verlaufende Entwicklung des Kindes auf.
Folgekontakt (minimal vier trainingsbegleitende Elternkontakte)	**zu 4.** ● Nachdem evtl. Verständnisschwierigkeiten abgeklärt sind, der Sinn der Hausaufgaben noch einmal eindringlich verdeutlicht wurde, erhalten die Eltern die Hausaufgaben zur erneuten Bearbeitung zurück.	**zu 5.** ● Die Therapeuten greifen in den Gesprächsablauf ein und definieren erneut die Spielregeln des Zusammensein. ● Durch Zuhören bieten die Therapeuten begrenzt Entlastung bei anderen Problemen, führen dann aber wieder die Eltern zur eigentlichen Aufgabe des Treffens zurück. ● Bei massiven, anderen schwerwiegenden Problemen wird die Elternberatung und unter Umständen das Kindertraining unterbrochen, eine andere Therapie durchgeführt oder an kompetente Kollegen verwiesen.	**zu 6.** ● Die Familie lernt, nach Regeln Meinungen und entgegengesetzte Standpunkte auszutauschen. ● Beispielhafte Ereignisse oder Aussagen aus der Familie belegen den Wahrheitsgehalt der thematisierten Probleme und Verhaltensbeispiele zeigen Lösungswege auf.

über, so müssen die Therapeuten sie davon überzeugen, ihrem Kind eine Entwicklungschance zu geben. Für die Eltern ist entscheidend, daß die Therapeuten sich von Beginn an mit dem Problem in anteilnehmender Weise auseinandersetzen und sich mit der Familie solidarisieren. Leugnen die Eltern hingegen die Problematik und distanzieren sie sich davon, sind sie mit der wahrscheinlich negativen Entwicklung des Kindes zu konfrontieren. Ihnen muß plastisch nahegebracht werden, welche Folgen auftreten werden. Nur über Betroffenheit können solche Eltern zur aktiven Mitarbeit motiviert werden.

Zu 4.

Bei der trainingsbegleitenden Elternberatung können die Hausaufgaben für die Eltern kritische Situationen auslösen. Werden Tokenpläne, Beobachtungsaufgaben oder sonstige Wochenpläne nicht oder nur oberflächlich erledigt, müssen zunächst eventuell vorliegende Verständigungsprobleme abgeklärt werden. In einem zweiten Schritt sind die Hausaufgaben eindringlicher und ausführlicher zu begründen sowie für eine erneute Bearbeitung an die Eltern zurückzugeben. Manchmal wirkt das Argument, daß man von dem Kind nichts verlangen kann, was die Eltern nicht auch leisten.

Zu 5.
Werden im Gespräch ständig Ausflüchte und Ablenkungen gesucht, dann müssen die Therapeuten in den Gesprächsverlauf eingreifen und Spielregeln definieren (z. B. in Ergänzung zu den Regeln des Familienrates). Ein Ablenken vom eigentlichen Thema, nämlich der Kinderproblematik und dem Erziehungsverhalten der Eltern erstreckt sich auch darauf, daß Eltern plötzlich von anderen, eigenen Problemen erzählen. Dies stellt einen heiklen Punkt für eine eher kindertherapeutische Arbeitsweise dar. Beispielsweise können plötzlich die Depressionen und Suizidgedanken der alleinerziehenden Mutter oder die massiven Eheprobleme der Eltern im Mittelpunkt des Gesprächs stehen. Die Therapeuten sollten durch Zuhören begrenzt Entlastung bieten und dabei herausfinden, wie schwerwiegend diese anderen Probleme und die Therapiebereitschaft sind. Bei ganz massiven Ehekrisen oder anderen in den Vordergrund tretenden Problemen ist die Elternberatung unter Umständen zu unterbrechen. Die Therapeuten sollten, sofern sie kompetent dafür sind, eine entsprechende andere Therapie mit den Eltern oder der alleinerziehenden Mutter durchführen oder gezielt an andere geschulte Kollegen verweisen. Ob das Kindertraining dann trotzdem durchgeführt wird, ist im Einzelfall und im Interesse des Kindes zu entscheiden. Sind die anderen Probleme der Eltern nicht zu gravierend, so daß Erzählen und Zuhören schon Entlastung bringt und eventuell ein „Tip" Hilflosigkeit reduziert, dann kann das Kindertraining und die Elternberatung fortgeführt werden. Die ursprünglichen Aufgaben und Ziele des Treffens werden den Eltern wieder ins Gedächtnis gerufen und die damit verbundenen Grenzen verdeutlicht.

Zu 6.
Streitereien in der Familie, durch das Ansprechen bestimmter ungünstiger Haltungen und Verhaltensweisen ausgelöst, bieten eine gute Möglichkeit, nach „fairen Regeln" zu streiten. D.h. die Familie lernt, nach den Regeln des Familienrates Meinungen zu diskutieren und alternatives Verhalten zu finden sowie zu üben. Die Therapeuten dürfen bei einem ausgebrochenen Familienstreit nicht betroffen reagieren, sondern müssen Ruhe bewahren und die Situation als Lernchance für die Familie begreifen. Bei Schweigsamkeit oder sozial angepaßtem Verhalten berichten die Therapeuten Beispiele für Konflikte aus der Familie und zeigen zugleich angemessenes Verhalten auf. Geschieht dies in einer vorwurfsfreien Haltung, so können die Eltern aktiviert und zu „ehrlichen" Aussagen motiviert werden.

8. Effektkontrolle

Im Gegensatz zur ersten Auflage unseres Buches werden – auch aus Platzgründen – im nachfolgenden keine einzelfallbezogenen Detailergebnisse der Effektkontrolle mitgeteilt. Wir beschränken uns auf die Darstellung einiger **allgemeiner Ergebnisse**. Die Überlegungen beziehen sich auf das Vorgehen der kontrollierten Praxis (vgl. Petermann, 1992a). Zunächst wird der Therapieplan ausgeführt und die Verfahren der Effektkontrolle benannt. Im Rahmen der Effektkontrolle sollen Veränderungen bei dem Problemkind und den Eltern und der Familie festgehalten werden. Die subjektiven Urteile der Eltern über den Therapieerfolg müssen sehr vorsichtig interpretiert werden (vgl. Abschnitt 8.3.). Besondere Bedeutung besitzen die Befunde der **Therapienachkontrolle**, die eine Aussage über die längerfristige Übertragung der erzielten Effekte auf den Alltag gestatten (vgl. Abschnitt 8.4.). Die Ausführungen schließen mit einigen Überlegungen zur individuellen Wirkung unseres Vorgehens.

8.1. Einzelfallbezogene Ausführung des Therapieplanes

Der Therapieplan, der unseres Erachtens am einfachsten in der Praxis realisierbar ist, entspricht – methodisch betrachtet – einem sogenannten Ausblendungsplan. Unter Ausblendungsplan versteht man ein Verfahren, bei dem die Wirkung eines therapeutischen Vorgehens durch das „Absetzen" einer Intervention (z.B. der Beendigung des Einzeltrainings) geprüft wird (vgl. Petermann, 1989). Bei unserem Therapieplan unterstellen wir der freien Spielphase eine unspezifische Wirkung, d.h. es liegt eine Unterbrechung der gezielten Intervention vor. In diesem Zeitraum von ca. drei Wochen, in dem keine zielgerechte Behandlung erfolgt, kann man die Auswirkungen des Einzeltrainings beurteilen. Wir vermuten, daß die Effekte des Einzeltrainings in dieser unspezifischen Phase abnehmen. Als globale Hypothese kann man davon ausgehen, daß dieses kurzfristige Abnehmen ohne Nachteile bleibt, da das Gruppentraining zu stabilen, langandauernden Effekten führt.

Abbildung 7 gibt einen Überblick über den Therapieplan und die Erhebungsverfahren, die zur Effektkontrolle eingesetzt werden. Der Vollständigkeit halber ist in diese Übersicht die noch zu behandelnde Therapienachkontrolle mit aufgenommen.

Abbildung 7 weist dem TMK (Beobachtungsbogen zur Therapiemitarbeit des Kindes) und BAV (Beobachtungsbogen für aggressives Verhalten) einen zentralen Stellenwert im Rahmen der Effektkontrolle zu. Auf die damit erzielten Befunde wird im nachfolgenden eingegangen. Diese Erhebungsverfahren wurden in Abschnitt 4.2.2. vorgestellt.

8.2. Allgemeine Ergebnisse der Effektkontrolle

Bei komplexen Behandlungsansätzen ergibt sich das Problem, daß man z.B. bei der Effektprüfung zwischen den Wirkungskomponenten von Elternberatung und Kindertraining nicht trennen kann (vgl. die beiden Ebenen der Abbildung 7). Dieser Schritt wäre aus inhaltlichen Gründen auch nicht sinnvoll, da beide Ebenen als zusammengehörig und nicht trennbar aufgefaßt werden. So sind Veränderungen des Kindes während des Trainingszeitraumes sowohl durch die Arbeit mit dem Kind als auch durch die Elternberatung bedingt. Mit Hilfe der Verlaufsbeobachtung kann man nur prüfen, welche Phasen der Elternarbeit **und** des Kindertrainings für bestimmte, sich zeitlich nacheinander einstellende Effekte verantwortlich sind. Es läßt sich vor allen Dingen bestimmen, wie stabil die Effekte sind.

Das Training mit aggressiven Kindern wurde bislang von unserer Arbeitsgruppe mit insgesamt ungefähr 240 Kindern durchgeführt; bei einigen ausgewählten Familien konnten Langzeitbeobachtungen über zwei Jahre nach Trainingsende erfolgen. Im einzelnen zeigte sich folgendes (vgl. Petermann, 1987a; b):

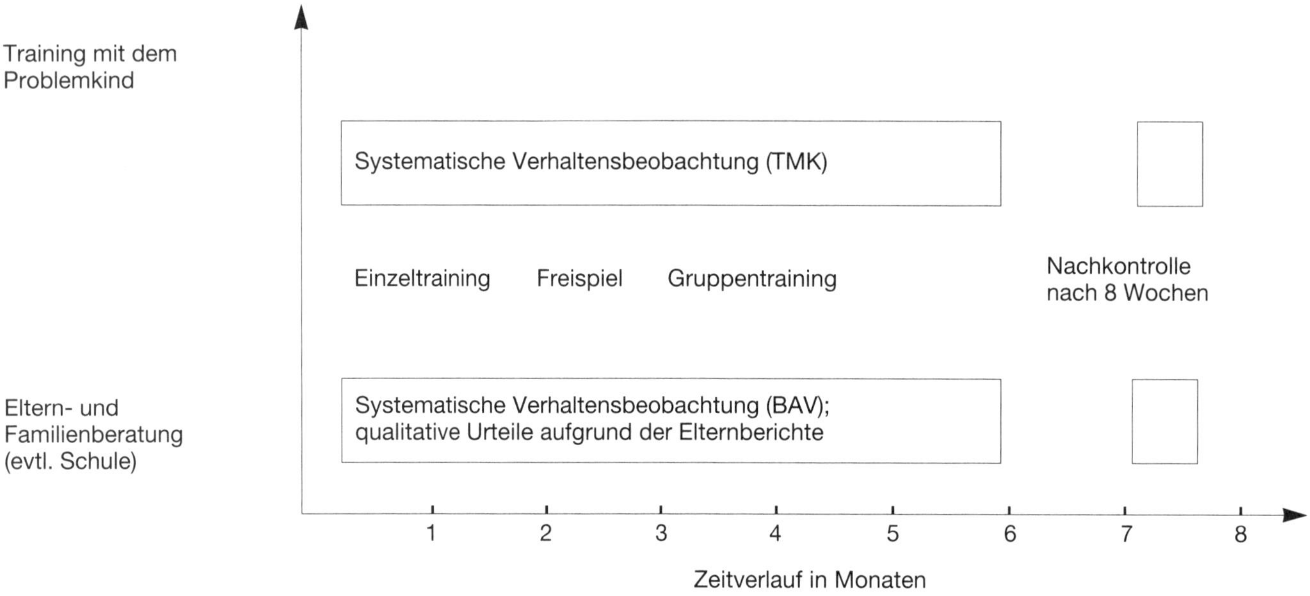

Abbildung 7. Therapieplan und Erhebungsverfahren; der Betrachtung wird ein minimal notwendiger Zeitaufwand für das Training zugrundegelegt.

1. Die vermuteten **kurzfristigen** Effekte des Einzeltrainings traten nur bei der Hälfte der Kinder auf, d. h. auch das Einzeltraining führt schon bei einer Vielzahl der Kinder zu relativ stabilen Effekten. Dies läßt sich mit Hilfe des BAV (**B**eobachtungsbogen für **a**ggressives **V**erhalten; vgl. Abschnitt 4.2.2.) nachweisen.
2. Durch das Einzeltraining und die Elternarbeit nahm aggressives Verhalten in **Schule** und **Elternhaus** (anhand des BAV erfaßt) ab.
3. Sehr deutlich zeigte sich im Kindertraining anhand des TMK, daß aggressive Kinder entspannter wurden, je mehr sie erzählten und je mehr Gefühle sie zeigten. Insgesamt kann man im Einzel- wie im Gruppentraining von einer Zunahme positiver Aktivitäten sprechen, die sich in einer **erhöhten Therapiemitarbeit** niederschlagen.
4. Im Gruppentraining gelang es allen Kindern, **Verantwortung für andere** zu übernehmen (TMK), was durch bestimmte Rollenspiele – wie das Igelspiel – entsprechend gefördert wird.
5. Das Ausmaß des **Regelbefolgens** und des Nachkommens von Anforderungen (TMK) variierte von Sitzung zu Sitzung, stieg jedoch insgesamt im Therapieverlauf an.
6. Durch das Gruppentraining und die Elternarbeit wurde positives Verhalten (Einfühlungsvermögen, Kooperation u. ä.) **aufgebaut** und die abgeschwächte Aggressionsneigung **stabilisiert** (anhand des BAV erfaßt).
7. **Therapieabbrüche** im Einzeltraining waren nie aufgetreten. Einige Probleme ereigneten sich eher beim **Übergang** vom **Einzel- zum Gruppentraining** im Hinblick auf die Therapiemitarbeit des Kindes. Ebenso fühlten sich manche Familien (z. B. Alleinerziehende) schnell überfordert und beendeten deshalb die Mitarbeit. Insgesamt lag die Abbruchquote jedoch bei ca. 10 % der Fälle. Das Risiko resultierte dabei eindeutig aus der familienbezogenen Arbeit.
8. Bei der Familie vollzog sich ein **Wandel** in der Weise, daß sie aufgrund einer neuen **Problemsicht** das Gefühl entwickelte, ihre Schwierigkeiten selbst bewältigen zu können. Oft bewirken Hinweise auf falsche Verstärkungsgewohnheiten und ein falsches Verständnis von kindlicher Leistung große Veränderungen des familiären Verhaltens.
9. Das strukturierte und zeitlich begrenzte Vorgehen **motiviert Kinder** und **Familien** in gleicher Weise, so daß wir nur eine Abbruchquote von knapp zehn Prozent zu verzeichnen haben: in diesen Fällen waren es Eltern, die die Mitarbeit verweigern, da offensichtlich die angestrebten Veränderungen für sie zu bedrohlich wirken.
10. Für Kinder der Altersgruppe von sieben bis knapp 13 Jahren liegen weitgehend **stabile Erfolge nach drei bis sechs Monaten nach Trainingsende** vor. Mit steigendem Alter der Kinder hängen die Erfolge stärker davon ab, ob es gelingt, das **soziale Umfeld – vor allem Gleichaltrige** – in das Training mit einzubeziehen.
11. Eine wesentliche Variable des Erfolges verkörpert die Mitarbeit der Eltern bzw. der Familie.

Vielfach muß die vordergründige Motivation, ein „braves" Kind zu haben, erheblich korrigiert werden. Solche Prozesse sind nur mit einer **grundlegenden Einstellungs- und Verhaltensänderung aller Familienmitglieder** möglich.

12. Die Erfolge sind dann stabil, wenn man das Kind **frühzeitig veranlaßt, Alltagserfahrungen in das Training einzubringen**. Nur durch das Anknüpfen an den Alltag und durch Aufträge für das Kind, die es zuhause oder in der Schule umsetzen soll, können die Trainingsfortschritte auf den Alltag übertragen werden und bleiben so stabil.

8.3. Aussagekraft von Elternurteilen

In Abbildung 7 wurden qualitative Urteile der Eltern als weitere Möglichkeit der Effektkontrolle angeführt. Diese Urteile von seiten der Eltern besitzen den Vorteil, daß sie anhand einiger ausgewählter Kategorien des BAV täglich vor Ort und anhand vieler aggressiver Konflikte unmittelbar gewonnen werden können. Gerade der Vorteil beinhaltet auch den Hauptnachteil: Eltern sind oft die Hauptbetroffenen des aggressiven Verhaltens ihrer Kinder, und ihre Sorgen, Befürchtungen oder durch die Therapie begründeten Hoffnungen spiegeln sich in den Ergebnissen ihrer Verhaltensbeobachtung wider. Trotzdem bilden diese Einschätzungen eine wichtige Basis der Elternberatung. So kann man die von ihnen selbst festgestellten Veränderungen diskutieren und Perspektiven aufzeigen. Zur Effektprüfung taugen diese Daten aber allein schon deshalb wenig, da mit dem Therapiefortschritt übergroße Hoffnungen geweckt und kleine Rückschläge als Katastrophen empfunden werden. Darüber hinaus ändert sich mit der erfolgreichen Bearbeitung der Ziele in der Elternberatung notgedrungen auch **die Problemsicht der Eltern**. So werden aggressive Verhaltensweisen des Kindes als weniger bedrohlich für die Familie erlebt, wenn sie gelernt hat, mit diesem Verhalten besser umzugehen.

Man kann festhalten: Elternurteile bilden in der Regel keine ideale Basis zur Einschätzung des Therapieverlaufes. Sie sind jedoch für die Elternberatung von Bedeutung und können globale Verhaltensänderungen in der Familie anzeigen. Für eine kontinuierliche Kontrolle der Verhaltensänderung des Kindes sind Einschätzungen des Therapeuten oder eines geschulten Mitarbeiters/Praktikanten z.B. in der Schule angemessener. Diese in der Regel wöchentlich in einer bestimmten Schulstunde oder auf dem Schulhof gewonnenen Beobachtungen müssen unter Zugrundelegung der Kategorien des BAV erhoben werden.

8.4. Therapienachkontrolle

Die unmittelbare Therapienachkontrolle sollte als Hausbesuch oder in der Beratungsstelle acht Wochen nach Ende des Trainings erfolgen. Bei der Nachkontrolle ist es günstig, wenn die **gesamte Familie** anwesend ist. Dieser Kontakt beschränkt sich auf eine Dauer von 45 bis höchstens 60 Minuten. Im Rahmen der Nachkontrolle sollen folgende Informationen gewonnen werden:

- Die Eltern sollen für den Zeitraum der letzten zwei Wochen Beispiele für die beim Kind vor dem Training aufgetretenen Problemverhaltensweisen geben. Man kann dabei die Formulierungen des EAS heranziehen, um den Eltern zu helfen, die Erinnerung etwas zu strukturieren.
- In derselben Weise wird mit dem Zielverhalten des Trainings verfahren und nach besonderen Ereignissen, Freizeitaktivitäten der Familie und ähnlichem gefragt.
- Zur Abschätzung der Verhaltensbeobachtung der Eltern kann man eine Befragung des Lehrers und eine Einschätzung des Kindverhaltens anhand des BAV im Unterricht oder auf dem Schulhof vornehmen.
- Das Kind füllt bei diesem Kontakt den EAS aus, wobei der EAS streng genommen aus testtheoretischen Gründen genauso wenig zur exakten Effektkontrolle verwendet werden darf wie Persönlichkeitstests für Kinder (vgl. Petermann & Petermann, 1992c).

Auf jeden Fall sind die Ergebnisse des EAS vorsichtig zu interpretieren, da das Kind durch das Training für diese Situationen sehr sensibilisiert wurde. Eine Möglichkeit den EAS methodisch unbedenklicher einzusetzen, wäre dann gegeben, wenn man dem Kind den EAS ohne Reaktionen vorgibt und eine Konfliktlösung suchen läßt. Die Anzahl positiver Lösungen könnte man als globales Maß zur Einschätzung des Therapieerfolges heranziehen.

Die Nachkontrollen zeigen bei ca. 90% der Kinder stabile Effekte. In neun Einzelfällen gelang es uns, Nachkontrollen über zwei Jahre hinweg durchzuführen. Auch hier konnten positive Effekte durch Elterngespräche bestätigt werden. Diese Befunde muß man allerdings sehr kritisch beurteilen, da die Eltern sehr wohl sozial erwünscht geantwortet haben können und, bedingt durch die Entwicklung des Kindes bis zum Befragungszeitpunkt, ganz andere Probleme im Mittelpunkt stehen können (z. B. Pubertätsprobleme, Probleme der Berufsentscheidung oder schulische Leistungsprobleme). Somit stehen systematische und damit sehr kostenaufwendige Langzeitstudien zu unserem Ansatz noch aus.

8.5. Ansprechbarkeit auf das Training

Die Wirkung des Trainings im Einzelfall hängt davon ab, ob es gelingt, das **Tempo des Vorgehens** auf die Bedingungen der Familie und die Lernvoraussetzungen des Kindes abzustellen. Diese Überlegungen schlagen sich auch in der Zusammenstellung der Kindergruppe nieder (vgl. Kapitel 6.). Um eine optimale Ansprechbarkeit auf das Vorgehen zu erreichen, muß man sich das Baukastenprinzip unserer Arbeitsweise noch einmal vor Augen führen. Gelingt es dem Therapeuten nicht, ein auf die Umstände abgestelltes Vorgehen zu entwickeln, so kann dies im Extremfall zur **Überforderung** des Kindes und/oder der Familie führen, was einen Therapieabbruch zur Folge haben könnte. Ähnliches kann sich auch bei **Unterforderung** einstellen: In diesen Fällen wird man das Vorgehen nicht ernst nehmen und als Spielerei abtun, was sich zumindest in einer verringerten Therapiemitarbeit ausdrückt.

Man kann festhalten: Von geistig behinderten Kindern abgesehen, spricht unser Training alle Kinder von sieben bis knapp 13 Jahren an; bei Sonderschülern ist es möglich, daß man auch mit dreizehn- oder gar vierzehnjährigen „Spätentwicklern" arbeiten kann. Das Vorgehen bezieht sich auf egoistisch selbstbehauptende Kinder. Bei angstmotiviert aggressiven Kindern wird unser Selbstsicherheitstraining empfohlen (Petermann & Petermann, 1992b). Unser Vorgehen kann nicht bei Aggressionen gegen die eigene Person (Autoaggression) angewandt werden (vgl. Petermann et al., 1987).

9. Übertragung des Ansatzes auf andere Gebiete

Angesichts des häufigen Auftretens von Aggressionen, besonders im pädagogischen Bereich, soll auch angesprochen werden, wie umfassend sich unsere Materialien und unser Vorgehen anwenden lassen. Diese Bemerkungen werden sich in erster Linie auf die **Linderung aktueller Konflikte in einer Gruppe** und die **Prävention**, d. h. die zukünftige Verhinderung dieser Konflikte beziehen. Als Anwendungsgebiete können angeführt werden: Der schulische stationäre Bereich, die Kinder- und Jugendarbeit sowie präventive Elternberatung. Zudem werden Trainingsansätze anderer Autoren beschrieben die gut mit unserem Vorgehen kombiniert werden können.

9.1. Einsatz im schulischen Bereich

Ab der dritten Grundschulklasse und bis zum Alter von ca. 13 Jahren (besonders im Sonder- und Hauptschulbereich) lassen sich unsere Materialien im Klassenverband gut zum Einsatz bringen. Als didaktische Form kann man die Einzel-, Partner- und Gruppenarbeit oder auch den Frontalunterricht wählen. So können z. B. die Videoszenen mit den unterschiedlichen Lösungen von der gesamten Klasse auf einem großen Monitor verfolgt und besprochen werden oder diese Situationen werden den Kindern als Geschichten und mit Fotos versehen im Sinne von Arbeitsmaterialien vorgelegt. Eventuell können auch die einzelnen Lösungen in **Rollenspielen** zur Vertiefung sozial erwünschten Verhaltens oder mit neuen Lösungen gespielt werden. Sehr gerne bearbeiten Kinder die Situationen des EAS und BAS, wobei sie anschließend die Ergebnisse in einer Kleingruppe oder im gesamten Klassenverband auswerten sollten. Die Bearbeitung des EAS und BAS kann in Anlehnung an die in diesem Buch abgedruckten Instruktionen erfolgen.

Liegt ein aktueller Konfliktfall vor, so sollte der Lehrer aus dem EAS oder BAS eine entsprechende Situation auswählen und den Kindern als Arbeitsblatt austeilen. Nachdem die ausgewählte Situation bearbeitet wurde, kann zum vorgefallenen Konflikt übergewechselt werden. Die vorher erarbeiteten Lösungen werden nun auf die tatsächliche Konfliktsituation übertragen. Die Materialien können sowohl im Deutsch- als auch im Sachunterricht gut eingesetzt werden. Beim Einsatz ist zu unterscheiden, ob man eine **Unterrichtseinheit „Soziales Lernen"** in einem Block (eher im Sinne der Prävention) oder einzelne „Geschichten" spontan zur **Konfliktregelung** einsetzt.

Beim Einsatz der Materialien ist es wichtig, daß keine Konkurrenzsituation erzeugt wird und die Kinder in der Klasse motorisch ruhig sind. Um diese Ruhe und damit die Aufmerksamkeit der Kinder zu erhöhen, kann das **Schildkröten-Phantasie-Verfahren** von Schneider & Robin (1976) in der Grundschule angewandt werden. Mit diesem Verfahren kann der Lehrer, sofern es über einen Zeitraum von zwei bis drei Wochen täglich zehn bis fünfzehn Minuten eingesetzt wird, motorische Ruhe in der Klasse erzeugen; dies hat auch erhebliche positive Auswirkungen auf die Tendenz, aggressiv zu reagieren. Das Verfahren von Schneider & Robin läßt sich mit unseren Rollenspielen vergleichen. Der Lehrer erzählt vor der Klasse eine Geschichte von einer Schildkröte, die sich ruhig, langsam und bedächtig durch die Welt tastet. In diese Geschichte lassen sich geschickt Selbstinstruktionsverfahren einbauen, die das Kind zur langsamen und bedächtigen Bewegung anhalten.

Eine solche Geschichte könnte lauten: „Die Schildkröte liegt gerne in der warmen Sonne. Sie hat einen Panzer, der sie schützt, in den sie ihren Kopf und Vorder- wie Hinterbeine einziehen kann. Die Schildkröte ist ein ruhiges Tier und gibt keinen Laut von sich. Aber sie hat gute Augen und kann deshalb alles, was um sie herum passiert, genau beobachten. Die Schildkröte hört auch gut und bemerkt viele Dinge früher als ein Tier, das viel Krach macht."
Der Lehrer fordert anschließend die Kinder auf, sich in eine Schildkröte einzudenken. Besondere

Bedeutung kommt hierbei den Instruktionen an die Kinder zu. Sie sollen die Schildkröte nachahmen, also langsam gehen, aufmerksam ihre Umwelt betrachten, genau auf den Lehrer hören. Wenn ein Kind sich nicht an die Instruktionen des Lehrers halten kann, muß es sich in seinen Panzer zurückziehen, d.h. unbeweglich stehen bleiben, bis es wieder die Erlaubnis erhält, aus dem Panzer herauszukommen.
Die zentralen Instruktionen lauten: „Ich will nicht schneller gehen als eine langsame Schildkröte, langsame Schildkröte!" – „Ich will keinen Laut sagen, wie eine leise Schildkröte, leise Schildkröte!" – „Ich bin eine leise und langsame Schildkröte!"

Es ist darauf hinzuweisen, daß das Verfahren von Schneider & Robin als Voraussetzung für die Anwendung von Rollenspielen in der Schulklasse anzusehen ist. Ohne diese Vorbereitung ist zu befürchten, daß in der Schulklasse bei der Durchführung von Rollenspielen eine chaotische Situation ausbricht, besonders wenn Schüler den Einsatz von Rollenspielen nicht gewohnt sind. Kinder begreifen Rollenspiele dann meist als Clownerei, die mehr zur Verstärkung des aggressiven Verhaltens als zu dessen Abbau führt. Um eine Struktur bei der Durchführung der Rollenspiele von seiten des Lehrers zu erreichen, ist es sinnvoll, wenn zwei oder drei Kinder das Rollenspiel vor der Klasse demonstrieren und anschließend mit der gesamten Klasse darüber gesprochen wird. Selbstverständlich können auch hier die Rollenspiele mit anderen Lösungen wiederholt werden.

9.2. Einsatz im stationären Bereich

Wissenschaftliche Berichte und empirische Ergebnisse über die Anwendungen unseres Vorgehens im stationären Bereich liegen u.a. vor von

- Fricke (1983) für Heimkinder bei der Altersgruppe, für die unser Vorgehen ursprünglich entwickelt wurde;
- Junglas (1987) für Jugendliche in der Psychiatrie (mit entsprechenden Modifikationen) und
- Petermann & Vianden-Gabriel (1992) für Heimkinder im Alter von fünf bis sieben Jahren, wobei das Training altersgemäß umgestaltet wurde.

Alle Arbeiten berichten von bedingten Erfolgen im stationären Bereich. Dieser Tatbestand veranlaßte Steinke (1990) zu einer systematischen Effektivitätsstudie zu unserem Ansatz im stationären Bereich. Von Steinke (1990) wurden 15 Einrichtungen im stationären Bereich (Erziehungsheime, Kinder-/Jugendpsychiatrie und andere medizinische Einrichtungen) untersucht, die unser Training anwenden oder bereits angewandt hatten. Steinke sammelte empirische Belege dafür, unter welchen Bedingungen das Training erfolgreich eingesetzt werden kann. Steinke (1990) weist nach, daß das Training kurz- und langfristig dann sehr gute Erfolge bringt, wenn

- die Therapeuten das lerntheoretische Konzept des Trainings präzise kennen und es für ihre Arbeit akzeptieren;
- die Institution bereits im Alltag (auf der Station, der Heimgruppe) präzise Regeln ausgearbeitet hat, diese konkret gefaßt sind und eine Verbindlichkeit und Durchschaubarkeit im praktischen Handeln gegeben ist;
- die an der Erziehung, Förderung und Betreuung des Kindes beteiligten Personen bzw. Berufsgruppen sich wechselseitig ausreichend informieren und kooperieren;
- Mitarbeiter gut geschult sind und kaum fluktuieren und
- pädagogisch-therapeutische Förderung („das Training") in den Alltag integriert und im praktischen Handeln umgesetzt wird.

Die aufgeführten Bedingungen tragen dazu bei, daß die Kindproblematik von den Mitarbeitern vergleichbar bewertet wird. Auf diese Weise ist auch gewährleistet, daß die Trainings- und Therapieziele von allen Beteiligten akzeptiert und realisiert werden.

9.3. Kinder- und Jugendarbeit als Ort der Prävention

In der außerschulischen Kinder- und Jugendarbeit sehen wir eine wesentliche Möglichkeit für die Einübung und Stabilisierung von Sozialverhalten. In diesem Feld erproben Kinder und Jugendliche oft sehr viel freier als in der Schule und im Elternhaus neues Verhalten. So sollte gegen Ende des Kindertrainings die Familie darauf achten, daß sich das Kind in einem sorgfältig ausgewählten Sportverein, in einem Jugendclub oder ähnlichem engagiert. In der Regel wird dem Kind durch solche Verpflichtungen ein gewisses Ausmaß an Selbstkontrolle abverlangt (vgl. z.B. pünktlich zum Treffen zu kommen oder sich im Sinne des „Mannschaftsgeistes" zu verhalten). Eine Stabilisierung des Verhaltens wird oft schon dadurch erreicht, daß das Kind oder der Jugendliche sich längerfristig an eine Gruppe bindet und mit ihr ein gemeinsames Ziel verfolgt. Durch die Einbettung eines Kindes in eine „Freizeitgruppe", die prosoziales

Verhalten positiv bewertet, wird auch Prävention möglich (vgl. Kury & Lerchenmüller, 1983).

Werden soziale Fertigkeiten nicht ausgebildet und dient eher unangepaßtes Verhalten als Orientierung, so begünstigen und bewirken solche Lernerfahrungen Erscheinungsformen der **Delinquenz** (z. B. zielloses Demolieren von Einrichtungsgegenständen in der Wohnung, Schlägereien, Überfälle und ähnliches). Zur Prävention dieser vor allem im Jugendalter auftretenden Verhaltensweisen sind oft gezielte Maßnahmen notwendig. So versuchten Sarason & Ganzer (1969) durch Beobachtungslernen Verhaltensdefizite von delinquenten Jugendlichen zu verändern. Diese Verhaltensdefizite beruhen nach Ansicht der Autoren auf der geringen Möglichkeit, positives Verhalten zu beobachten, wodurch eine Rollenübernahme verhindert wird. Konsequenterweise setzten Sarason & Ganzer Rollenspiele aus dem alltäglichen-Leben ein, um diese Defizite abzubauen. Prävention im Kindes- und Jugendalter bedeutet in diesem Zusammenhang, daß angemessene Selbstbehauptung, Umgang mit Geld, Widerstand gegenüber negativen Gruppeneinflüssen und Gruppendruck eingeübt werden. Ein systematisches Vorgehen liegt dazu in unserem „Jugendlichentraining" vor (Petermann & Petermann, 1992a).

9.4. Präventive Elternberatung

Wie schon verschiedene Male angesprochen, ist es wichtig, auf den **familiären Interaktionsstil** einzuwirken. So benötigen Kinder nicht-aggressive Modelle als Vorbilder. Die Eltern benötigen eine umfassende und gut verständliche Aufklärung. Oft sind gerade trivial erscheinende Zusammenhänge (betroffenen) Eltern nicht deutlich. Allein schon zu spätes Zubettgehen oder Unausgeschlafenheit bewirken kindliche Unruhe und Zappeligkeit, die dann von der Umwelt als störend und aggressiv wahrgenommen werden. Aufgrund dieser motorischen Unruhe wird das Kind unter Umständen z. B. beim Mittagessen oder im Unterricht in der Schule bestraft. Dieses vom Kind meist als ungerechtfertigt empfundene Bestraft-Werden löst dann bei ihm offenes aggressives Verhalten aus.

Sehr spätes Zubettgehen bewirkt in der Schule neben der motorischen Unruhe zudem Müdigkeit und Gereiztheit.

Die Unruhe wird in der Regel durch exzessives Fernsehen der Kinder verstärkt. Mit Vorliebe schauen diese Kinder dann „scharfe Krimis und Horrorfilme". Die durch diese Filme entstehende innere Unruhe äußert sich in Hyperaktivität und der Angst, angegriffen zu werden; dies kann eine u. U. dauernd vorhandene aggressive Reaktionsbereitschaft zur Folge haben. In diesem Zusammenhang wird nicht davon ausgegangen, daß Kinder in Filmen beobachtetes Verhalten nachahmen, sondern es wird angenommen, daß Kinder die durch das Gesehene entstandene Spannung nicht verarbeiten und daher nicht abbauen können. Das **Nicht-verarbeiten-Können** resultiert daraus, daß die Kinder keine Beziehung zu dem Gesehenen finden, da einerseits die Realität den Filminhalten nicht entspricht und andererseits normalerweise kein verarbeitendes Gespräch zwischen Eltern und Kind erfolgt.

Prävention beginnt also schon bei Kleinigkeiten! So z. B. auch in der Auswahl des Spielmaterials für die Kinder. Uns erscheinen **Wettbewerbsspiele** bei sehr aktiven Kindern als wenig geeignet, diesen Kindern innere Ruhe und Entspannung zu vermitteln und auf diese Weise innere Ausgeglichenheit des Kindes zu fördern und zu festigen. Spiele, die ohne Konkurrenz der Spieler auskommen und die die Beschäftigung stark auf die eigene Person anstatt auf das Gegenüber im Sinne einer Konkurrenzsituation lenken, erscheinen für solche Kinder sinnvoll (z. B. Knobelspiele, Basteln). Neben diesen Spielen sind sicherlich programmierte Einübspiele beispielsweise zur Verbesserung der Problemwahrnehmung nützlich. Eine ähnliche Funktion kann auch Basteln jeder Art erfüllen.

Unstimmigkeiten im Alltag des Kindes wie unregelmäßiges und zu weniges Essen, zu wenig Schlaf, inkonsequente Reaktionen der Umwelt, unterschiedliche und unzureichende Zuwendung von seiten der Eltern aufgrund von Berufstätigkeit haben ungünstige Auswirkungen. Diese erheblichen Belastungen für die Entwicklung des Kindes begünstigen aggressives Verhalten. Die von uns ausgearbeiteten Schritte der Elternberatung können auf diesem Hintergrund auch für eine präventive Arbeit genutzt werden. Präventive Arbeit ist gut mit Elterngruppen möglich (vgl. Perrez et al., 1985).

9.5. Kombination mit anderen Trainingsansätzen

Obwohl die Förderung anhand von Trainingspaketen praktisch und empirisch allen Einzelmaßnahmen weit überlegen ist, bieten nur wenige Autoren(gruppen) geschlossene Konzepte an. Üblicherweise werden (mehr oder weniger gut) ausgearbeitete Bausteine vorgestellt, die auf ähnlicher Grundlage entwickelt wurden wie der, auf der auch unser Training basiert. Besonders sind in diesem Kontext hervorzuheben:

- das Elterntraining von Patterson et al. (1990),
- das Kindertraining von Goldstein & Keller (1987),

- ein Selbstsicherheitstraining für aggressive Kinder von Tanner & Holliman (1988),
- das Ärger-Kontroll-Training von Feindler & Ecton (1986) und
- das Konstanzer Trainingsmodell von Tennstädt et al. (1990).

Diese Bausteine, die prinzipiell mit unserem Vorgehen kombinierbar sind, sollen kurz beschrieben werden.

● Elterntraining von Patterson et al. (1990)

Das „Parent-Management-Training", das Elterntraining dieser Autorengruppe, möchte beide Elternteile darin schulen, mit ihrem Kind anders umzugehen. Das Training basiert auf der Annahme, daß sich das aggressive Verhalten eines Kindes (unterschwellig) entwickelt und durch unangemessene Eltern-Kind-Interaktion aufrechterhalten wird. Besonders kennzeichnend im Umgang mit aggressiven Kindern sind dabei die folgenden Interaktionsstile:

- direkte Verstärkung aggressiven Verhaltens,
- häufiges Kommandieren des Kindes,
- ungerechtfertigte und harte Bestrafung und
- fehlendes Beachten angemessenen Verhaltens.

Die Autorengruppe fand in Familien mit aggressiven Kindern „erpresserische" Interaktionsmuster, die Aggression begünstigen. Die Eltern verstärken das aggressive Verhalten ihres Kindes „ungewollt", wenn sie es mit Aggression beantworten. Durch diese Aggression wird zwar die kindliche Aggression momentan beendet, jedoch längerfristig die Wahrscheinlichkeit aggressiven Verhaltens erhöht. Der momentane Erfolg wirkt auch auf die Eltern verstärkend und damit spielt sich eine Interaktion ein, in der Kind und Eltern zum aggressiven Verhalten genötigt werden. Das Elterntraining von Patterson et al. (1990) versucht, dieses nötigende Verhalten durch unterstützendes (prosoziales) zu ersetzen. Hierzu üben die Eltern verschiedene Verhaltensweisen ein:

- Einführen von Regeln, an die sich das Kind zu halten hat,
- Bereitstellen von positiven Verstärkern für angemessenes Kindverhalten,
- Anwenden milderer, angemessener Strafen und Fördern von Kompromißbereitschaft.

Die Eltern werden zunächst in systematischer Verhaltensbeobachtung geschult, und anschließend sollen sie direkt in der Interaktion mit dem Kind die eingeübten Verhaltensweisen anwenden. Das Vorgehen ist vor allem für Eltern geeignet, deren schwierige Kinder zwischen drei und zwölf Jahren alt sind. Das Vorgehen von Patterson et al. (1990) wurde in den 80er Jahren entwickelt und zeigte sich in allen empirischen Studien seit 1982 einer traditionellen Familientherapie überlegen; dies sowohl hinsichtlich der kurz- als auch der langfristigen Effekte.

● Kindertraining von Goldstein & Keller (1987)

Ein komplexes Kindertraining empfiehlt die Arbeitsgruppe um Goldstein. Die Autoren gehen davon aus, daß aggressives Verhalten einer charakteristischen Verhaltensfolge entspricht: Zunächst wird dabei ein Ereignis vom Kind als aversiv interpretiert, dies führt zu einer erhöhten affektiven Erregung: da dem aggressiven Kind die verschiedenen kommunikativen und prosozialen Fertigkeiten im Umgang mit solchen Ereignissen fehlen, kommt es zum aggressiven Verhalten. Goldstein & Keller (1987) unterscheiden auf diese Weise sechs Sequenzen, die darüber entscheiden, ob ein Kind aggressiv reagiert oder nicht. Die Sequenzen gleichen weitgehend unserer Betrachtung zu Aggression auslösenden Faktoren in Abschnitt 1.6. des vorliegenden Buches, obwohl beide Ansätze völlig unabhängig voneinander entstanden. So empfehlen Goldstein & Keller (1987) ebenfalls ein Entspannungstraining (vgl. unsere bildgetragene Kurzentspannung; S. 69ff.). Unter anderem wird durch ein Ärger-Kontroll-Training nach Feindler & Ecton (1986; s.u.) die Wahrnehmungsschwelle für Ärger/Wut verändert; positive Verhaltensweisen werden daneben in Rollenspielen eingeübt.

● Selbstsicherheitstraining für aggressive Kinder von Tanner & Holliman (1988)

Diese Autoren führten mit aggressiven Zweit- und Drittkläßlern ein sogenanntes Selbstsicherheitstraining durch, mit dem diese Kinder lernten, sich angemessen gegenüber anderen zu behaupten. Dadurch sollten sie in die Lage versetzt werden, mit anderen zu kooperieren. Diese Kinder übten im Rollenspiel eine differenzierte Selbst- und Fremdwahrnehmung, ihnen wurden Verhaltensweisen aufgezeigt, mit denen erfahrene Frustrationen angemessener bewältigt werden konnten. Tanner & Holliman (1988) arbeiteten mit Videofilmen als Rollenspielvorlage und setzten ebenfalls Entspannungsübungen ein. Leider sind die bisher vorliegenden empirischen Ergebnisse dieses Ansatzes nicht eindeutig.

● Ärger-Kontroll-Training von Feindler & Ecton (1986)

Ein interessantes Vorgehen für aggressive Kinder entwickelten Feindler & Ecton (1986). In ihrem Training sollten aggressive Kinder lernen, mit negativen Gefühlen (Ärger, Wut) umzugehen. Die Autoren gehen davon aus, daß Aggression erheblich von Ärger und Wut beeinflußt wird. Konsequenterweise versuchen sie, diese Gefühle im Vorfeld eines aggressiven Konfliktes zu kanalisieren. Den „Ärger/Wut-Aggression-Automatismus“ können Feindler & Ecton (1986) durch drei Schritte durchbrechen: **Erstens**, indem aggressive Kinder alternatives Verhalten suchen und wahrnehmen, **zweitens** einüben und über die Zeit festigen und **drittens** unter erschwerten Bedingungen (Ärger/Wut) realisieren. Diese Schritte werden mit Hilfe von Rollenspielen umgesetzt, wobei aggressive Kinder die Situation, die bislang mit Aggression verknüpft war, neu bewerten lernen. Sie lernen durch Entspannungsverfahren – als Schritt zur Streßkontrolle – einen angenehmen Zustand kennen und werden durch Selbstkontrolle in die Lage versetzt, provozierende Situationen genauer wahrzunehmen. Besonders effektvoll sind sogenannte **Imaginationstechniken** (Vorstellungstechniken), mit deren Hilfe sich aggressive Kinder selbst beruhigen können (vgl. Kap. 6. des vorliegenden Buches). Sie ziehen dafür Symbole und Selbstinstruktionsverfahren heran, wie sie in diesem Buch abgebildet sind.

- **Konstanzer Trainingsmodell von Tennstädt et al. (1990)**

Die Bewältigung schwieriger Situationen im Unterricht hängt nicht nur vom Umfang pädagogischen Wissens beim Lehrer ab, sondern auch vom Ausmaß praktischer Erfahrungen und besonders in welchem Umfang er sein Handeln in der Praxis reflektiert. Hier knüpft das Konstanzer Trainingsmodell von Tennstädt und Mitarbeitern (1990) an und versucht, dem Lehrer sein Handeln bewußter zu machen; es bietet Handlungsalternativen in verschiedenen Situationen und unter verschiedenen Zielperspektiven an.

Das Konstanzer Trainingsmodell schreibt nicht bestimmte Handlungen vor: Jeder Lehrer muß selbst entscheiden, was, wann, wie trainiert wird und wie der Erfolg beurteilt wird. Entscheidend dabei ist, daß er sich dem Urteil eines Kollegen aussetzt, zu dem er Vertrauen hat. Dieser Trainingspartner nimmt während des Trainings an verschiedenen Unterrichtsstunden des Trainierenden teil; beide arbeiten gemeinsam Trainingselemente aus. Innerhalb der einzelnen Trainingsschritte geht es um die Veränderung von Wahrnehmungsstrategien, Erklärungsmuster und Zielvorstellungen. Es werden fünf konkrete Handlungsstrategien und 27 konkrete Handlungsmöglichkeiten vermittelt; es wird die Veränderung des Umgangs mit Handlungsdruck trainiert und es werden neue Handlungen im Unterricht in Zusammenarbeit mit dem Trainingspartner erprobt und bezüglich des Effektes bewertet. (Das Vorgehen dieser Autorengruppe kann durch Materialien für den Schüler aus unserem Training ergänzt werden.)

10. Weitere Materialien und Hinweise

Die abschließenden Überlegungen beschäftigen sich mit Fragen, die von Praktikern an uns gestellt werden. Es sind Fragen, die sich mit dem Erwerb unserer Arbeitsweise und der Supervision beschäftigen. Wir werden zunächst von einigen typischen Problemen und Fehlern berichten, die sich bei unserem Vorgehen einstellen können. Einige Schwierigkeiten sind durch die Problematik selbst gegeben, andere sind dem Therapeuten oder dem Behandlungsansatz anzulasten. Viele Punkte lassen sich durch eine gute Therapieausbildung und Supervision ausräumen; auch für diesen Bereich liegen Materialien von uns vor (vgl. Abschnitt 10.2.).

10.1. Fehleranalyse des therapeutischen Handelns

Der Erfolg therapeutischen Handelns wird von mindestens vier Faktoren geprägt, die zudem miteinander vernetzt sind: Sie betreffen den **Therapeuten** selbst, den **Behandlungsansatz**, den **Klienten** und die **Umwelt des Klienten**. Alle diese Aspekte können bewirken, daß man mit unserem Vorgehen nicht klar kommt und sich unter Umständen ein Therapieabbruch einstellt.

Der Therapeut
Ein verständliches Problem des Therapeuten ergibt sich dann, wenn unsere Art des streng festgelegten Vorgehens nicht seinem Arbeitsstil entspricht. Dies wird sicherlich negative Folgen für sein Engagement beim Erlernen einer neuen Verfahrensweise haben, was sich dann sicher nicht positiv im Umgang mit dem Klienten niederschlägt. Ein stark festgelegtes Vorgehen, wie das von uns vorgeschlagene, birgt auch die Gefahr in sich, daß der Therapeut zu viel Verantwortung übernimmt und somit die Klienten zu spät eigene Verantwortlichkeit entwickeln. Typische Fehler des Therapeuten treten dann auf, wenn er sich von dem komplexen Vorgehen überfordert fühlt und nur ungenügend Vorbereitungszeit aufbringt bzw. aufbringen kann. Bereitet sich der Therapeut zu wenig auf das Vorgehen vor, so kann dies verschiedene Folgen haben: Eine Verhaltensanalyse wird unvollständig durchgeführt; falsche, und damit nicht auf die Familie und das Kind abgestimmte Materialien kommen zum Einsatz; oder im Kindertraining wird eine ungünstige Gruppenzusammenstellung gewählt. Solche Fehlentscheidungen haben oft weitreichende Folgen. Neben diesen Punkten ist auch der Umgang mit aggressiven Kindern selbst oft schwierig. In der Regel sind Therapeuten sehr betroffen über die massiven Reaktionen aggressiver Kinder. Diese Erfahrungen erzeugen beim Therapeuten Ängste, die den Kontakt mit aggressiven Kindern beeinträchtigen.

Der Behandlungsansatz
Das Baukastenprinzip unseres Vorgehens kann dazu führen, daß zu schnell oder zu langsam mit dem Kind gearbeitet wird. Dadurch kann ein Kind unter- oder überfordert werden, was zu einer Erhöhung des aggressiven Verhaltens in den Sitzungen führt. Ähnliche Effekte sind auch zu beobachten, wenn eine falsche Abfolge der Schritte gewählt wird und z.B. bei einem lernbehinderten Kind Schritte übersprungen werden, die für die Erreichung des Therapiezieles von großer Bedeutung sind. Ein Problem kann sich auch dann ergeben, wenn es nicht gelingt, der Familie und vor allem den Eltern das Vorgehen zu erläutern. Diese Erläuterungen müssen der Erlebniswelt und dem Sprachgebrauch der Eltern entsprechend vermittelt werden. Ebenso muß die Beratungsarbeit mit der Familie auf die jeweilige Lage der Familie bezogen sein.

Der Klient
Liegen Lernbehinderungen beim Kind vor, so können Effekte stark verzögert eintreten und auch zu einer erheblichen Einschränkung der Möglichkeit im Gruppentraining führen. Ein erhebliches Problem ergibt sich, wenn das aggressive Kind die bei ihm eindeutig festgestellte Problematik nicht als sein eigenes Problem empfindet und es deshalb weitgehend die Mitarbeit verweigert. Es ist dann zu vermuten, daß sich das Kind durch das Vorgehen zu stark

bedroht fühlt. In diesen Fällen sollte der Versuch unternommen werden, durch eine Erhöhung der Spielelemente im Einzeltraining das Vertrauensverhältnis schrittweise aufzubauen. Manchmal ist zu beobachten, daß Kinder Instruktionskarten verlieren, zerreißen oder ganz demonstrativ die Ratschläge des Therapeuten und der Kindergruppe nicht konsequent umsetzen. Hier liegt es im wesentlichen an der Ruhe und Beharrlichkeit des Therapeuten bzw. auch der Kindergruppe, wie mit diesem Problem umgegangen wird. Solange das Kind durch diese Aktionen die Aufmerksamkeit des Therapeuten und/oder der Gruppe steuern kann, wird es dieses Verhalten auch nicht ändern.

Die Umwelt des Klienten

In vielen Fällen ist man psychologischer Hilfe gegenüber sehr vorsichtig oder sogar negativ eingestellt. In einem solchen Fall muß man zunächst einmal viele Vorurteile abbauen, um zu einer gemeinsamen Arbeitsbasis innerhalb einer Familie zu gelangen. In vielen Fällen ist auch hier das Moment der Bedrohung durch die Maßnahme vorhanden. Ein sehr schwieriges Problem stellt die Tatsache dar, daß in der Umwelt des aggressiven Kindes verschiedene verstärkende Bedingungen die Aggression aufrechterhalten. In manchen Fällen gewinnt man sogar den Eindruck (z.B. in sozialen Brennpunkten), daß das Kind ohne das aggressive Verhalten in seiner Gleichaltrigengruppe gar nicht lebensfähig ist. Da man die Lebensumwelt des Kindes an diesem Punkt nicht beeinflussen kann, muß man alternatives Verhalten der Familie bzw. dem Kind gegenüber dadurch legitimieren, indem man die Vorzüge des neu erworbenen Verhaltens in anderen Lebensumwelten, wie z.B. in der Schule, besonders stark hervorhebt. In diesen Fällen wird das Kind ein – je nach Lebensumwelt – differenziertes Verhaltensrepertoire entwickeln müssen.

Unsere Empfehlungen hinsichtlich des Umganges mit diesen Problemsituationen gehen dahin, bei einem schwierigen Fall oder gar einem Therapieabbruch all' diese angesprochene Aspekte zu prüfen und den Schwachstellen beim zukünftigen Handeln durch Supervision vorzubeugen.

10.2. Hinweise auf Materialien zur Therapieausbildung und Supervision

Für die Therapieausbildung und Supervision empfehlen wir die vom Institut für den wissenschaftlichen Film (**Adresse:** Institut für den wissenschaftlichen Film, Nonnenstieg 72, 34 Göttingen) über unser Vorgehen erstellten Filmdokumente, die von allen Institutionen kostenlos ausleihbar sind. Mit Hilfe dieser Filme erhält man eine Vorstellung von der Arbeitsweise und dem spezifischen Vorgehen, z.B. der Elterngesprächsführung oder dem autogenen Training. Diese Dokumente stellen für die **Einübung der Vorgehensweise** eine gute Basis dar. Im einzelnen liegen folgende Filme – mit den in Klammern angegebenen Bestellnummern – vor:

- Modifikation des Verhaltens aggressiver Kinder (C 1486),
- Elterngespräche und Elternberatung (C 1487),
- Sozial unsichere Kinder: Ursachen und Interventionen (C 1505),
- Kritische Situationen in der Kinderpsychotherapie (C 1538),
- Autogenes Training mit Kindern (C 1539),
- Jugendprobleme: Erscheinungsformen und Verhaltensmodifikation (C 1684) und
- Gruppentraining mit Jugendlichen (C 1685).

Die angeführten Filmdokumente machen auf dem Hintergrund der hier abgedruckten Materialien unser Vorgehen relativ leicht erlernbar.

In der praktischen Anwendung sollte man sich langsam an Teile des Vorgehens wagen und zunächst nur einige Materialien einsetzen, um Erfahrung damit zu gewinnen. Am einfachsten wäre dies mit den Materialien des Einzeltrainings möglich, wo ein Therapieabbruch sehr unwahrscheinlich ist. Einige Schwierigkeiten mag der Übergang vom Einzel- zum Gruppentraining bieten, da das Kind die Zuwendung des Therapeuten im Gruppentraining mit anderen Kinder teilen muß. Aus diesem Grund sollte man zum Sammeln erster Erfahrungen das Gruppentraining mit einem Kotherapeuten gemeinsam durchführen. Auch bei den Rollenspielen im Gruppentraining ist zu beachten, daß manche sehr problemlos und andere, wie das Lob-Tadel-Spiel, problematischer sind. Diese Schwierigkeiten muß man bei der Auswahl der Kinder für bestimmte Rollen oder als Therapiehelfer klar vor Augen haben. Für die **Supervision** zentral ist die Überprüfung der Therapeuteneigenschaften (vgl. Abschnitt 3.3.). Sicherlich kann ein gutes Programm nicht das Einfühlungsvermögen des Therapeuten in das Kind ersetzen. **Einfühlungsvermögen** wird dem Kind signalisiert, indem der Therapeut Blickkontakt zum Kind aufnimmt, ihm zuhört, Ruhe ausstrahlt usw. Der Therapeut muß dem Kind gegenüber Anerkennung und Zustimmung ausdrücken. In der Regel wird der Therapeut **Zustimmung** über positive Bekräftigung in Gestik, Mimik und Wort ausdrücken oder dadurch, daß er dem Kind eine Handlung zutraut und es dazu ermutigt. **Anerkennung** wird das Kind erfahren, indem der Therapeut positive, auffallende, typische oder liebenswerte Eigenschaften oder Fähigkeiten des Kindes benennt. Kinder fühlen sich anerkannt, wenn sich der Therapeut an ihre Aussagen, Vorlieben, Hobbies und ähnliches erinnert und diese anspricht (vgl. Abschnitt 5.1.2.).

Die dargestellten Überlegungen besitzen ebenfalls für den Umgang mit den Eltern und der Familie Gültigkeit, wobei sie in diesem viel komplexeren Kontext noch schwerer umzusetzen sind. Die Aufgabe der Supervision muß es sein, das Einüben dieser Therapeuteneigenschaften zu unterstützen und zu kontrollieren. Eine Kontrolle und Revision ist nur durch eine genaue Dokumentation des therapeutischen Handelns möglich. An dieser Stelle können Tonband- und Videomitschnitte gute Dienste leisten.

11. Anhang: Drei Fallbeispiele

Es folgen drei Fallbeispiele, die sich auf recht unterschiedliche Kinder und ihre Problematiken beziehen. Die Darstellungen möchten eine Orientierung für die Indikation des Trainings mit aggressiven Kindern ermöglichen. Im Rahmen der ersten Fallschilderung ist darüber hinaus ein Ausschnitt aus der Elternarbeit dokumentiert; die Mutter protokollierte ausführlich den Einsatz eines Tokenprogrammes. Bei den beiden anderen Fällen handelt es sich um Geschwister, weswegen die Darstellungen für die Brüder in einem gemeinsamen Abschnitt erfolgen.

11.1. Florian

11.1.1. Beschreibung von Florian und seiner Familie

Die Ausführungen beziehen sich auf die drei wesentlichsten Lebensbereiche eines Schulkindes: Familie, Schule und Freizeit, welche sich hier auf den Hort bezieht. Entscheidend sind in diesem Rahmen zwei Fragestellungen:

1. Welche Faktoren trugen zum Erwerb des Problemverhaltens bei?
2. Welches sind die aufrechterhaltenden Faktoren des Problemverhaltens?

Was die Bereiche Freizeit und Familie angeht, liegen aufgrund der Elterninterviews und der Beobachtungen im Hort zuverlässige Informationen vor. Der Bereich der Schule kann über Lehreraussagen und „Noten" der Kinder erschlossen werden.

● **Familie**

Florian ist ein Junge, der zu Trainingsbeginn 9; 2 Jahre alt und in der zweiten Klasse der Grundschule war. Er hat keine Geschwister. Er besuchte einen antiautoritären Kindergarten und keine Vorschule. Sein Gesundheitszustand kann als robust bezeichnet werden, Entwicklungsbesonderheiten gab es bei der Geburt (Steißlage/Zangengeburt) und hinsichtlich einer hochfiebrigen Angina.

Die Mutter ist ganztags berufstätig. Sie wurde von ihrem ersten Ehemann geschieden, als Florian ca. sechs Jahre alt war. Zwei Jahre später hat sie wieder geheiratet. Aus der zweiten Ehe gingen bisher keine Kinder hervor, so daß Florian weiterhin als Einzelkind mit seinen Eltern (Mutter und Stiefvater) lebt. Der Erwerb des Problemverhaltens setzt sich aus vielen ungünstigen Faktoren zusammen. Florian wurde bis zum dritten Lebensjahr von der Urgroßmutter erzogen, wobei er sehr verwöhnt und in Schutz genommen wurde, auch wenn er sich sozial unerwünscht verhielt. Konnte Florian seinen Willen nicht durchsetzen, warf er wütend mit Gegenständen nach den betreffenden Personen, die ihn hinderten. Dieses Verhalten konnte die Mutter schon in sehr jungem Alter des Kindes beobachten, was unter anderem zu Konflikten zwischen der Mutter und der Urgroßmutter hinsichtlich der Erziehung des Kindes führte.

Die Gegebenheiten, daß Florian überwiegend nur unter Erwachsenen in den ersten Lebensjahren aufwuchs und sehr verwöhnt war, erschwerten eine Einordnung im Kindergarten. Er konnte lange Zeit mit Gleichaltrigen keinen Kontakt aufnehmen und nicht mit ihnen spielen. Zusätzlich trug der antiautoritäre Kindergarten für das Kind, das durch die Erziehung der Urgroßmuter an keine Forderungen und Regeln gewöhnt war, nicht zu seiner sozialen Entwicklung bei und wirkte sich sicherlich auf die Schulverhaltensweisen des Kindes aus. Weiterhin war es für Florian schwierig, die Scheidung der Eltern und damit das Fehlen des Vaters zu verarbeiten. Im Alter von acht Jahren steigerten sich seine Wutausbrüche um die Weihnachtszeit (bewußtes Lügen, der Mutter Sachen entgegen werfen u. a.), was wahrscheinlich mit Versprechungen und inkonsequenten Verhaltensweisen des leiblichen Vaters im Zusammenhang stand.

Auswirkungen auf den schulischen Bereich waren ebenfalls zu verzeichnen. Die Konsequenzen der Mutter in Form von Schimpfen und Taschengeldentzug blieben wirkungslos.

Unklar bleibt die Bedeutung des Stiefvaters. Er scheint sich aus dem Erziehungsgeschehen weitgehend herauszuhalten. Dadurch erlebt Florian keine männliche Bezugsperson als Orientierung gebend.

Die aufrechterhaltenden Faktoren beziehen sich auf die inkonsequente Handhabung von Strafen, das bedeutet, die Mutter ist zum einen zu nachgiebig und zum anderen entschuldigt sie sich bei dem Kind aus einem schlechten Gewissen heraus dafür, daß sie eine negative Konsequenz angewendet hat. Der nächste entscheidende Punkt ist das Verhalten des leiblichen Vaters. Er verspricht Florian, ihn z. B. in den Ferien für ein paar Tage zu sich zu holen, löst aber ohne eine Nachricht oder Entschuldigung dieses Versprechen nicht ein, so daß Florian sehr enttäuscht und Erwachsenen gegenüber mißtrauisch ist.

● Schule

Ein Schulwechsel von Florian führte zu einer Rückstufung, d. h. er hat die erste Klasse noch einmal besucht. Schwierigkeiten und Auffälligkeiten in der Schule traten immer wieder auf, was zu Beginn der Schulzeit durch den Wechsel von dem antiautoritären Kindergarten in ein geregeltes Sozialgefüge verursacht wurde. Florian war es nicht gewohnt, Aufgaben und Anforderungen zu erledigen und sich an grundlegende Regeln zu halten. Aus diesem Grund gab es Schwierigkeiten beim Hausaufgaben-machen, was schnell zu einem Leistungsabfall führte. Zu einem späteren Zeitpunkt verweigerte Florian bewußt Leistungen in der Schule, sowohl bei der Mitarbeit während der Schulstunde als auch hinsichtlich der Erledigung der Hausaufgaben. Wahrscheinlich sind diese Schwierigkeiten im Kontext zu den zur gleichen Zeit sich steigernden Wutanfällen zu Hause zu sehen und haben ihre Ursache im inkonsequenten Verhalten des leiblichen Vaters.

● Hort

Ähnlich wie in der Schule und zu Hause tritt bei Florian auch im Hort Leistungsverweigerung kombiniert mit Wutanfällen auf, z. B. beim Hausaufgaben-Erledigen oder Aufräumen.

Bei Florian erregt alles, was mit Hort und Schule im Zusammenhang steht, Mißtrauen und Widerwillen. Da er sich leicht ungerecht behandelt fühlt sowie zudem kein konsequentes Verhalten von seiten der Hortnerin erfolgt, bleibt das Problemverhalten bestehen.

11.1.2. Beobachtungsergebnisse und Gesamteindruck

Die Beobachtungsergebnisse basieren auf den Kategorien des Beobachtungsbogens für aggressives Verhalten (BAV; vgl. S. 41). Es wurde eine 5er-Abstufung wie auf Seite 37 beschrieben zugrunde gelegt. Die Beobachtungen wurden nachmittags in einem Kinderhort durchgeführt, und zwar in standardisierten Spielsituationen. Aus 15 Meßzeitpunkten wurden die mittleren Verhaltensausprägungen errechnet. Für Florian können folgende Ergebnisse mitgeteilt werden:
Florian wird häufig von anderen Kindern beschimpft und angeschrien (Kategorie 1; mittlere Verhaltensausprägung: 3,2); dies schließt die Kategorie 3 (mittlere Verhaltensprägung: 3,1), anschreien, anbrüllen und beschimpfen, mit ein. Dieses Verhalten kann auftreten, wenn sich Florian ungerecht behandelt und/oder überrannt fühlt (Verteidigungsverhalten) oder es tritt ohne ersichtlichen Grund (Angriffsverhalten) oder als Wutreaktion schlechthin auf. Die Kategorie 4 (mittlere Verhaltensausprägung: 2,8), Kind wird geboxt usw., steht wiederum im Zusammenhang mit Kategorie 6 (mittlere Verhaltensausprägung: 3,5), boxen, treten, beißen usw. Florian wird oft angegriffen (geschlagen, getreten) und entsprechend reagiert er auch mit beißen, treten, schlagen u. a. Fühlt er sich im Spiel gehindert oder wird ihm z. B. ein Bauwerk zerstört, kommt es zu einem intensiven Wutausbruch, wobei man ihn kaum von Handgreiflichkeiten abhalten kann. Zu erwähnen ist, daß Florian wütend Personen mit Steinen und Sand bewirft, wenn er nicht seinen Willen durchsetzen kann. Weiterhin tritt Beschädigen von Gegenständen (Kategorie 10; mittlere Verhaltensausprägung: 3,7) bei ihm häufig auf. Es tritt einmal ohne ersichtlichen Grund auf, z. B. Zersägen von Plastikspielsachen oder anderweitiges Zerstören von Spielzeug; zum anderen zeigt sich dieses Verhalten, wenn etwas nicht seinem Willen entspricht. Hierbei handelt es sich um Racheakte, die sich zwar an Gegenständen manifestieren (z. B. Bilder von der Wand reißen), aber gegen bestimmte Personen gerichtet sind.

Im folgenden wird der Gesamteindruck von Florian vor dem Training wiedergegeben. Dieser Gesamteindruck soll ergänzend zu den Ergebnissen der systematischen Beobachtung geschildert werden, da eine stark strukturierte Beobachtung nur eine vorgegebene Auswahl von Verhaltensweisen registriert, die keine umfassende Beschreibung des Kindes gewährleistet.

Florian weist zwei gegensätzliche Merkmale auf. Zum einen macht er den Eindruck eines zurückgezogenen, introvertierten Kindes, das wenig spricht, am wenigsten über sich selbst. Er spielt ruhig in der Bauecke, für sich allein oder mit einem anderen Kind. Zum anderen können in seinem Verhalten offene aggressive Züge dominieren. Es handelt sich oftmals um brutale Angriffe im Rahmen von Spielen im Freien, wobei der Grund für solche Angriffe nicht ersichtlich ist. Das gegensätzliche Verhalten kann nur schwer erklärt werden. Eine mögliche Erklärung wäre die „Gedankenlosigkeit“, die auch zum Beschädigen von Gegenständen führt. Weiterhin treten aggressive Verhaltensweisen auf, wenn Florian angegriffen wird oder sich angegriffen fühlt; ebenso wenn er sich ungerecht behandelt fühlt.

11.1.3. Schema zur Indikationsstellung

In diesem Abschnitt wird ein Schema zur Indikationsstellung vorgestellt. Es enthält Informationen über:

1. Kategorien des Beobachtungsbogens (BAV; vgl. S. 41),
2. die mittlere Verhaltensausprägung, der die 5er-Abstufung (vgl. S. 37) über 15 Meßzeitpunkte zugrunde liegt,
3. konkrete Erscheinungsformen des Verhaltens und Motive des Kindes,
4. andere symptomatische Verhaltensweisen,
5. Erwerb des Problemverhaltens und
6. aufrechterhaltende Faktoren bezüglich des Problemverhaltens (vgl. Tab. 26).

Tabelle 26. Schema zur Indikationsstellung für Florian.

Kategorien des Beobachtungs-bogens (BAV)	**Mittlere Verhaltens-ausprägung**	**Konkrete Erscheinungs-formen des Verhaltens und Motive des Kindes**	**Andere symptomatische Verhaltensweisen**		
1. Kind wird beschimpft, ...	3,2	In Streitfällen und bei Raufereien wird Florian oft beschimpft.	– Leistungsverweigerung in der Schule; – Leugnen von Hausaufgaben und Nicht-Erledigen von Hausaufgaben; – Florian ist eher ein angstmotiviert aggressives Kind, das deshalb u. U. schnell mit Wutausbrüchen reagiert.	Erwerb des Problemverhaltens: Abschnitt 11.1.1.	Aufrechterhaltende Faktoren: vgl. Abschnitt 11.1.1.
3. Anschreien, ...	3,1	a) Wenn er sich ungerecht behandelt fühlt; b) wenn er sich überrannt fühlt; c) bei Wutgefühlen; d) ohne ersichtlichen Grund.			
4. Kind wird geboxt, ...	2,8	Die rauhen Spiele von Florian bringen es mit sich, daß er häufig angegriffen und geboxt wird.			
6. Boxen, treten, ...	3,5	a) Aus den gleichen Gründen wie bei Kategorie 3 wird Florian „tätig“; b) wenn etwas nicht nach seinem Willen geht. (Treten, mit Steinen und Sand werfen).			
10. Beschädigen von Gegenständen: ...	3,7	Er zerschlägt oder zersägt ohne Grund oder aus Wut Spielsachen.			
11. Sich angemessen selbstbehaupten: ...	1,0	Florian hat kaum ein ausgeprägtes Selbstbewußtsein und braucht viel Anerkennung; deshalb läßt er sich auch leicht von anderen Kindern beeinflussen.			
12. Kooperativ und kompromißbereit: ...	1,1	Kooperatives Verhalten hängt sehr von der momentanen Stimmung ab.			

11.1.4. Einsatz eines Tokenprogrammes von einer Mutter

Die nachfolgenden Aufzeichnungen wurden von Florians Mutter zusammengestellt; sie werden ohne sprachliche Überarbeitung und sonstige Änderungen als Demonstrationsmaterial vorgestellt. Alle identifizierbaren Daten zur Person sowie Ortsbezeichnungen wurden unkenntlich gemacht.

Aufzeichnungen

Tag: Ereignisse:
3. 6.19.. Fahrkarte verloren. Bestand darauf,

daß ich den Abschnitt vorzeige, den wir vom ... gestempelt hatten, da er nachmittags bei mir war. Tat so als hätte er keine Ahnung, daß er sie verloren hatte. Wieder keine vollständigen Hausaufgaben. Limit 18.00 Uhr, eingehalten, weil Androhung, daß er am anderen Tag auch kein Fernsehen sehen dürfte. 18.30 Uhr ins Bett.
In bezug auf die Fahrkarte war nichts aus ihm herauszubekommen. Bis zu den Ferien bekommt er kein Taschengeld.

4. 6.19.. Sehr darauf bedacht, nett zu sein, fast schon übertrieben, abends hat er mir ein Gummitier, von dem er weiß, daß ich es nicht ausstehen kann – Krabbe – vor die Schlafzimmertür gelegt.

5. 6.19.. Beim letzten Besuch bei seinem Vater hatte er seine Hausschuhe vergessen, er sollte eine kurze Mitteilung schreiben, er wollte nicht, war sehr frech, vor allen Dingen bezog es sich dann nicht mehr auf den Ausgangspunkt. Mußte nachmittags in seinem Zimmer bleiben. Hat unwahrscheinlich getobt: Erpressung, Gemeinheit, Ungerechtigkeit, ihr könnt euch alles erlauben u. ä.

6. 6.19.. Keine Schularbeiten, war sehr frech und unmöglich, kam 18.30 Uhr, z.T. ohne Schularbeiten ins Bett.

7. 6.19.. War sehr ruhig und lieb und zuvorkommend. Schularbeiten waren in Ordnung.

8. 6.19.. Völlig unauffällig, sogar beim Essen klappte es besser. Am Mittwoch keine Schularbeiten gemacht (mit Genehmigung, da Donnerstag frei war).

9. 6.19.. Hatte viele Schularbeiten auf, war sehr unkonzentriert. Hat sich aber sehr zusammengenommen zur Belohnung haben wir in Blumentöpfe Bohnen und eine Kartoffel eingepflanzt. War sehr zärtlich.

10. 6.19.. Nachmittags Anruf von Frau ... hatte im Kinderhort Kopfnüsse verteilt. Habe mich zuerst nicht darüber geäußert, als wir zu Hause waren, hat er von mir eine Kopfnuß bekommen und mußte auf sein Zimmer, mit der Bemerkung, daß er jetzt ja wisse, wie weh das täte und daß es auch nicht ungefährlich sei.
Bemerkung von Florian: „Ich mache bei Frau ... (Trainer) nicht mehr mit, ich kündige". Nachmittags waren wir noch auf der Schulveranstaltung, er war mit seinen Freunden zusammen, Elmar aus seiner Klasse und Ralf, der ein Jahr älter ist und in der ... wohnt. Die Kinder hatten sich verabredet. Ich war ziemlich überflüssig. Benahm sich diszipliniert.

11. 6.19.. War vormittags wieder auf dem Schulfest. Er war sehr aufgeregt, hat lange und ausführlich erzählt, was nicht seine Art ist. Seine Punkte in bezug auf das ‚Verhalten' hatte er nicht erreicht, also kein Eisessen.
Hat mit seinem Freund gespielt, wir haben an dem Tage viel für die Schule geübt; gegen Abend, als Belohnung durfte er einen Film sehen. Er fand ihn langweilig und ist nach einer halben Stunde eingeschlafen.

12. 6.19.. Mein Mann war nicht da, war bei seiner Tochter; Florian hat Frühstück für uns beide gemacht, heimlich, wollte mich überraschen. Waren mit Rollschuhen unterwegs, haben für die Schule geübt, vor allem Mathe, aber er hat immer Schwierigkeiten, es zu behalten, war aber durchaus willig. Hat mit seinem Freund am Nachmittag ferngesehen und etwas gespielt, ich hatte kaum etwas mit ihm zu tun.

13. 6.19.. Waren Einkaufen, Kleidung für ihn, sonst ist es für ihn ein Greuel, aber er durfte die Kleidung selbst aussuchen, war sehr aktiv aber auch kritisch. Wußte auch genau, was er wollte.

14. 6.19.. Keine Besonderheiten, Schularbeiten schon in der Schule erledigt. Waren in Ordnung. War anschmiegsam.

15. 6.19.. Morgens in der ... wörtlich: „Ich habe das ganze Theater langsam satt, immer eingesperrt werden und kein Fernsehen dürfen, ich will versuchen, mich anständig zu benehmen. Aber vieles finde ich auch ungerecht, man wird so unter Druck gesetzt, man hat keine Freiheit und wenn man etwas sagt, wird einem nicht geglaubt". Ich habe versucht, ihm zu erklären, woran das liegt und daß wir Erwachsene uns ja auch irren können. Antwort: „Laß mal Mama, ändern kann man es ja doch nicht, Erwachsene haben doch immer recht, auch wenn sie nicht dabeigewesen sind."

16. 6.19.. Schularbeiten in Ordnung, half mir freiwillig bei der Hausarbeit. Durfte zur Belohnung eine halbe Stunde länger aufbleiben.

17. 6.19.. Hat mit seinem Freund gespielt. Er hat ihm eine Garage geschenkt, die beiden haben Autos ausgetauscht. Verlief alles sehr harmonisch.

18. 6.19.. Ebenfalls ohne Besonderheiten, war umgänglich, hat mit seinem Freund gespielt, hat auch ohne Murren Mathe geübt.

19. 6.19.. Durfte ja nicht ins Kino, hatte die Punktzahl nicht erreicht. Keine negative Reaktion, er wollte sowieso nicht ins Kino.

20. 6.19.. Schularbeiten haben wir abends gemacht. Vorher waren wir noch in der Stadt, haben gebummelt, Pommes frites gegessen und Eis. Am Springbrunnen gesessen. Er war ganz glücklich. Mit den Schularbeiten klappte es sofort. Er war aber sehr ruhig, irgendwie nachdenklich. Ich solle unbedingt ein Weile in sein Bett kommen. Ich habe es auch getan.

21. 6.19.. Er fand es ungerecht, daß sie (Trainer) mit ... und ... am Wochenende etwas unternehmen.
Ich war bei der Lehrerin:

Ihr Eindruck: er sei intelligent, sei aber faul und schlampig, habe eine leichte Rechtschreibschwäche, 46 Prozent wären schwächer, 54 Prozent besser als er, er wurde getestet, das läge aber daran, daß er Linkshänder sei, die Rechtschreibschwäche würde sich aber legen. In der Mathematik wären 80 Prozent Flüchtigkeitsfehler, weil er nicht aufpaßt oder es nicht richtig durchliest. Im Verhalten wäre er völlig unauffällig geworden, würde den Unterricht auch nicht mehr stören. Er könne sich schwer konzentrieren, würde aber über jede schlechte Arbeit traurig sein. In Sachkunde wäre er recht lebhaft. Frau ..., seine zweite Lehrerin, fand ihn auch günstig verändert.

An dem Abend war er besonders leicht zu lenken, denn er wußte ja, daß ich im Hort und in der Schule war.

22. 6.19.. Keine Schularbeiten, trödelte, kam um 20.00 Uhr ins Bett, nicht mit vollständigen Schularbeiten.

23. 6.19.. Hatte keine Schularbeiten (erledigt), haben sie schnell gemacht und auch noch geübt.
Habe gefragt, aufgrund Ihres Telefonates. ... und er hätten Ball gespielt und wollten ... u.a. nicht mitspielen lassen, Frau ... soll gesagt haben, der Ball ist für alle da. Daraufhin haben sie sich darum gezankt und mit „kleinen" Steinen – nach seinen Aussagen – geworfen. Dann mußte er ins Büro und ... woanders hin, sie durften auch nicht zusammen nach Hause gehen, ... sei einfach weggegangen, man habe ihm die Schultasche nicht gegeben, er sei ohne Tasche gegangen. Ich habe mit ihm darüber gesprochen. Steinewerfen usw., bin aber aus der ganzen Geschichte nicht richtig schlau geworden.

24. 6.19.. War ganz friedlich. Haben Diktat geübt, hatte auf Anhieb null Fehler, war vorher sehr unlustig und sehr schlecht gelaunt, vom Gesichtsausdruck her, sonst umgänglich. Nach dem Null-Fehlererfolg richtig gelöst, konnte auch das Lesestück gut lesen. Keine Besonderheiten.

25. 6.19.. War im Bus auf dem Nachhauseweg für eine alte Dame aufgestanden, hatte von ihr eine Banane bekommen. Darüber war er sehr glücklich. Hat mit seinem Freund gespielt, war bis abends mit ihm zusammen. Nichts Auffälliges.

26. 6.19.. Morgens kam schon sein Freund. Waren fast den ganzen Tag zusammen. Abends geübt, war ganz lieb.

Hinweis: Wie aus den Wochenplänen für Florian zu ersehen ist, hat er in der ersten und zweiten Woche die notwendige Punktzahl um je einen Punkt verfehlt. In diesen Fällen ist es ratsam, die Punkte nicht verfallen zu lassen, sondern in die nächste Woche zu übertragen. Ein gestaffelter Verstärkerplan ist dann sinnvoll; d.h. beispielsweise, daß drei Verstärker mit entweder niedriger oder mittlerer oder hoher Punktzahl eingetauscht werden können. So sind dann die Bemühungen für ein Kind nicht umsonst, und seine Motivation, sich anzustrengen, bleibt erhalten.

11.2. Alexander und Christian

11.2.1. Beschreibung von Alexander und Christian und ihrer Familie

Die folgenden Ausführungen sind wie in Abschnitt 11.1.1 aufgebaut.

● Familie

Die Ausführungen für Alexander und Christian können gemeinsam erfolgen, da es sich um Brüder handelt, die unter den gleichen Bedingungen aufgewachsen sind. Alexander ist zu Trainingsbeginn 10; 4

Wochenplan für Florian: 1. Woche			
	Ich mache jeden Tag meine Hausaufgaben	Ich reiße im Hort nicht über die Mauer aus	Ich ärgere kein Kind und keinen Erwachsenen
Mo	–	x	–
Di	x	x	x
Mi	x	x	x
Do	x	x	(x) –
Fr	x	x	–
Sa	x	x	x

1. Woche maximale Kreuzzahl = 18
Wenn ich 15 Kreuze habe, dann darf ich Eis essen.
14 Kreuze erreicht.

Wochenplan für Florian: 2. Woche			
	Ich mache jeden Tag meine Hausaufgaben	Ich reiße im Hort nicht über die Mauer aus	Ich ärgere kein Kind und keinen Erwachsenen
Mo	x	x	–
Di	x	x	–
Mi	x	x	x
Do	x	x	x
Fr	x	x	–
Sa	x	x	x

2. Woche maximale Kreuzzahl = 18
Wenn ich 16 Kreuze habe, dann darf ich ins Kino.
15 Kreuze erreicht.

Wochenplan für Florian: 3. Woche			
	Ich mache jeden Tag meine Hausaufgaben	Ich reiße im Hort nicht über die Mauer aus	Ich ärgere kein Kind und keinen Erwachsenen
Mo	–	x	–
Di	x	x	–
Mi	–	x	x
Do	–	x	x
Fr	x	x	x
Sa	x	x	x

3. Woche maximale Kreuzzahl = 18
Wenn ich 17 Kreuze habe, dann darf ich ins Kino.
13 Kreuze erreicht.

Jahre alt und in der vierten Grundschulklasse. Er besuchte einen Kindergarten, aber keine Vorschule. Sein Gesundheitszustand ist robust und die Kinderkrankheiten waren im üblichen Rahmen. Entwicklungsbesonderheiten beziehen sich auf Daumenlutschen und Nägelbeißen.

Christian ist zu Beginn des Trainings 8; 7 Jahre alt und in der zweiten Grundschulklasse. Er besuchte einen Kindergarten im Rahmen dessen ein Vorschulprogramm durchgeführt wurde. Gesundheitszustand und Kinderkrankheiten zeigen keine Auffälligkeiten. Seit der Einschulung tritt bei Christian intervallmäßig Bettnässen auf. Die Ursache, ob Hort- oder Schuleintritt oder beide Ereignisse zusammen verantwortlich waren, bleibt unklar. Die Mutter wurde geschieden als Alexander ca. 4 Jahre und Christian ca. 2 Jahre alt waren. Sie ist ganztags berufstätig und bessert durch Nebenarbeiten am Abend ihren Verdienst auf. Zudem machte sie zur Trainingszeit eine zusätzliche Berufsausbildung, da sie ihre Berufstätigkeit wechseln wollte. Neben der Mutter war die Großmutter mütterlicherseits an der Erziehung der Kinder beteiligt, während der Vater, als er noch in der Familie lebte, sich nicht an der Kindererziehung beteiligte. Auch zur Trainingszeit sind die Kinder noch manchmal bei den Großeltern, obwohl ein stark ausgeprägter Mutter-Tochter-Konflikt vorliegt.

Das erste Auftreten von Verhaltensauffälligkeiten bei Alexander ist unbekannt und das Problemverhalten hat sich über die Zeit weder in der Art noch in der Intensität verändert. Kennzeichnend ist aus der Sicht der Mutter vor allem das zu späte Zu-Bett-Gehen (langes Fernsehen) und das Nicht-aufstehen-Wollen; zudem eine erschreckende Unordentlichkeit in jeder Hinsicht. Das unerwünschte Verhalten von Christian (nicht auf die Mutter „hören" sowie „aggressives Störverhalten") zeigt sich ca. alle zwei Wochen und dauert bis zu einer halben Stunde an. Es trat zum ersten Mal mit zwei Jahren auf.

Die Ursachen für das Problemverhalten der Kinder sind schwerpunktmäßig in der Überlastung der Mutter zu sehen. Sie hat kaum Zeit für die Kinder und kann sich wenig mit deren Erziehung auseinandersetzen. Eine weitere Ursache liegt in der Tatsache, daß sich die Mutter besonders bei Alexander nicht durchsetzen kann. Weiterhin besteht ein wahrscheinlicher Zusammenhang zwischen dem Erwerb des Problemverhaltens und dem „Hin-und-Her-gerissen-sein" der Kinder zwischen verschiedenen Erziehungsstilen (Mutter, Großmutter) und daraus folgenden Konflikten (sowohl für die Mutter als auch für die Kinder). Schließlich dürfte die Scheidung der Eltern für alle Familienmitglieder belastend gewesen sein und den Jungen fehlt eine männliche Bezugsperson.

Das Verhalten erhalten bei beiden Kindern folgende Faktoren aufrecht:

a) Die unterschiedlichen Lebensräume (Großmutter und Mutter): Auf Alexander wirkt sich dies so aus, daß er die Mutter gegen die Großmutter und umgekehrt zu seinem eigenen Vorteil ausspielt. Bei Christian ruft dies Unsicherheit und Ängstlichkeit hervor.
b) Das inkonsequente und zu nachgiebige Verhalten der Mutter:
   - die Mutter verteilt Süßigkeiten ohne Grund, d. h. sie nimmt sich damit jegliche Verstärkerwirkung.
   - gelobt wird selten, da die Mutter die Pflicht- und Erwartungserfüllung der Kinder als selbstverständlich annimmt und
   - die Mutter kann sich besonders bei Alexander nicht durchsetzen und gibt hinsichtlich des Fernsehens am Abend immer wieder nach.
c) Ein weiterer Faktor stellt die zeitweise „Vernachlässigung" der Kinder dar, die zu extremen (unerwünschten) Verhaltensweisen führt, wodurch sie sich bemerkbar und auf sich aufmerksam machen wollen.
d) Ein letzter Punkt betrifft vornehmlich Christian, der das Verhalten des Bruders als Vorbild sieht und imitiert.

● Schule

Besonderheiten in der Schule gibt es bei Alexander insofern, als er nur ungern und selten Hausaufgaben macht und durch nichts zum Erledigen der Hausaufgaben zu bewegen ist. Von daher sind große Schwankungen in den Schulleistungen zu verzeichnen.

Bei Christian sind Besonderheiten weder im sozialen Bereich noch in den schulischen Leistungen bekannt. Vermutlich verhält er sich im Schulbereich angepaßt, was mit hoher Wahrscheinlichkeit auf seine Angst vor der Schule zurückzuführen ist.

● Hort

Der Hort bedeutet sowohl für Alexander wie für Christian ein Ort des „Abgeschoben-Seins", was zur Folge hat, daß sie sich gegen viele gemeinsame Aktivitäten und Einengungen der „persönlichen Freiheit" im Hort wehren. Bei Christian kommen auch hier, wie in der Schule, ein großes Mißtrauen und Angstgefühl hinzu. Diese Grundhaltung der Kinder wird nicht durch das Verhalten der Hortnerin abgebaut oder zum Positiven hin modifiziert. Weiterhin wirkt sich im Hort das inkonsequente Verhalten der Hortnerin stabilisierend auf die sozial unerwünschten Verhaltensweisen der Kinder aus.

11.2.2. Beobachtungsergebnisse und Gesamteindruck

Die Bedingungen für die Beobachtungen entsprechen denen für Florian (vgl. 11.1.2.). Die Ergebnisse von Alexander lauten im einzelnen:
Alexander weist sozial unerwünschte Reaktionen in fast allen Kategorien auf. Die Kategorie 1, Kind wird beschimpft und angeschrien, weist eine mittlere Verhaltensausprägung von 4,3 auf. Schadenfreude und Spott (Kategorie 2; mittlere Verhaltensausprägung: 3,7) zeigt Alexander gegenüber Kindern, die ihm unsympathisch sind, über die er sich gerade geärgert hat und gegenüber Erwachsenen, die er selbst ärgern möchte, da diese in irgendeiner Weise Anforderungen an ihn stellen. Bei Wutgefühlen, bei Streit u. ä. sowie wenn etwas nicht nach seinem Willen geht, beginnt er lautstark zu schimpfen und zu schreien (Kategorie 3; mittlere Verhaltensausprägung: 4,8). Alexander wird geboxt, getreten usw. (Kategorie 4; mittlere Verhaltensausprägung: 3,5) innerhalb von Auseinandersetzungen, wobei er zu gleichen Anteilen den handgreiflichen Streit selbst verursacht. Er startet Angriffe aus dem Hinterhalt (Kategorie 5; mittlere Verhaltensausprägung: 4,3), ohne daß der Beobachter einen Grund erkennen kann. Zum Beispiel spielt er mit dem Ball und zielt plötzlich damit auf seinen Bruder, der mit einem anderen Kind spielt. Er trifft den Bruder mitten ins Gesicht, worauf eine ernsthafte Schlägerei zwischen den beiden Kindern beginnt. Weitere Beispiele betreffen hinterhältiges Beinstellen, Treten u. ä. Fühlt sich Alexander alleine, ausgeschlossen, überfordert oder gelingt ihm eine Aufgabe nicht, kaut er in einer stark selbstschädigenden Weise an seinen Fingernägeln (Kategorie 8; mittlere Verhaltensausprägung: 3,5). Sowohl bei Wut gegen Erwachsene als auch wenn ihm etwas nicht gelingt (z. B. beim Basteln, Ballspielen), beschädigt er Gegenstände (das Bastelwerk zerstören, den Ball gegen eine Fensterscheibe kicken, die Karten bei einer bevorstehenden Niederlage im Spiel durcheinanderwerfen, so daß die anderen Kinder nicht weiterspielen können (Kategorie 10; mittlere Verhaltensausprägung: 4,1).

Es folgt der Gesamteindruck von Alexander der die Beobachtungsergebnisse ergänzt.

Alexander zeigt offen aggressives Verhalten z. B. bei Auseinandersetzungen um Spielsachen, bei einem Angriff von anderen Kindern und bei Anforderungen von Erwachsenen (z. B. Aufräumen, Hausaufgaben-machen u. ä.).

Hinterhältig und ohne ersichtlichen Grund verhält er sich sozial unerwünscht; vermutlich ist dies auf unterschwellige Wut, auf schlechte Laune und Langeweile sowie auf die Bruderrivalität zurückzuführen. Die Tatsache, daß Kinder sich gegenseitig unbeabsichtigt verletzen können, wird nicht akzeptiert, sondern sofort aggressiv reagiert (schreien, boxen). Auffallend ist bei Alexander, daß er sich beleidigt zurückzieht oder resigniert, wenn ihm trotz Engagement etwas mißlingt. Dieser Tatbestand führt dann zu selbstschädigenden Verhaltensweisen und im weiteren zu Wutausbrüchen, wobei er z. B. bewußt das Spiel anderer Kinder stört oder zerstört.

Ein abschließender Aspekt hinsichtlich des Sozialverhaltens erscheint noch erwähnenswert: Alexander zeigt sich teilweise sehr freundlich und kompromißbereit. Wie sich herausstellte, ist diesem Verhalten mit Vorsicht zu begegnen, da er versucht, sich mit diesen Reaktionen einerseits Vorteile zu verschaffen und andererseits Aufmerksamkeit und Zuwendung zu erhalten.

Es schließen sich nun die Beobachtungsergebnisse von Christian an:
Christian zeigt hohe Werte bezüglich der Kategorien: 1 (mittlere Verhaltensausprägung: 3,5); 3 (mittlere Verhaltensausprägung: 3,5); 4 (mittlere Verhaltensausprägung: 3,3); 6 (mittlere Verhaltensausprägung: 4,1) und 10 (mittlere Verhaltensausprägung: 3,4). Hierbei sind die Kategorien 1 und 3 sowie 4 und 6 als voneinander abhängig anzusehen. Christian wird oft angeschrien und beschimpft, genauso oft schreit er selbst andere Kinder an: Er schimpft und schreit besonders dann, wenn er das Gefühl hat, jemand will ihm etwas wegnehmen oder ihn bedrohen. Dieses Verhalten bezieht sich z. B. auf Spielsachen, auf die er glaubt, ein Anrecht zu haben. Christian wechselt dann von der Rolle des Bedrohten in die des Drohenden: „Wenn Ihr mir das Motorrad (es handelt sich um ein Motorrad vom Schrottplatz, das Christian gefunden und mit in den Hort gebracht hatte) wegnehmt, werde ich die Reifen zerschneiden. Dann können die (andere Kinder, die das Motorrad zuerst gefunden hatten) auch nichts mehr damit anfangen." Er ist häufig in Raufereien verwickelt, in denen er selbst Schläge bezieht und austeilt. Zum Beispiel spritzt er andere Kinder gerne mit Wasserspritzen naß, um sie zu ärgern, was in der Regel mit einer Rauferei endet; oder er verbündet sich mit einigen Kindern, um die restlichen zu tyrannisieren, d. h. am Spielen zu hindern, mit Sand zu bewerfen u. ä. Es kommt auch vor, daß Christian ein ihm unsympathisches Kind in eine Falle lockt und es verprügelt. Die mutwillige Beschädigung von Gegenständen resultiert zum einen aus dem Gefühl der Bedrohung und des Wegnehmen-Wollens heraus

Tabelle 27. Schema zur Indikationsstellung für Alexander.

Kategorien des Beobachtungs-bogens (BAV)	Mittlere Verhaltens-ausprägung	Konkrete Erscheinungs-formen des Verhaltens und Motive des Kindes	Andere symptomatische Verhaltensweisen		
1. Kind wird beschimpft …	4,3	Alexander wird bei Streit mit anderen Kindern beschimpft.	– Daumenlutschen; – Nägelbeißen; – Unordentlichkeit (die eigene Person und fremde Sachen betreffend; diese Tatsache bedeutet für die Mutter Mehrarbeit und ist von daher für sie kaum zu verkraften); – kein Erledigen von Hausaufgaben; – schummeln, mogeln, lügen; – zu langes Fernsehen abends (die Mutter kann sich nicht durchsetzen); – manchmal stehlen – abends weglaufen und die halbe Nacht draußen bleiben.	Erwerb des Problemverhaltens: Abschnitt 11.2.1.	Aufrechterhaltende Faktoren: vgl. Abschnitt 11.2.1.
2. Schadenfreudiges Lachen, …	3,7	Gegenüber unsympathischen Kindern und wenn er jemanden ärgern will (auch Erwachsene).			
3. Anschreien, …	4,8	Bei Wutgefühlen schreit Alexander Kinder und Erwachsene an; ebenfalls bei Raufereien und wenn er nicht seinen Willen durchsetzen kann.			
4. Kind wird geboxt, …	3,5	Gründe siehe unter Kategorien 2 und 3.			
5. Hinterhältiges Beinstellen, …	4,3	a) Ohne ersichtlichen Grund, b) bei schlechter Laune, c) bei ihm unsympathischen Kindern			
8. Nägelbeißen, Haareraufen, …	3,5	Stark ausgeprägtes Nägelbeißen, wenn er sich alleine fühlt oder ihm eine Sache nicht gelingt.			
10. Beschädigen von Gegenständen: …	4,1	Wegen schlechter Laune; wenn ihm eine Sache nicht gelingt, dann wird diese zerstört; bei Wut gegen Erwachsene.			
11. Sich angemessen selbstbehaupten: …	1,0	Die Selbstbehauptung äußert sich unangemessen im Sinne: immer den eigenen Willen durchsetzen.			
12. Kooperativ und kompromißbereit: …	1,0	Kein Kompromiß möglich aufgrund egoistischen Verhaltens; kooperatives Verhalten mit dem Ziel, um einen Vorteil für sich daraus zu gewinnen.			

(siehe z. B. Motorrad), zum anderen aus Langeweile und/oder der Lust an der Zerstörung. Im letzten Fall richtet sich die Zerstörung von Gegenständen in der Regel gegen andere Personen: Er nimmt einem anderen Kind zum Beispiel den selbstgeknüpften Blumenkranz weg, rennt damit um die Tische und wirft ihn durch die Luft bis er kaputt ist. Das Bitten des anderen, dies doch zu unterlassen, bleibt erfolglos.

Als Gesamteindruck ergibt sich für Christian folgendes Bild:
Christian ist ein äußerst mißtrauisches Kind, besonders gegenüber Erwachsenen. Er ist verschlossen und weicht jedem Gespräch aus. Oft läuft er unruhig wie ein Tiger im Käfig auf und ab. Hat er den Eindruck, jemand will ihm Vorschriften machen, reagiert er mit aggressivem und/oder gegenteiligem Verhalten. Einerseits ist Christian für einen Vorschlag nur sehr schwer zu motivieren, andererseits fällt es ihm aber schwer, sich selbst zu beschäftigen. Er verhält sich häufig sozial unerwünscht, wobei seine aggressiven Verhaltensweisen folgende Motive haben können:

- Langeweile veranlaßt Christian, sich Dinge auszudenken, womit er andere ärgern kann. Wehrt sich der andere, kommt es zum Streit und zur handgreiflichen Auseinandersetzung;
- Rache- und Wutgefühle bestimmen das Verhalten;
- ebenso das Gefühl bedroht zu sein, wobei er in solchen Situationen vollkommen unbeherrscht und unkontrolliert ist; vieles weist bei Christian

Tabelle 28. Schema zur Indikationsstellung für Christian.

Kategorien des Beobachtungs-bogens (BAV)	**Mittlere Verhaltens-ausprägung**	**Konkrete Erscheinungs-formen des Verhaltens und Motive des Kindes**	**Andere symptomatische Verhaltensweisen**		
1. Kind wird beschimpft, ...	3,5	Bei Streit und Schlägerei wird Christian angeschrien.	– Starke Angstgefühle: a) Mißtrauen gegenüber jedem Erwachsenen; b) von der Mutter verlassen werden; c) etwas weggenommen bekommen; d) von anderen Kindern angegriffen oder überfallen werden (deshalb lieber Angriff nach vorn); Christian kann von daher als angstmotiviert aggressiv bezeichnet werden; – Bettnässen seit der Einschulung: im Intervall von vier Wochen bis zu fünfmal in der Woche (besonders wenn er sich bei der Großmutter aufhält); – großer Drang mit Feuer zu spielen und Gegenstände anzuzünden.	Erwerb des Problemverhaltens: Abschnitt 11.2.1.	Aufrechterhaltende Faktoren: vgl. Abschnitt 11.2.1.
3. Anschreien, ...	3,5	Fühlt er sich bedroht, fängt er zu schimpfen und zu drohen an. Er schreit andere Kinder an, die ihm unsympathisch sind und die er „einschüchtern" will.			
4. Kind wird geboxt, ...	3,3	Bei Raufereien wird Christian häufig geboxt.			
6. Boxen, treten, ...	4,1	Aus Mißtrauen schlägt er schnell zu; um jemanden zu ärgern; aus Rache und Wut; innerhalb von „Bandenkriegen" und aus uneinsichtigen Gründen.			
10. Beschädigen von Gegenständen: ...	3,4	Aus Langeweile; aus Lust an der Zerstörung; aus dem Gefühl der Bedrohung heraus (etwas weggenommen zu bekommen).			
11. Sich angemessen selbstbehaupten: ...	1,1	Selbstbehaupten ist immer mit aggressiven Verhaltensweisen gekoppelt. Das Mißtrauen läßt keine Freundlichkeit zu.			
12. Kooperativ und kompromißbereit: ...	1,3	Christian kann sehr geduldig sein – auch in negativer Hinsicht („eine Falle stellen und warten bis das Opfer hineinläuft"); kooperativ und kompromißbereit ist er bei guter „Laune" und wenn er Vertrauen hat.			

darauf hin, daß er angstmotiviert aggressiv reagiert (vgl. S. 8f.);
- letztlich gibt es uneinsichtige Gründe, die das Kind zu aggressiven und tyrannisierenden Reaktionen veranlassen.

11.2.3. Schema zur Indikationsstellung

Für Alexander und Christian werden jeweils getrennt ein Indikationsschema vorgestellt, und zwar analog dem Aufbau in 11.1.3.

Literatur

Abikoff, H. (1987). An evaluation of cognitive behavior therapy for hyperactive children. In B. B. Lahey & A. E. Kazdin (Eds.), Advances in clinical child psychology, Vol. 10. New York: Plenum.

Adesso, U. J. & Lipson, J. W. (1981). Group training of parents as therapists of their children. Behavior Therapy, 12, 625–633.

Ammerman, R. T. & Hersen, M. (1990). Treatment of family violence. New York: Wiley.

Anderson, J. R. & Chamove, A. S. (1980). Self-aggression and social aggression in laboratory-reared Macaques. Journal of Abnormal Psychology, 89, 539–550.

Asher, S. R. & Dodge, K. A. (1986). Identifying children who are rejected by their peers. Developmental Psychology, 22, 444–449.

Averill, J. R. (1983). Anger and aggression. An essay on emotion. New York: Springer.

Bandura, A. (1979). Aggression. Stuttgart: Klett-Cotta.

Bandura, A. (1989). Human agency in social cognitive theory. American Psychologist, 44, 1175–1184.

Bandura, A., Ross, D. & Ross, S. A. (1963). Imitation of film mediated aggressive models. Journal of Abnormal and Social Psychology, 66, 3–11.

Bandura, A. & Walters, R. H. (1959). Adolescent aggression. New York: Holt, Rinehart & Winston, 1959.

Barnett, M. A., King, L. M., Howard, J. A. et al. (1980). Empathy in young children: Relation to parents empathy, affection, and emphasis on the feelings of others. Developmental Psychology, 16, 243–244.

Barnett, M.A., Matthews, K.A. & Howard, J.A. (1979). Relationship between competiveness and empathy in 6- and 7-year-olds. Developmental Psychology, 15, 221–222.

Baron, R. A. (1983). The control of human aggression: A strategy based on incompatible responses. In R. G. Geen & E. I. Donnerstein (Eds.), Aggresion, Vol. 2. New York: Academic Press.

Bar-Tal, D. (1976). Prosocial behavior. Washington: Halsted Press.

Barton, C. & Alexander, J. F. (1981). Functional family therapy. In A.S. Gurman & D.P. Kniskern (Eds.), Handbook of family therapy. New York: Brunner & Mazel.

Berkowitz, L. (1982). Aversive conditions as stimuli to aggression. In L. Berkowitz (Ed.), Advances in experimental social psychology, Vol. 15. New York: Academic Press.

Berkowitz, L. (1989). Frustration-aggression hypothesis: Examination and reformulation. Psychological Bulletin, 106, 59–73.

Biblow, E. (1973). Imaginative play and the control of aggressive behavior. In J.L. Singer (Ed.), The child's world of make-believe. New York: Academic Press.

Bierhoff, H.W. (1990). Psychologie hilfreichen Verhaltens. Stuttgart: Kohlhammer.

Björkqvist, K., Lagerspetz, K.M.J. & Kaukiainen, A. (1992). Do girls manipulate and boys fight? Developmental trends in regard to direct and indirect aggression. Aggressive Behavior, 18, 117-127.

Bleda, P. R., Bleda, S. E. & Byrne, D. (1976). When a bystander becomes an accomplice: Situational determinants of reactions to dishonesty. Journal of Experimental Social Psychology, 12, 9–25.

Block, J. H., Block, J. & Gjerde, T. F. (1986). The personality of children prior to divorce: A prospective study. Child Development, 57, 827–840.

Block, J.H., Olwens, D. & Yarrow, M.R. (Eds.). (1983). Development of antisocial and prosocial behavior. New York: Academic Press.

Blumstein, A., Cohen, J. & Farrington, D.P. (1988). Criminal career research: Its value for criminology. Criminology, 26, 1–35.

Bolstadt, O. D. & Johnson, S. M. (1972). Self-regulation in the modification of disruptive classroom behavior. Journal of Applied Behavior Analysis, 5, 443–454.

Bryan, J.H. (1975). Children's cooperation and helping behaviors. In E. M. Hetherington (Ed.), Review of Child Development Research, 5, 127–181.

Bryant, B.K. & Crockenberg, S.B. (1980). Correlates and dimensions of prosocial behavior: A study of female siblings with their mothers. Child Development, 51, 529–544.
Buchard, J.D. & Hartig, P.T. (1976). Behavior modification and juvenile delinquency. In H. Leitenberg (Ed.), Handbook of behavior modification and behavior therapy. Englewood Cliffs, N.J.: Prentice-Hall.
Buckley, N., Siegel, L.S. & Ness, S. (1979). Egocentrism, empathy, and altruistic behavior in young children. Developmental Psychology, 15, 329–330.
Bullock, D. & Merrill, L. (1980). The impact of personal preference of consistency through time: The case of childhood aggression. Child Development, 51, 808–814.
Buss, A.H. (1961). The psychology of aggression. New York: Wiley.

Camp, B.W. & Bash, M.A. (1981). Think aloud program. Champaign: Research Press.
Camp, B.W., Blom, G.E., Hebert, F. & van Doorninck, W.J. (1977). „Think Aloud“: A program for developing self-control in young aggressive boys. Journal of Abnormal Child Psychology, 5, 157–169.
Cantwell, D.P. (Ed.). (1975). The hyperactive child. Diagnosis, management, current research. New York: Spectrum.
Cautela, J. R. & Kastenbaum, R. (1967). A reinforcement survey schedule for use in therapy, training and research. Psychological Reports, 20, 1115–1130.
Center for Research on Aggression (Ed.). (1983). Prevention and control aggression. Principles, practices, and research. New York: Pergamon.
Chamove, A.S. (1980). Nongenetic induction of acquired levels of aggression. Journal of Abnormal Psychology, 89, 469–488.
Christensen, A., Johnson, St.M., Phillips, S. & Glasgow, R.E. (1980). Cost effectiveness in behavioral family therapy. Behavior Therapy, 11, 208–226.
Coke, J.S., Batson, C.D. & Mc Davis, K. (1978). Empathic mediation of helping: A two-stage model. Journal of Personality and Social Psychology, 36, 752–766.
Cooper, J. & Mackie, D. (1986). Video games and aggression in children. Journal of Applied Social Psychology, 16, 726–744.
Curtis, J.M. (1981). Effects of therapist self-disclosure, patients impression in empathy, competence, and trust in an analog of a psychotherapeutic interaction. Psychological Reports, 48, 127–136.
Dewitt, K.N. (1978). The effectiveness of family therapy: A review of outcome research. Archives of General Psychiatry, 35, 549–561.
Dodge, K.A. (1985). Attributional bias in aggressive children. In P.C. Kendall (Ed.), Advances in cognitive research and therapy, Vol. 4. Orlando: Academic Press.
Dodge, K.A., Coie, J.D., Pettit, G.S. & Price, J.M. (1990). Peer status and aggression in boys' groups: developmental and contextual analyses. Child Development, 61, 1289-1309.
Dodge, K.A. & Frame, C.C. (1982). Social cognitive biases and deficits in aggressive boys. Child Development, 53, 620–635.
Dodge, K.A. & Newman, I.P. (1981). Biased decision-making processes in aggressive boys. Journal of Abnormal Psychology, 90, 375–379.
Dodge, K.A. & Somberg, D. R. (1987). Hostile attributional biases among aggressive boys are exacerbated under conditions of threats to the Self. Child Development, 58, 213–224.
Dollard, J., Doob, L. W., Miller, N. E. et al. (1939). Frustration and aggressive. New Haven: Yale University Press.
Dreikurs, R., Gould, S. & Corsini, R.J. (1977). Familienrat. Stuttgart: Klett.
DSM-III-R (1989). Diagnostisches und statistisches Manual für psychische Störungen. Weinheim: Beltz.
Dumas, I.E. (1989). Treating antisocial behavior in children: Child and family approaches. Clinical Psychology Review, 9, 197–222.
Dumas, J.E. (1992). Conduct Disorder. In S.M. Turner, K.S. Calhoun & H.E. Adams (Eds.), Handbook of clinical behavior therapy (pp 285-316). New York: Wiley.
Duncan, P. & Hobson, G.N. (1977). Toward a definition of aggression. The Psychological Record, 3, 545–555.
Dutschmann, A. (1982). Aggressivität bei Kindern. Handbuch für die pädagogische Praxis. Dortmund: Verlag modernes lernen.

Eagly, A.H. & Steffen, V.J. (1986). Gender and aggressive behavior: A meta-analytic review of the social psychological literature. Psychological Bulletin, 100, 309–330.
Eibl-Eibesfeldt, J. (1974). Phylogenetic adaptation as determinants of aggressive behavior in man. In J. de Wit & W.W. Hartup (Eds.), Determinants and origins of aggressive behavior. Den Haag: Mouton.
Eisert, H.G. (1987). Sozial-kognitive Interventionen bei aggressiven Kindern – eine Übersicht. In F. Petermann (Hrsg.), Verhaltensgestörtenpädagogik. Berlin: Marhold.

Enright, R.D. & Lapsley, D.K. (1980). Social role-taking: A review of the constructs, measures, and measurement properties. Review of Educational Research, 50, 647-674.

Eron, L.D. (1987). The development of aggressive behavior from perspective of a developing behaviorism. American Psychologist, 42, 435–442.

Esser, G. & Weinel, H. (1990). Vernachlässigende und ablehnende Mütter in Interaktion mit ihren Kindern. In J. Martinius & R. Frank (Hrsg.), Vernachlässigung, Mißbrauch und Mißhandlung von Kindern. Bern: Huber.

Etscheidt, S. (1991). Reducing aggressive behavior and improving self-control: a cognitive-behavioral training program for behaviorally disordered adolescents. Behavioral Disorders, 16, 107-115.

Feindler, E. & Ecton, R. (1986). Anger control training. New York: Pergamon.

Fengler, J. (1980). Selbstkontrolle in Gruppen. Stuttgart: Kohlhammer.

Feshbach, N. (1978). Studies on empathic behavior in children. In B.A. Maher (Ed.), Progress in experimental personality research, Vol. 8. New York: Academic Press.

Feshbach, S. (1964). The function of aggression and the regulation of aggressive drive. Psychological Review, 71, 257–272.

Flammer, A. (1990). Erfahrung der eigenen Wirksamkeit. Bern: Huber.

Fondacaro, M.R. & Heller, K. (1990). Attributional style in aggressive adolescent boys. Journal of Abnormal Child Psychology, 18, 75–89.

Forman, S.G. (1980). A comparison of cognitive training and response cost procedures in modifying aggressive behavior of elementary school children. Behavior Therapy, 11, 594–600.

Freyberg, J.T. (1973). Increasing the imaginative play of urban disadvantaged kindergarten children through systematic training. In J.L. Singer (Ed.), The child's world of Make-Believe. New York: Academic Press.

Frick, P.J., Lahey, B.B., Loeber, R., Stouthamer-Loeber, M., Christ, M.A.G. & Hanson, K. (1992). Familial risk to oppositional defiant disorder and conduct disorder: Parental psychopathology and maternal parenting. Journal of Consulting and Clinical Psychology, 60, 49-55.

Fricke, R. (1983). Lernziel: „Konfliktbewältigung" – Training mit aggressiven Kindern. Psychologie in Erziehung und Unterricht, 30, 122–128.

Friedman, P.H. (1972). The effects of modeling, role-playing and participation on behavior change. In B.A. Maher (Ed.), Progress in experimental personality research, Vol. 6. New York: Academic Press.

Geen, R.G. (1983). Aggression and television violence. In R.G. Geen & E.J. Donnerstein (Eds.), Aggression, Vol. 2. New York: Academic Press.

Getter, H. (1966). A personality determinant of verbal conditioning. Journal of Personality, 34, 397–405.

Goldstein, A.P. (1977). Methoden zur Verbesserung von Beziehungen. In F.H. Kanfer & A.P. Goldstein (Hrsg.), Möglichkeiten der Verhaltensänderung. München: Urban & Schwarzenberg.

Goldstein, A.P., Carr, E.G., Davidson, W.S. et al. (Eds.) (1981). In response to aggression. New York: Pergamon.

Goldstein, A.P. & Keller, H. (1987). Aggressive behavior. Assessment and intervention. New York: Pergamon.

Grusec, J. E. & Lytton, H. (1988). Social development. New York: Springer.

Guerra, N.G., Huesmann, L.R. & Zelli, A. (1990). Attributions for social failure and aggression in incarcerated delinquent youth. Journal of Abnormal Child Psychology, 18, 347–355.

Guerra, N.G. & Slaby, R.G. (1989). Evaluative factors in social problem solving by aggressive boys. Journal of Child Psychology, 17, 272–289.

Hauck, P.A. (1979). Irrationale Erziehungsstile. In A. Ellis & R. Grieger (Hrsg.), Praxis der rational-emotiven Therapie. München: Urban & Schwarzenberg.

Hawkins, J.D., von Cleve, E. & Catalano, R.F. (1991). Reducing early childhood aggression: results of a primary prevention program. Journal of the American Academy of Child and Adolescence Psychiatry, 30, 208-217.

Hayes, S.C., Rincover, A. & Volosin, D. (1980). Variables influencing the acquisition and maintenance of aggressive behavior. Modeling versus sensory reinforcement. Journal of Abnormal Psychology, 89, 254–262.

Heckhausen, H. (1980). Motivation und Handeln. Berlin: Springer.

Heekerens, H.-P. (1987). Familientherapie mit delinquenten Jugendlichen. In F. Petermann (Hrsg.), Verhaltensgestörtenpädagogik. Berlin: Marhold.

Hetherington, E.M. (1989). Coping with transitions: Winners, losers, and survivors. Child Development, 60, 1–14.

Hinshaw, S.P. (1987). On the distinction between attentional deficits/hyperactivity and conduct problems/aggression in child psychopathology. Psychological Bulletin, 101, 443–463.

Hobrücker, B. (1990). Die Technik der Nachbefragung in der stationären Behandlung aggressiver Verhaltensstörungen im Kindesalter. Praxis der Kinderpsychologie und Kinderpsychiatrie, 39, 38–44.

Hoffman, M.L. (1977). Personality and social development. Annual Review of Psychology, 28, 295–321.

Hoffman, M.L. (1978). Empathy, its development and prosocial implications. In. C.B. Keasey (Ed.), Nebraska Symposium on Motivation, Vol. 26. Lincoln: University of Nebraska Press.

Hoffman, M.L. (1987). The contribution of empathy to justice and moral judgement. In N. Eisenberg & J. Strayer (Eds.), Empathy and its development. New York: Cambridge University Press.

Huesmann, L. (1988). An information processing model for the development of aggression. Aggressive Behavior, 14, 13–24.

Hurrelmann, K. (1990). Familienstreß, Schulstreß, Freizeitstreß: Gesundheitsförderung für Kinder und Jugendliche. Weinheim: Beltz.

Iannotti, R.J. (1978). Effect of role-taking experiences on role-taking, empathy, altruism, and aggression. Developmental Psychology, 14, 119–124.

Jäger, R.S. & Petermann, F. (Hrsg.). (1992). Psychologische Diagnostik. Ein Lehrbuch (2., erweiterte Auflage). Weinheim: Psychologie Verlags Union.

Junglas, J. (1987). Training zum Abbau aggressiven Verhaltens bei Patienten einer Kinder- und Jugendpsychiatrischen Klinik. In F. Petermann (Hrsg.), Verhaltensgestörtenpädagogik. Berlin: Marhold.

Kanfer, F.H. & Grimm, L.G. (1980). Managing clinical change. A process model of therapy. Behavior Modification, 4, 419–444.

Kaplan, R.M., Konecni, V.J. & Novaco, R.W. (Eds.). (1984). Aggresion in children and youth. Den Haag: Nijhoff.

Karoly, P. (1977). Behavioral self-management in children: Concepts, methods, issues, and directions. In M. Hersen, R.M. Eisler & P.M. Miller (Eds.), Progress in behavior modification. New York: Academic Press.

Kaufmann, H. (1965). Definitions and methodology in the study of aggression. Psychological Bulletin, 64, 351–364.

Kazdin, A.E. (1989) Developmental psychopathology. Current research, issues and directions. American Psychologist, 44, 180–187.

Kazdin, A.E. (1990). Premature termination from treatment among children referred for antisocial behavior. Journal of Child Psychology and Psychiatry, 31, 415-425.

Kazdin, A.E., Esveldt-Dawson, K., French, N.H. & Unis, A.S. (1987). Problem-solving skills training and relationship therapy in the treatment of antisocial child behavior. Journal of Consulting and Clinical Psychology, 55, 76–85.

Kennedy, R.E. (1982) Cognitive-behavioral approaches to the modification of aggressive behavior in children. School Psychology Review, 11, 47–55.

Klages, U. (1983). Ein Trainingsprogramm für Schüler mit Schwierigkeiten in den Bereichen Aggressivität und soziale Angst. Psychologie in Erziehung und Unterricht, 30, 47–53.

Krumboltz, J.D. & Potter, B. (1980). Verhaltenstherapeutische Techniken für die Entwicklung von Vertrauen, Kohäsion und Zielorientierung in Gruppen. In K. Grawe (Hrsg.), Verhaltenstherapie in Gruppen. München: Urban & Schwarzenberg.

Kury, H. & Lerchenmüller, H. (Hrsg.). (1983). Schule, psychische Probleme und sozialabweichendes Verhalten – Situationsbeschreibung und Möglichkeiten der Prävention. Köln: Heymanns.

Lauth, G. (1983). Verhaltensstörungen im Kindesalter. Stuttgart: Kohlhammer.

Lerner, J.V., Hertzog, Ch., Hooker, K.A., Hassibi, M. & Thomas, A. (1988). A longitudinal study of negative emotional states and adjustment from early childhood through adolescence. Child Development, 59, 356–366.

Lewis, C.C. (1981). The effects of parental firm control. Psychological Bulletin, 90, 547–563.

Lewis, R.J., Dlugokinski, E.L., Caputo, L.M. & Griffin, R.B. (1988). Children at risk for emotional disorders: Risk and resource dimensions. Clinical Psychology Review, 8, 417–440.

Loeber, R. (1990). Development and risk factors of juvenile antisocial behavior and delinquency. Clinical Psychology Review, 10, 1–42.

Lochman, A., Nelson, W. & Sims, J. (1981). A cognitive behavioral program for use with aggressive children. Journal of Clinical Child Psychology, 10, 146–148.

Luria, A. (1961). The role of speech in the regulation of normal and abnormal behavior. Oxford: Pegamon.

Lyons, J., Serbin, L.A. & Marchessault, K. (1988). The social behavior of peer-identified aggressive, withdrawn, and aggressive/withdrawn children. Journal of Abnormal Child Psychology, 16, 539–552.

Maccoby, E.E. & Jacklin, C.N. (1980). Sex differences in aggression: A rejonder and reprise. Child Development, 51, 964–980.

Mash, E.J. & Mercer, J. (1979). A comparison of the behavior of deviant and non-deviant boys while playing alone and interacting with a sibling. Journal of Child Psychology and Psychiatry, 20, 197–207.

Matthews, K.A. & Angulo, J. (1980). Measurement of the type A behavior pattern in children: Assessment of children's competitiveness, impatience – anger, and aggression. Child Development, 51, 466–475.

McGuire, W.J. (1979). Resistenzinduktion gegenüber Überredungsversuchen. In S.E. Hormuth (Hrsg.), Sozialpsychologie der Einstellungsänderung. Königstein: Hain.

McKenzie, H.S., Clark, M., Wolf, M.M., Kothera, R. et al. (1968). Behavior modification of children with learning disabilities using grades as tokens and allowances as back–up reinforces. Exceptional Children, 34, 745–752.

McKeown, D., jr., Adams, H.E. & Forehand, R. (1975). Generalization to the classroom of principles of behavior modification taught to teachers. Behavior Research and Therapy, 13, 85–92.

Meichenbaum, D.W. (1979). Kognitive Verhaltensmodifikation. München: Urban & Schwarzenberg.

Meichenbaum, D.W., Bowers, K.S. & Ross, R.R. (1968). Modification of classroom behavior of institutionalized female adolescent offenders. Behavior Research and Therapy, 6, 343–353.

Merchant, R.L. & Rebelsky, F. (1972). Effects of participation in rule formation on the moral judgement of children. Genetic Psychology Monographs, 85, 287–304.

Michaelis, W. (1976). Verhalten ohne Aggression. Versuch zur Integration der Theorien. Köln: Kiepenheuer & Witsch.

Milich, R., Loney, J. & Landau, S. (1982). Independent dimensions of hyperactivity and aggression: A validation with playroom observations data. Journal of Abnormal Psychology, 91, 183–198.

Miller, P.A. & Eisenberg, N. (1988). The relation of empathy to aggressive and externalizing/antisocial behavior. Psychological Bulletin, 103, 324–344.

Mueller, C.W. (1983). Environmental stressors and aggressive behavior. In R.G. Geen & E.J. Donnerstein (Eds.), Aggression. New York: Academic Press.

Mummendey, A. (1983). Aggressives Verhalten. In H. Thomae (Hrsg.), Enzyklopädie der Psychologie. Emotion und Motivation, Band 2. Göttingen: Hogrefe.

Nasby, W., Hayden, B. & De Paulo, B.M. (1980). Attributional bias among aggressive boys to interpret unambignous social stimuli as displays of hostility. Journal of Abnormal Psychology, 89, 459–468.

Nay, W.R. (1975). A systematic comparison of instructional techniques for parents. Behavior Therapy, 6, 14–21.

Nolting, H.P. (1987). Lernfall Aggression – wie sie entsteht, wie sie zu verhindern ist (völlig neugestaltete Auflage). Reinbek: Rowohlt.

Oerter, R., Montada, L. et al. (1987). Entwicklungspsychologie (2., erweiterte Auflage). München: Psychologie Verlags Union.

O'Leary, K.D. & Becker, W.C. (1967). Behavior modification of an adjustment class: A token reinforcement program. Exceptional Children, 33, 637–642.

Olson, R.L. & Roberts, H.W. (1987). Alternative treatment for sibling aggression. Behavior Therapy, 18, 243–250.

Parsonson, B.S. & Baer, D.M. (1978). The analysis and presentation of graphic data. In T.R. Kratochwill (Ed.), Single subject research. Strategies for evaluating change. New York: Academic Press.

Pass, H. (1983). Nachahmung von verbal übermittelten Modellen aggressiver und prosozialer Interaktionen. Psychologie in Unterricht und Erziehung, 30, 40-46.

Patterson, G.R. (1982). Coercive family process. Eugene, Oregon: Castalia.

Patterson, G.R. (1986). Performance models for antisocial boys. American Psychologists, 41, 432–444.

Patterson, G.R. & Bank, L. (1989). Some amplifying mechanisms for pathologic processes in families. In M.R. Gunnar & E. Thelen (Eds.), Systems and development. The Minnesota symposium on child psychology, Vol. 22. Hillsdale: Erlbaum.

Patterson, G.R. & Dishion, T.J. (1988). Multilevel family process models: traits, interactions, and relationships. In R.A. Hinde & J. Stevenson-Hinde (Eds.), Relationships with families. Mutual influences. Oxford: Clarendon Press.

Patterson, G.R. & Narrett, C.M. (1990). The development of a reliable and valid treatment program for aggressive young children. International Journal of Mental Health, 15, 19-26.

Patterson, G.R., Capaldi, D. & Blank, L. (1991). An early starter model for predicting delinquency. In D.J. Pepler & K.H. Rubin (Eds.), The development and treatment of childhood aggression. Hillsdale: Erlbaum.

Patterson, G.R., Reid, J.B. & Dishion, T.J. (1990). Antisocial boys. Eugene: Castalia.

Perrez, M., Minsel, B. & Wimmer, H. (1985). Was Eltern wissen sollten. Salzburg: Müller.
Perry, D.G. & Bussey, K. (1977). Self-reinforcement in the victim as a stimulus to violence in aggressive boys. Child Development, 48, 653–657.
Perry, D.G. & Perry, L.C. (1976). A note on the effects of prior anger arousal and winning or losing a competition on aggressive behavior in boys. Journal of Child Psychology and Psychiatry, 17, 145–149.
Petermann, F. (1987 a). Behavioral assessment and reduction of children's aggression. Journal of Human Behavior and Learning, 4, 48–54.
Petermann, F. (Hrsg.). (1987 b). Verhaltensgestörtenpädagogik. Berlin: Marhold.
Petermann, F. (Hrsg.). (1989). Einzelfallanalyse (2., völlig veränderte Auflage). München: Oldenbourg.
Petermann, F. (1991). Verhaltens- und Entwicklungsstörungen bei Kindern und Jugendlichen: Intervention. In M. Perrez & U. Baumann (Hrsg.), Klinische Psychologie, Band 2. Bern: Huber.
Petermann, F. (1992a). Einzelfalldiagnose und klinische Praxis (2. völlig veränd. Auflage). München: Quintessenz.
Petermann, F. (1992b). Psychologie des Vertrauens (2. völlig veränd. Auflage). München: Quintessenz.
Petermann, F., Bandemer, J. & Mayer, D. (1987). Aufbau von Sozialverhalten bei geistigbehinderten Jugendlichen. In F. Petermann (Hrsg.), Verhaltensgestörtenpädagogik. Berlin: Marhold.
Petermann, F. & Kusch, M. (1992). Imaginative Verfahren. In D. Vaitl & F. Petermann (Hrsg.), Handbuch der Entspannungsverfahren, Band 1. Weinheim: Psychologie Verlags Union, im Druck.
Petermann, U. (1991). Kinder und Jugendliche besser verstehen (3., erw. Auflage). München: Kösel.
Petermann, U. (1992). Sozialverhalten bei Grundschülern und Jugendlichen (2. Aufl.). Frankfurt: Lang.
Petermann, F. & Petermann, U. (1992a). Training mit Jugendlichen. Förderung von Arbeits- und Sozialverhalten (3., erweiterte Auflage). Weinheim: Psychologie Verlags Union.
Petermann, U. & Petermann, F. (1992b). Training mit sozial unsicheren Kindern (4., völlig veränderte Auflage). München: Psychologie Verlags Union.
Petermann, F. & Petermann, U. (1992c). Erfassungsbogen für aggressives Verhalten in konkreten Situationen (EAS-J; EAS-M) (2. völlig veränderte Auflage). Göttingen: Hogrefe.
Petermann, U. & Vianden-Gabriel, I. (1992). Training mit aggressiven Heimkindern im Alter von fünf bis sieben Jahren. Zeitschrift für Klinische Psychologie, Psychopathologie und Psychotherapie, 40, 79–91.
Pettit, G.S., Dodge, K.A. & Brown, M.M. (1988). Early family experience, social problem solving patterns, and children's social competence. Child Development, 59, 107–120.
Phillips, E.L. (1968). Achievement place: Token reinforcement procedures in a home-style rehabilitation setting for „pre–delinquent" boys. Journal of Applied Behavior Analysis, 1, 213–224.
Phillips, E.L., Phillips, E.A., Fixsen, D.L. et al. (1971). Achievement place: Modification of the behavior of predelinquent boys within a token economy. Journal of Applied Behavior Analysis, 4, 45–59.
Price, J.M. & Dodge, K.A. (1989). Reactive and proactive aggression in childhood: Relations to peer status and social context dimensions. Journal of Abnormal Child Psychology, 17, 455-471.

Quay, H.C. (1987). Patterns of delinquent behavior. In H.C. Quay (Ed.), Handbook of juvenile delinquency. New York: Wiley.

Redlin, W. (1975). Explorationsschema für die Darstellung kindlicher Verhaltensstörung im funktionalen Modell. Der Kinderarzt, 6, 853–854.
Roberts, M.A. (1990). A behavioral observation method for differentiating hyperactive and aggressive boys. Journal of Abnormal Child Psychology, 18, 131–142.
Roe, K.V. (1980). Toward a contingency hypothesis of empathy development. Journal of Personality and Social Psychology, 39, 991–994.
Rolf, J., Maston, A.S., Licchetti, D., Nuechterlein, K.H. & Weintraub, S. (Eds.). (1990). Risk and protective factors in the development of psychopathology. New York: Cambridge University Press.
Ross, A.O. (1982). Psychische Störungen bei Kindern. Stuttgart: Hippokrates.
Ross, A.O. & Petermann, F. (1987). Verhaltenstherapie mit Kindern und Jugendlichen. Stuttgart: Hippokrates.
Rotter, J.B. (1972). An introduction to social learning theory. In J.B. Rotter, J.E. Chance & E.J. Phares (Eds.), Application of a social learning theory of personality. New York: Holt, Rinehart & Winston.
Rubin, K.H. & Mills, R.S.L. (1990). Maternal beliefs about adaptive and maladaptive social behavior in normal, aggressive, and withdrawn preschoolers. Journal of Abnormal Child Psychology, 18, 419–435.
Rule, B.G. & Ferguson, T.J. (1983). The relations among attribution, moral evaluation, anger, and aggression. In A. Mummendey (Ed.), Social Psychology of aggression. New York: Springer.
Rushton, J.Ph. (1976). Socialization and the altruistic behavior of children. Psychological Bulletin, 83, 898–913.

Rutter, D. R. & O'Brien, P. (1980). Social interaction in withdrawn and aggressive maladjusted girls: A study of gaze. Journal of Child Psychology and Psychiatry, 21, 59–66.

Sagotsky, G., Schneider, M.W. & Konop, M. (1981). Learning to cooperate: Effects of modeling and direct instruction. Child Development, 52, 1037–1040.

Sarason, I.C. & Ganzer, V.J. (1969). Developing appropriate social behaviors of juvenile delinquentes. In J.D. Krumboltz & C.E. Thoresen (Eds.), Behavior counseling. New York: Holt, Rinehart & Winston.

Schmidt, M.H. (1990). Die Untersuchung abgelehnter und/oder vernachlässigter Säuglinge aus der Kohorte von 362 Kindern der Mannheim-Studie. In J. Martinius & R. Frank (Hrsg.), Vernachlässigung, Mißbrauch und Mißhandlung von Kindern. Bern: Huber.

Schmidt-Denter, U. (1988). Soziale Entwicklung. München: Psychologie Verlags Union.

Schneider, M. & Robin, A. (1976) The turtle technique: A method for the self control of impulsive behavior. In J. Krumboltz & C. Thoresen (Eds.), Counseling methods. New York: Holt, Rinehart & Winston.

Schulte, D. & Nobach, W. (1979). Auffordern und Befolgen: Eine Analyse kindlichen Ungehorsams. Zeitschrift für Entwicklungspsychologie und Pädagogische Psychologie, 11, 195–207.

Selg, H., Mees, U. & Berg, D. (1988). Psychologie der Aggressivität. Göttingen: Hogrefe.

Seligman, M. E. P. (1992). Erlernte Hilflosigkeit (4., erweiterte Auflage). Weinheim: Psychologie Verlags Union.

Shapiro, S. & Lehrer, P.M. (1980). Psychophysiological effects of autogenic training an progressive relaxation. Biofeedback and Self-Regulation, 5, 249–255.

Shure, M. B. & Spivack, G. (1981). Probleme lösen im Gespräch. Erzieher als Hilfe zur Selbsthilfe. Stuttgart: Klett-Cotta.

Skinner, S.W. (1978). Indications and contra indications for the use of family therapy. Journal of Child Psychology and Psychiatry and Allied Disciplines, 19, 57–62.

Slaby, R.G. (1974). Verbal regulation of aggression and altruism. In J. de Wit & W.W. Hartup (Eds.), Determinants and origins of aggressive behavior. Den Haag: Mouton.

Sloan, H.N., Johnson, M.K. & Bijou, S.W. (1967). Successive modification of aggressive behavior and aggressive fantasy by management of contingencies. Journal of Child Psychology and Psychiatry, 8, 218-226.

Snyder, J., Rains, I. & Popejoy, I. (1988). Assessment aggressive and violent parent-child interaction. In P. Karoly (Ed.), Behavioral assessment in health psychology. New York: Wiley.

Spetter, D.S., La Greca, A.M., Hogan, A. & Vaughn, S. (1992). Subgroups of rejected boys: aggressive responses to peer conflict situations. Journal of Clinical Child Psychology, 21, 20–26.

Steinke, T. (1990). Stationäres Training mit aggressiven Kindern. Frankfurt: Lang.

Stumphauzer, J. (Ed.) (1979). Progress in behavior therapy with delinquents. Springfield, Ill.: Thomas.

Tanner, V.L. & Holliman, W.B. (1988). Effectiveness training in modifying aggressive behaviors of young children. Psychological Reports, 62, 39–46.

Tausch, A.M., Langer, J., Köhler, H. et al. (1975a). Vertragen und nicht schlagen. Ravensburg: Maier.

Tausch, A.M., Langer, J., Köhler, H. et al. (1975b). Weinen, Wüten, Lachen. Ravensburg: Maier.

Tennstädt, K.-Ch., Krause, F., Humpert, W. & Dann, H.-D. (1990). Das Konstanzer Trainingsmodell (KTM). Ein integratives Selbsthilfeprogramm für Lehrkräfte zur Bewältigung von Aggressionen und Störungen im Unterricht (2., korrig. Auflage). Bern: Huber.

Urbain, E. S. & Kendall, P. C. (1980). Review of social-cognitive problem solving interventions with children. Psychological Bulletin, 88, 109–143.

Wahler, R.G. (1980). The insular mother. Her problems in parent-child treatment. Journal of Applied Behavior Analysis, 13, 23-39.

Wahler, R.G. & Dumas, I.E. (1989). Attentional problems in dysfunctional mother-child-interactions: An interbehavioral model. Psychological Bulletin, 105, 116–130.

Warren, R. & Mc Lellarn, R.W. (1982). Systematic desensitization as a treatment for maladaptive anger and aggression: a review. Psychological Reports, 50, 1095–1102.

Widom, C.S. (1989). Does violence beget violence? A critical examination of the literature. Psychological Bulletin, 106, 3-28.

Willis, L.M. & Foster, S.L. (1990). Differences in children's peer sociometric and attribution ratings due to context and type of aggressive behavior. Journal of Abnormal Child Psychology, 18, 199–215.

Willner, A.H. (1991). Behavioural deficiencies of aggressive 8–9 year old boys: an observational study. Aggressive Behavior, 17, 135–154.

Windheuser, J. & Niketta, R. (1972). Eine deutsche Form der „Reinforcement Survey Schedule" von Cautela und Kastenbaum. Münster: Vortrag beim 4. Kongreß für Verhaltenstherapie.

Yarrow, M. R. & Waxler, C. Z. (1976). Dimensions and correlates of prosocial behavior in young children. Child Development, 47, 118–125.

Yorke, G.G.F. (1990). Aggression: integrating interpersonal and cognitive perspectives. Psychotherapy, 27, 613–618.

Zillmann, D. (1983). Arousal and aggression. In R. G. Geen & E. I. Donnerstein (Eds.), Aggression, Vol. 1. New York: Academic Press.

Weitere Materialien

Petermann, U. (1993). Die Kapitän-Nemo-Geschichten, Teil 1 und 2. Essen: ELVIKOM (Tonband-Cassetten-Set).

Petermann, U. & Petermann, F. (1986). Verhaltensgestörte Kinder. Training mit aggressiven und sozial unsicheren Kindern – Materialien für die Einzeltherapie. Essen: ELVIKOM (Videocassette).

Anhang: „Vertragen und nicht schlagen“

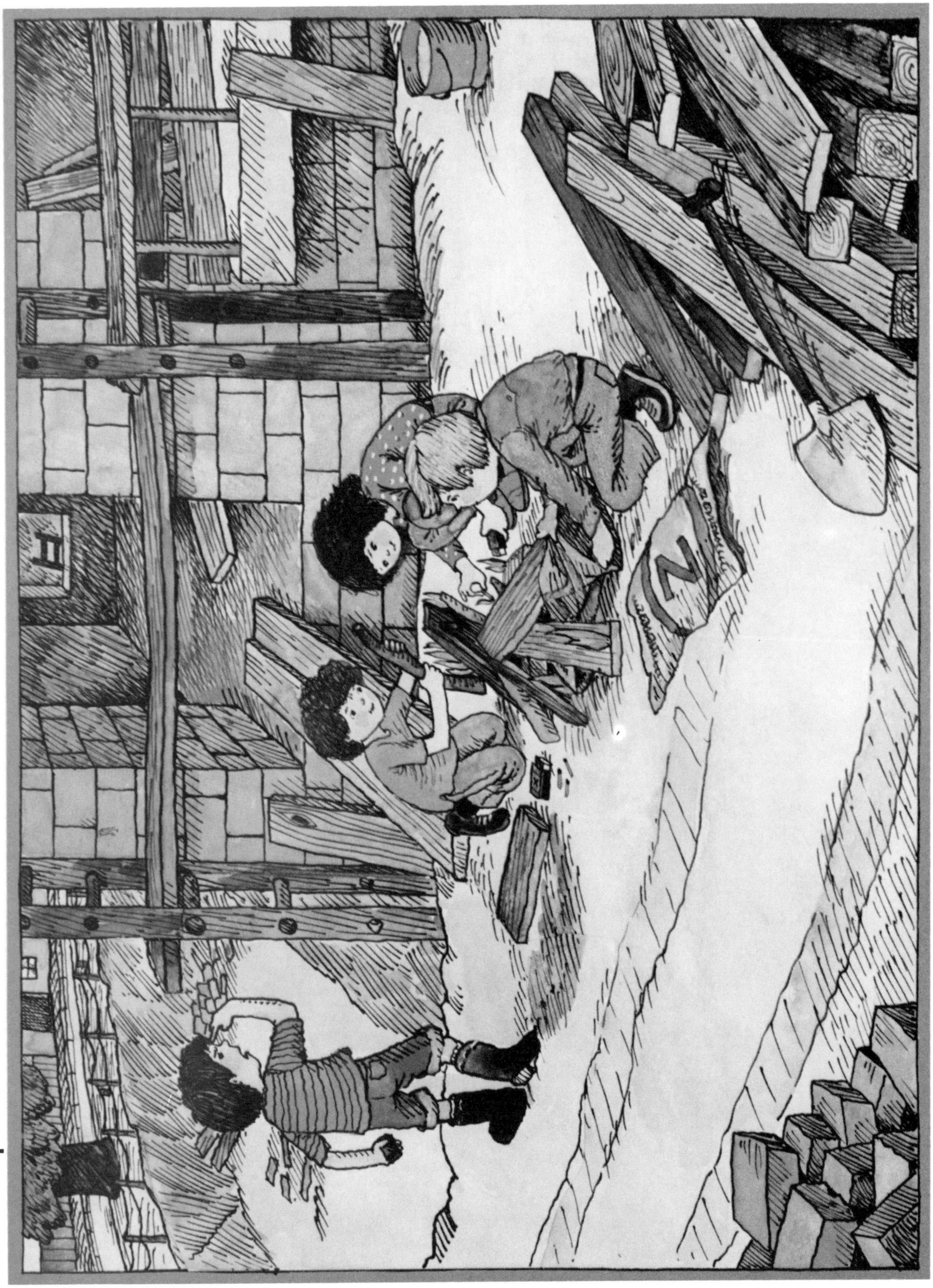

Feuerspiel

Feuerspiel

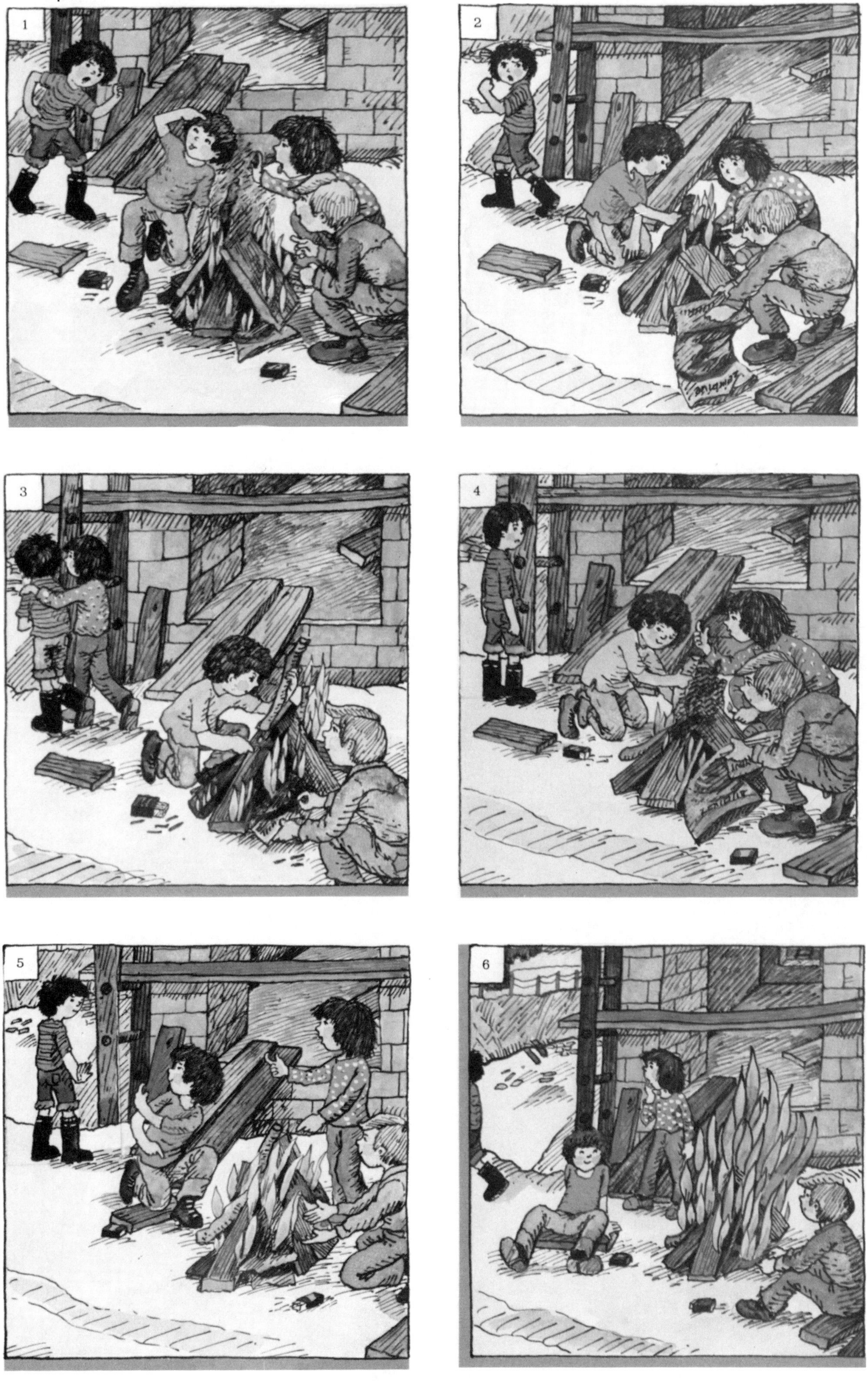

Feuerspiel

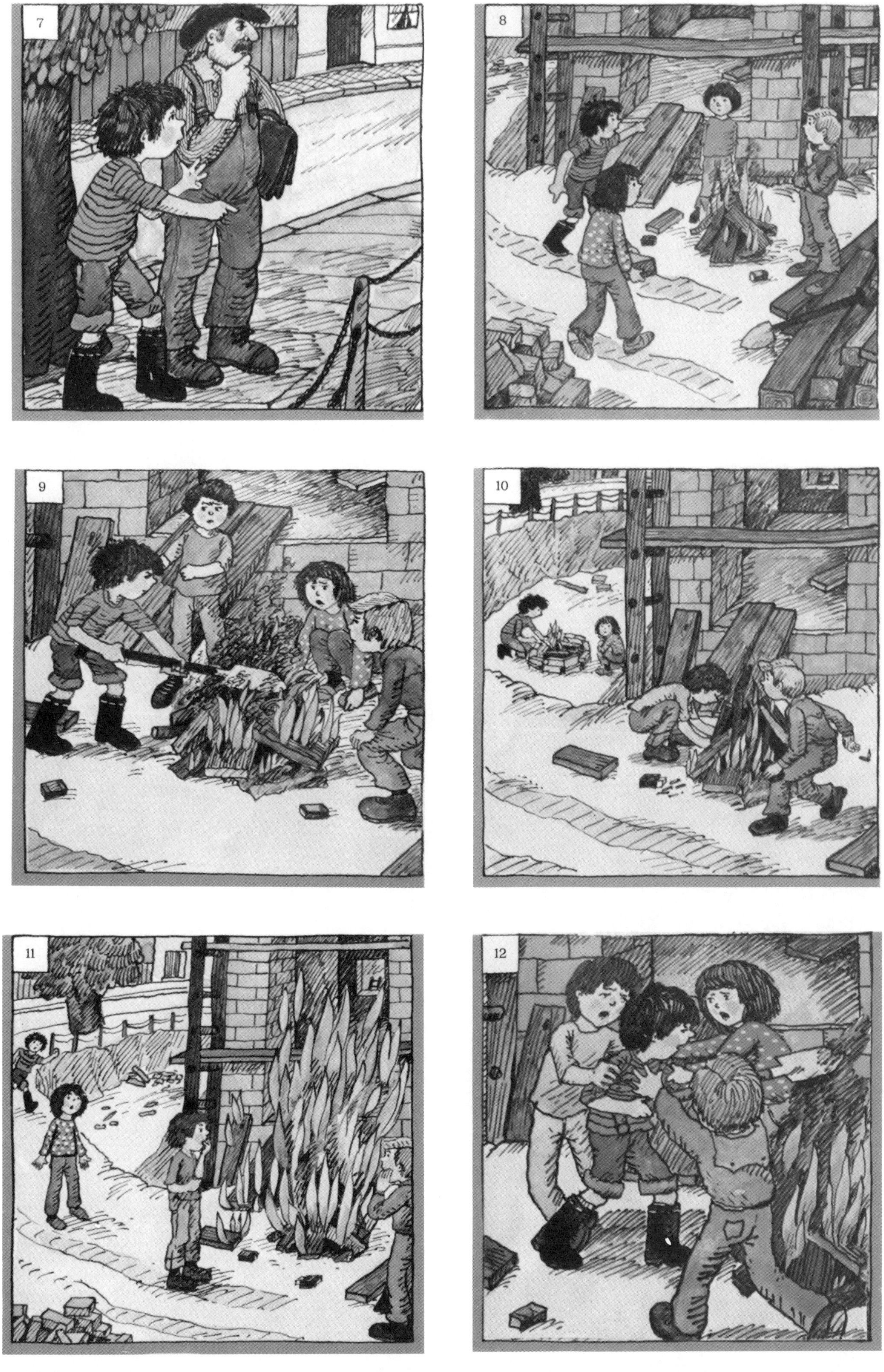

Feuerspiel

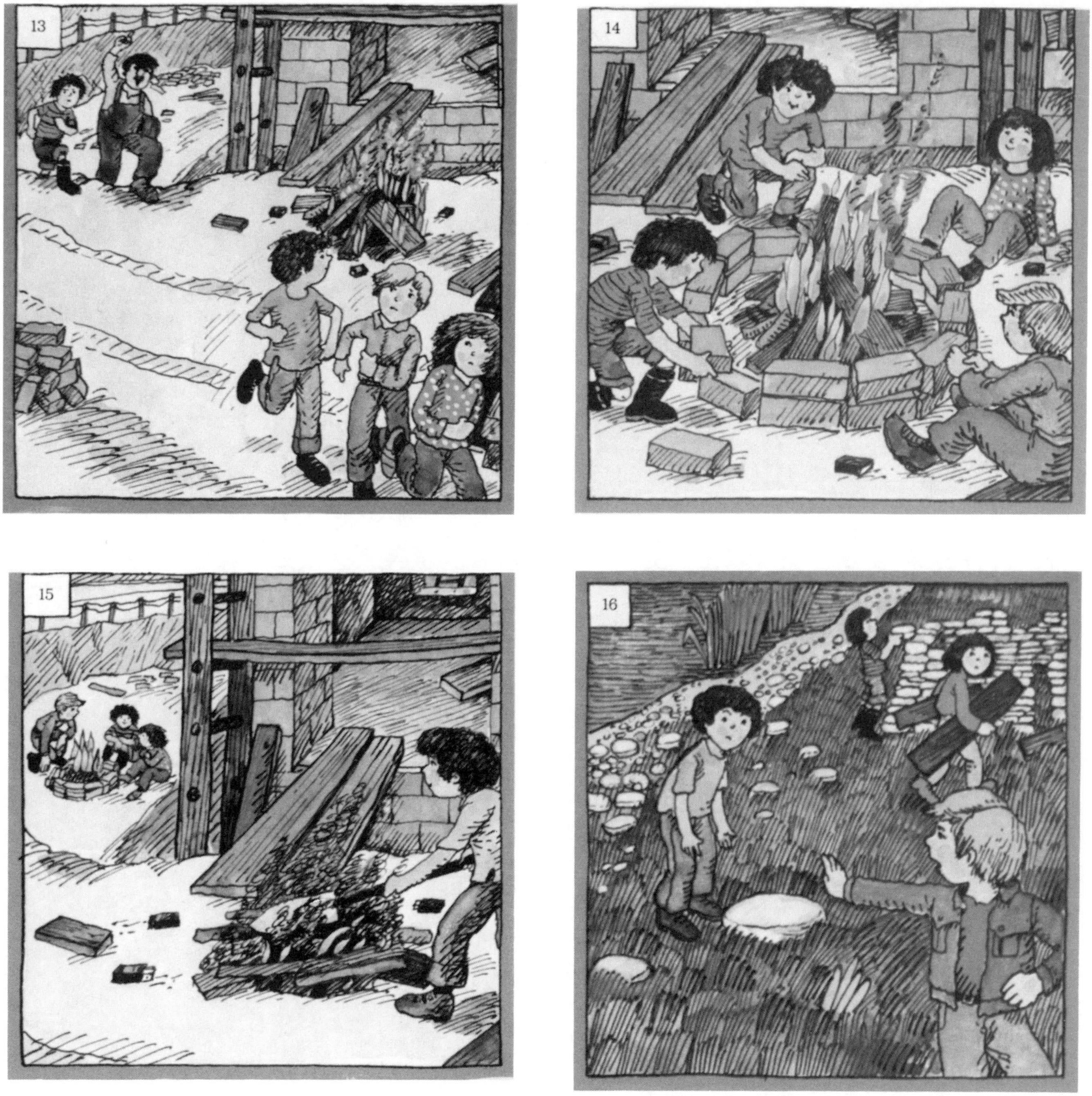

Verkleiden

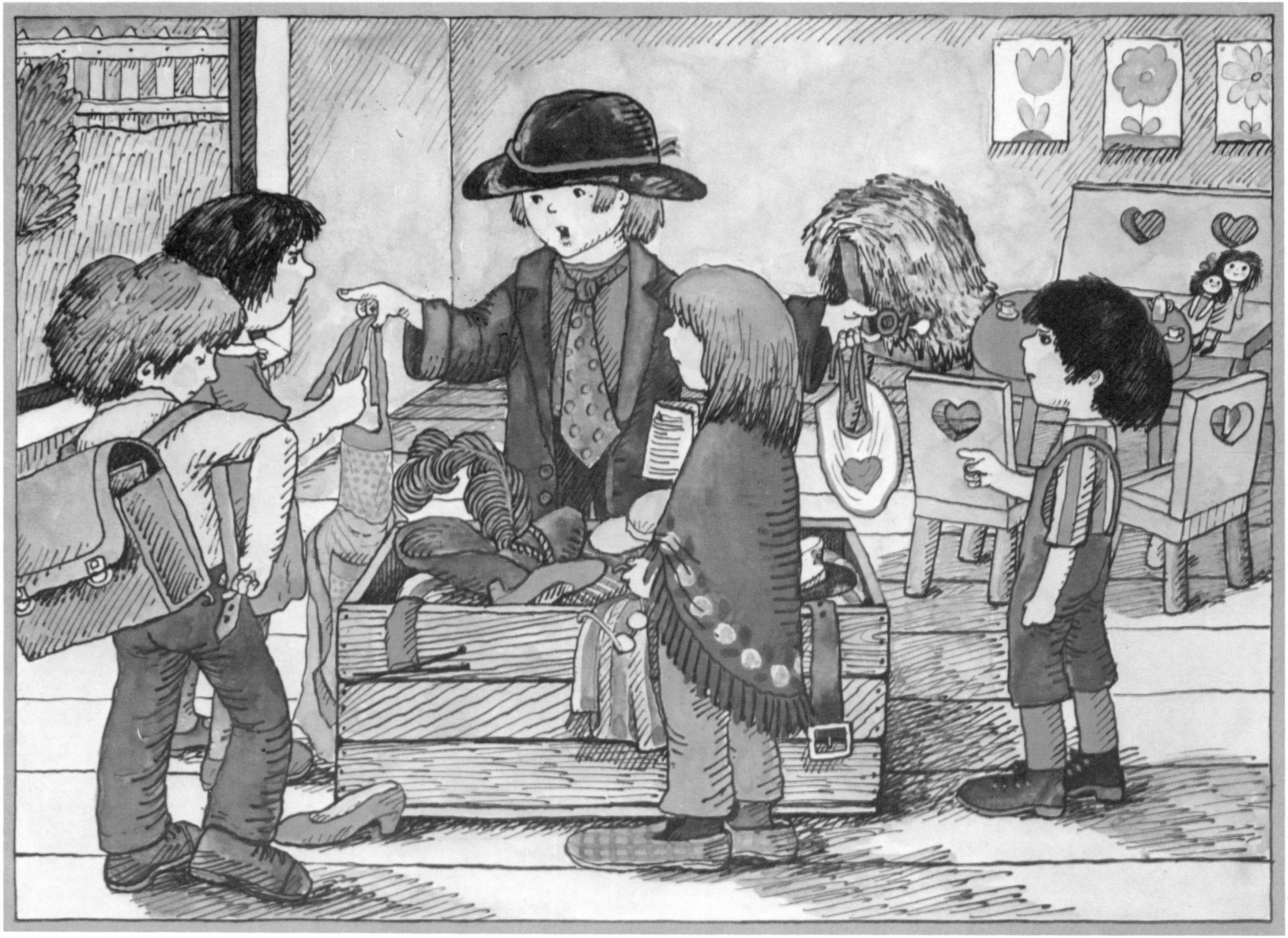

Verkleiden

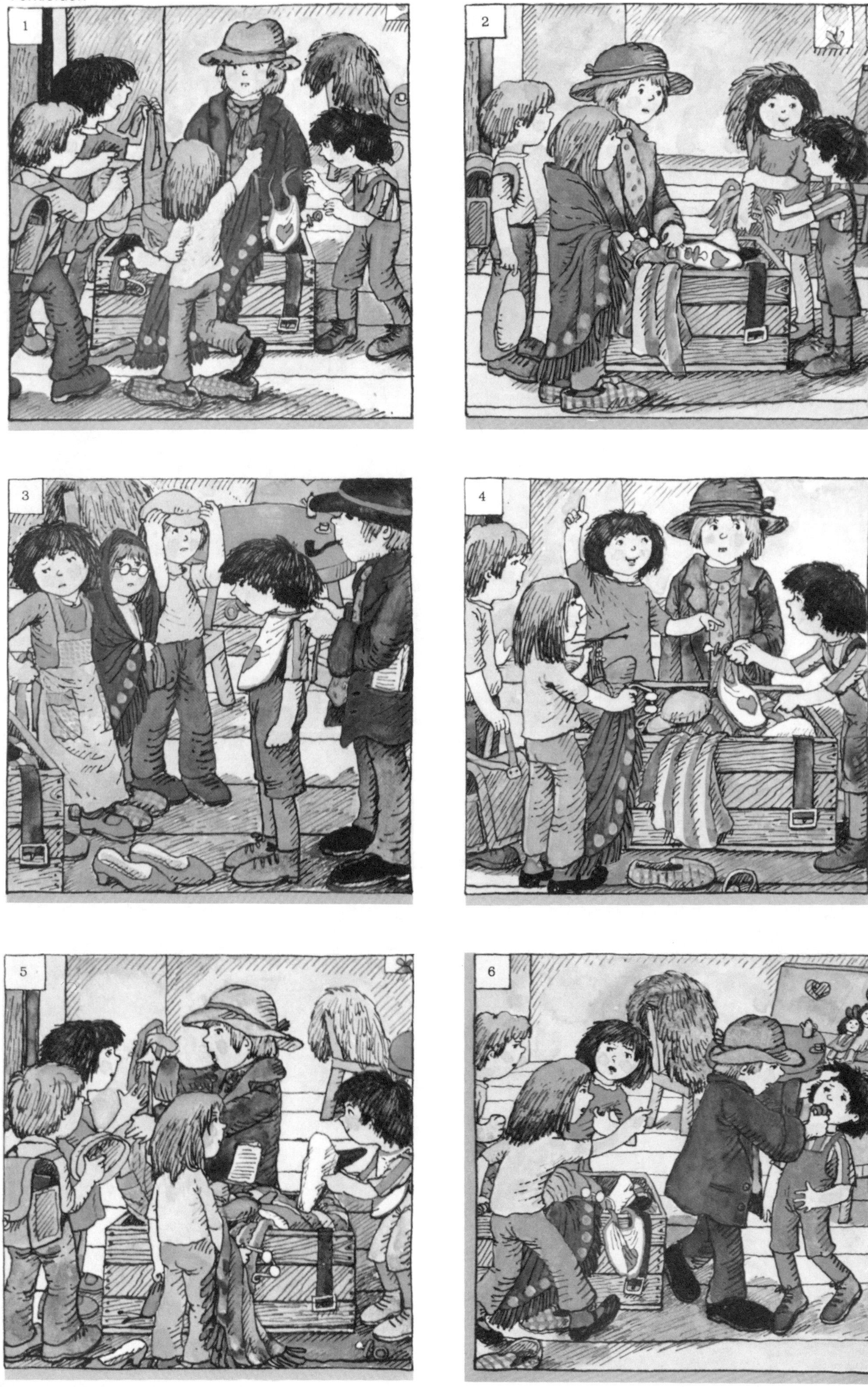

Verkleiden

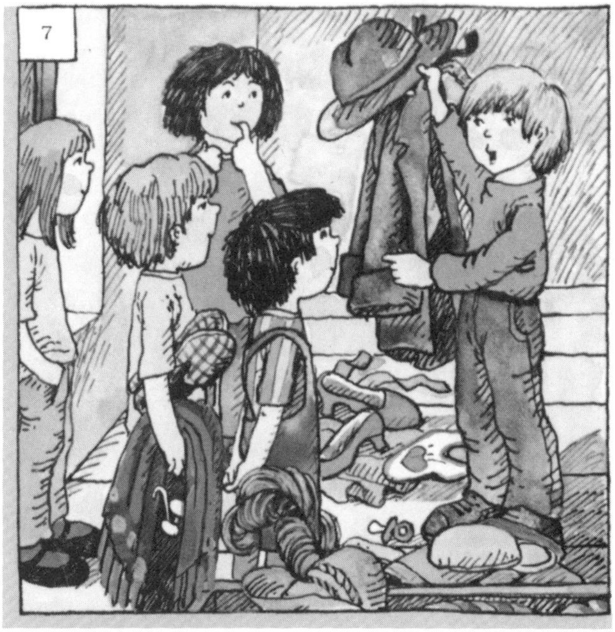

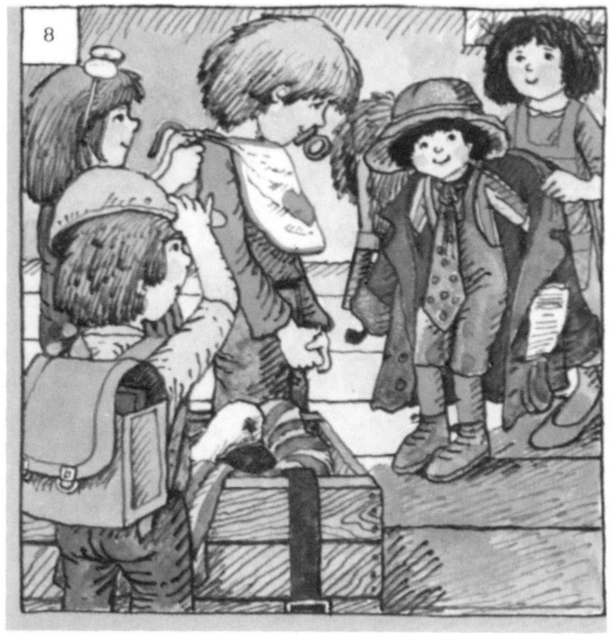

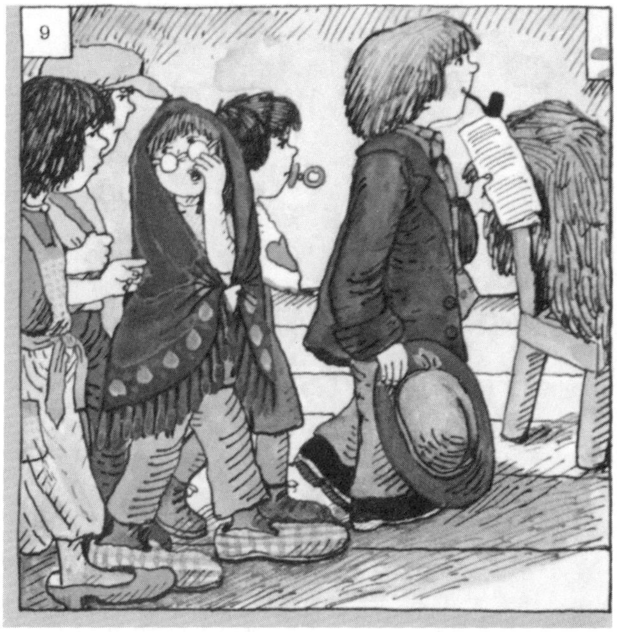

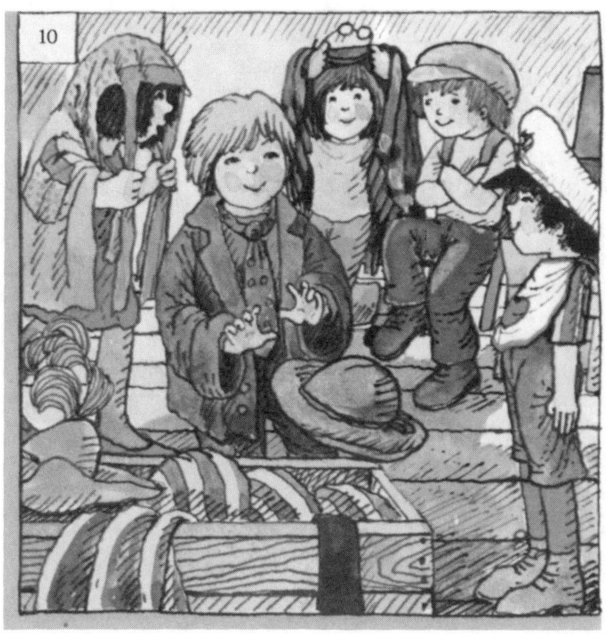

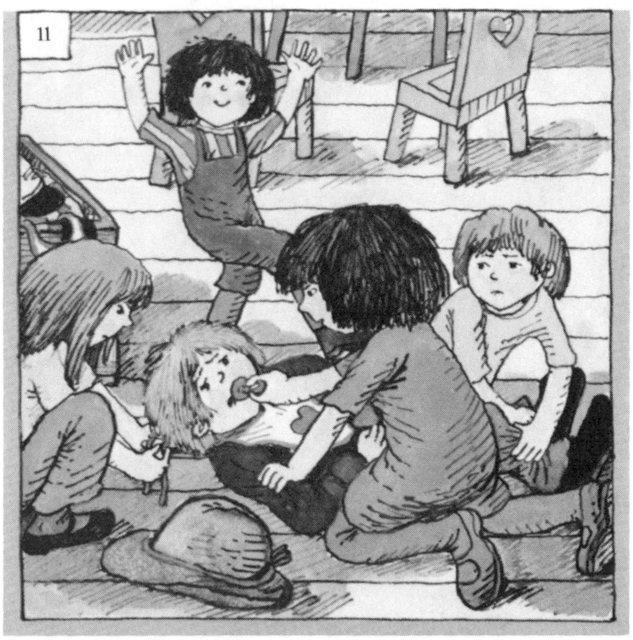

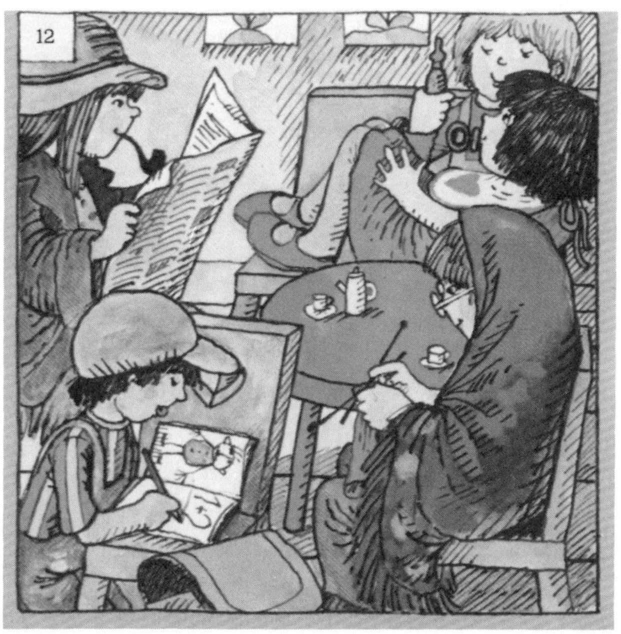

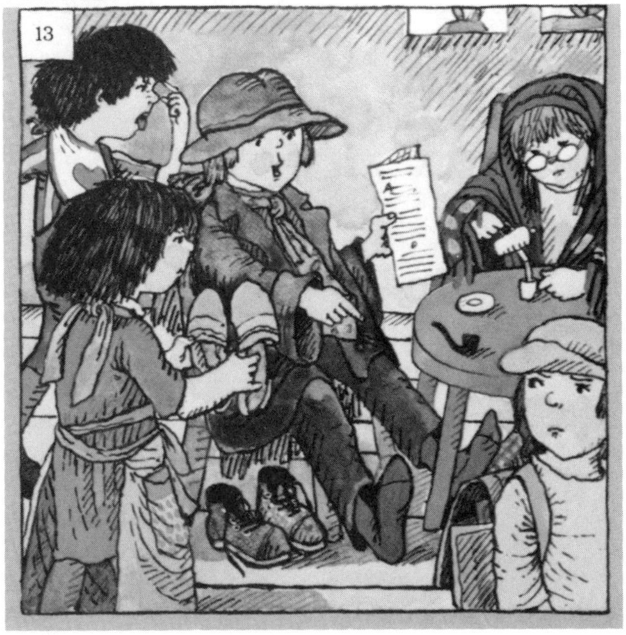
13

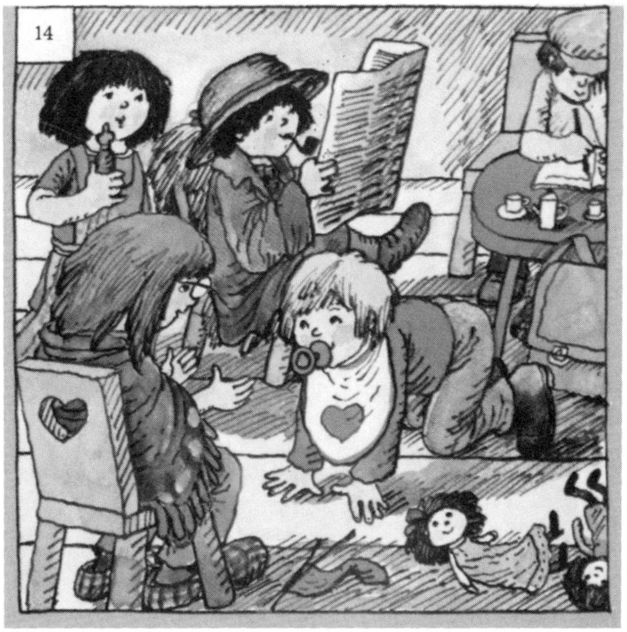
14

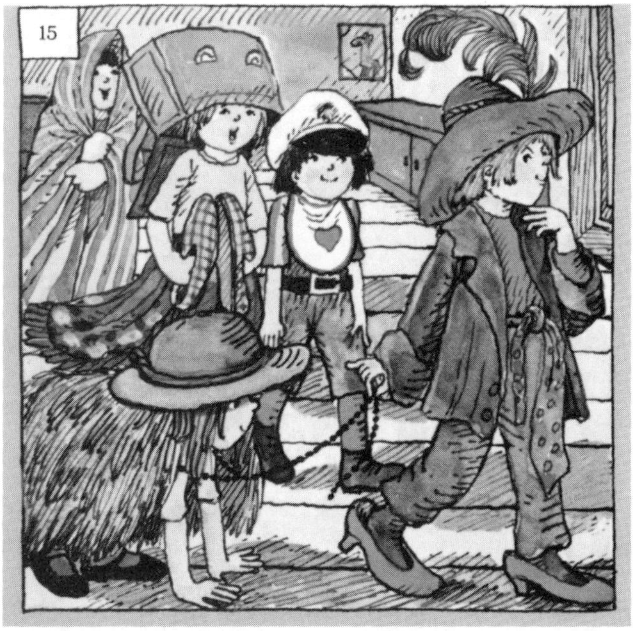
15

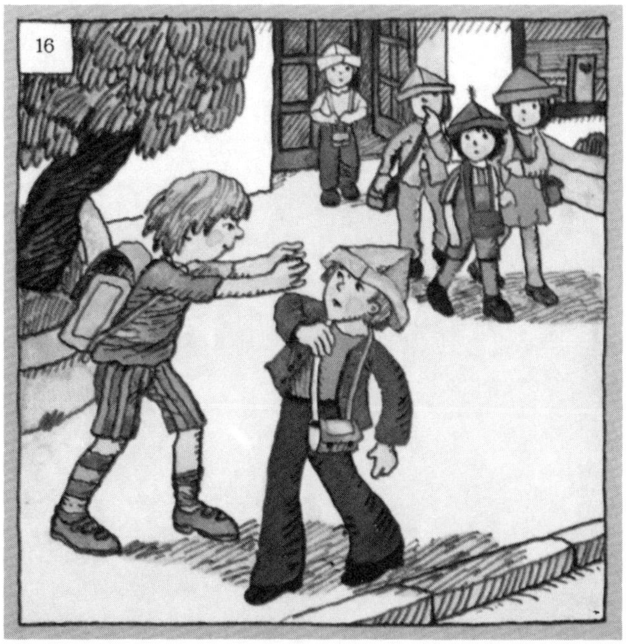
16

Tischfußball

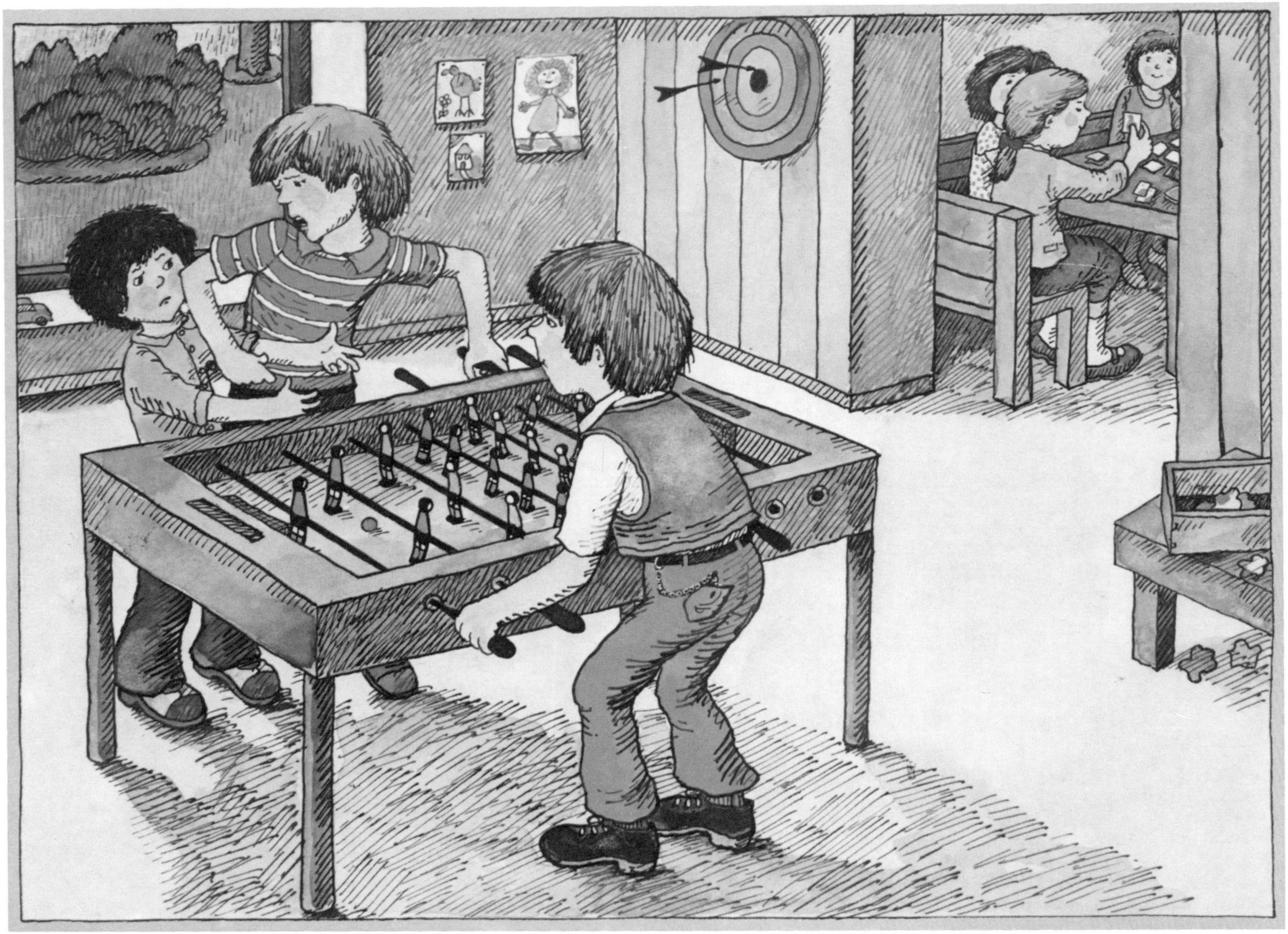

Tischfußball

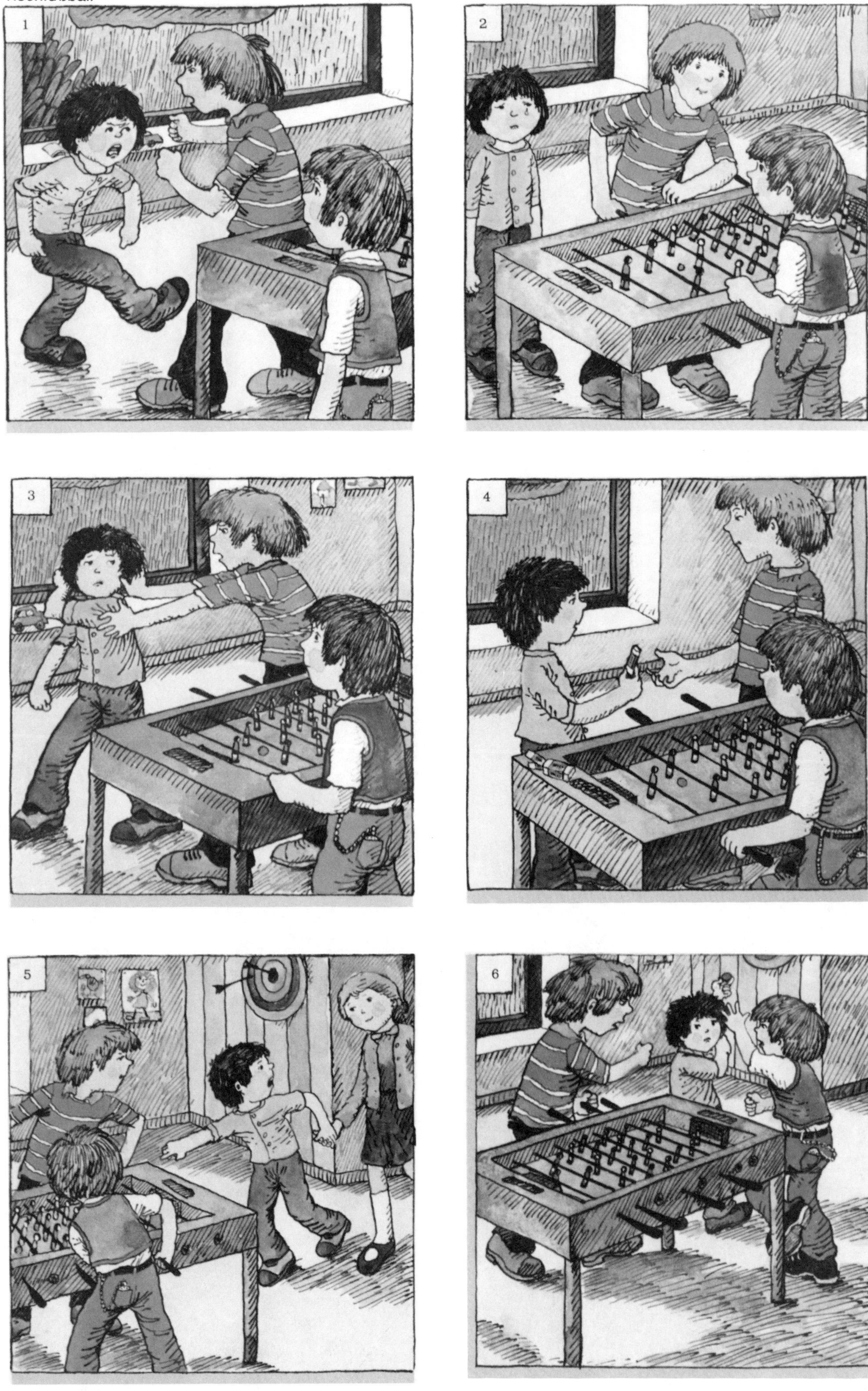

Tischfußball

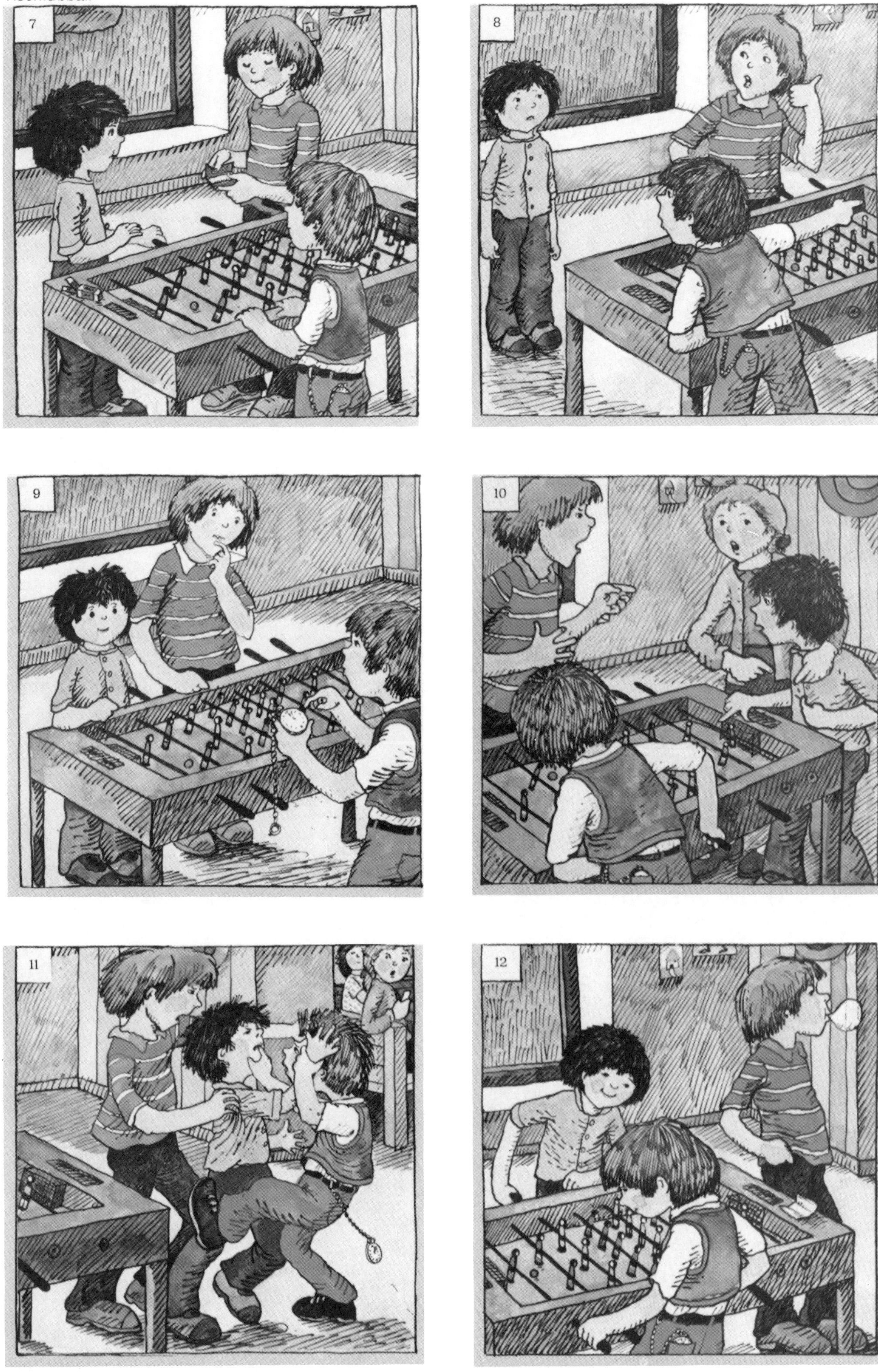

Tischfußball

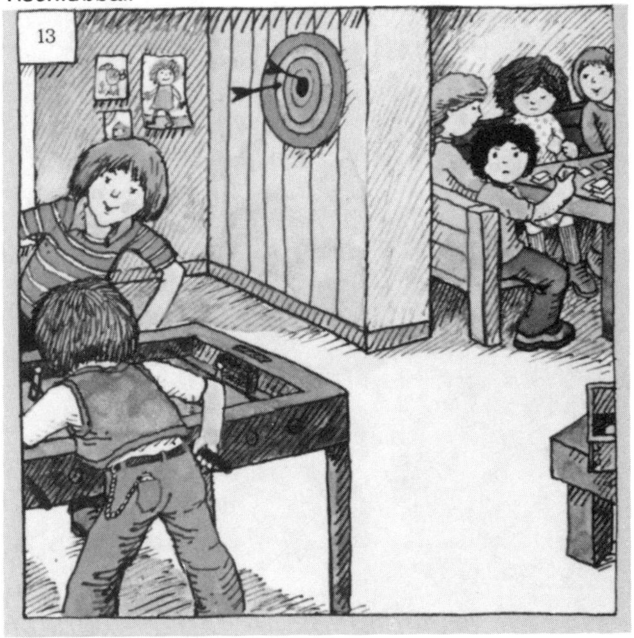

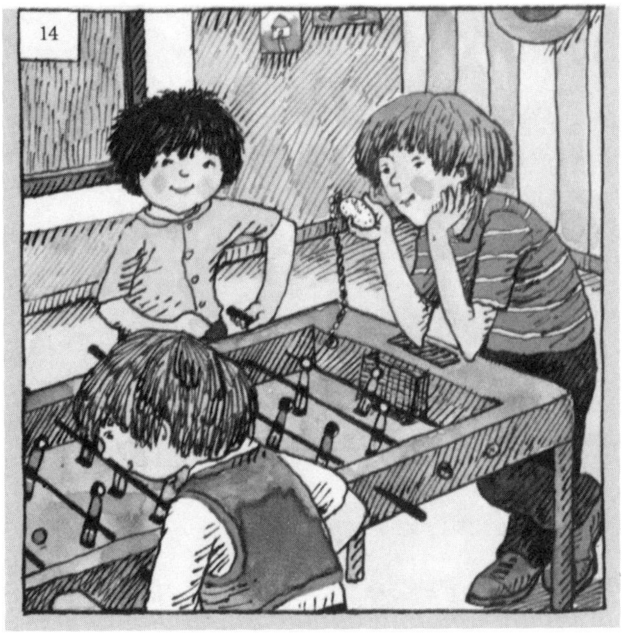

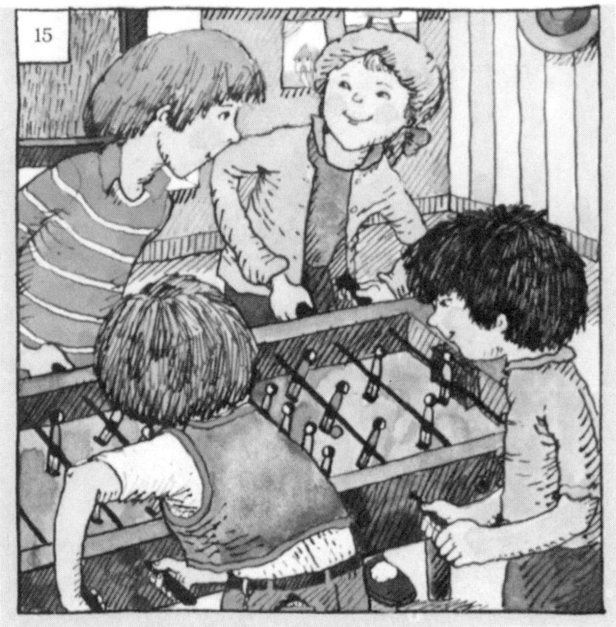

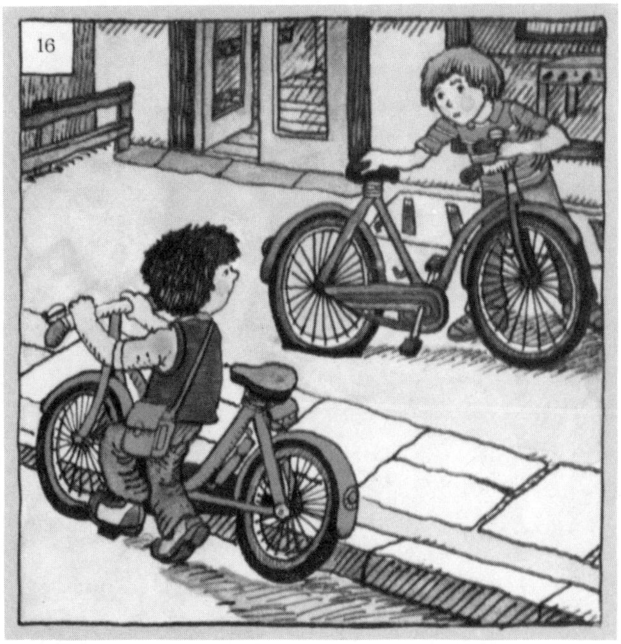

Räuberhaus

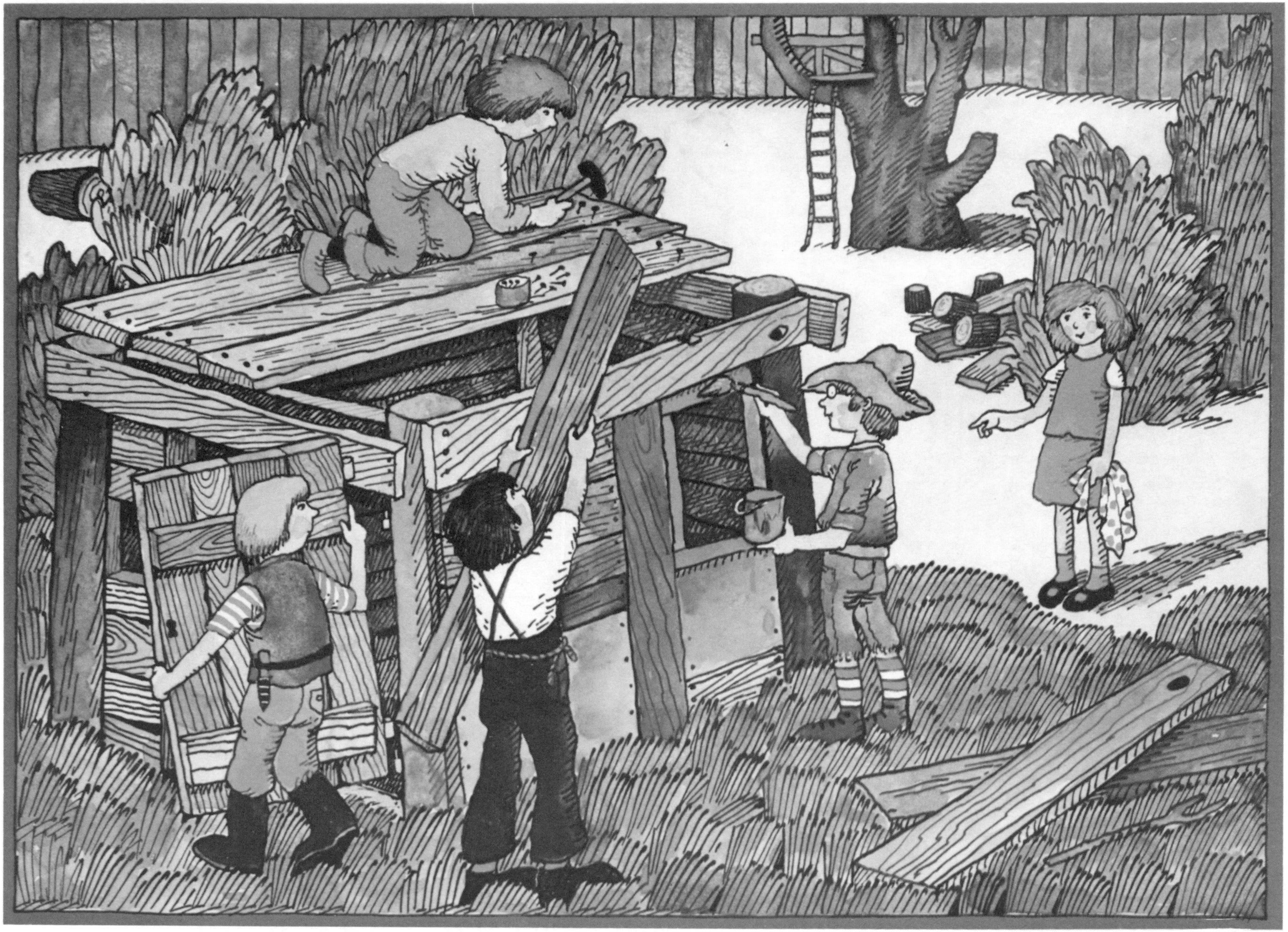

Räuberhaus

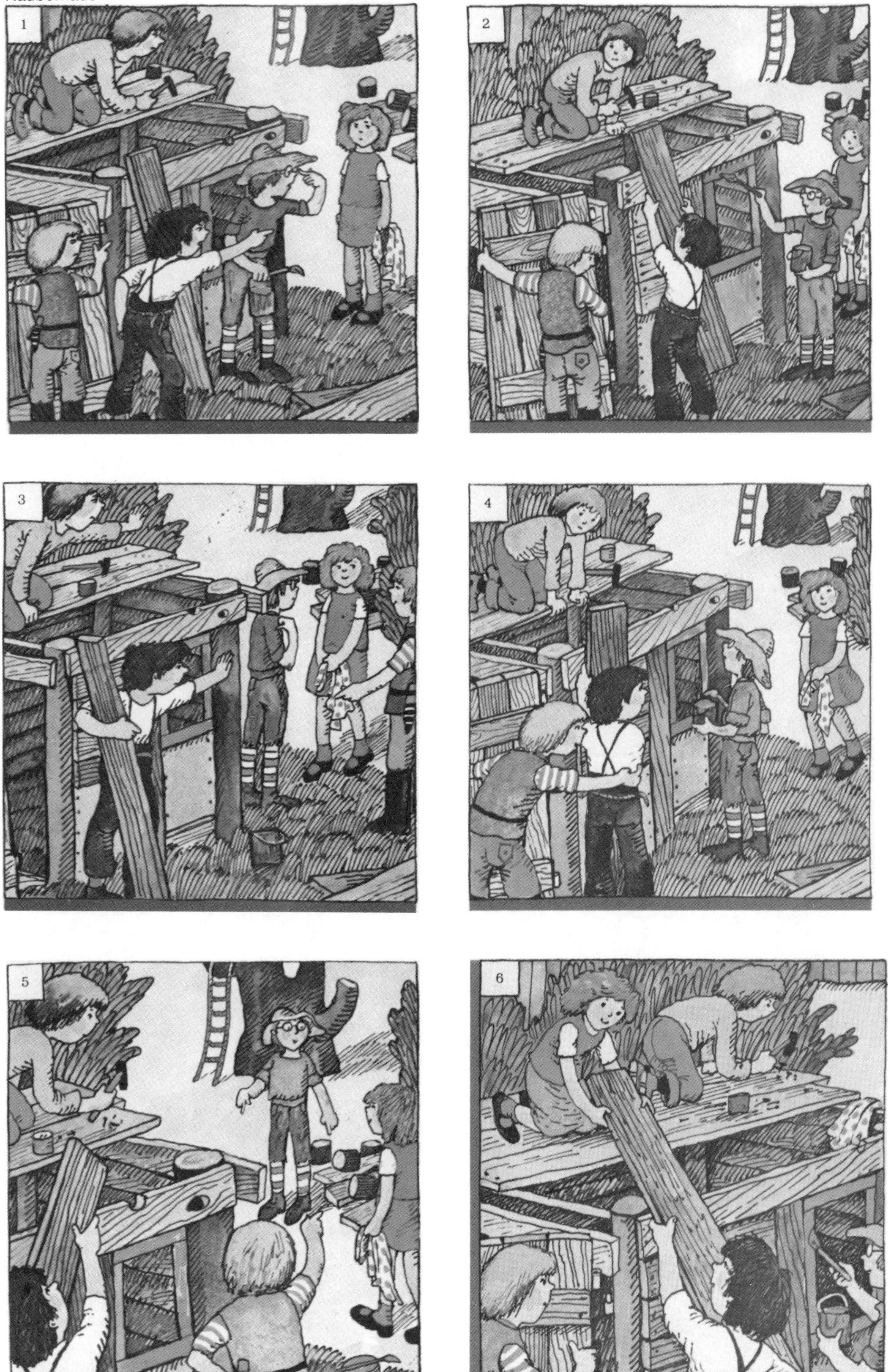

Räuberhaus

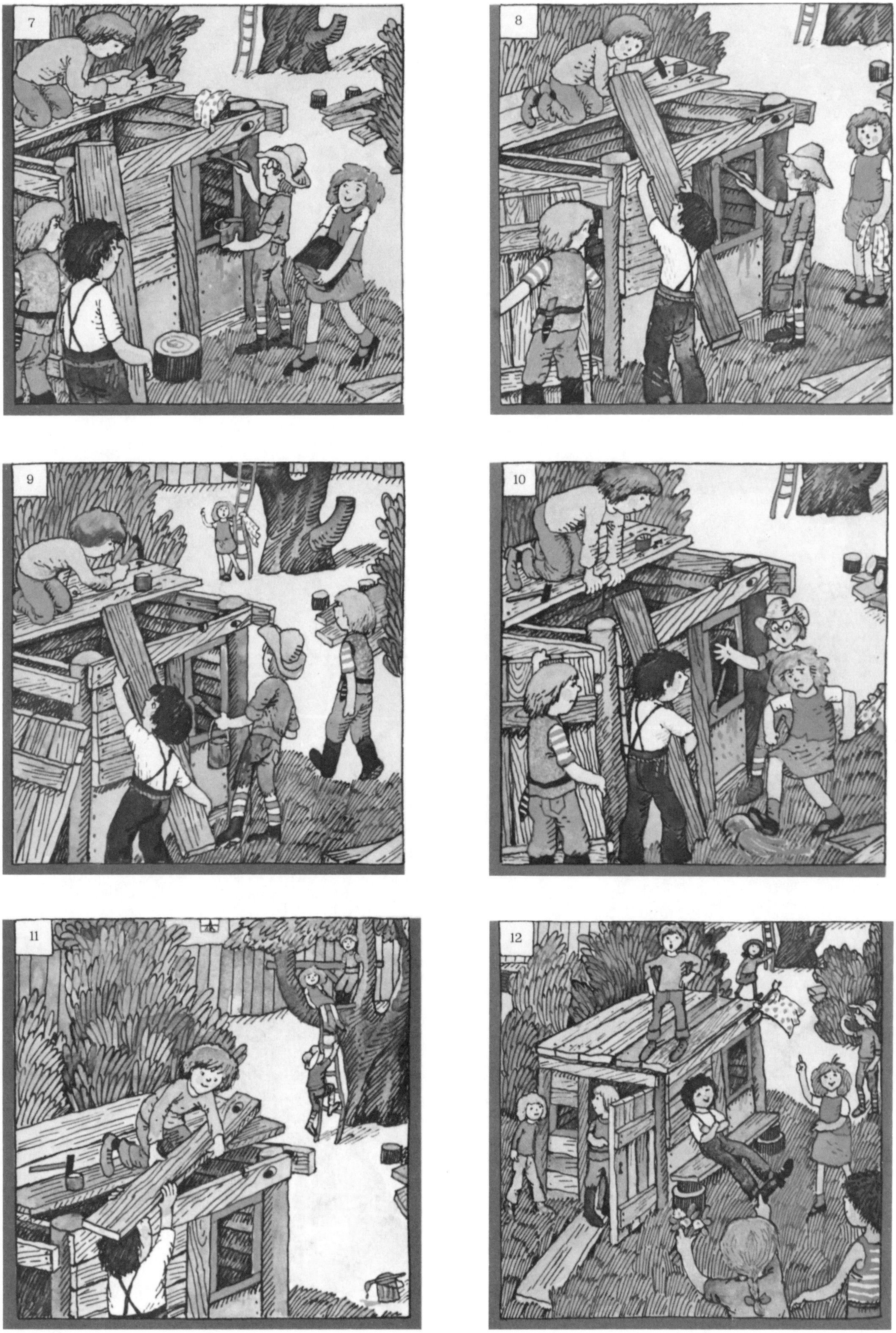

Räuberhaus

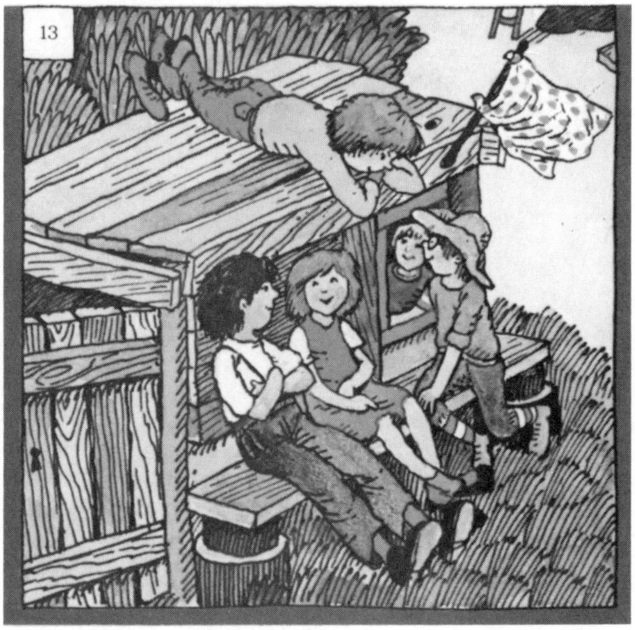

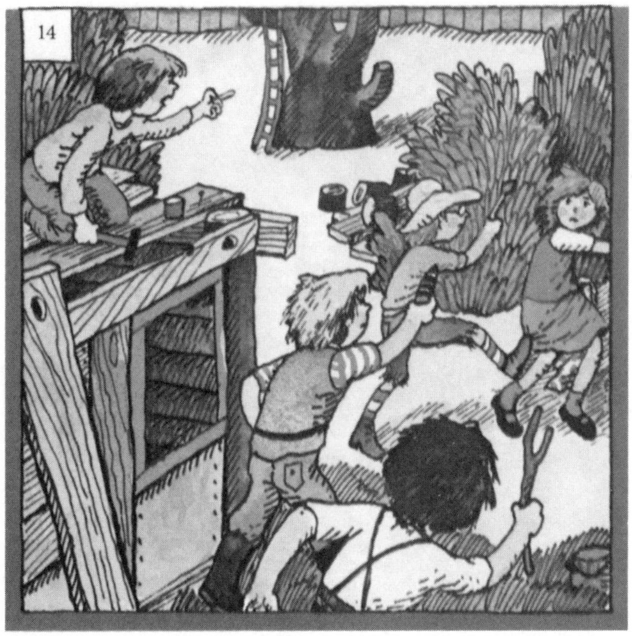

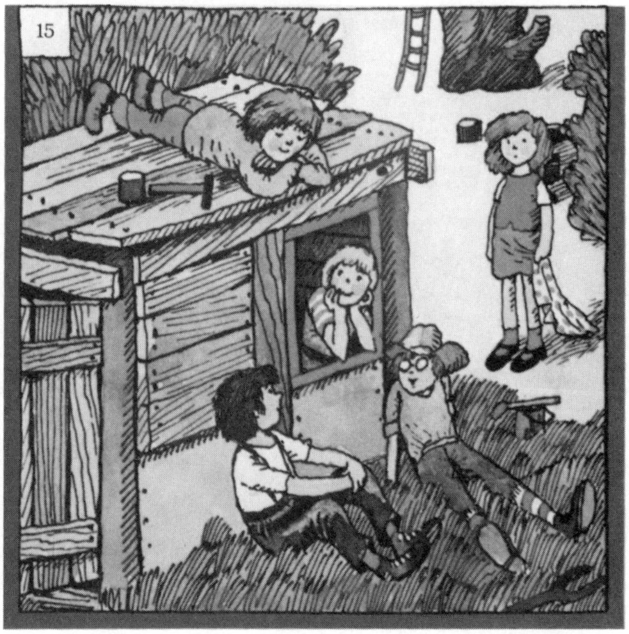

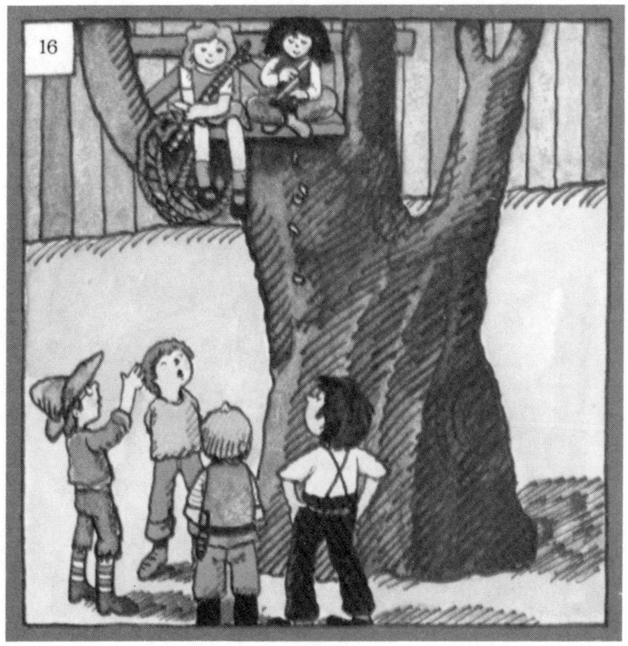

Negerküsse

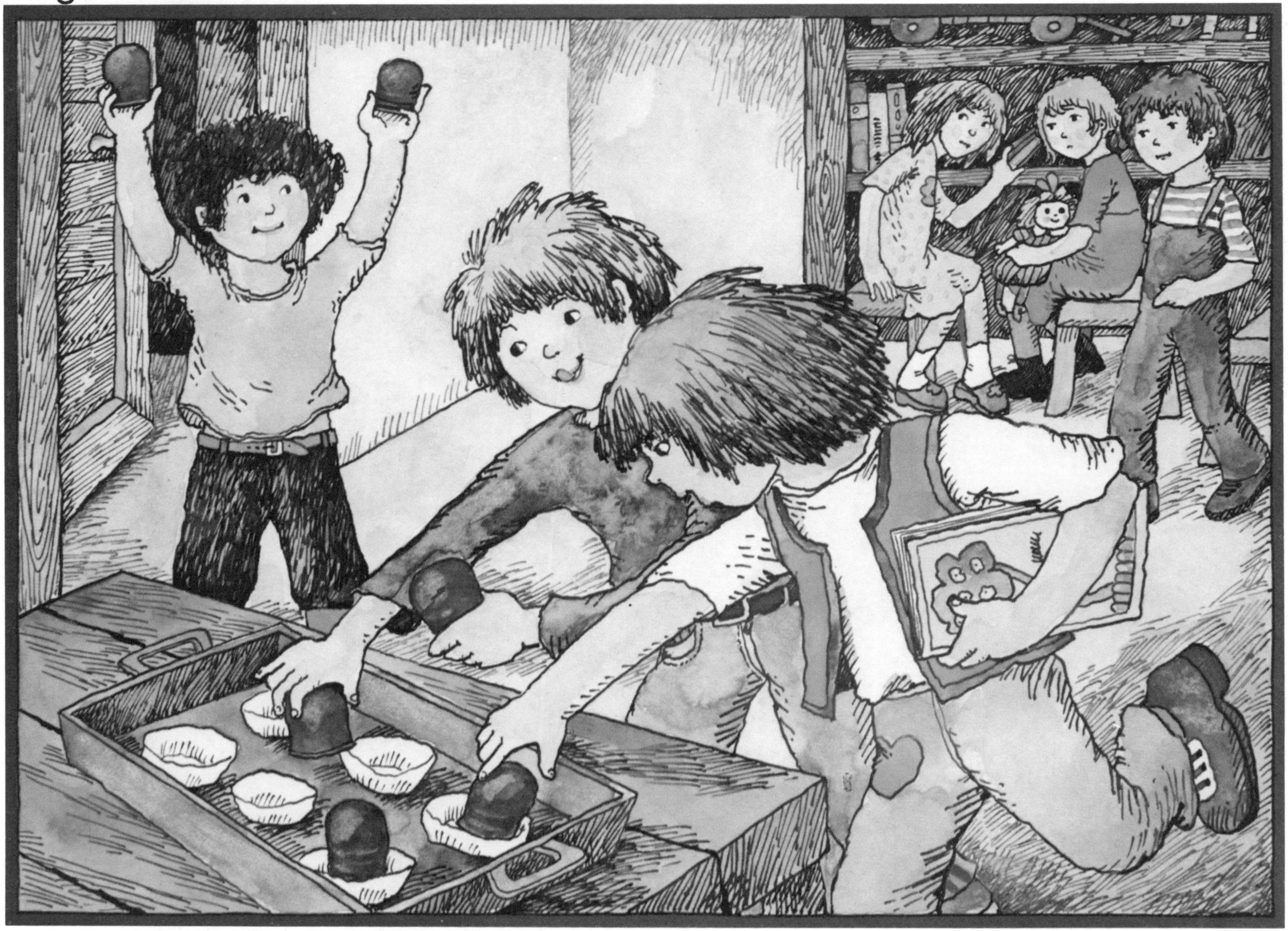

Negerküsse

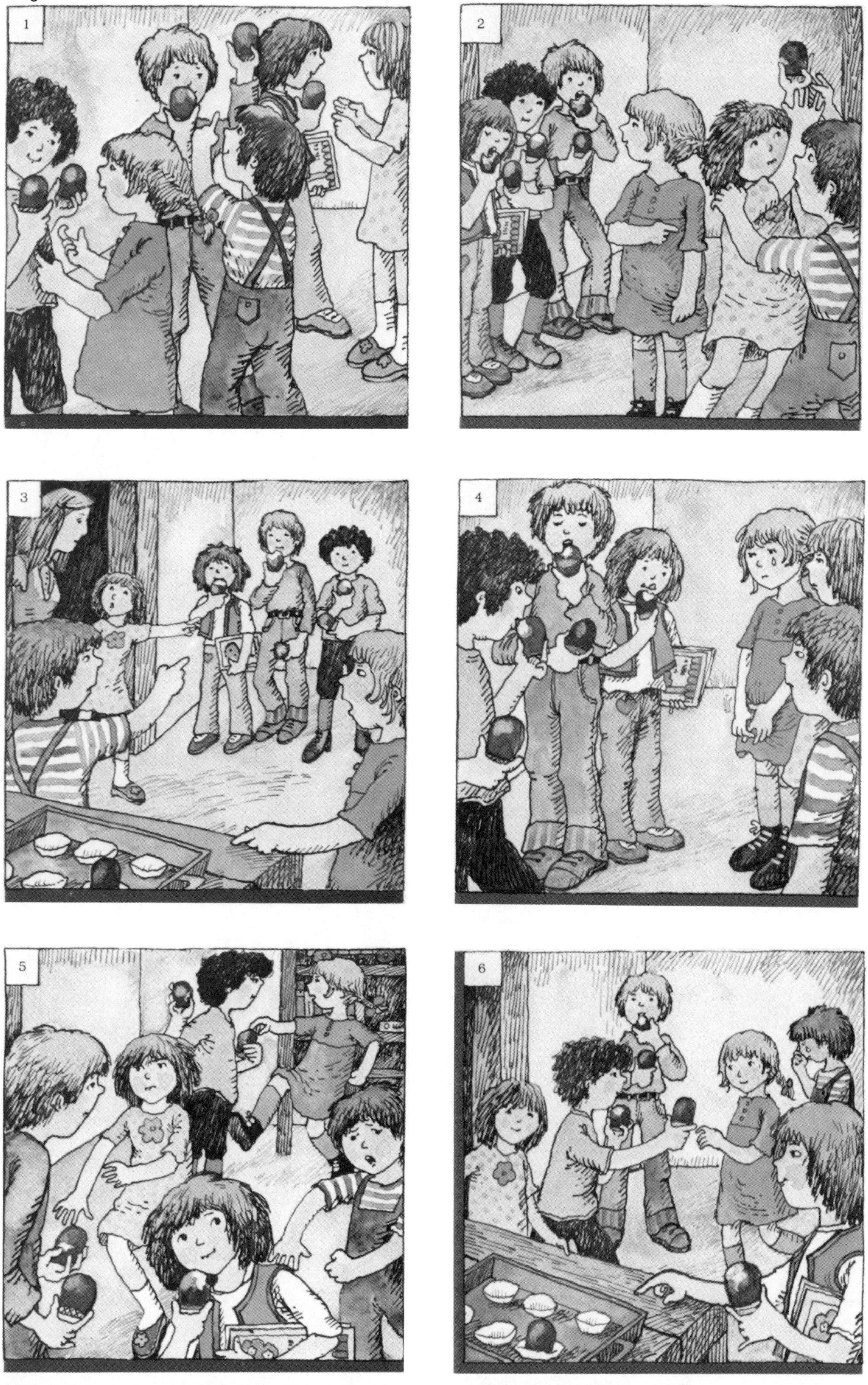

Negerküsse

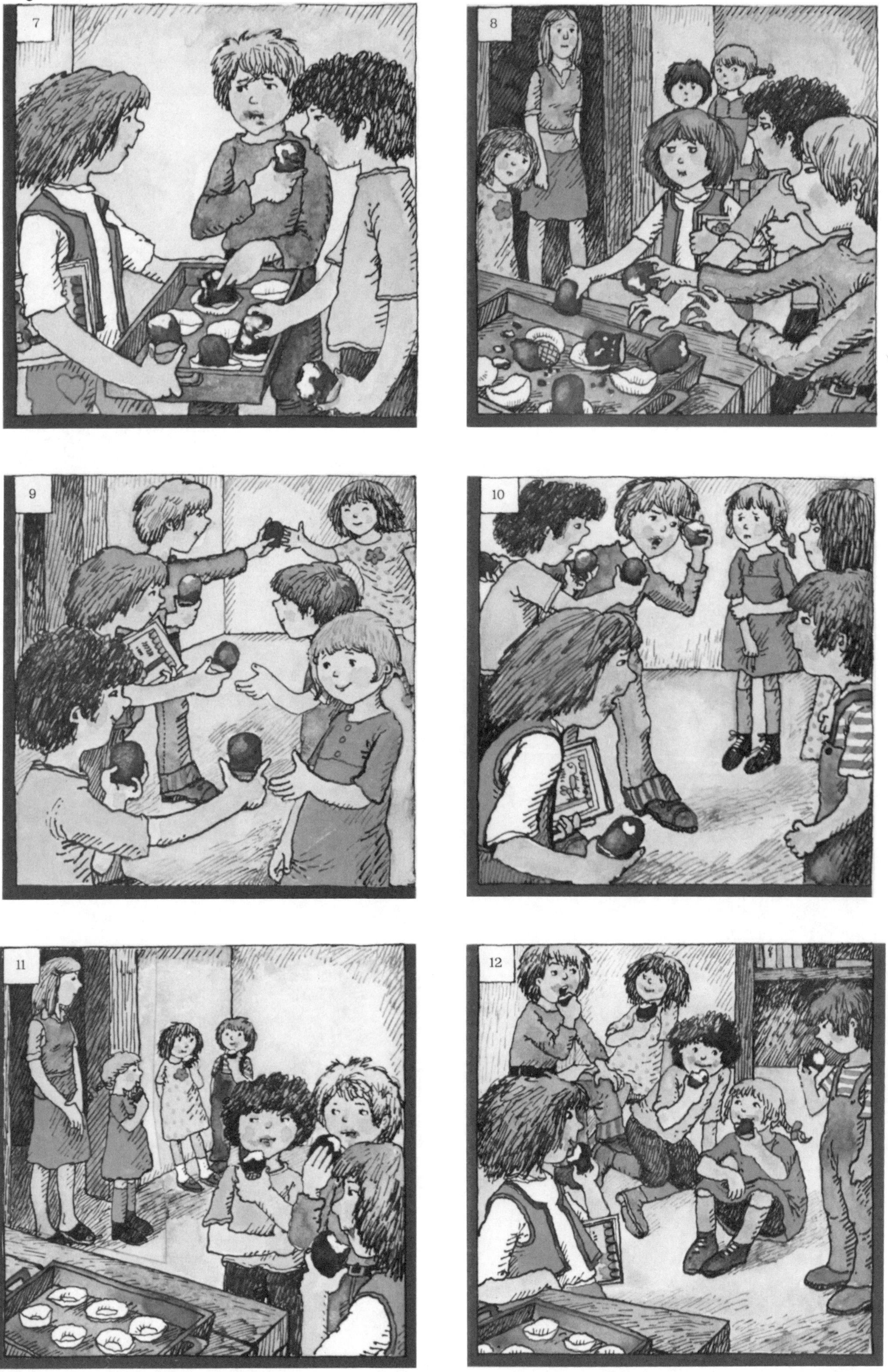

Negerküsse

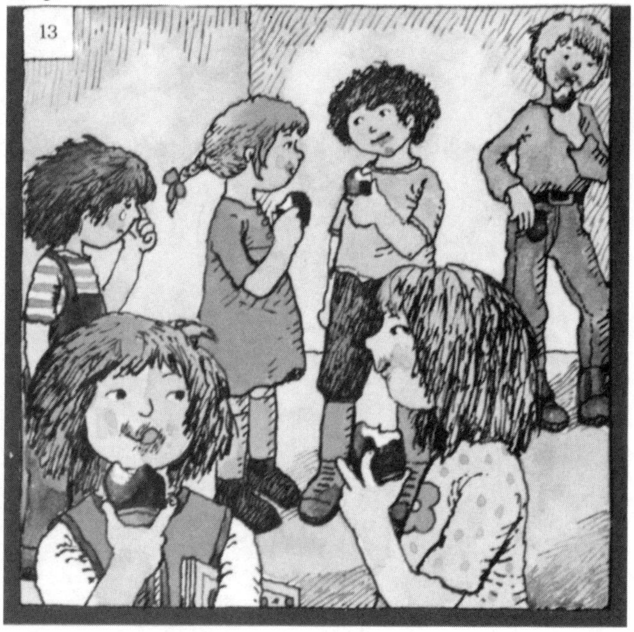

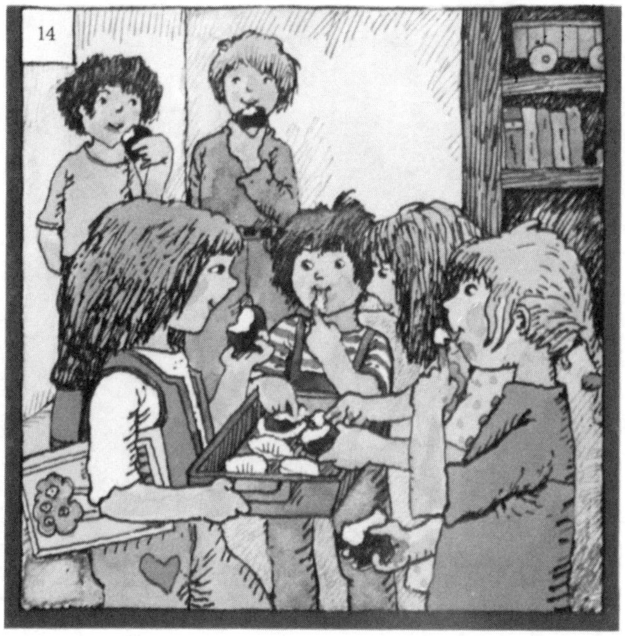

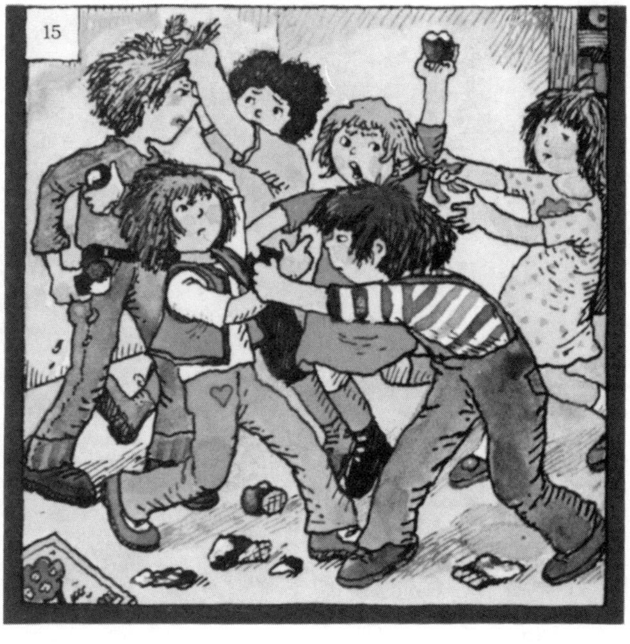

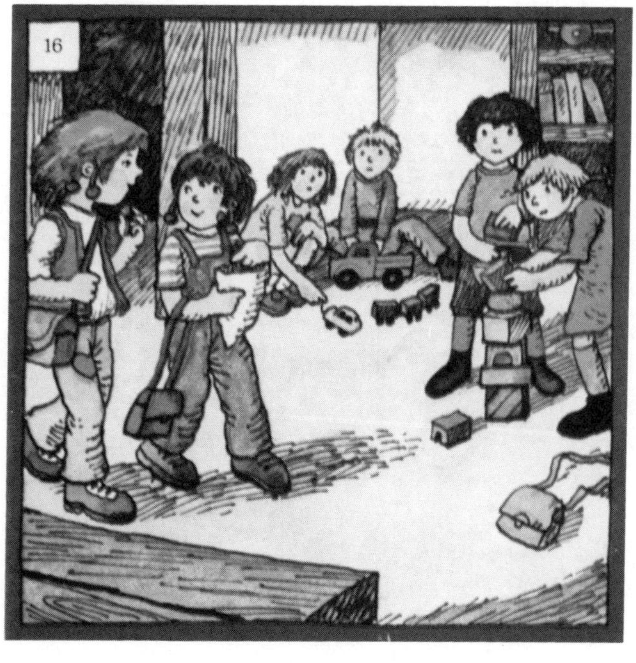

Aufräumen

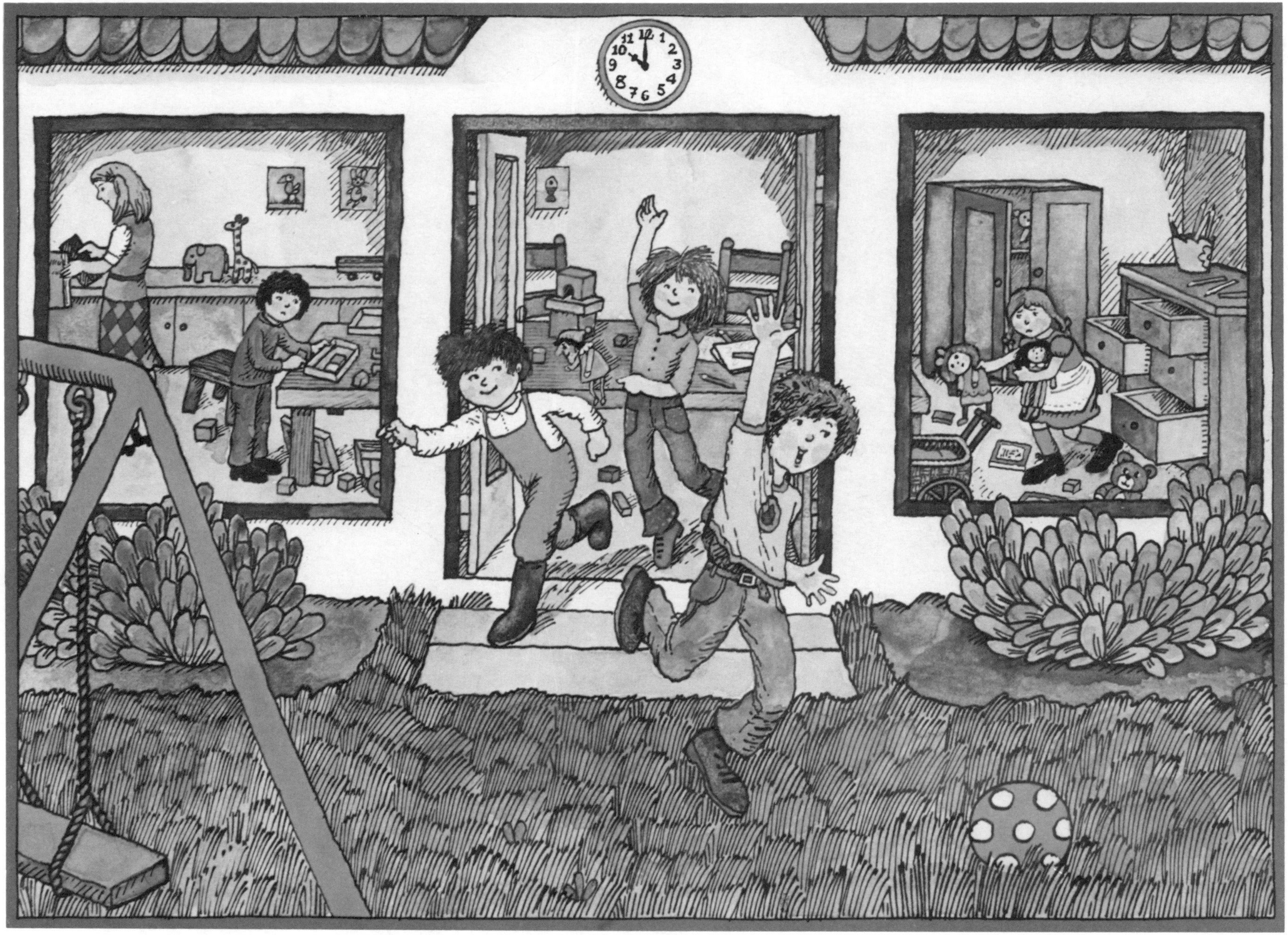

Aufräumen

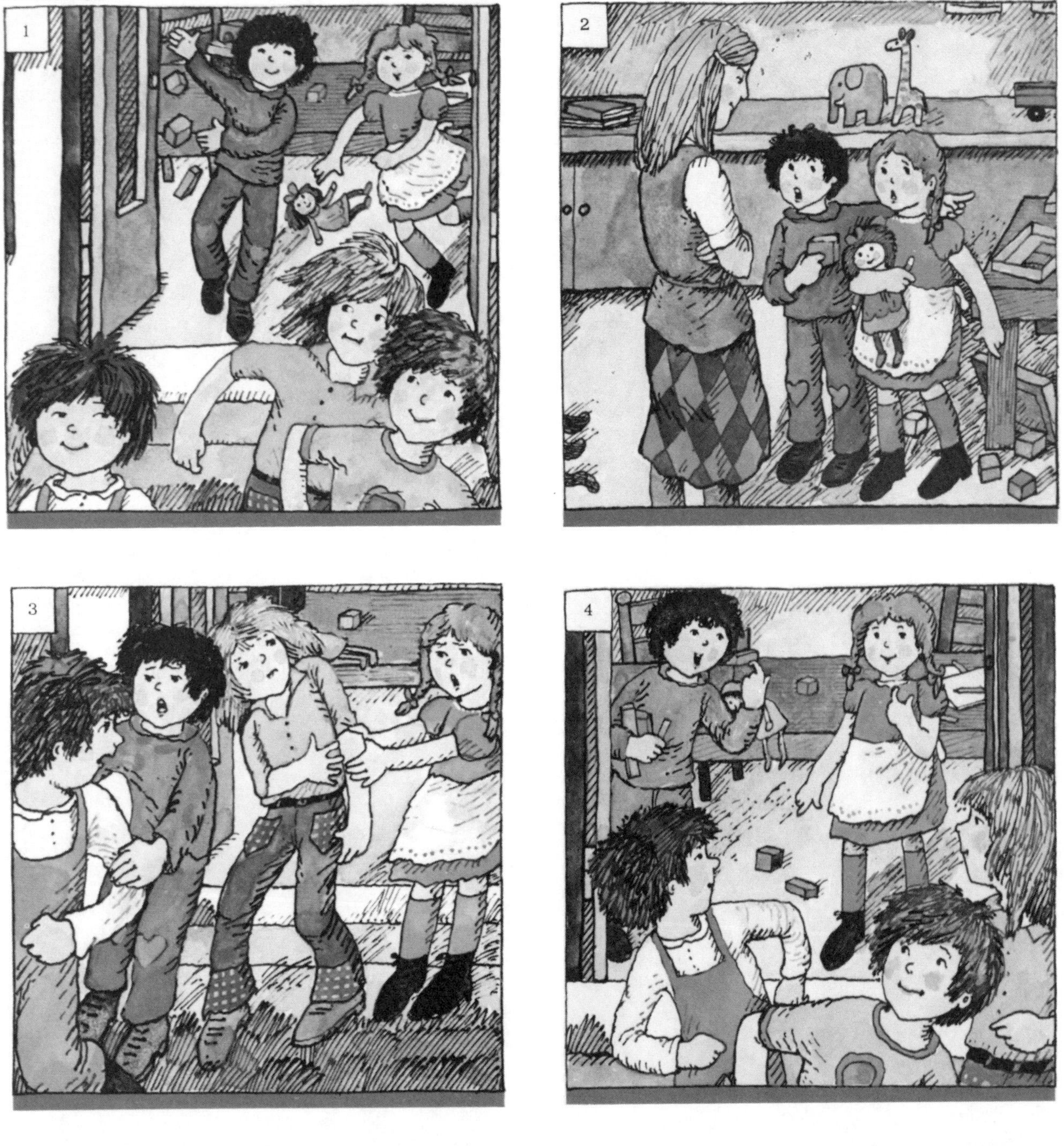

Aufräumen

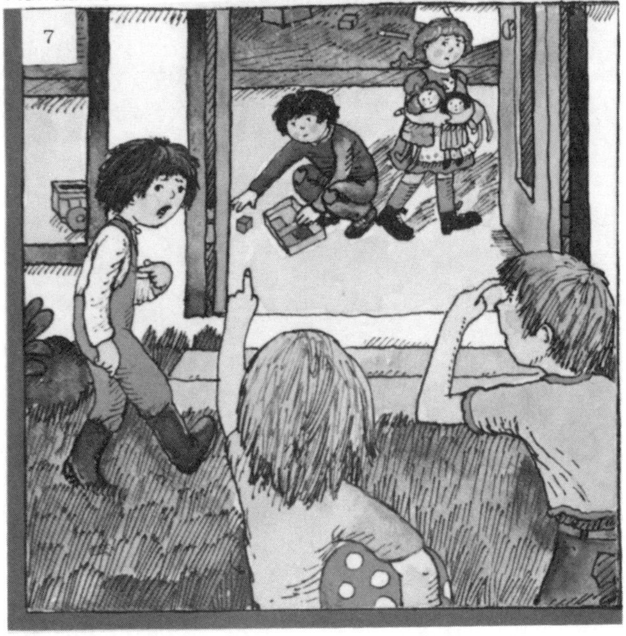

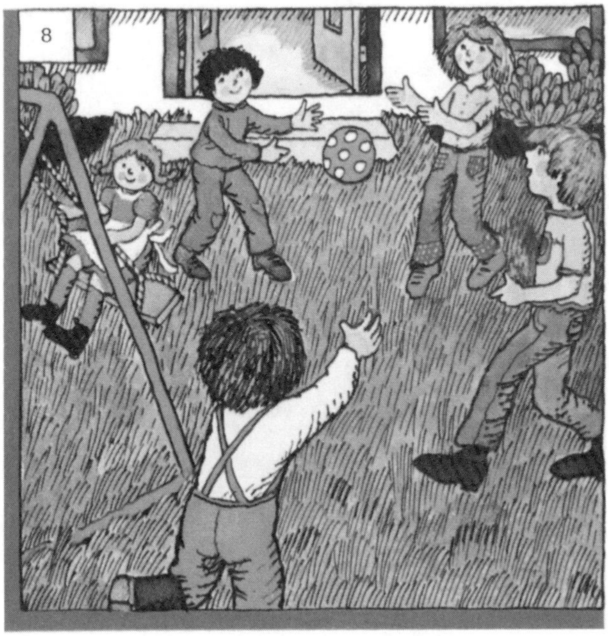

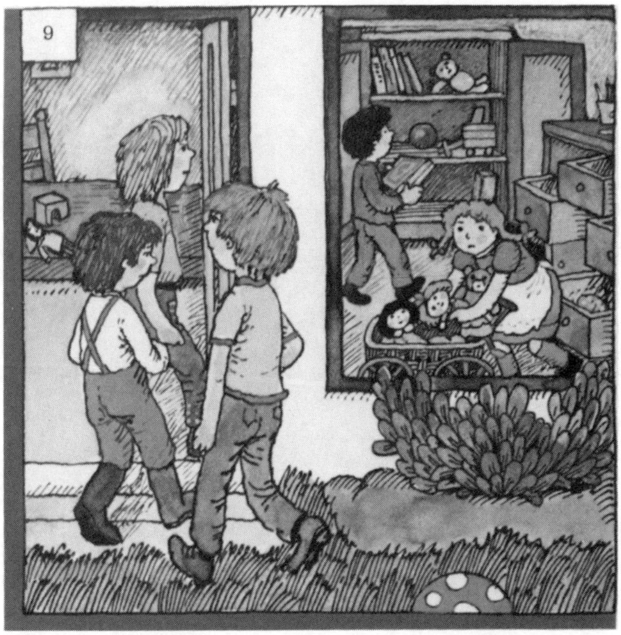

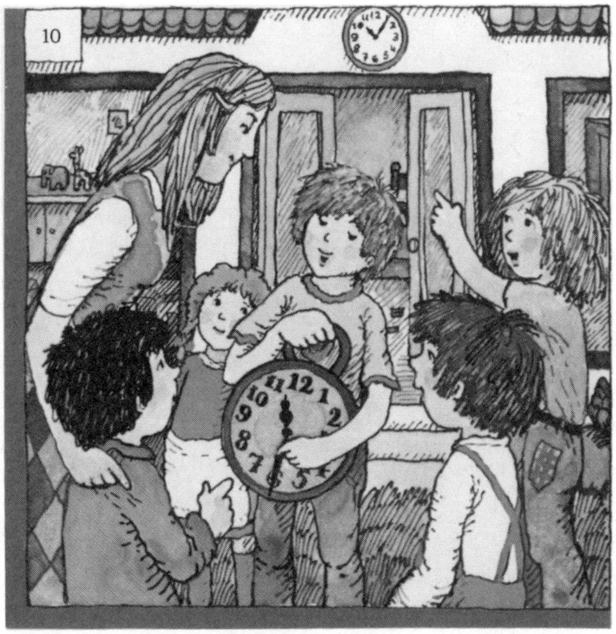

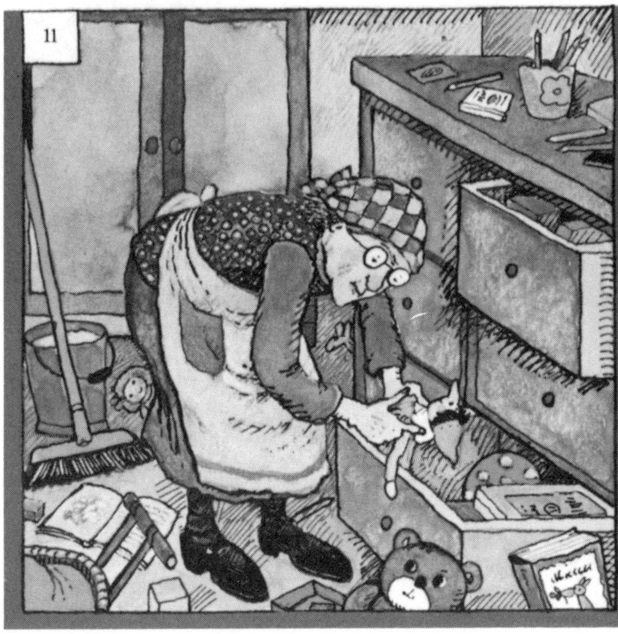

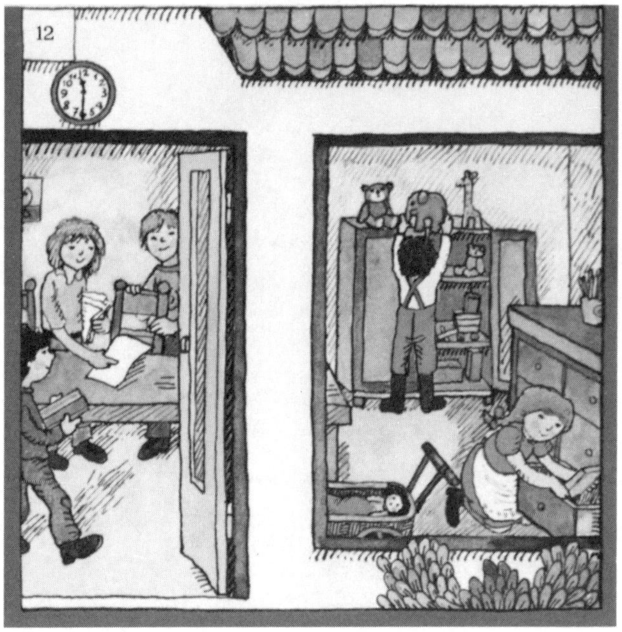

Aufräumen

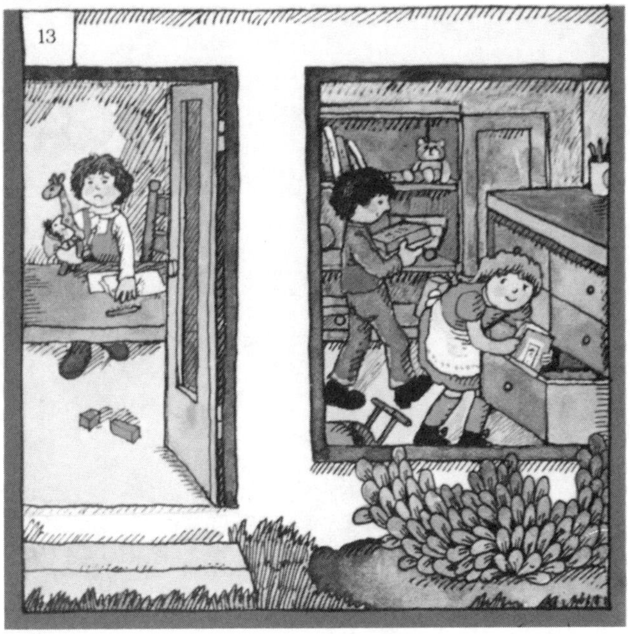

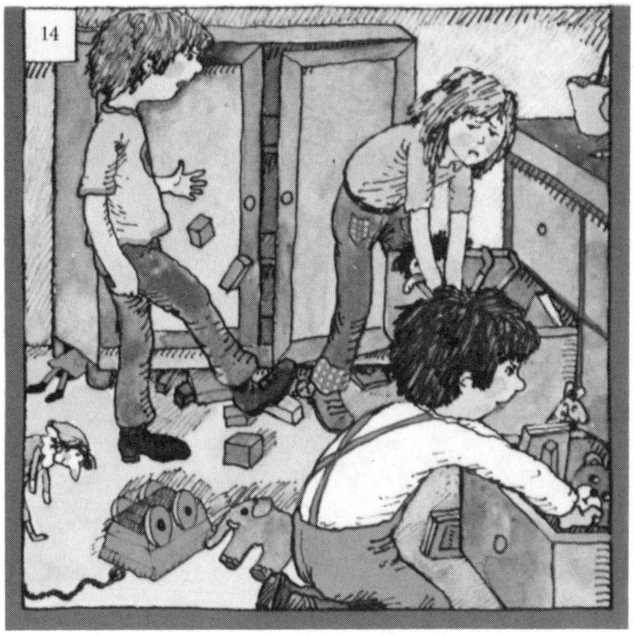

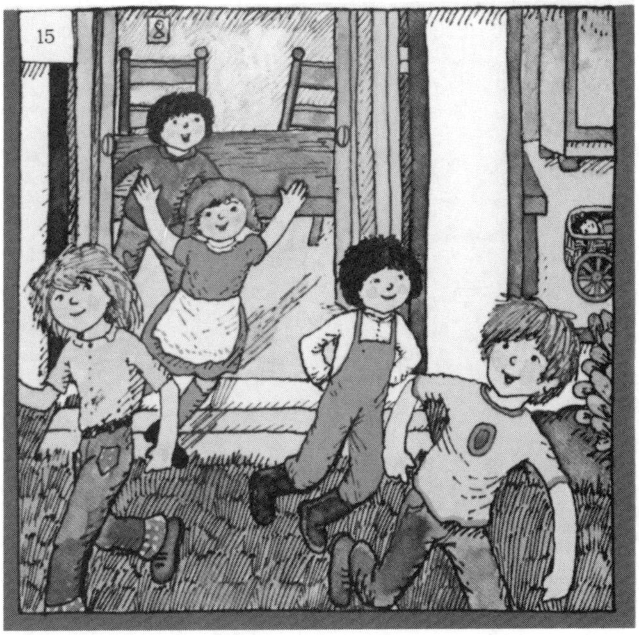

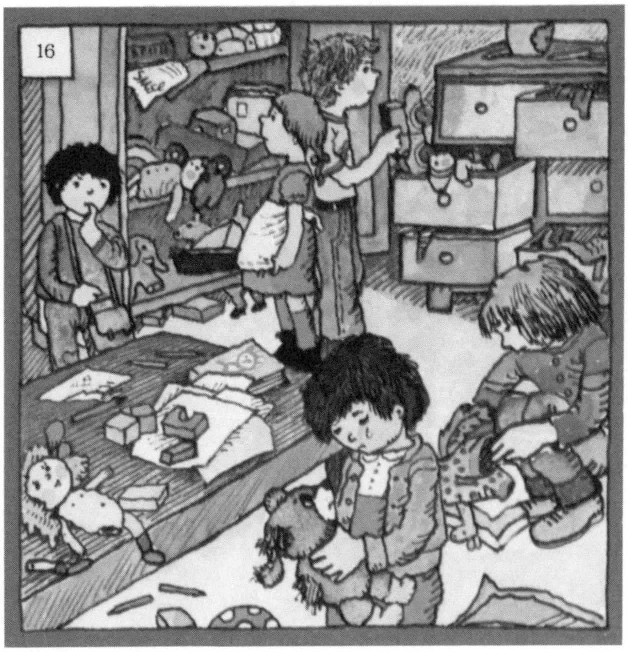